新刊黄帝内经灵枢

范登脉　校注

中国纺织出版社有限公司

图书在版编目（CIP）数据

新刊黄帝内经灵枢 / 范登脉校注 . -- 北京：中国纺织出版社有限公司，2024.6
ISBN 978-7-5180-1008-0

Ⅰ.①新… Ⅱ.①范… Ⅲ.①《灵枢经》 Ⅳ.①R221.2

中国国家版本馆 CIP 数据核字（2024）第 014977 号

责任编辑：樊雅莉　　特约编辑：张小敏
责任校对：高　涵　　责任印制：王艳丽

中国纺织出版社有限公司出版发行
地址：北京市朝阳区百子湾东里 A407 号楼　邮政编码：100124
销售电话：010—67004422　传真：010—87155801
http://www.c-textilep.com
中国纺织出版社天猫旗舰店
官方微博 http://weibo.com/2119887771
北京华联印刷有限公司印刷　各地新华书店经销
2024 年 6 月第 1 版第 1 次印刷
开本：787×1092　1/16　印张：34
字数：483 千字　定价：198.00 元

凡购本书，如有缺页、倒页、脱页，由本社图书营销中心调换

点校凡例

底本 流传至今的《灵枢经》善本，主要有元·古林书堂刊本《新刊黄帝内经灵枢》、明·无名氏刊本《新刊黄帝内经灵枢》、明·熊宗立刊本《新刊黄帝内经灵枢》、明·詹林所刊本《京本黄帝内经灵枢》、明·周曰刊本《新刊黄帝内经灵枢》、明万历二十九年吴勉学刊《古今医统正脉全书》本《黄帝素问灵枢经》、明·吴悌刊本《黄帝素问灵枢经》、明正统道藏本《黄帝素问灵枢集注》、明·赵府居敬堂刊本《黄帝素问灵枢经》、朝鲜刊活字本《新刊黄帝内经灵枢集注》。据小曾户洋的研究，明·无名氏《新刊黄帝内经灵枢》盖出于南宋版，是现传《灵枢经》诸本中的最好版本（小曾户洋.《顾从德本〈素问〉与无名氏本〈灵枢〉》.见：日本经络学会第二十回学术大会实行委员会实行委员长岛田隆司编.《素问·灵枢》.平成四年（1992）十一月十四日初版.317.）。本次点校即以明·无名氏《新刊黄帝内经灵枢》为底本。

校本 本书所用对校之本，主要是以上所举诸本；他校之本主要有仁和寺本《黄帝内经太素》、医统本《针灸甲乙经》、明蓝格钞本《针灸甲乙经》、明正统本《针灸甲乙经》残本等。版本及所引书名使用简称如下。

元·古林书堂刊本《新刊黄帝内经灵枢》，简称元本。

明·熊宗立刊本《新刊黄帝内经灵枢》，简称熊本。

明·詹林所刊本《京本黄帝内经灵枢》，简称詹本。

明·周曰刊本《新刊黄帝内经灵枢》，简称周本。

明万历二十九年吴勉学刊《古今医统正脉全书》本《黄帝素问灵枢经》，简称医统本。

明·吴悌刊本《黄帝素问灵枢经》，简称吴本。

明正统道藏本《黄帝素问灵枢集注》，简称藏本。

明·赵府居敬堂刊本《黄帝素问灵枢经》，简称赵本。

朝鲜刊活字本《新刊黄帝内经灵枢集注》，简称朝鲜活字本。

日本仁和寺古钞本《黄帝内经太素》（《东洋医学善本丛书》影印本），简称《太素》。

《针灸甲乙经》（人民卫生出版社1956年影印《医统》本），简称《甲乙经》。

明蓝格钞本《针灸甲乙经》（《东洋医学善本丛书》影印），简称明蓝格钞本《甲乙经》。

明正统残钞本（《东洋医学善本丛书》影印），简称正统本《甲乙经》。

仿宋何大任本《脉经》，简称《脉经》。

顾观光《灵枢校勘记》，简称顾校。

刘衡如校，人民卫生出版社1964年出版的《灵枢经》，简称刘校。

涩江抽斋《灵枢讲义》，简称《讲义》。

其他所引，随文标注。

目次 原本卷首有《黄帝内经灵枢目录》，《目录》之下分卷，卷下录篇题。其中，《目录》卷名作"第×卷"，正文篇名"第一卷"则作"新刊黄帝内经灵枢卷第一"，"第二卷"作"黄帝素问灵枢经集注卷第二"，其余诸卷作"黄帝内经灵枢卷第×"。这次整理遵照规范，篇题统一改为"黄帝内经灵枢卷第×"。原本《目录》在《黄帝内经灵枢序》之后，这次也遵照规范将《目录》移至《黄帝内经灵枢序》之前。

文字 底本使用简体字。其中明显的错字，如"己"误为"巳"，径予改正；属于《异体字整理表》中的异体字，按照出版物用字规范，改为正字；有区别意义时，则根据具体情况保留异体字、繁体字。以上均不出校记。至于"歧伯""藏府""大阳""大息""三膲""风痰""四支""胃胳"等之类，则严格遵照底本移录，不作统一。

按语 为方便读者理解原文，本书给原文作了章节划分。篇前加"按"，主要揭示该篇章指、该篇文字在《太素》《甲乙经》《脉经》等书中对应出现的情况。这一部分主要参考了明·马莳的《黄帝内经灵枢注证发微》，小曾户洋《〈素问〉〈灵枢〉与〈太素〉对经表》，篠原孝市《〈黄帝内经太素〉对经表》，篠原孝市、山辺浩子、中川贯志、榛叶静江、近藤哲夫、西村常彦的《〈甲乙经〉对经表》，小曾户洋、小曾户丈夫《〈脉经〉对经表》等著作中的相关内容。

校记 底本可以确定的误字，仿照中华书局点校《二十四史》之例，用"（ ）"括起，并使用比正文小一号的字，正确的文字则写在"[ ]"里，用与正文字号相同的字，并出校记说明校改依据；其他校勘意见，在校记中说明，不敢轻易改动底本文字；少数词语的词义及用法特别，也偶在校记中及之。详细校注，待他日从容为之。

黄帝内经灵枢目录

《黄帝内经灵枢》序 …………………………………… 1

黄帝内经灵枢卷第一 …………………………………… 3

九针十二原第一法天 …………………………………… 3
本输第二法地 …………………………………… 15

黄帝内经灵枢卷第二 …………………………………… 27

小针解第三法人 …………………………………… 27
邪气藏府病形第四法时 …………………………………… 31

黄帝内经灵枢卷第三 …………………………………… 50

根结第五法音 …………………………………… 50
寿夭刚柔第六法律 …………………………………… 57
官针第七法星 …………………………………… 64

黄帝内经灵枢卷第四 …………………………………… 71

本神第八法风 …………………………………… 71
终始第九法野 …………………………………… 75

黄帝内经灵枢卷第五 …………………………………… 90

经脉第十 …………………………………… 90

黄帝内经灵枢卷第六 …………………………………… 133

经别第十一 …………………………………… 133

经水第十二 ……………………………… 138

黄帝内经灵枢卷第七 …………………… 144

经筋第十三 ……………………………… 144

骨度第十四 ……………………………… 157

黄帝内经灵枢卷第八 …………………… 162

五十营第十五 …………………………… 162

营气第十六 ……………………………… 163

脉度第十七 ……………………………… 165

营卫生会第十八 ………………………… 169

四时气第十九 …………………………… 177

黄帝内经灵枢卷第九 …………………… 184

五邪第二十 ……………………………… 184

寒热病第二十一 ………………………… 186

癫狂病第二十二 ………………………… 194

热病第二十三 …………………………… 202

黄帝内经灵枢卷第十 …………………… 214

厥病第二十四 …………………………… 214

病本第二十五 …………………………… 221

杂病第二十六 …………………………… 222

周痹第二十七 …………………………… 231

口问第二十八 …………………………… 234

黄帝内经灵枢卷第十一 ………………… 243

师传第二十九 …………………………… 243

决气第三十 ……………………………… 247

肠胃第三十一 …………………………… 250

平人绝谷第三十二 ……………………… 251

海论第三十三 …………………………… 253

五乱第三十四 ································ 256
　　胀论第三十五 ································ 258

黄帝内经灵枢卷第十二 ···························· 265
　　五癃津液别第三十六 ························ 265
　　五阅五使第三十七 ···························· 268
　　逆顺肥瘦第三十八 ···························· 270
　　血络论第三十九 ································ 275
　　阴阳清浊第四十 ································ 278

黄帝内经灵枢卷第十三 ···························· 282
　　阴阳系日月第四十一 ························ 282
　　病传第四十二 ································ 284
　　淫邪发梦第四十三 ···························· 290
　　顺气一日分为四时第四十四 ················ 292
　　外揣第四十五 ································ 296

黄帝内经灵枢卷第十四 ···························· 299
　　五变第四十六 ································ 299
　　本藏第四十七 ································ 304

黄帝内经灵枢卷第十五 ···························· 317
　　禁服第四十八 ································ 317
　　五色第四十九 ································ 322
　　论勇第五十 ···································· 331
　　背腧第五十一 ································ 334

黄帝内经灵枢卷第十六 ···························· 336
　　卫气第五十二 ································ 336
　　论痛第五十三 ································ 340
　　天年第五十四 ································ 342
　　逆顺第五十五 ································ 345

- 3 -

五味第五十六 ··· 347

黄帝内经灵枢卷第十七 ·· 352

　　水胀第五十七 ··· 352
　　贼风第五十八 ··· 355
　　卫气失常第五十九 ··· 358
　　玉版第六十 ··· 363
　　五禁第六十一 ··· 370

黄帝内经灵枢卷第十八 ·· 373

　　动输第六十二 ··· 373
　　五味论第六十三 ··· 376
　　阴阳二十五人第六十四 ··· 380

黄帝内经灵枢卷第十九 ·· 401

　　五音五味第六十五 ··· 401
　　百病始生第六十六 ··· 406
　　行针第六十七 ··· 413
　　上膈第六十八 ··· 416
　　忧恚无言第六十九 ··· 418

黄帝内经灵枢卷第二十 ·· 421

　　寒热第七十 ··· 421
　　邪客第七十一 ··· 423
　　通天第七十二 ··· 433

黄帝内经灵枢卷第二十一 ·· 443

　　官能第七十三 ··· 443
　　论疾诊尺第七十四 ··· 449
　　刺节真邪第七十五 ··· 457

黄帝内经灵枢卷第二十二 ·· 476

　　卫气行第七十六 ··· 476

九宫八风第七十七 …………………………………… 482

黄帝内经灵枢卷第二十三 …………………………… 487
　　九针论第七十八 ……………………………………… 487
　　岁露论第七十九 ……………………………………… 501

黄帝内经灵枢卷第二十四 …………………………… 511
　　大惑论第八十 ………………………………………… 511
　　痈疽第八十一 ………………………………………… 518

《黄帝内经灵枢》序

  昔黄帝作《内经》十八卷，《灵枢》九卷，《素问》九卷，廼其数焉。世所奉行，唯《素问》耳。越人得其一二而述《难经》，皇甫谧次而为《甲乙》。诸家之说，悉自此始。其间或有得失，未可为后世法。则谓如[1]《南阳活人书》称"欬逆[2]者，哕也。"谨按《灵枢经》曰："新谷气入于胃，与故寒气相争，故曰[3]哕。"举而并之[4]，则理可断矣。又如《难经》第六十五篇，是越人标指[5]《灵枢·本输》之大略，世或以为流注。谨按《灵枢经》曰："所言节者，神气之所游行出入也，非皮肉筋骨也。"又曰：神气者，正气也。神气之所游行出入者，流注也；井、荥、输、经、合者，本输也。举而并之，则知相去不啻天壤之异。但恨《灵枢》不传久矣，世莫能究。夫为医[6]者，在读医书耳。读而不能为医者有矣，未有不读而能为医者也。不读医书，又非世业，杀人尤毒于（挺）[梃][7]刃。是故古人有言曰：为人（于）[子][8]，而[9]不读医书，由[10]为不孝也。仆本庸昧，自髫迄壮，潜心斯道，颇涉其理。辄不自揣，参对诸书，再行校正家藏旧[11]本《灵枢》九卷，共八十一篇，增修音释，附于卷末，勒为二十四卷。庶使好生之人，开卷易明，了无差别[12]。除已具状经所属申明外，准使府指挥依条申转运司选官详定，具书送秘书省国子监。（令）[今][13]崧专访请名医，更乞参详，免误将来，利益无穷，功实有自。

  时宋绍兴乙亥仲夏望日，锦官史崧题。

【校注】

[1] 则谓如："则"与"谓如"同义连用，例如。《汉书·公孙弘传》："汉之得人，于兹为盛。文学，则司马迁、相如；滑稽，则东方朔、枚皋；应对，则严助、朱买臣……"。"则"表举例。

[2] 唐宋以后的古医籍中，"欬逆"尚有另外一义。如宋·朱肱《活人书》："咳逆者，仲景所谓哕者是也。""孙真人云：咳逆，遍寻方论，无此名称，深穷其状，咳逆者，哕逆之名。盖古人以咳逆为哕耳。大抵咳逆者，古人所谓哕是也。"金·成无己《伤寒明理论》："伤寒哕者，何以明之？哕者，俗谓这咳逆者是也。"元·朱丹溪《丹溪心法·欬逆·附录》："欬逆为病，古谓之哕，近谓之呃。"按，以上所录诸"咳逆""欬逆"之"咳""欬"，皆当读於犗切，俗称打嗝。《说文·口部》："噫，饱食息也。从口，意声。"孙愐《唐韵》"於介切"《广韵·去声·夬韵》於犗切小韵："䭇，通食气也。欬，上同。"《集韵·怪韵》："噫，乙界切。《说文》：'饱食息也。'或作欬，通作䭇。"据《广韵》《集韵》，宋代以来，"通食气"的"噫"字，俗写或改换意符及声符写作"欬"，与"欬嗽"字同形，同时，为了与"欬嗽"字区别，或特将此义写作"咳"。除上举各例之外，如林亿等《新校备急千金要方例》："凡古今病名率多不同……咳逆者呃逆之名……以喘嗽为欬逆。"即属此例。说者不明此音此义，遂致不能正确揭示这一音义。

[3] 曰：为。

[4] 举而并之：拿来同《南阳活人书》的"哕"放在一起比较。举，拿着；拿来。并，放在一起比较。并之，谓比较《南阳活人书》的"哕"。

[5] 标指：指示。标，揭示。

[6] 医：元本、吴本、朝鲜活字本从"巫"作"毉"。下同，不复出校。

[7] 挺：周本、吴本、朝鲜活字本同，元本、熊本、詹本、周本、医统本、藏本、赵本作"梃"，俗书木、才相乱，此从元本等录正。梃，棍棒。

[8] 于：元本、熊本、詹本、周本、医统本、吴本、藏本、赵本、朝鲜活字本并作"子"，据改。

[9] 而：若。

[10] 由：读若"犹"。

[12] 旧：周本误作"书"。

[13] 差别：差错。

[14] 令：周本同，元本、熊本、詹本、医统本、吴本、藏本、赵本、朝鲜活字本并作"今"，据改。

黄帝内经灵枢卷第一

九针十二原第一法天

按：本篇主要论述针刺要道、"九针""十二原"，故取以为篇名。包括以下内容：黄帝提出"针刺要道"的论题；小针之要（上守神。上守机。刺之微，在速迟）；针刺补泻之术；针刺虚实补泻的原则及针刺之法；论针刺要道（持针、治神、审诊；为刺之要，气至而有效；下针时的动作配合等）；九针的名称、形状、功用；邪气在上，浊气在中，清气在下的刺法及刺禁；五脏六腑脉气所出之处（五腧穴）；论节及其含义；论用针之要必先诊候；论行针之误；论十二原与五脏六腑的关系；论五脏十二原；论久疾犹可治；举例言诸病各有当治之穴。

自"黄帝问于歧伯曰：余子万民"至"视之独澄，切之独坚"，见于《太素》卷21《九针要道》，自"九针之名，各不同形"至"九针毕矣"，见于《太素》卷21《九针所象》，自"夫气之在脉也"至"致气，则生为痈疡"，见于《太素》卷21《九针要道》，自"五藏有六府"至"取之阳之陵泉也"，见于《太素》卷21《诸原所生》。又本篇分别见于《甲乙经》卷5第4、卷5第2、卷3第24、卷1第6。

黄帝问于[1]歧伯曰：余子[2]万民，养百姓而收其租税，余哀其不给[3]，而[4]属[5]有疾病，余欲勿使[6]被[7]毒药，无用砭石，欲以微针通其经脉，调其血气，营[8]其逆顺[9]出入之会[10]，令可传于后世，必明为之法，令终而不灭，久而不绝，易用难忘，为之经纪，异其章[11]，别其表里，为之终始，令各有形。先立针经，愿闻其情。歧伯答[12]曰：臣请推而次之，令有纲纪，始于一，终于九焉[13]。

【校注】

[1]《太素》无"于"。

[2] 子：谓养之如己子，爱之如己子也。与"慈"同源。

[3] 不给：《太素》误作"不终"。

[4]《太素》无"而"。

[5] 属zhǔ：适逢；正值。

[6] 使：《太素》作"令"。

[7] 被：遭受。

[8] 营：使周行。

[9] 逆顺：谓上下往来。上行为逆，下行为顺。

[10] 会：读若"浍kuài"，这里指经脉腧穴。《尔雅·释水》："水注川曰溪，注溪曰谷，注谷曰沟，注沟曰浍。"

[11] 章：《太素》作"篇章"。

[12]《太素》无"答"。

[13] 终于九焉：《太素》作"而终于九"。

请言其道：小针之要[1]，易陈而难入[2]。粗守形，上[3]守神。神乎神，客在门。未睹[4]其疾[5]，恶知其原[6]？刺[7]之微，在速迟[8]。粗守关，上[9]守机。机之动[10]，不离其空。空中之机，清静[11]而[12]微。其来不可逢[13]，其往[14]不可追。知机之[15]道者，不可挂以发。不知机道[16]，叩[17]之不发。知其往来，要与之期。粗之闇乎，妙[18]哉，工独有之！往者为逆，来者为顺，明知逆顺，正行无问。迎[19]而夺之，恶得无虚？追而济之，恶得无实？迎之[20]随之，以意和之，针道毕矣。

【校注】

[1] 小针之要：《甲乙经》作"夫针之要"。

[2] 入：谓被接受领会。明蓝格钞本《甲乙经》"入"下有"也"。

[3] 上：《太素》《甲乙经》作"工"。刘校："疑当作工。"

[4] 睹：《太素》作"视"。

[5] 疾：《甲乙经》作"病"。

[6] 原：《太素》、明蓝格钞本《甲乙经》作"源"。

[7] 剌：《太素》作"刺"，下同，不复出校。吴本误作"刺"，俗书刺、剌混用。下同，不复出校。

[8] 速迟：明蓝格钞本《甲乙经》作"数迟"。

[9] 上：《太素》《甲乙经》作"工"。

[10] 机之动：《甲乙经》作"机之不动"。

[11] 清静：明蓝格钞本《甲乙经》作"清净"。

[12] 而：《太素》《甲乙经》作"以"。

[13] 逢：《太素》作"迎"。

[14] 往：明蓝格钞本《甲乙经》作"往来"。

[15] 《太素》《甲乙经》无"之"。

[16] 《太素》"道"下有"者"。

[17] 叩：《太素》作"抧 zhǎi"。《玉篇·手部》："抧，击也。"

[18] 妙：《太素》作"眇"。

[19] 迎：医统本、吴本、赵本作"逆"。

[20] 之：《甲乙经》作"而"。

凡用针者，虚则实之，满则泄[1]之，宛[2]陈则除之，邪[3]胜则虚之。大要曰：徐而疾则实，疾而徐则虚。言实与虚，若有若无。察后与先，若存若亡[4]。为虚为[5]实，若得若失。虚实之要[6]，九针最妙。补写[7]之时，以针为之。写曰[迎之，迎之意][8]，必持[9]内之，放而出之，排阳[10]得[11]针，邪气[12]得泄。按而引针，是谓内温，血不得散，气不得出也[13]。补曰随之[14]，随之意，若妄[15]之。若行若按[16]，如蚊虻止；如留如还[17]，去如弦绝[18]；令左属右，其气故止；外门已[19]闭，中气乃实；必无留血，急取诛[20]之。

【校注】

[1] 泄：《太素》作"洩"。盖避讳改换声符构件。后同，不复出校。

[2] 宛：《甲乙经》作"菀"。菀，蕴也。

[3] 邪：《太素》作"耶"。下同，不复出校。

[4] 若存若亡：《太素》《甲乙经》作"若亡若存"。刘校："据本书《小针解》篇应改为'若亡若存'，使'存'与'先'协韵。"

[5] 为：周本同，元本、熊本、詹本、医统本、吴本、藏本、赵本、朝鲜活字本、《太素》《甲乙经》并作"与"。

[6] 虚实之要：《甲乙经》作"虚实之妙"。

[7] 写：詹本、明蓝格钞本《甲乙经》作"泻"。下或同，不复出校。

[8]《素问·离合真邪论第二十七》"大气皆出，故命曰写"下王注引《针经》云："写曰迎之，迎之意，必持而内之，放而出之。排阳出针，疾气得泄。"《甲乙经》作"写曰迎之，迎之意"。据补。

[9]《太素》《甲乙经》"持"下有"而"。

[10] 阳：读若"扬"。《甲乙经》、明蓝格钞本《甲乙经》作"扬"。排，推开；扬，张大。

[11] 得：《太素》《甲乙经》作"出"。

[12] 邪气：《太素》《甲乙经》作"疾气"。

[13]《太素》《甲乙经》无"也"。

[14]《太素》无"之"。

[15] 妄：《太素》《甲乙经》作"忘"。

[16] 若行若按：按，遏止。詹本作"若按若行"，《太素》作"若行若悔"，明蓝格钞本《甲乙经》"若行"作"若得之"。

[17] 还：《甲乙经》作"环"。

[18] 弦绝：《太素》《甲乙经》作"绝弦"。

[19] 已：《甲乙经》作"以"。

[20] 诛：除。

持针之道，坚者为宝。正指直刺，无针[1]左右。神在[2]秋毫[3]，属意病者。审视血脉者[4]，刺之无殆。方刺之时，必[5]在悬阳，及与两卫[6]。神属勿去，知病存亡。血脉者[7]，在腧[8]横居，视之独澄[9]，切之独坚[10]。

【校注】

[1] 无针：《太素》作"针无"。

[2] 在：察。

[3] 毫：《太素》作"豪"。后并同，不复出校。

[4] 《太素》《甲乙经》无"者"。

[5] 必：《甲乙经》作"心"。

[6] 卫：《太素》《甲乙经》作"衡"，《甲乙经》夹注："一作衡"。

[7] 血脉者：《太素》无"者"，《甲乙经》作"取血脉者"。

[8] 腧：《甲乙经》作"俞"。下同，不复出校。

[9] 澄：读若"湛"，充盈。《甲乙经》作"满"。

[10] 血脉者，在腧横居，视之独澄，切之独坚：此十五字盖前"审视其血脉"句"血脉"旁注衍入正文者。横，左右方，谓附近。独，特别。

九针之名，各不同形。一曰镵针，长一寸六分；二曰员[1]针，长一寸六分；三曰鍉针，长三寸半；四曰锋针，长一寸六分；五曰铍[2]针，长四寸，广二分半；六曰员利针，长一寸六分；七曰毫针，长三寸六分[3]；八曰长针，长七寸；九曰大针，长四寸。镵针者，头大末锐[4]，去写阳气；员针者，针如卵形[5]，揩摩分间，不得[6]伤肌肉[7]，以写分气；鍉针者，锋如黍粟之锐，主按脉勿陷，以致其气；锋针者，刃三[8]隅，以发痼疾；铍针者，末如剑锋，以取大脓；员[9]利针者，大如氂，且员且锐[10]，中身微大，以取暴气；毫针者，尖如蚊虻喙，静以徐往，微以久留，[正气因]之，[真邪俱往，出针]而养[11]，以取痛痹；长针者，锋利身（薄）[搏][12]，可以取远痹；大针者[13]，尖如挺[14]，其锋微员，以写机关之水也[15]。九针毕矣[16]。

【校注】

[1] 员："圆"的古字。藏本、朝鲜活字本作"圆"。下或同，不复出校。

[2] 铍：《太素》作"鈚"。下同，不复出校。

[3] 三寸六分：《太素》作"一寸六分"。刘校："《九针论》《甲乙》卷五第二及《医心方》卷二第五均作'一'，应据改。"

[4] 锐：《太素》作"兑"。

[5] 针如卵形：《太素》作"锋如卵形"。

[6] 《太素》"不得"上有"令"。

[7] 肌肉：《太素》作"肌"。

[8] 三：《太素》作"参"。

[9] 员：藏本、朝鲜活字本作"圆"。下或同，不复出校。

[10] 锐：《太素》作"兑"。

[11] [正气因]之，[真邪俱往，出针]而养：《九针论第七十八》："七者，星也。星者，人(也)[之]七窍，邪之所客于经，而为痛痹，舍于经络者也。故为之治针，令尖如蚊虻喙，静以徐往，微以久留，正气因之，真邪俱往，出针而养者也。"刘校谓当据补。据补。

[12] 薄：《太素》作"博"，杨注音团。按，《九针论第七十八》："八者，风也。风者，人之股肱八节也，八正之虚风，八风伤人，内舍于骨解腰脊节腠理之间，为深痹也。故为之治针，必长其身，锋其末，可以取深邪远痹。""八曰长针，取法于綦qí针（綦，鞋底花纹。綦针，纳鞋底的针），长七寸，主取深邪远痹者也。"推以上下文意，作"搏"是。俗书"搏""搏"形近混用，盖先误为"搏"，因误为"薄"。据改。

[13] 《太素》无"者"。

[14] 挺：赵本作"梃"。挺、梃并读若"筳"，小籤子。

[15] 《太素》无"也"。

[16] 《太素》无"矣"。

夫气之在脉也，邪气在上，浊气在中，清[1]气在下。故针陷脉则邪气出，针中脉则浊气出，针大[2]深则邪气[3]反沉，病益[4]。故曰：皮肉筋脉，各有所处，病各有所宜[5]，各不同形，各以任其所宜，无实[实][6]，无虚[虚][7]。损不足而益有余[8]，是谓甚病[9]。病益甚，取五脉者，死；取三脉者，恇[10]。夺阴者，死[11]；夺阳者，狂。针害毕矣。

【校注】

[1] 凊：当作"凊"，俗书 氵、冫 相乱。凊，寒凉。

[2] 大：《太素》《甲乙经》作"太"。

[3] 邪气：《甲乙经》作"邪"。

[4] 病益：《太素》《甲乙经》作"病益甚"。

[5] 病各有所宜：《太素》《甲乙经》作"病各有所舍针，各有所宜"。

[6] 实：《太素》《甲乙经》作"实实"，据补。

[7] 无虚：《太素》作"无虚虚"，据补。《甲乙经》作"虚虚"，连上读。

[8] 损不足而益有余：《太素》作"无损不足而益有余"，《甲乙经》无"而"。

[9] 甚病：《太素》《甲乙经》作"重病"。

[10] 恇：虚弱。《小针解第三》："取三阳之脉者恇，言尽写三阳之气，令病人恇然不复也。"

[11] 夺阴者，死：《甲乙经》作"夺阴者，厥"。

刺之而气不至，无问其[1]数。刺之而[2]气至，乃去之，勿复针。针各有所宜，各不同形，各任其所。为刺之要，气至而有效[3]。效之信，若风之[4]吹云，明[5]乎若见苍天[6]。刺之道毕矣。

【校注】

[1] 其：《太素》作"甚"。

[2]《太素》《甲乙经》无"而"。

[3] 气至而有效：《甲乙经》作"气至而效"，医统本、吴本作"气至而不效"。

[4]《甲乙经》无"之"。

[5] 明：《太素》作"照"。

[6] 苍天：《太素》作"仓天"。

黄帝曰：愿闻五藏六府所出之处。歧伯曰：五藏五腧[1]，五五二十五腧；六府六腧，六六三十六腧。经脉十二，络[2]脉十五，凡二十七，气以[3]

上下[4]。所出为井，所溜[5]为荥[6]，所注为腧，所行为经，所（以）[入][7]为合[8]。二十七气所行，皆在[9]五腧也[10]。

【校注】

[1] 腧：《太素》作"输"，《甲乙经》作"俞"。下同，不复出校。

[2] 络：《太素》作"胳"，乃"经络"字的更换意符俗字。后同，不复出校。

[3]《甲乙经》无"以"。

[4] 上下：《甲乙经》作"上下行"。

[5] 溜：明蓝格钞本《甲乙经》作"留"。

[6] 荥：医统本、《太素》、《甲乙经》误作"荣"。

[7] 以：朝鲜活字本、《太素》、《甲乙经》作"入"。刘校："应据《甲乙》卷三第二十四及《素问·咳论》篇王注引《灵枢》文改为'入'"。

[8]《太素》"合"下有"也"。

[9] 在：《太素》作"有"。

[10]《太素》无"也"。

节之交，三百六十五会[1]。知其要者，一言而终[2]；不知其要[3]，流散无穷。所言节者，神气之所游行出入也，非皮肉筋骨也。

【校注】

[1] 三百六十五会：《甲乙经》作"凡三百六十五会"。会，读若"浍kuài"，谓络脉渗灌诸节的通道。《小针解第三》："节之交三百六十五会者，络脉之渗灌诸节者也。"

[2] 终：明蓝格钞本《甲乙经》误作"络"。

[3] 不知其要：明蓝格钞本《甲乙经》作"不知其要者"。

睹其色，察其目，知其散复。一[1]其形，听其动静，知其邪正。右主推之，左持而御之[2]，气至而去之[3]。

【校注】

[1] 一：《太素》作"壹"。

[2] 左持而御之：《太素》作"左推之而御持之"。

[3]《太素》无"之"。

凡将用针，必先诊脉[1]，视[2]气之剧易，乃可以治也[3]。五藏之气已绝于内，而用针者[4]（皮）[反][5]实其外，是谓重[6]竭。重竭必死[7]，其死也静。治之者，辄反其气，取腋[8]与膺。五藏之气已绝于外，而用针者反[9]实其内，是谓逆厥。逆厥则必死[10]，其死也[11]躁，治之者，反取四末。

【校注】

[1] 诊脉："诊脉"同义复用，谓诊察也。郦道元《水经注原序》："窃以多暇，空倾岁月，辄述水经，布广前文。大传曰：大川相间，小川相属，东归于海。脉其枝流之吐纳，诊其沿路之所躔，访渎搜渠，缉而缀之。经有谬误者，考以附正；文所不载，非经水常源者，不在记注之限。"《甲乙经》作"视脉"。

[2]《甲乙经》无"视"。

[3] 乃可以治也：《太素》《甲乙经》作"乃可以治病"。

[4] 明蓝格钞本《甲乙经》无"者"。

[5] 皮：元本、医统本、吴本、藏本、赵本、朝鲜活字本并作"反"，据改。《太素》作"又"。

[6] 重 chóng：更加。

[7] 重竭必死：《太素》作"重竭则必其死"，医统本无"重竭"。

[8] 腋：《太素》作"掖"。下同，不复出校。

[9] 反：《太素》作"又"。

[10]《太素》"死"下有"也"。

[11]《太素》无"其死也"，盖夺。

刺之害，中而[1]不去，则精泄[2]；（害）[不][3]中而去，则致气。精泄，则病益[4]甚而恇；致气，则生为痈疡。

【校注】

[1]《太素》无"而"。

[2]精泄：明蓝格钞本《甲乙经》作"泄精"。

[3]害：《太素》作"不"。据改。

[4]《太素》《甲乙经》无"益"。

五藏有六府，六府有十二原，十二原出于[1]四关，四关主治五藏。五藏[2]有疾，当取之十二原。十二原者，五藏之所以禀[3]三百六十五节气味也[4]。五藏有疾也[5]，应[6]出十二原，二[7]原各有所出。明知其原，睹其应，而[8]知五藏之害矣。

【校注】

[1]于：往。

[2]医统本夺"五藏"。

[3]禀：供给。

[4]三百六十五节气味也：《甲乙经》作"三百六十五骨之气味者也"。《太素》"也"上亦有"者"。

[5]《甲乙经》无"也"。

[6]《甲乙经》无"应"。

[7]二：元本、熊本、詹本、周本、医统本、吴本、藏本、赵本、朝鲜活字本并作"十二"，《讲义》谓应补"十"。《太素》《甲乙经》"二"作"而"。

[8]《甲乙经》无"而"。

（阳）[阴]中之少阴，肺也[1]，其原出于大渊，大渊[2]二。阳中之太阳，心也，其原出于大陵，大陵[3]二。（阴）[阳]中之少阳，肝也[4]，其原出于太冲，太冲[5]二。阴中之至阴，脾也，其原出于太白，太白[6]二。阴中之太阴，肾也，其原出于太溪，太溪[7]二[8]。膏[9]之原，出于鸠尾，鸠尾[10]一。肓之原，出于脖胦[11]，脖胦[12]一。凡此十二原者[13]，主治五藏六府之有疾[14]者也。

【校注】

[1] 阳中之少阴，肺也：当作"阴中之少阴，肺也"。《汉书》卷二十一上《律历志第一上》："以阴阳言之：太阴者，北方。太阳者，南方。少阴者，西方。少阳者，东方。中央者，阴阳之内，四方之中，经纬通达，乃能端直，于时为四季。"按：肝心于时应春夏，位居东南，为阳，而肝为阳中之少阳，心为阳中之太阳；肺肾于时应秋冬，位居西北，为阴，而肺为阴中之少阴，肾为阴中之太阴。《灵枢·阴阳系日月第四十一》："其于五藏也，心为阳中之太阳，肺为阴中之少阴，肝为阴中之少阳，脾为阴中之至阴，肾为阴中之太阴。"除"肝为阴中之少阳"应据《素问·六节藏象论第九》校正为"肝为阳中之少阳"外，馀均不误。据改。

[2]《甲乙经》不重"太渊"。

[3]《甲乙经》不重"大陵"。

[4] 阴中之少阳，肝也：当作"阳中之少阳，肝也"。说见上[1]。

[5]《甲乙经》不重"太冲"。

[6]《甲乙经》不重"太白"。

[7]《甲乙经》不重"太溪"。

[8]《太素》《甲乙经》"阴中之太阴，肾也，其原出于太溪，太溪二"在"阴中之至阴，脾也"句上。

[9] 膏：《太素》作"鬲"。

[10]《甲乙经》不重"鸠尾"。

[11] 脖 bō 胦 yāng：《集韵·没韵》："脖胦，齐（脐）也。"

[12]《甲乙经》不重"脖胦"。

[13] 凡此十二原者：《甲乙经》作"凡十二原"。

[14] 疾：《甲乙经》作"病"。

胀取三阳，飧泄[1]取三阴。

【校注】

[1] 飧泄：《太素》作"飡泄"。下同，不复出校。《甲乙经》夹注："一云滞取三阴"，正统本《甲乙经》作"滞取三阴"。

今夫五藏之有疾[1]也，譬犹刺也，犹污也，犹结也，犹闭也。刺虽久，犹可拔也；污虽久，犹可雪也；结虽久，犹可解也；闭虽久，犹可决也。或言久疾之不可取者，非其说也。夫善用针者，取其[2]疾也，犹拔刺也，犹雪污也，犹解结也，犹决闭也。疾虽久，犹可毕也。言不可治[3]者，未得其术也。

【校注】

[1] 疾：《甲乙经》作"病"。

[2] 取其：《太素》作"其取"，当据乙正。取，治。

[3]《太素》无"治"。

刺诸[1]热者，如以手探汤；刺寒清[2]者，如人不欲行。阴有阳疾者，取之下陵三里，正往无殆，气下乃止，不下，复始也[3]。疾[4]高而内者，取之阴之陵泉。疾[5]高而外者，取之阳之[6]陵泉也[7]。

【校注】

[1]《太素》无"诸"。

[2] 清：《太素》作"清"，是。俗书冫、氵混用，凡寒凉之义并当作"清"。以下不复出校。

[3]《太素》无"也"。

[4] 疾：《甲乙经》作"病"。

[5] 疾：《甲乙经》作"病"。

[6]《甲乙经》无"之"。

[7]《太素》《甲乙经》无"也"。

本输第二法地

按：本篇论述了以下内容：肺、心、肝、脾、肾诸经井荥俞经合之穴次；膀胱、胆、胃、三焦、小肠、大肠诸经井荥俞原经合之穴次；论五脏六腑之腧数；举诸经位于颈项胸膺之穴，并列其名称行次，穴之在行次者，各有其所；取穴之法；阴尺动脉，在五里，五腧之禁也；五脏六腑之所合；论四时刺经络浅深之法。

全篇见于《太素》卷11《本输》，又分别见于《甲乙经》卷2第25、卷3第30、卷3第32、卷3第28、卷3第35、卷3第29、卷5第4、卷1第3。

黄帝问[1]于歧伯曰：凡刺之道，必通十二经络[2]之所终始，络脉之所别处[3]，五输之所留，六府之所与合，四时之所出入，五藏[4]之所溜处[5]，阔数之度，浅深之状，高下所至。愿闻其解。歧伯曰[6]：请言其次也[7]。

【校注】

[1] 问：吴本作"闻"。

[2] 经络：《太素》作"经脉"。

[3] 处：《太素》作"起"。

[4] 五藏：《太素》作"藏府"。

[5] 溜处：《太素》作"流行"。

[6] 歧伯曰：《太素》作"歧伯答曰"。

[7]《太素》无"也"。

肺，出于[1]少商，少商者，手大[2]指端[3]内侧也，为井，木[4]；溜于鱼际，鱼际者，手鱼也，为荥；注于大渊，大渊[5]，鱼后一寸[6]陷者中也[7]，为腧；行于经渠，经渠[8]，寸口中也[9]，动而不居，为经；入于尺泽，尺泽[10]，肘中之动脉也，为合。手太阴经也。

【校注】

[1]《太素》无"于"。

[2] 大：医统本、吴本作"太"。下或同，不复出校。

[3]《太素》无"端"。

[4]《太素》无"木"。

[5] 大渊：《太素》作"大渊者"。

[6] 鱼后一寸：《太素》作"鱼后下"。

[7] 陷者中也：《太素》作"陷者之中也"。

[8] 经渠：《太素》作"经渠者"。

[9]《太素》作"寸口之中也"。

[10] 尺泽：《太素》作"尺泽者"。

心，出于[1]中冲，中冲[2]，手中指之端也，为井，木[3]；溜于劳宫，劳宫[4]，掌中中指本节之内间也，为荥；注于大陵，大陵[5]，掌后两骨之间方下者也，为腧；行于间使，间使之[6]道两筋之间三寸之中也，有过则至，无[7]过则止，为经；入于曲泽，曲泽[8]，肘内廉下陷者之中也，屈而得之，为合。手少阴也[9]。

【校注】

[1]《太素》无"于"。

[2] 中冲：《太素》作"中冲者"。

[3]《太素》无"木"。

[4] 劳宫：《太素》作"劳宫者"。

[5] 大陵：《太素》作"大陵者"。

[6]《太素》无"之"。

[7] 无：《太素》作"毋"。下或同，不复出校。

[8] 曲泽：《太素》作"曲泽者"。

[9] 手少阴也：《太素》作"手心主经也"。

肝，出于大敦[1]，大敦者，足大指之端及三毛之中也，为井，木[2]；溜于行间，行间[3]，足大指间也[4]，为荥；注于大冲，大冲[5]，行间上二寸陷者之中也，为腧；行于中封，中封[6]，内踝之前一寸半陷者之中[7]，使逆则宛，使和则通，摇足而得之，为经；入于曲泉，曲泉[8]，辅骨之下、大筋之上也，屈膝而得之，为合。足厥阴也[9]。

【校注】

[1] 出于大敦：《太素》作"出太敦"。

[2]《太素》无"木"。

[3] 行间：《太素》作"行间者"。

[4]《太素》作"足大指之间也"。

[5] 大冲：《太素》作"大冲者"。

[6] 中封：《太素》作"中封者"。

[7] 内踝之前一寸半陷者之中：《太素》作"在内踝前一寸半陷者中也"。

[8] 曲泉：《太素》作"曲泉者"。

[9] 足厥阴也：《太素》作"足厥阴经也"。

脾，出于[1]隐白，隐白者，足大指之端内侧也，为井，木[2]；溜于大都，大都[3]，本节之后下陷者之中也，为荥；注于太白，太白[4]，腕骨[5]之下也，为腧；行于商丘，商丘[6]，内踝之下[7]陷者之中也，为经；入于阴之陵泉，阴之陵泉[8]，辅骨之下陷者之中也，伸而得之[9]，为合。足太阴也[10]。

【校注】

[1]《太素》无"于"。

[2]《太素》无"木"。

[3] 大都：《太素》作"太都者"。

[4] 太白：《太素》作"太白者"。

[5] 腕骨：《太素》作"核骨"。

[6] 商丘：《太素》作"商丘者"。

[7] 之下：《太素》作"下之"。

[8] 阴之陵泉：《太素》作"阴之陵泉者"。

[9] 伸而得之：《太素》作"屈伸而得之"。

[10] 足太阴也：《太素》作"足太阴经也"。

肾，出于[1]涌泉，涌泉者，足心也，为井，木[2]；溜于然谷，然谷[3]，然骨之下者[4]也，为荥；注于大溪，大溪[5]，内踝之后、跟骨之上陷中者也[6]，为腧；行于复留，复留[7]，上内[8]踝二寸，动而不休[9]，为经；入于阴谷，阴谷[10]，辅骨之后、大筋之下、小筋之上也[11]，按之应手，屈膝而得之，为合。足少阴经也。

【校注】

[1]《太素》无"于"。

[2]《太素》无"木"。

[3] 然谷：《太素》作"然谷者"。

[4]《太素》无"者"。

[5] 大溪：《太素》作"太溪者"。

[6] 陷中者也：《甲乙经》作"陷骨之中也"。

[7] 复留：周本作"复溜"，《太素》作"复留者"。

[8]《太素》无"内"。

[9] 不休：《太素》作"不休也"。

[10] 阴谷：《太素》作"阴谷者"。

[11] 之上也：医统本、吴本作"之上者"。

膀胱，出于至阴，至阴者，足小指[1]之端也，为井，金[2]；溜于通谷，通谷[3]，本节之前外侧也[4]，为荥；注于束骨，束骨[5]，本节之后陷者中[6]也，为腧；过于京骨，京骨[7]，足外侧大骨之下[8]，为原；行于崑崙，崑崙[9]，在外踝之后、跟骨之上[10]，为经；入于委中，委中[11]，腘中央[12]，为合，委[13]而取之。足太阳也[14]。

【校注】

[1] 指：詹本作"趾"。

[2]《太素》无"金"。

[3] 通谷：《太素》作"通谷者"。

[4]《太素》无"外侧也"。

[5] 束骨：《太素》作"束骨者"。

[6]《太素》无"陷者中"。

[7] 京骨：《太素》作"京骨者"。

[8] 足外侧大骨之下：《太素》作"外踝之下也"。

[9] 崑崙：《太素》作"崑崙者"。

[10] 之上：《太素》作"之上也"。

[11] 委中：《太素》作"委中者"。

[12] 腘中央：《太素》作"腘中央也"。

[13] 委：朝鲜活字本并作"屈"。

[14] 足太阳也：《太素》作"足太阳经也"。

胆，出于窍阴，窍阴者，足小指次指之端也，为井，金[1]；溜于侠溪，侠溪[2]，足[3]小指次指之间也，为荥；注于临泣，临泣[4]，上行一寸半陷者中也，为腧；过于丘墟[5]，丘墟[6]，外踝之前下陷者中也[7]，为原。行于阳辅，阳辅[8]，外踝之上、辅骨之前及绝骨之端也，为经；入于阳之陵泉，阳之陵泉[9]，在膝外陷者中也，为合，伸[10]而得之。足少阳也[11]。

【校注】

[1]《太素》无"金"。

[2] 侠溪：《太素》作"侠溪者"。

[3]《太素》无"足"。

[4] 临泣：《太素》作"临泣者"。

[5] 丘墟：《太素》作"丘虚"。

[6] 丘墟：《太素》作"丘虚者"。

[7] 外踝之前下陷者中也：《太素》作"外踝之下陷者之中也"。

[8] 阳辅：《太素》作"阳辅者"。

[9] 阳之陵泉：《太素》作"阳之陵泉者"。

[10] 伸：《太素》作"伸足"。

[11] 足少阳也：《太素》作"足少阳经也"。

胃，出于厉兑，厉兑者，足大指内[1]次指之端也，为井，金[2]；溜于内庭，内庭[3]，次指外间也[4]，为荥；注于陷谷，陷谷者，上中指内间上行二寸陷者中[5]也，为腧；过于冲阳，冲阳[6]，足跗上五寸陷者中也，为原，摇足而得之；行于解溪，解溪[7]，上冲阳一寸半陷者中也，为经；入于下陵，下陵[8]，膝下三寸胻骨[9]外三里也，为合；复下三里[10]三寸，为巨虚上廉，复下上廉[11]三寸[12]，为巨虚下廉也；大肠属上，小肠属下，足阳明胃脉也。大肠小肠，皆属于胃[13]，是足阳明也[14]。

【校注】

[1] 内：《太素》作"之内"。

[2]《太素》无"金"。

[3] 内庭：《太素》作"内庭者"。

[4] 次指外间也：《太素》作"次指外间陷者中也"。

[5] 中：《太素》作"之中"。

[6] 冲阳：《太素》作"冲阳者"。

[7] 解溪：《太素》作"解溪者"。

[8] 下陵：《太素》作"下陵者"。

[9]《太素》无"骨"。

[10]《太素》无"三里"。

[11]《太素》无"上廉"。

[12] 三寸：詹本作"一寸"。

[13] 皆属于胃：《太素》作"皆属于此"。

[14] 是足阳明也：《太素》作"足阳明经也"。

三焦者，上合[1]手少阳，出于关冲，关冲者，手小指次指之端也，为井，金[2]；溜于液门[3]，液门[4]，小指次指[5]之间也，为荥；注于中渚，中渚[6]，本节之后陷中者也[7]，为腧；过于阳池，阳池[8]，在腕上陷者之中也，为原；行于支沟，支沟[9]，上腕[10]三寸、两骨之间陷者中也，为经；入于天井，天井[11]，在肘外大骨之上[12]陷者中也，为合，屈肘而[13]得之；三焦下腧，在于足大（指）[阳][14]之前、少阳之后，出于腘中外廉，名曰委阳，是太阳络也[15]。手少阳经也。三焦者[16]，足（少）[太]阳（太阴）[17]之所将，太阳之别也，上踝五寸，别入[18]，贯腨肠，出于委阳，并太阳之正，入络膀胱，约下焦。实[19]则闭癃，虚则遗溺。遗溺则补之[20]，闭癃则写之[21]。

【校注】

[1] 上合：《太素》作"上合于"。

[2] 《太素》无"金"。

[3] 液门：《太素》作"掖门"。

[4] 液门：《太素》作"掖门者"。

[5] 《太素》无"次指"。

[6] 中渚：《太素》作"中渚者"。

[7] 本节之后陷中者也：《太素》作"本节之后也"。

[8] 阳池：《太素》作"阳池者"。

[9] 支沟：《太素》作"支沟者"。

[10] 上腕：《太素》作"捥上"。

[11] 天井：《太素》作"天井者"。

[12] 医统本、吴本无"上"。

[13] 而：《太素》作"乃"。

[14] 大指：《太素》作"大阳"。刘校："《甲乙》卷三第三十五、《太素》卷十一《本输》、《千金》卷二十九第一及《外台》卷三十九均作'太阳'，应据改。"据改。

[15] 是太阳络也：《太素》作"此太阳之胳也"。

[16] 三焦者：《太素》作"足三膲者"。

[17] 足少阳太阴：原本"阴"下有小字校语云：一本作"阳"。《太素》"少阳"作"太阳"，无"太阴"及小字校语。据《太素》校改。

[18]《太素》"别入"上有"而"。
[19] 实：《太素》作"盛"。
[20]《太素》无"之"。
[21]《太素》无"之"。

手太阳小肠者[1]，上合于太阳[2]，出于少泽，少泽[3]，小指之端也，为井，金[4]；溜于前谷，前谷[5]，在手外廉本节前[6]陷者中也，为荥；注于后溪，后溪者，在手外侧[7]本节之后也，为腧；过于腕骨[8]，腕骨[9]，在手外侧腕[10]骨之前[11]，为原；行于阳谷，阳谷[12]，在锐[13]骨之下陷者中也，为经；入于小海，小海[14]，在肘内大骨之外、去端[15]半寸陷者中也[16]，伸臂而得之，为合。手太阳经也。

【校注】

[1] 手太阳小肠者：《太素》作"小肠"。
[2] 太阳：《太素》作"手太阳"。
[3] 少泽：《太素》作"少泽者"。
[4]《太素》无"金"。
[5] 前谷：《太素》作"前谷者"。
[6] 在手外廉本节前：《太素》作"手小指本节之前"。
[7]《太素》无"在手外侧"。
[8] 腕骨：《太素》作"完骨"。
[9] 腕骨：《太素》作"完骨者"。
[10] 腕：《太素》作"捥"。
[11] 之前：《太素》作"之前也"。
[12] 阳谷：《太素》作"阳谷者"。
[13] 锐：《太素》作"兑"。
[14] 小海：《太素》作"小海者"。
[15] 去端：《太素》作"去肘端"。
[16] 中也：《太素》作"之中也"。

大肠，上合[1]手阳明，出于商阳，商阳[2]，大指次指之端也，为井，金[3]；溜于本节之前二间[4]，为荥；注于本节之后三间[5]，为腧；过于合谷，合谷[6]，在大指岐骨之间[7]，为原；行于[8]阳溪，阳溪[9]，在两筋间陷者中也[10]，为经；入于曲池，[曲池][11]，在肘外辅骨陷者中[12]，屈臂[13]而得之，为合。手阳明也[14]。

【校注】

[1] 上合：《太素》作"上合于"。

[2] 商阳：《太素》作"商阳者"。

[3]《太素》无"金"。

[4] 溜于本节之前二间：《太素》作"溜于二间，二间在本节之前"。

[5] 注于本节之后三间：《太素》作"注于三间，三间在本节之后"。

[6] 合谷：《太素》作"合谷者"。

[7] 在大指岐骨之间：《太素》作"在大指之间也"。

[8] 于：詹本作"为"。

[9] 阳溪：《太素》作"阳溪者"。

[10] 在两筋间陷者中也：《太素》作"在两筋之间陷者中"。

[11] 曲池：《太素》"曲池"下有"曲池者"，据文例及《太素》补。

[12] 在肘外辅骨陷者中：《太素》作"在肘外辅曲骨之中也"，医统本"中"下亦有"也"。

[13] 屈臂：《太素》作"屈肘"。

[14] 手阳明也：《太素》作"手阳明经也"。

是谓五藏六府之腧，五五二十五腧，六六三十六腧也。六府，皆出足之[1]三阳，上合于手者也。

【校注】

[1]《太素》无"之"。

缺盆之中，任脉也，名曰天突，一[1]。次任脉侧之[2]动脉，足阳明也，名曰人迎，二。次脉，手阳明也，名曰扶突，三[3]。次脉，手太阳也，名曰天窗，四[4]。次脉，足少阳也，名曰天容，五[5]。次脉，手少阳也，名曰天牖，六[6]。次脉，足太阳也，名曰天柱，七[7]。次脉，颈[8]中央之脉，督脉也[9]，名曰风府。腋[10]内动脉，手太阴也，名曰天府。腋[11]下三寸，手心主也，名曰天池。

【校注】

[1]《太素》"一"作旁注小字。以下腧穴数字皆为此例，不复出校。

[2] 侧之：《太素》作"之侧"。

[3] 三：《太素》旁注作"二"。

[4] 四：《太素》旁注作"二"。

[5] 五：《太素》旁注作"二"。

[6] 六：《太素》旁注作"二"。

[7] 七：《太素》旁注作"二"。

[8] 颈：《太素》作"项"。

[9]《太素》无"也"。

[10] 腋：《太素》作"掖"。

[11] 腋：《太素》作"掖"。

刺上关者，呿不能欠[1]。刺下关者，欠不能去[2]。刺犊鼻者，屈不能伸。刺两关[3]者，伸不能屈。

【校注】

[1] 欠：读若"鹣jiān"，咬合。下"欠不能去"之"欠"同。《甲乙经》作"呿"。

[2] 去：元本、熊本、詹本、医统本、吴本、藏本、赵本、朝鲜活字本作"呿"，《甲乙经》作"呿"。《讲义》改"去"为"呿"。按，"去""呿"古今字，不烦改字。

[3] 两关：《太素》《甲乙经》作"内关"。

足阳明，侠喉之动脉也，其腧在膺中。手阳明，次在其腧[1]外，不至[2]曲颊一寸。手太阳，当曲颊。足少阳，在耳下曲颊之后。手少阳，出耳后，上加完骨之上。足太阳，侠项大筋之中发际。

【校注】

[1]《太素》无"腧"。

[2] 不至：距离。

阴尺动脉，在五里，五腧之禁也[1]。

【校注】

[1]《太素》无"也"。

肺合大肠，大肠者，传道之府[1]。心合小肠，小肠者，受盛之府[2]。肝合胆，胆者，中精[3]之府[4]。脾合胃，胃者，五谷之府[5]。肾合膀胱，膀胱者，津液之[6]府也。少阳[7]属肾，肾[8]上连肺，故将两藏[9]。三焦者[10]，中渎之府也，水道出焉[11]，属膀胱，是孤之府也。是[12]六府之所[13]与合者[14]。

【校注】

[1] 大肠者，传道之府：《太素》作"大肠，传导之府也"；《灵枢略》"传道"作"传送"；明蓝格钞本《甲乙经》"府"作"腑"，下同，不复出校。

[2] 之府：《太素》作"之府也"。

[3] 中精：《甲乙经》作"清净"，《灵枢略》作"中清"。按，精，正也。《广韵·清韵》："精，正也。"《素问·灵兰秘典论》："胆者，中正之官，决断出焉。"

[4] 之府：《太素》作"之府也"。

[5] 之府：《太素》作"之府也"。

[6]《太素》夺"之"。

[7] 少阳：《太素》《甲乙经》《灵枢略》作"少阴"，刘校谓应据改。

[8] 肾：《灵枢略》作"肾气"。

[9] 故将两藏：《太素》作"故将两藏矣"。

[10]《太素》无"者"。按,"三焦"所指有三,一为上中下三焦之总称,一指手少阳三焦,一特指"中渎之府也,水道出焉"的下焦(《太素》称足三膲),此为后者。

[11]《太素》无"焉"。

[12] 是：《太素》作"此"。

[13]《灵枢略》无"所"。

[14] 与合者：《太素》《甲乙经》《灵枢略》作"与合者也"。

春取络脉，诸荥大经分肉之间，甚者深取之[1]，间者浅取之。夏取诸腧，孙络肌肉皮肤之上。秋取诸合，馀如春法。冬取诸[2]井诸腧之分，欲深而留之[3]。此四时之序，气之所处，病之所舍，藏之所宜[4]。转筋者，立而取之，可令遂已。痿厥者，张而刺[5]之，可令立快也[6]。

【校注】

[1]《太素》无"之"。

[2]《甲乙经》无"诸"。

[3] 之：明蓝格钞本《甲乙经》作"也"，俗书手写体二字相乱。

[4] 所宜：《太素》作"所宜也"。

[5] 刺：《甲乙经》作"引"。

[6] 立快也：《甲乙经》作"立快矣"，《太素》无"也"。

音释

九针十二原第一

宛陈 上音爵，又音蕴，又於阮切。氂 莫高切，又音毫。在腧 舂遇切。镵 锄衔切。鍉 音低。铍 音皮。虹蛦 下谢秽切。取三脉者恇 曲王切。谨按，恇谓不足也。脖胦 上蒲没切，下乌朗切，又於桑切。溜 谨按《难经》，当作流。荥 音营，绝小水也。

本输第二

阔数 下色角切。足跗 下音夫。呿祛 遮切。腨 时究切。

黄帝内经灵枢卷第二

小针解第三法人

按：本篇解首篇《九针十二原》之义。全篇见于《太素》卷21《九针要解》。

所谓易陈者，易言也；难入者，难著于人也；粗守形者，守刺法也；上[1]守神者，守人之血气有馀不足可补写也；神客者，正邪共会也，神者，正气也，客者，邪气也[2]；在门者，邪循正气之所出入也；未睹其疾[3]者，先知邪正[4]何经之疾也[5]；恶知其原者，先知何经之病所取之处也；刺之微（者）[在]数迟者[6]，徐疾之意也；粗守关者，守四肢[7]而不知血气正邪之往来也；上[8]守机者，知守气也；机之动不离其空中者，知气之虚实、用针之徐疾也；空中之机清净[9]以微者，针以[10]得气，密意守气勿失也；其来不可逢[11]者，气盛不可补也；其往不可追者，气[12]虚不可[13]写也；不可挂以发者，言气易失也；扣[14]之不发者，言[15]不知补写之意也[16]，血气已尽而气[17]不下也；知其往来者，知气之逆顺盛虚也；要与之期者，知气之[18]可取之时也；粗之闇者[19]，冥冥不知气之微密也；妙[20]哉（上）[工][21]独有之者，尽[22]知针意也；往者为逆者，言气之虚而小[23]，小者，逆也[24]；来者为顺者[25]，言形气之平[26]，平者，顺也；明知逆顺，正行无问[27]者，言知所取之处也；迎而夺之者，写也；追而济之者，补也。所谓虚则实之者，气口虚而当补之也；满则泄之者，气口盛而当写之也；宛陈则除之者，去血脉也；邪胜则虚之[28]者，言诸经有盛者，皆写其邪也；徐而疾则实者，言徐内而疾出也；疾而徐则虚者，言疾内而徐出也；言[29]实与虚，若有若无者，言实者有气[30]，虚者无气也；察后与[31]先，若亡若存者，言气之虚实、补写之先后也，察其气之已下与常存也；为虚为实，若得若失者，言补者[32]佖然若有得也，写则怳然若有失也。

【校注】

[1] 上：《太素》作"工"。

[2]《太素》无"也"。

[3] 疾：《太素》作"病"，旁注改"疾"。

[4] 邪正：《太素》作"正邪"。

[5] 疾也：《太素》"疾"作"病"，无"也"。

[6]《灵枢·九针十二原第一》："刺之微，在速迟。"詹本、赵本"者"亦作"在"，据改。《讲义》改"数"为"速"。按"数"有"速"义，不烦改字。

[7] 肢：《太素》作"支"。

[8] 上：《太素》作"工"。

[9] 清净：《太素》作"清静"。

[10] 以：《太素》作"已"。

[11] 逢：《太素》作"迎"。

[12]《太素》无"气"。

[13] 不可：《太素》作"不可以"。

[14] 扣：《太素》作"叩"。

[15] 赵本"言""者"倒乙。

[16]《太素》无"也"。

[17]《太素》无"气"。

[18]《太素》无"之"。

[19] 粗之闇者：《太素》作"粗之闇乎者"。

[20] 妙：《太素》作"眇"。

[21] 上：赵本、朝鲜活字本、《甲乙经》作"工"；《灵枢·九针十二原

第一》"上"作"工";《讲义》改"上"为"工",据改。

[22] 尽:《太素》作"盖"。

[23] 小:《太素》作"少"。

[24] 小者,逆也:《太素》作"少者逆"。

[25] 来者为顺者:《太素》作"来为顺"。

[26]《太素》无"之平"。

[27] 问:赵本误作"间"。

[28]《太素》无"之"。

[29]《太素》无"言"。

[30] 有气:《太素》作"有气也"。

[31] 与:医统本、吴本并作"有"。

[32] 者:《太素》作"则"。

夫气之在脉也:邪气在上者,言邪气之中人也高,故邪气[1]在上也;浊气在中者,言水谷皆入于胃,其精气上注于肺,浊[2]溜[3]于肠[4]胃,言寒温不适,饮食不节[5],而病生[6]于肠胃,故命曰浊气在中也;清气在下者,言清湿[7]地气之[8]中人也必从足始,故曰清气在下也[9];针陷脉则邪气出者,取[10]之上;针中脉则(邪)[浊][11]气出者,取之[12]阳明合也;针太深则邪气反沉者,言浅浮之病[13]不欲深刺也,深则邪气[14]从之入,故曰反沉也;皮肉筋脉各有所处者[15],言经络各有所主也;取五脉者死,言病在中气不足,但用针尽大写其诸阴之脉也;取三阳之脉[16]者(唯)[恇][17],言尽写三阳之气,令病人恇然不复也;夺阴者死,言取尺之五里五往者也;夺阳者狂,正言也[18]。睹其色,察其目,知其散复,一[19]其形,听其动静者,言上工[20]知相五色于目,有知调尺寸小大缓急滑涩以言所病也;知其邪正者,知论虚邪与正邪之风也[21];右主推之,左[22]持而御之者,言持针而出入也;气至而去之者,言补写气调而去之也;调气在于终始一[23]者,持心也[24];节之交三百六十五会者,络脉之渗灌诸节者也。

【校注】

[1]《太素》无"邪气"。

[2] 浊：《灵枢略》作"浊气"。

[3] 溜：《太素》作"留"，《灵枢略》作"流"。

[4] 肠：《灵枢略》误作"腹"。

[5] 节：医统本、吴本误作"绝"。

[6] 《太素》无"生"。

[7] 湿：詹本误作"温"。

[8] 气之：《太素》作"之气"。

[9] 故曰清气在下也：《太素》作"故曰邪气在上，浊气在中，清气在下"。

[10] 取：医统本误作"起"。

[11] 邪：赵本、朝鲜活字本、《太素》、《甲乙经》并作"浊"。《讲义》改"邪"为"浊"，据改。

[12] 《太素》无"之"。

[13] 病：《太素》作"疾"。

[14] 《太素》无"气"。

[15] 《太素》无"者"。

[16] 三阳之脉：《太素》作"三脉"。

[17] 唯：《太素》作"恇"。刘校："形近而误，应据《灵枢·九针十二原》篇改为'恇'。"据改。

[18] 《太素》无"也"。

[19] 一：《太素》作"壹"。

[20] 上工：《太素》作"工"。

[21] 《太素》无"也"。

[22] 左：周本误作"所"。

[23] 一：《太素》作"壹"。

[24] 《太素》无"也"。

所谓五藏之气已绝于内者，脉口气内绝不至，反取其外之病处与阳经之合，有留针以致阳气，阳气至则内重竭，重竭则死矣[1]；其死也[2]，无气以动[3]，故静。所谓五藏之气已绝于外者，脉口气外绝不至，反取其四末之输，有留针以致其阴气，阴气至则阳气反入，入则逆，逆则死矣[4]；其死也[5]，阴气有馀，故躁[6]。所以察其目者，五藏使五色（循）[脩][7]明，（循）[脩]明则声章，声章者，则言声与平生[8]异也[9]。

【校注】

[1] 重竭则死矣：《太素》作"即死也矣"。

[2]《太素》无"也"。

[3] 动：《太素》作"动矣"。

[4] 逆则死矣：《太素》作"逆则死也"。

[5]《太素》无"其死也"。

[6]《太素》无"躁"，"故"属上读。

[7] 循：《太素》作"脩"。刘校："应据《素问·六节藏象论》改为'脩'。"据改。下"循明"同，不复出校。

[8] 平生：《太素》作"生平"。

[9]《太素》无"也"。

邪气藏府病形第四法时

按：本篇首8节论邪气入于脏腑，第9节论病形，故名。全篇论述了以下内容：邪之中人，有阴阳之分；邪之所凑，其气必虚；首面不畏寒的原因；虚邪、正邪中人病形不同；论四诊当合参；五脏脉之缓、急、小、大、滑、涩所主之病形；诊脉候以知虚实，据虚实以为补泻，阴阳形气俱不足，勿取以针，而调以甘药；六腑下合穴；荥、输治外经，合治内腑，内腑有病，取之于合；取"合""荥""输"穴之法；六腑之病的形候，并及刺法；论行针之道。

自"黄帝问于歧伯曰邪气之中人也奈何"至"寒不能胜之也"，见于《太素》卷27《邪中》，自"黄帝曰邪之中人其病形何如"至"下工十全六"，见于《太素》卷15《色脉尺诊》，自"黄帝曰请问脉之缓急小大滑涩之病形何如"至"而调以甘药也"，见于《太素》卷15《五藏脉诊》，自"余闻五藏六府之气"至"以顺为逆也",见于《太素》卷11《府病合输》。又本篇分别见于《甲乙经》卷4第2上、卷4第2下、卷9第7、卷9第9、卷9第5、卷5第1下。《脉经》3-1-8（卷第三肝胆部第一第8条，下同。）、3-2-9、3-3-9、3-4-7、3-5-9、4-1-3、6-1-9、6-2-1、6-4-1、6-5-15、6-1-1、6-7-9、6-8-1、6-9-7、6-10-1、6-11-1有与本篇相关内容。

黄帝问于歧伯曰：邪气之中人也[1]奈何？歧伯答[2]曰：邪气之中人高也。

【校注】

[1]《甲乙经》无"也"。

[2]《太素》无"答"。

黄帝曰：高下有度乎？歧伯曰：身半已[1]上者，邪中之也[2]；身半以[3]下者，湿中之也[4]。故曰邪之中人也无有常[5]，中于阴则溜[6]于[7]府，中于阳则溜于经[8]。

【校注】

[1] 已：明蓝格钞本《甲乙经》作"以"。

[2]《甲乙经》无"也"。

[3] 以：詹本、赵本作"已"。

[4]《甲乙经》无"也"。

[5] 无有常：《太素》作"无有恒常"。

[6] 溜：《太素》《甲乙经》作"留"。

[7]《甲乙经》无"于"。

[8] 溜于经：《甲乙经》作"留藏"，明蓝格钞本《甲乙经》作"溜于脏"，《太素》"溜"作"留"。

黄帝曰：阴之与阳也[1]，异名同类，上下相会，经络之相贯[2]，如环无端[3]。邪之中人[4]，或中于阴，或中于阳，上下左右，无有恒常，其故何也？歧伯曰[5]：诸阳之会，皆在于面。中人也，方乘虚时[6]，及新用力若饮食汗出，腠理[7]开而中于邪。中于[8]面，则下阳明；中于[9]项，则下太阳；中于颊，则下少阳；其[10]中于膺[11]、背、两胁，亦中其经。

【校注】

[1]《甲乙经》无"也"。

[2] 相贯：《甲乙经》作"相贯也"。

[3] 如环无端：《甲乙经》作"如环之无端"。

[4] 邪之中人：《甲乙经》作"夫邪之中人也"，《太素》"中人"下亦有"也"。

[5]《太素》作"歧伯答曰"。

[6] 中人也，方乘虚时：《太素》《甲乙经》作"人之方乘虚时"。

[7] 腠理：医统本、吴本作"凑理"。

[8]《太素》无"于"。

[9]《太素》无"于"。

[10]《甲乙经》无"其"。

[11] 膺：医统本、吴本夹注："一作肩。"

黄帝曰：其中于阴，奈何？歧伯答曰：中于阴者，常从臂、胻始。夫臂与胻，其阴皮薄，其肉淖泽，故俱受于风，独伤其阴[1]。

【校注】

[1] 独伤其阴：《甲乙经》作"独伤其阴也"。

黄帝曰：此故伤其藏乎？歧伯答[1]曰：身之中于风也，不必动藏。故邪入于阴经，则[2]其[3]藏气实，邪气入而不能客[4]，故还之于府[5]。故中阳则溜于经[6]，中阴则溜于府[7]。

【校注】

[1]《太素》无"答"。

[2]《太素》无"则"。

[3] 吴本无"其"。

[4] 客：医统本、吴本夹注："一作容"，《甲乙经》作"容"。

[5] 府：《甲乙经》作"腑"。

[6] 故中阳则溜于经：《太素》作"是故阳中则溜于经"，《甲乙经》作"是故阳中则留于经"。

[7] 中阴则溜于府：《太素》作"阴中则溜于府"，《甲乙经》作"阴中则留于腑"。

黄帝曰：邪之中人藏[1]，奈何？歧伯曰：愁忧恐惧[2]则伤心，形寒寒饮[3]则伤肺，以其两寒相感，中外皆伤，故气（道）[逆][4]而上行。有所堕坠，恶血[5]留内，若[6]有所大怒，气上而不下[7]，积于胁下，则伤肝。有所击仆，若醉入房[8]，汗出当风，则伤脾。有所用力举重，若入房过度，汗出浴水，则伤肾。

【校注】

[1] 邪之中人藏：《太素》作"邪之中藏者"。

[2] 愁忧恐惧：《甲乙经》作"恐惧愁忧"。

[3] 寒饮：《甲乙经》作"饮冷"。

[4] 道：《太素》作"逆"，《讲义》改"道"为"逆"，据改。《甲乙经》作"迎"，"迎""逆"同源通用。

[5] 恶血：瘀血。恶，读若"瘀"。

[6] 医统本、吴本无"若"。

[7] 不下：医统本、吴本作"不能下"。

[8] 若醉入房：《甲乙经》作"若醉以入房"。

黄帝曰：五藏之中风，奈何？歧伯曰：阴阳俱感[1]，邪乃得往[2]。黄帝曰：善哉[3]！

【校注】

[1] 俱感：《甲乙经》作"俱相感"，《灵枢略》作"俱盛"。

[2] 往：《灵枢略》作"住"。

[3]《太素》无"哉"。

黄帝问于[1]歧伯曰：首面与身形也[2]，属骨连筋，同血，合于气耳，天寒则裂地凌冰，其卒寒，或手足懈惰[3]，然而其面不衣，何也[4]？歧伯荅[5]曰：十二经脉[6]，三百六十五络，其血气皆上于面而走空窍：其精阳气[7]上走[8]于目而为睛[9]，其别气走于耳而为听，其宗气上出于鼻而为臭，其浊气出[10]于胃，走唇舌而为味，其气之津液[11]，皆上熯[12]于面，而[13]皮又厚，其肉坚，故天热[14]甚，寒不能胜之[15]也。

【校注】

[1]《太素》无"于"。

[2]《太素》无"也"。

[3] 懈惰：《太素》作"懈堕"。

[4] 何也：《太素》作"其故何也"。

[5]《太素》无"荅"。

[6] 经脉：明蓝格钞本《甲乙经》作"经络"。

[7] 精阳气：《甲乙经》作"精阳之气"。

[8]《太素》无"走"。

[9] 睛：《太素》作"精"。

[10] 出：《甲乙经》作"下出"。

[11] 津液：詹本作"精液"。

[12] 熯：赵本作"燻"，《太素》《甲乙经》作"熏"，明蓝格钞本《甲乙经》作"薰"。《讲义》改"熯"为"燻"。按，"熯"为"熏"的异体，"燻"为"熏"的加义符字。

[13] 而：《太素》、明蓝格钞本《甲乙经》作"面"。

[14] 天热：元本、周本、熊本、詹本、医统本、吴本、藏本、《太素》《甲乙经》并同，赵本、朝鲜活字本作"天气"。按，天，"颠"的古字，谓头部。

[15]《太素》无"之"。

黄帝曰：邪之中人，其病形何如？歧伯曰[1]：虚邪之中身也，洒淅[2]动形[3]；正邪之中人也微，先见于色，不知[4]于身，若有若无[5]，若亡若存[6]，有形无形，莫知其情。黄帝曰：善哉[7]！

【校注】

[1]《太素》作"歧伯答曰"。

[2] 洒淅：《太素》作"洫沂"。

[3] 动形：《甲乙经》作"动其形"。

[4] 知：显现。

[5]《甲乙经》无"若有若无"。

[6] 若亡若存：詹本、《甲乙经》作"若存若亡"。

[7]《太素》无"哉"。

黄帝问于[1]歧伯曰：余闻之：见其色，知其病，命曰明；按其脉，知其病，命曰神；问其病，知其处，命曰工。余愿闻[2]、见而知之，按而得之，问而极之，为之奈何？歧伯答曰：夫色、脉与尺之相应也[3]，如桴鼓影响之相应也[4]，不得相失也[5]，此亦本末根叶之出候也。故根死则叶枯矣。色脉形肉，不得相失也。故知一则为工，知二则为神，知三则神且明矣。

【校注】

[1]《太素》无"于"。

[2] 闻：《太素》作"闻之"。

[3]《甲乙经》无"也"。

[4]《甲乙经》无"也"。

[5]《甲乙经》无"也"。

黄帝曰[1]：愿卒闻之。歧伯答曰：色青者[2]，其脉弦也[3]；赤者，其脉钩也[4]；黄者，其脉代也[5]；白者，其脉毛；黑者[6]，其脉石。见其色而不得其脉，反得其[7]相胜之脉，则死矣；得其相生[8]之脉，则病已矣。

【校注】

[1]《太素》作"黄帝问曰"。
[2] 色青者：《甲乙经》作"故色青者"。
[3] 也：《太素》作"色"，属下读。
[4] 也：《太素》《甲乙经》作"色"，属下读。
[5] 也：《太素》《甲乙经》作"色"，属下读。
[6] 黑者：《太素》《甲乙经》作"色黑者"。
[7]《甲乙经》无"其"。
[8] 相生：《甲乙经》作"相胜"。

黄帝问于[1]歧伯曰：五藏之所生，变化之病形，何如？歧伯答曰：先定其五色五脉之应，其病乃可别也。

【校注】

[1]《太素》无"于"。

黄帝曰[1]：色脉已定，别之奈何？歧伯曰[2]：调[3]其脉之缓、急、小、大[4]、滑、涩，而病变[5]定矣。

【校注】

[1]《太素》作"黄帝问曰"。
[2]《太素》作"歧伯答曰"。
[3] 调："调"当训合，义为比照，这里指诊察，音条。《楚辞·离骚》："虽不周于今之人兮，愿依彭咸之遗则。"王逸注："周，合也。"调从周声，形声之字声中往往有义，所以调亦有合义。《玉篇·言部》："调，和合也。"《庄子·知北游》："圣人遭之而不违，过之而不守。调而应之，德也；偶而应之，道也。"郭象注："调、偶，和合之谓也。"调、偶互文同义。《史记卷一百五·扁鹊仓公列传第四十五》："扁鹊虽言若是，然必审诊：起度量、立规矩、称权衡（谓确立诊病标准），合色脉、表里、有馀不足、顺逆之法（将四诊所得病人的表现与色脉、表里、有馀不足、顺逆的诊病标准相比

照），参其人动静与息相应（审核病人的症状与脉息相应与否，去其假象），乃可以论。"《集解》引徐广曰："合，一作占。"占，亦诊也。《五藏生成篇第十》："能合脉色，可以万全。"合即比照。《调经论篇第六十二》："夫十二经脉者，皆络三百六十五节，节有病必被经脉，经脉之病，皆有虚实，何以合之？歧伯曰：五藏者，故得六府与为表里，经络支节，各生虚实，其病所居，随而调之。"黄帝问"何以合之？"歧伯答以"随而调之"，合、调互文同义。

[4] 小、大：《甲乙经》作"大、小"。

[5] 变：《甲乙经》作"形"，明蓝格钞本《甲乙经》作"形变"。

黄帝曰[1]：调之奈何[2]？歧伯答曰：脉急者，尺之皮肤亦急；脉缓者，尺之皮肤亦缓；脉小者，尺之皮肤亦减而少气；脉大者，尺之皮肤亦贲而起[3]；脉滑者[4]，尺之皮肤亦滑；脉涩者，尺之皮肤亦涩。凡此变者[5]，有微有甚。故善调尺者，不待于寸[6]；善调脉者，不待于色。能参合而行之者，可以为上工，上工[7]十全九[8]；行二者为中工，中工[9]十全七[10]；行一者为下工，下工十全六[11]。

【校注】

[1] 《太素》作"黄帝问曰"。

[2] 奈何：《甲乙经》作"何如"。

[3] 尺之皮肤亦贲而起：《甲乙经》作"尺之皮肤亦大"。

[4] 《甲乙经》"脉滑者"上有"脉沉者，尺之皮肤亦沉"。

[5] 凡此变者：《太素》作"凡此六变者"。

[6] 寸：读若"忖"，度也，谓诊脉。《太素》作"寸口"，口谓气口。

[7] 《甲乙经》无"上工"。

[8] 十全九：《甲乙经》作"十全其九"。

[9] 《甲乙经》无"中工"。

[10] 十全七：《甲乙经》作"十全其七"。

[11] 十全六：《甲乙经》作"十全其六"。

黄帝曰：请问脉之缓、急、小、大、滑、涩之病形何如？歧伯曰：臣请言五藏之病变[1]也。

【校注】

[1] 病变：《太素》作"变病"。

心脉，急甚者，为瘛瘲[1]；微急，为心痛引背，食不下。缓甚，为狂笑；微缓，为伏梁，在心下，上下行，时唾血。大甚，为喉吤；微大，为心痹引背，善泪出[2]。小甚，为善哕；微小，为消瘅。滑甚，为善渴；微滑，为心疝，引脐[3]，小腹[4]鸣。涩甚，为瘖；微涩，为血溢，维厥，耳鸣，颠[5]疾。

【校注】

[1] 瘛瘲：赵本作"瘈瘲"。《太素》作"瘛"。

[2] 《甲乙经》无"出"。

[3] 脐：《太素》作"齐"。

[4] 小腹：《太素》《甲乙经》作"少腹"。

[5] 颠：《太素》《甲乙经》作"癫"。

肺脉，急甚，为癫[1]疾；微急，为肺寒热，怠惰，咳唾血，引腰背胸，（若）[苦][2]鼻息肉[3]不通。缓甚，为多汗；微缓，为痿瘘偏风[4]，头以[5]下汗出不可止[6]。大甚，为胫肿；微大，为肺痹[7]，引胸背，起恶日光[8]。小甚，为泄；微小，为消瘅。滑甚，为息贲，上气；微滑，为上下出血。涩甚，为呕[9]血；微涩，为鼠瘘[10]，在颈支腋[11]之间，下不胜其上，其应善痠矣[12]。

【校注】

[1] 癫：医统本作"颠"。

[2] 若：刘校："《脉经》卷三第四作'苦'"，据改。

[3] 息肉：《太素》、明蓝格钞本、《甲乙经》作"宿肉"，并"缩"字的

缓读。《玉篇·糸部》："缩，蹙也。""鼻缩"，即鼻腔收紧，气息止碍不通。汉语中的有些词语，由于语速的关系，有时一个词缓读为两个音节，有时两个音节急读为一个音节，传统训诂学称前者为缓读，后者为急读{参李维琦．古汉语研究·合音词例（第一辑）[M]，长沙：湖南教育出版社，1985：302.}。如巨大的旋风，急读为"飚"，缓读则为"扶摇"；山峦之"峦"，急读为"峦"，缓读则为"垄断"。（《孟子·公孙丑下》："必求龙断而登之"，即求山峦而登之。《列子·汤问》："自此，冀之南，山之北，无陇断焉"，无陇断即无峦。山地阻隔交通，因此，阻止他方进入也称垄断。）心动，急读为"憧"，缓读则为"怔忡"；头，缓读为"髑髅"；孔窍，急读为"孔"，缓读则为"窟窿"等。由于汉字一个字一般读一个音节，因此，当某个词语缓读为两个音节时，便要使用两个汉字来记录它。与连绵词同例，记录缓读词所使用的文字符号，往往只起记音作用，所以，同一个词，也可以有多种记词符号。如"峦"之缓读，可以记作"龙断""陇断""垄断"等，即其例也。按，息、宿上古音声母都是心纽，肉、宿韵部都是觉部。"息肉""宿肉"并"缩"的缓读。

[4] 瘘瘘偏风：《太素》无"瘘""偏风"，作"漏风"。刘校："偏，《太素》卷十五《五藏脉诊》及《千金》卷十七第一均作'漏'，《脉经》卷三第四校语亦谓'一作漏'，应据改，与下文义合。"

[5] 以：《甲乙经》作"已"。

[6] 不可止：《甲乙经》作"不止"。

[7] 痹：吴本作"脾"。

[8]《太素》无"光"。

[9] 呕：《太素》作"欧"。

[10] 鼠瘘：鼠，读若"癙"，瘘疮。瘘，《甲乙经》夹注："一作漏。"

[11] 腋：《太素》作"掖"。

[12] 其应善痠矣：《太素》作"其能喜酸"，《甲乙经》作"甚能善酸"。

肝脉，急甚者[1]，为恶言[2]；微急，为肥[3]气，在胁下，若覆杯。缓甚，为善呕[4]；微缓，为水瘕痹也[5]。大甚，为内痈，善呕[6]衄；微大，为肝痹，阴缩[7]，咳引小腹[8]。小甚，为多饮；微小，为消瘅。滑甚，为癀疝[9]；微滑，为遗溺。涩甚，为溢[10]饮；微涩，为瘈挛筋痹[11]。

【校注】

[1]《甲乙经》无"者"。

[2] 恶言：《甲乙经》夹注："一作忘言。"

[3] 肥：吴本误作"脾"。

[4] 善呕：《太素》作"喜欧"。

[5]《甲乙经》无"也"。

[6] 呕：《太素》作"欧"。

[7] 阴缩：《太素》无"阴"，《甲乙经》作"筋缩"。

[8] 小腹：《太素》《甲乙经》作"少腹"。

[9] 㿉疝：《太素》作"㿗疝"，《甲乙经》作"癫疝"。

[10] 溢：明蓝格钞本《甲乙经》作"泆"，夹注："一作淡。"

[11]《太素》《甲乙经》无"痹"。

脾脉，急甚，为瘈瘲；微急，为膈[1]中，食饮入而还出，后沃沫。缓甚，为痿厥；微缓，为风痿，四肢[2]不用，心慧然若无[3]病。大甚，为击仆；微大，为疝气，腹（里）[裏][4]大脓血，在肠胃之外。小甚，为寒热；微小，为消瘅。滑甚，为㿉[5]癃；微滑，为虫毒蛕蝎腹热。涩甚，为肠㿉[6]；微涩，为内㿉[7]，多下脓[8]血。

【校注】

[1] 膈：《太素》《甲乙经》作"鬲"。

[2] 肢：《太素》作"支"。

[3] 无：《太素》作"毋"。

[4] 里：当作"裏"，形近而误。"裏大"同义连用。

[5] 㿉：《太素》作"㿗"，明蓝格钞本《甲乙经》作"癫"。

[6] 㿉：医统本、吴本作"溃"，《甲乙经》作"癫"。

[7] 㿉：读若"溃"。《甲乙经》作"溃"。

[8] 脓：医统本作"浓"。

肾脉，急甚，为骨[1]癫疾；微急，为沉厥奔豚[2]，足不收，不得前后。缓甚，为折脊；微缓，为洞，洞者[3]，食不化，下嗌逐出。大甚，为阴痿；微大，为石水，起脐[4]已[5]下，至小腹[6]，腄腄[7]然，上至胃脘[8]，死，不治。小甚，为洞[9]泄，微小，为消瘅。滑甚，为癃㿉[10]；微滑，为骨痿，坐不能起，起则（自）[目][11]无[12]所见[13]。涩甚，为大痈；微涩，为不月，沉[14]痔。

【校注】

[1] 骨：《甲乙经》作"骨痿"。

[2] 沉厥奔豚：《太素》无"奔豚"，《甲乙经》作"奔豚沉厥"。

[3] 为洞，洞者：《甲乙经》作"为洞泄，洞泄者"。

[4] 脐：《太素》、明蓝格钞本《甲乙经》作"齐"，詹本误作"挤"。

[5] 已：《太素》作"以"，《甲乙经》无"已"。

[6] 小腹：《太素》作"少腹"。

[7] 腄腄：读若"甀"，音坠。瓮、坛一类的容器，口小腹大而圆。《太素》《甲乙经》作"垂垂"。

[8] 胃腕：詹本、《甲乙经》作"胃脘"，《讲义》改"腕"为"脘"。按，"腕"盖"脘"的换声符字，且二字音同通用，不烦改字。《太素》作"胃管"。按，在"胃脘"义上，"管""脘"是古今字。

[9] 洞：稀便。《肘后备急方》卷一《救卒中恶死方第一》："救卒死而四肢不收矢便者：马矢一升，水三斗。煮取二斗以洗之。又取牛洞一升，温酒灌口中。洞者，稀粪也。"

[10] 癃㿉：《太素》作"癃颓"。《甲乙经》作"痛癫"，夹注："一作癃㿉。"

[11] 自：元本、詹本、赵本、朝鲜活字本、《太素》并作"目"，《讲义》改"自"为"目"，据改。

[12] 无：《太素》作"毋"。

[13] 《甲乙经》"目无所见"下有"视黑丸"。

[14] 沉：久。

黄帝曰[1]：病之六变者[2]，刺之奈何？歧伯荅曰：诸急者，多寒；缓者，多热。大者，多气少血；小者，血气皆少。滑者，阳气盛，微有热[3]；涩者，多血少气，微有寒[4]。是故刺急者，深内而久留之；刺缓者，浅内而疾发针，以去[5]其热。刺大者，微写[6]其气，无[7]出其血；刺滑者，疾发针而浅内之，以写[8]其阳气而[9]去其热。刺涩者，必中其脉，随其逆顺而久留之，必先按[10]而循之，已[11]发针，疾按其痏，无令其血出[12]，以和其脉[13]。诸小者，阴阳形气俱不足，勿取以针，而调以甘药也[14]。

【校注】

[1]《太素》作"黄帝问曰"。

[2] 病之六变者：《甲乙经》作"病亦有甚变者"，明蓝格钞本《甲乙经》夹注："一作病之六变。"

[3] 微有热：《甲乙经》作"而微有热"。

[4] 微有寒：《甲乙经》作"而微有寒"。

[5]《太素》无"去"。

[6] 写：《甲乙经》作"泻"。

[7] 无：《太素》作"毋"。

[8] 写：《甲乙经》作"泻"。

[9]《甲乙经》无"而"。

[10] 按：《太素》作"捫"。

[11] 已：《太素》作"以"。

[12] 无令其血出：《甲乙经》作"无令出血"，《太素》"无"作"毋"。

[13] 以和其脉：《甲乙经》作"以和其诸脉"。

[14] 而调以甘药也：《太素》作"调其甘药"。

黄帝曰：余闻五藏六府之气，荥、输所入为合，（令）[今][1]何道从入？入[2]安连过[3]？愿闻其故。歧伯荅曰：此阳脉[4]之别入于内，属于府者也。

【校注】

[1] 令：《太素》、明蓝格钞本《甲乙经》作"今"。据改。

[2]《太素》不重"入"。

[3] 连过：《甲乙经》作"从道"。

[4] 阳脉：《甲乙经》作"阳明"。

黄帝曰：荥、输与合，各有名乎？岐伯答曰：荥、输治外经[1]，合治内府。

【校注】

[1] 外经：《甲乙经》作"外藏经"。

黄帝曰：治内府奈何？岐伯曰[1]：取之于合。

【校注】

[1]《太素》作"岐伯答曰"。

黄帝曰：合各有名乎？岐伯答[1]曰：胃合[入][2]于三里，大肠合入于巨虚上廉，小肠合入于巨虚下廉，三焦合入于委阳，膀胱合入于委中央[3]，胆合入于阳陵泉。

【校注】

[1] 答：医统本、吴本作"答"。

[2] 入：《太素》"合"下有"入"字，据文例，有"入"义长，据补。

[3] 委中央：《太素》作"委中"。

黄帝曰：取之奈何？岐伯答曰：取之三里者，低跗取之；巨虚者，举足取之；委阳者，屈伸而索之[1]；委中者，屈[2]而取之；阳陵泉者，正竖膝予[3]之齐[4]，下至委阳之阳取之。取[5]诸外经者，揄申[6]而从之[7]。

【校注】

[1] 索之：《甲乙经》作"取之"。

[2] 屈：《甲乙经》作"屈膝"。

[3] 予：读若"与"。

[4] 齐：朝鲜活字本作"脐"。

[5]《甲乙经》无"取"。

[6] 揄申：伸展。揄，引也。《太素》《甲乙经》作"揄伸"，医统本、吴本"揄"作"腧"。

[7] 从之：《甲乙经》作"取之"。

黄帝曰：愿闻六府之病。歧伯荅曰：面热者，足阳明病；鱼络血[1]者，手阳明病；两跗之上脉竖陷者[2]，足阳明病。此胃脉也。

【校注】

[1] 血：为"洫"之省，读若"溢"。

[2] 竖：读若"窬"，空也。《太素》《甲乙经》作"两跗之上脉坚若陷者"。

大肠病者，肠中切痛而鸣濯濯，冬日重感于寒即[1]泄，当脐[2]而痛，不能久立，与胃同候，取巨虚上廉。

【校注】

[1] 即：《太素》作"则"。

[2] 脐：《太素》作"齐"。

胃病者，腹䐜胀，胃脘[1]当心而痛，上（肢）[支][2]两胁，膈[3]咽不通，食饮不下，取之[4]三里也[5]。

【校注】

[1] 胃脘：《太素》、明蓝格钞本《甲乙经》作"胃管"。

[2] 肢：朝鲜活字本作"支"。刘校："《脉经》卷六第六及《千金》卷十六第一均作'支'，应据改。"《讲义》改"肢"为"支"。《甲乙经》

作"楮"。

[3] 膈：《太素》《甲乙经》作"鬲"。

[4]《甲乙经》无"之"。

[5]《太素》《甲乙经》无"也"。

小肠病者，小腹[1]痛，腰脊控睾[2]而痛，时窘之后，当[3]耳前热，若寒甚，若独肩上热甚，及手小指次指之[4]间热，若脉陷者，此其候也[5]。手太阳病也，取之[6]巨虚下廉。

【校注】

[1] 小腹：《甲乙经》作"少腹"。

[2] 睾：《太素》作"㽿"。

[3]《甲乙经》无"当"。

[4]《甲乙经》无"之"。

[5]《太素》无"也"。

[6]《太素》无"之"。

三焦病者，腹气满[1]，小腹[2]尤坚[3]，不得小便，窘急，溢则水[4]，留[5]即[6]为胀。候在足太阳之外大络，大络[7]在太阳少[8]阳之间，亦[9]见于脉，取[10]委阳[11]。

【校注】

[1] 腹气满：《甲乙经》作"腹胀气满"。

[2] 小腹：《甲乙经》作"少腹"。

[3] 尤坚：《甲乙经》作"尤甚坚"。

[4]《太素》《甲乙经》作"溢则为水"。

[5] 留：詹本作"溜"。

[6] 即：《太素》《甲乙经》作"则"。

[7] 大络：《太素》作一重文符号，《甲乙经》作"络"。

[8] 少：《太素》作"小"。

[9] 亦：刘校："形近而误，应据《脉经》卷六第十一改为'赤'。"
[10]《太素》"取"下有"之"。
[11] 委阳：《甲乙经》作"委央"。

膀胱病者[1]，小便[2]偏肿而痛，以手按之，即[3]欲小便而不得，肩上热，若脉陷，及足小指外廉[4]及胫踝后皆热，若脉陷，取[5]委中央[6]。

【校注】
[1]《太素》无"者"。
[2] 便：元本、熊本、詹本、周本、医统本、吴本、藏本、赵本、朝鲜活字本、《太素》《甲乙经》并作"腹"。《讲义》改"便"为"腹"。
[3] 即：《太素》《甲乙经》作"则"。
[4] 外廉：《甲乙经》作"外侧"。
[5] 取：《太素》作"取之"。
[6] 委中央：《甲乙经》作"委中"。

胆病者，善大息，口苦，呕[1]宿汁[2]，心下澹澹，恐[3]人[4]将捕之，嗌中吤吤[5]然，数唾[6]。在[7]足少阳之本末，亦视其脉之陷下者灸之，其寒热者，取[8]阳陵泉。

【校注】
[1] 呕：《太素》作"欧"。
[2] 汁：《甲乙经》作"水"，夹注："《灵枢》作汁。"
[3] 恐：《甲乙经》作"善恐"。
[4] 人：《太素》《甲乙经》作"如人"。
[5] 吤吤：明蓝格钞本《甲乙经》作"介介"。
[6] 数唾：《甲乙经》作"数咳唾"。
[7] 在：《甲乙经》作"候在"。
[8] 取：《太素》作"取之"。

黄帝曰：刺之有道乎？歧伯荅[1]曰：刺此者[2]，必中气穴，无[3]中肉节。中气穴，则针染[4]于巷；中肉节，即皮肤痛[5]。补写[6]反，则病益笃。中筋，则筋缓，邪气不出，与其[7]真[8]相搏[9]，乱而不去，反还内著。用针不审，以顺为逆也[10]。

【校注】

[1]《太素》无"荅"。

[2]刺此者：《甲乙经》作"凡刺之道"。

[3]无：《太素》作"毋"。

[4]染：染，读若"冉"，行也。原本"染"下有小字校语云："一作遊。"《甲乙经》作"游"，《太素》作"遊"。

[5]即皮肤痛：《太素》作"则肉肤痛"，《甲乙经》"即"亦作"则"。

[6]写：明蓝格钞本《甲乙经》作"泻"。

[7]《甲乙经》无"其"。

[8]真：《太素》作"真气"。

[9]搏：《太素》《甲乙经》作"薄"。

[10]《太素》、明蓝格钞本《甲乙经》无"也"。

黄帝内经灵枢卷第二

音释

小针解第三

伈然上皮笔切，又音必，满貌。怳然上吁往切，狂貌。深内下音纳。

邪气藏府病形第四

中于膺背一作肩背。亦中其经一本作下其经。胕户当切。淖泽上奴教切，下皆同。《甲乙经》上音浊，下音夜。谨详：淖，浊也；泽，夜[1]也。入而不客一本作容。瘾瘕上洽[2]，下纵。䏚音戒。哕乙劣切。息贲下音奔。痠音酸。瘕音贾。癫徒回切。仆音付。蛔蝎上胡恢切，腹中长虫；下胡葛切，蠱虫也。脽竹垂切。疳荣美[切][3]。（榆）[揄][4]春朱切。睾音高，阴丸也。维厥详此经络有阳维阴维，故有维厥。

【校注】

[1] 夜：赵本作"液"。

[2] 洽：赵本作"治"。

[3] 赵本"美"下有"切"，据改。

[4] 榆：赵本作"揄"，据改。

黄帝内经灵枢卷第三

根结第五法音

按：本篇论述了以下内容：九针之玄，要在终始；足三阳经之有根结，足三阳经之间分别是一个相互协调的整体，譬如门之组成及功能：太阳为关，阳明为阖，少阳为枢，关折、阖折、枢折各病不同，治之各异；足三阴经之有根结，足三阴经之间分别是一个相互协调的整体，譬如门之组成及功能：太阴为关，厥阴为阖，少阴为枢，关折、阖折、枢折各病不同，治之各异；手足左右十二阳经有根、溜、注、入，盛络皆当取之；经脉之气，一日一夜五十营，以营五脏之精；脉口五十动而不变者，为五脏皆受气，为常，其动变易者，则脏气有伤，予之短期；人有贵贱，饮食不同，体质有别，因之血气有慓悍滑利不同，故刺法因之有异；形气逆顺及其补泻之法。

自"歧伯曰天地相感"至"盛络皆当取之"，见于《太素》卷10《经脉根结》，自"一日一夜五十营"至"乍数乍疏也"，见于《太素》卷14《人迎脉口诊》，自"黄帝曰逆顺五体者"至"而后取之也"，见于《太素》卷22《刺法》。又本篇分别见于《甲乙经》卷2第5、卷3第12、卷3第29、卷1第9、卷5第6、卷6第3。《脉经》4-6-2～4-6-6有与本篇相关内容。

歧伯曰：天地相感，寒暖相移，阴阳之道，孰少孰多？阴道偶，阳道奇[1]，发于春夏，阴气少，阳气多[2]，阴阳不调，何补何写？发于秋冬，阳气少，阴气多[3]，阴气盛而阳气衰，故[4]茎叶枯槁，湿雨[5]下归，阴阳相移，何写何补[6]？奇邪[7]离[8]经，不可胜数。不知根结、五藏六府，折关败枢，开阖而走，阴阳大失，不可复取[9]。九针之玄[10]，要在终始。故能[11]知终始，一言而毕，不知终始，针道咸绝[12]。

【校注】

[1] 阳道奇：《太素》作"而阳道奇"。

[2] 阳气多：《太素》作"而阳气多"。

[3] 阴气多：《太素》作"而阴气多"。

[4] 故：《太素》作"则"。

[5] 雨：《太素》作"而"。

[6] 何写何补：《太素》《甲乙经》作"何补何写"。

[7] 奇 jī 邪：同义复用，不正之气。

[8] 离：读若"丽"，附著。

[9] 取：治理。

[10] 玄：道。

[11]《太素》无"能"。

[12] 咸 jiǎn 绝：同义连用，灭绝。咸音减，灭绝。《太素》作"绝灭"，明蓝格钞本《甲乙经》作"绝灭矣"，医统本《甲乙经》作"绝矣"。

太阳根于至阴，结于命门。命门者，目也[1]。阳明根于厉兑，结于颡大。颡大者，钳耳也。少阳根于窍阴，结于窗笼。窗笼者，耳中也[2]。太阳为（开）[关][3]，阳明为阖，少阳为枢。故（开）[关]折，则肉节渎[4]而暴病[5]起矣。故暴病者，取之太阳，视有馀不足。渎[6]者，皮肉宛膲而弱也[7]。阖折，则气无[8]所止息而痿疾起矣。故痿疾者，取之阳明，视有馀不足。无[9]所止息者，真气稽留[10]，邪气居之也[11]。枢折，即[12]骨䍃[13]而不安于地。故骨䍃者，取之少阳，视有馀不足。骨䍃者，节缓而不收也[14]。所谓骨䍃者，摇故[15]也。当穷[16]其本也。

【校注】

[1]《太素》无"命门者，目也"五字。

[2]《太素》无"窗笼者，耳中也"六字。

[3] 开：《太素》作"关"，是。按，俗书"关"字或从"门"内"弁"（《太素》此处即如是），与"开"形近，故俗书"开""关"或互误。此以门为喻，关是门闩，阖是门扉，枢是门轴。刘校："应据《太素》卷十《经脉根结》及《素问·阴阳离合论》新校正引《九墟》文改为'关'，与上'折关败枢'合。"据改。下"开折""太阴为开"之"开"误同，不复出校。

[4] 渎：读若"犊dú"，败坏。《太素》作"犊"。

[5] 病：《太素》作"疾"。

[6] 渎：《太素》作"犊"。

[7] 皮肉宛膲而弱也：《太素》作"肉宛燋而弱"。

[8] 无：《太素》作"毋"。

[9] 无：《太素》作"毋"。

[10] 真气稽留：《太素》作"谓真气稽留"。

[11]《太素》无"也"。

[12] 即：《太素》作"则"。

[13] 繇：读若"徭"，缓也。

[14]《太素》无"也"。

[15]《太素》无"故"。

[16] 穷：《太素》误作"窍"。

太阴根于隐白，结于大仓。少阴根于涌泉，结于廉泉。厥阴根于大敦，结于玉英，络[1]于膻中。太阴为（开）[关]，厥阴为阖，少阴为枢。故[2]（开）[关]折，则仓廪无所输，膈[3]洞。膈洞[4]者，取之太阴，视有馀不足。故（开）[关]折者，气不足而生病也[5]。阖折，即气绝而喜悲。悲者，取之厥阴，视有馀不足。枢折，则脉有所结而不通。不通者，取之少阴，视有馀不足。有结者，皆取之不足[6]。

【校注】

[1] 络：《太素》作"终"。

[2]《太素》无"故"。

[3] 膈 :《太素》作"鬲"。

[4]《太素》不重"膈洞"，盖夺重文符。

[5]《太素》无"也"。

[6]《太素》《甲乙经》无"不足"。

足太阳根于至阴，溜[1]于京骨，注于崑崙，入于天柱、飞扬[2]也。足少阳根于窍阴，溜[3]于丘墟[4]，注于阳辅，入于天容、光明也。足阳明根于厉兑，溜[5]于冲阳，注于下陵，入于人迎、丰隆也。手太阳根于少泽，溜[6]于阳谷[7]，注于小海，入于[8]天窗、支正也。手少阳根于关冲，溜[9]于阳池，注于支沟，入于[10]天牖、外关也。手阳明根于商阳，溜[11]于合谷，注于阳溪，入于[12]扶突、偏历也。此所谓[13]十二经者[14]，盛络皆当取之。

【校注】

[1] 溜 :《太素》《甲乙经》作"流"。

[2] 扬 :《太素》正文作"杨"，旁改"阳"。

[3] 溜 :《太素》《甲乙经》作"流"。

[4] 丘墟 :《太素》《甲乙经》作"丘虚"。

[5] 溜 :《太素》《甲乙经》作"流"。

[6] 溜 :《太素》《甲乙经》作"流"。

[7] 阳谷 :《甲乙经》、明蓝格钞本《甲乙经》作"旸谷"。

[8]《太素》无"于"。

[9] 溜 :《太素》《甲乙经》作"流"。

[10]《太素》无"于"。

[11] 溜 :《太素》《甲乙经》作"流"。

[12]《太素》无"于"。

[13] 谓 :明蓝格钞本《甲乙经》作"为"。

[14] 十二经者 :《太素》、明蓝格钞本《甲乙经》作"根十二经者"。

一日一夜五十营，以营五藏之精。不应数者，名曰狂生。所谓五十营者，五藏皆受气[1]，持其脉口，数其至也。五十动而不一代[2]者，五藏皆受气[3]；四十动一代者[4]，一藏无气[5]；三十动一代者[6]，二藏无气[7]；二十动一代者[8]，三藏无气[9]；十动一代者[10]，四藏无气[11]；不满十动一代者[12]，五藏无气[13]，（子）[予][14]之短期，要在终始。所谓五十动而不一代者，以为常也，以知五藏之期[15]。（子）[予]之短期者，乍数乍疏也。

【校注】

[1] 皆受气：《太素》《甲乙经》作"皆受气也"。

[2] 代：改变。

[3] 皆受气：《太素》《甲乙经》作"皆受气矣"。

[4] 一代者：《太素》《甲乙经》作"而一代者"。

[5] 无气：《太素》作"无气矣"。

[6] 一代者：《太素》《甲乙经》作"而一代者"。

[7] 无气：《太素》作"无气矣"。

[8] 一代者：《太素》《甲乙经》作"而一代者"。

[9] 无气：《太素》作"无气矣"。

[10] 一代者：《太素》《甲乙经》作"而一代者"。

[11] 无气：《太素》作"无气矣"。

[12] 一代者：《太素》《甲乙经》作"而一代者"。

[13] 无气：《太素》作"无气矣"。

[14] 子：赵本、朝鲜活字本、《太素》并作"予"。刘校："应据《甲乙》卷五第六及《太素》卷二十二《刺法》改为'予'。"《讲义》改"子"为"予"。据改。予，读若"预"，事先作出判断。下"子之短期""子之死期"同，不复出校。

[15] 之期：《太素》《甲乙经》作"之期也"。

黄帝曰：逆顺五体者，言人骨节之大小，肉之坚脆，皮之厚薄[1]，血之清浊，气之滑涩，脉之长短，血之多少，经络之数，余已知之矣，此皆布衣匹夫之士也。夫王公大人血食之君[2]，身体柔脆，肌肉软弱，血气慓悍滑利，其刺之徐疾浅深多少，可得同之[3]乎？歧伯答曰：膏粱[4]、菽藿[5]之味，何可同也？气滑，即[6]出疾；其[7]气涩，则出迟；气悍，则针小而入浅；气涩，则针大而入深。深则欲留，浅则欲疾。以此观之，刺布衣者，深以留之[8]；刺大人者，微以徐之[9]。此皆因气慓悍滑利也[10]。

【校注】

[1] 厚薄：《太素》作"薄厚"。

[2] 血食之君：与"王公大人"为同位语。《说文·血部》："血，祭所荐牲血也。"古人祭祀宗庙崇尚新鲜，一般是现场杀牲，先取牛毛及牛耳祭之，再取血及肠间脂荐之。向神献了毛、耳、血、脂之后，退下，再用俎载熟肉与生肉以祭，然后礼成。因为是现场杀牲，所以称祭祀宗庙之礼为"血食"。甲骨卜辞云："戊寅卜，血牛于匕（妣）庚。"（《库》1988）正是商人血祀宗庙的记载。又，甲骨文"祭"字作 （《甲骨文编》乙5317）、 （《续甲骨文编》甲1596）等形，像以手持肉，肉上有血下滴之形。字又作 、 ，像皿中盛血，以手执之以祭神灵。或省"又"作 、 ，像皿中盛血以祭神灵。西周早期的《我方鼎》铭云："我乍（作）御 且（祖）乙匕（妣）乙且（祖）己匕（妣）癸。"这些正是古人祭祀尚血的形象记载。《考工记·总叙》云："坐而论道，谓之王公。"郑玄注："（王公），天子诸侯。"因为只有天子诸侯享有祭祀宗庙的特权，所以，"血食"便成为享国的代称。《左传·庄公六年》："楚文王伐申，过邓，邓祁侯曰：吾甥也，止而享之。骓甥、聃甥、养甥请杀楚子，邓侯弗许。三甥曰：亡邓国者，必此人也，若不早图，后君噬齐，其及图之乎？图之，此为时矣。邓侯曰：人将不食吾馀。对曰：若不从三臣，抑社稷实不血食，而君焉取馀？弗从。还年，楚子伐邓。十六年，楚复伐邓，灭之。""社稷实不血食"，言亡其国也。《史记卷三十四·燕召公世家第四》："燕北迫蛮貉，内措齐晋，崎岖强国之间，最为弱小，几灭者数矣。然社稷血食者八九百岁，于姬姓独后亡，岂非召公之烈耶？"又《陈杞世家第六》："太史公曰：舜之德可谓至矣！禅位於夏，而后世血食者历三代。"例多不备举。"血食之君"便是享有这种祭祀特权的天子诸侯的代称，与上"王公大人"为同位语。或谓"血食"为"肉食"之误，说非。

[3]《太素》《甲乙经》无"之"。

[4] 梁：周本、医统本、《太素》、明蓝格钞本《甲乙经》作"梁"。

[5] 菽藿：明蓝格钞本《甲乙经》作"叔霍"。

[6] 即：《太素》《甲乙经》作"则"。

[7]《太素》《甲乙经》无"其"。

[8]《太素》《甲乙经》无"之"。

[9]《太素》《甲乙经》无"之"。

[10] 慓悍滑利也：《太素》《甲乙经》作"慓悍滑利者也"。

黄帝曰[1]：形气[2]之逆顺，奈何？歧伯曰[3]：形气不足，病气有馀，是邪胜也，急写之；形气有馀，病气不足，急补之；形气不足，病气不足，此阴阳气俱不足也，不可刺之，刺之则重不足，重不足则阴阳俱竭，血气皆尽，五藏空虚，筋骨髓枯，老者绝灭，壮者不复矣。形气有馀，病气有馀，此谓阴阳俱有馀也。急写其邪，调其虚实。故曰：有馀者写之，不足者补之，此之谓也。故曰：刺不知逆顺，真邪相搏[4]。满而补之，则阴阳四溢，肠胃充郭，肝肺内膜，阴阳相错；虚而写之，则经脉空虚，血气竭枯，肠胃㒤辟[5]，皮肤薄著，毛腠夭膲[6]，（子）[予]之死期。故曰：用针之要，在于知调阴与阳。调阴与阳[7]，精气乃光[8]，合形与气，使神内藏。故曰：上工平气，中工乱脉[9]，下工绝气危[10]生。故曰[11]下工不可不慎也。必审五藏[12]变化之病，五脉之应，经络之实虚，皮之柔粗，而后取之也[13]。

【校注】

[1]《太素》作"黄帝问曰"。

[2] 气：《玉篇·气部》："气，候也。"

[3]《太素》作"歧伯答曰"。

[4] 搏：《太素》《甲乙经》作"薄"。

[5] 㒤辟：叠襞，皱缩。《太素》作"㒤辟"。

[6] 夭膲：《太素》作"夭燋"。

[7]《太素》《甲乙经》不重"调阴与阳"。

[8] 光：《甲乙经》作"充"。

[9] 脉：《太素》《甲乙经》作"经"。

[10] 危：毁坏。"危"与"亏"声近义通。故"危"及从"危"之字亦多有毁伤义。《管子·禁藏》："吏不敢以长官威严危其命，民不以珠玉重宝

犯其禁。"杨倞注："危，谓毁败。"《礼记·儒行》："谗谄之民有比党而危之者，身可危也，而志不可夺也。"郑注："危，欲毁害之也。"《说文·土部》："垝，毁垣也。从土，危声。"又《示部》："祪，祔祪祖也。従示，危声。"段注："祪，毁也，附新庙毁旧庙也。"《慧琳音义》卷六十二"脆危"注引《字统》云："脆，肉耎易断也。"

[11]《太素》无"曰"。

[12] 必审五藏：《太素》作"必审其五藏"。

[13]《太素》无"也"。

寿夭刚柔第六法律

按：本篇论述了以下内容：病有阴阳，刺之者必分阴阳而治之，"审知阴阳，刺之有方"；形病气病及先后有外内之应，刺法有难易不同；形有缓急，气有盛衰，骨有大小，肉有坚脆，皮有厚薄，观察形、气、骨、肉、皮的特点，可以推其寿夭；刺法有三变，当因人、因病而异。

自"黄帝曰刺三变者奈何"至"此所谓内热也"，见于《太素》卷22《三变刺》。又本篇分别见于《甲乙经》卷6第6、卷6第11、卷10第1上。

黄帝问于少师曰：余闻人之生也，有刚有柔，有弱有强，有短有长，有阴有阳，愿闻其方。少师答曰：阴中有阴，阳中有阳[1]，审知阴阳[2]，刺之有方。得病所始，刺之有理。谨度病端，与时相应。内合于五藏六府，外合于筋骨皮肤。是故内有阴阳，外亦[3]有阴阳。在内者，五藏为阴，六府为阳；在外者，筋骨为阴，皮肤为阳。故曰：病在阴之阴者，刺阴之荥、输；病在阳之阳[4]，刺阳之合。病在阳之阴者，刺阴之经；病在阴之阳[5]者，刺络脉[6]。故曰[7]：病在阳者，命[8]曰风；病在阴者，命[9]曰痹；（病）[阴][10]阳俱病，命曰风痹。病有形而不痛者，阳之类也；无形而痛者，阴之类也。无形而痛者，其阳完[11]而阴伤之也[12]，急治其阴，无攻其阳[13]；有形而不痛者，其阴完而阳伤之也[14]，急治其阳，无攻其阴[15]；阴阳俱动，乍有形，乍无形[16]，加以烦心，命[17]曰阴胜其阳，此谓不表不里，其形不久。

【校注】

[1] 阴中有阴，阳中有阳：《甲乙经》、明蓝格钞本《甲乙经》作"阴中有阳，阳中有阴"。

[2] 审知阴阳：明蓝格钞本《甲乙经》作"审其阴阳"。

[3] 明蓝格钞本《甲乙经》无"亦"。

[4] 阳之阳：据上下文意，当作"阴之阳"，谓内之腑。上文："在内者，五藏为阴，六府为阳。"《邪气藏府病形第四》："合治内府。"《四时气第十九》："邪在府，取之合。"腑在内，当属"阴之阳"。

[5] 阴之阳：据上下文意，当作"阳之阳"，谓在外之皮肤。上文："在外者，筋骨为阴，皮肤为阳。"

[6] 刺络脉：《甲乙经》、明蓝格钞本《甲乙经》作"刺阳之络"，与上文"刺阴之经"相对。

[7]《甲乙经》、明蓝格钞本《甲乙经》无"故曰"。

[8] 命：《甲乙经》作"名"。

[9] 命：《甲乙经》作"名"。

[10] 病：詹本无"病"，《甲乙经》同，明蓝格钞本《甲乙经》点去"病"字。周本、藏本、赵本"阳"上并有"阴"字，赵本此处挖改痕迹明显。盖传钞之时误书"病"字于"痹"下，复于"病"旁校改"阴"字，传刻时补"阴"而衍"病"。

[11] 完：《甲乙经》夹注云："《九墟》作'缓'。"

[12]《甲乙经》、明蓝格钞本《甲乙经》无"之也"。

[13] 急治其阴，无攻其阳：《甲乙经》作"急治其阳，无攻其阴"。夹注云："《九墟》作急治其阴，无攻其阳"，明蓝格钞本《甲乙经》同。

[14]《甲乙经》、明蓝格钞本《甲乙经》无"之也"。

[15] 急治其阳，无攻其阴：《甲乙经》作"急治其阴，无攻其阳"，夹注云："《九墟》作急治其阳，无攻其阴"。明蓝格钞本《甲乙经》同。

[16] 乍有形，乍无形：《甲乙经》作"乍有乍无"。

[17] 命：《甲乙经》、明蓝格钞本《甲乙经》作"名"。

黄帝问于伯高[1]曰：余闻形气病之先后、外内[2]之应，奈何？伯高答曰：风寒伤形，忧恐忿怒伤气。气伤藏，乃病藏；寒伤形，乃应形；风伤筋脉，筋脉乃应。此形气外内[3]之相应也。

【校注】

[1] 按，"伯"之古字作"白"。伯高盖即《汉书·艺文志》"方技略"医经类之"白氏"学派传人。

[2] 外内：《甲乙经》、明蓝格钞本《甲乙经》作"内外"。

[3] 外内：《甲乙经》、明蓝格钞本《甲乙经》作"内外"。

黄帝曰：刺之奈何？伯高答曰：病九日者，三刺而已；病一月者，十刺而已；多少远近，以此衰之。久痹不去身者，视其血络，尽出[1]其血。

【校注】

[1] 出：《甲乙经》、明蓝格钞本《甲乙经》作"去"。

黄帝曰：外内之病、难易之治，奈何？伯高答曰：形先病而未入藏者，刺之半其日；藏先病而形乃应者，刺之倍其日。此[1]（月）[外][2]内难易之应也。

【校注】

[1] 此：明蓝格钞本《甲乙经》作"以"。

[2] 月：元本、医统本、吴本、朝鲜活字本、《甲乙经》、明蓝格钞本《甲乙经》并作"外"，刘校作"外"。据改。

黄帝问于伯高曰：余闻形有缓急，气有盛衰，骨有大小，肉有坚脆，皮有厚薄，其以立寿夭，奈何？伯高答曰：形（天）[与][1]气相任则寿，不相任则夭；皮与肉相果[2]则寿，不相果[3]则夭；血气经络胜形则寿，不胜形则夭。

【校注】

[1] 夭：元本、周本、藏本、赵本、朝鲜活字本并作"与"，据改。吴本、医统本无"夭"，《甲乙经》作"兴"，盖"与"之误。

[2] 果：《甲乙经》作"裹"。明蓝格钞本《甲乙经》作"聚"。

[3] 果：《甲乙经》、明蓝格钞本《甲乙经》作"裹"。

黄帝曰：何谓形之[1]缓急？伯高答曰：形充而皮肤缓者，则寿；形充而皮肤急者，则夭。形充而脉坚大者，顺也；形充而脉小以弱者，气衰[2]，衰则危矣。若形充而颧不起者，骨小[3]，骨[4]小则[5]夭矣。形充而大肉䐃坚[6]而有分者，肉坚，肉[7]坚则寿矣；形充而大肉[8]无分理、不坚者，肉脆，肉[9]脆则夭矣。此天之生命，所以立形定气而视寿夭者[10]。必明乎[11]此立形定气，而后以[12]临病人，决死生[13]。

【校注】

[1]《甲乙经》、明蓝格钞本《甲乙经》无"之"。

[2] 气衰：《甲乙经》、明蓝格钞本《甲乙经》作"气衰也"。

[3] 骨小：《甲乙经》作"肾小也"。

[4]《甲乙经》、明蓝格钞本《甲乙经》无"骨"。

[5] 则：元本、熊本、詹本、医统本、周本、吴本、藏本、朝鲜活字本并作"而"。

[6] 䐃坚：结实。䐃，读若"稇kǔn"。

[7]《甲乙经》、明蓝格钞本《甲乙经》无"肉"。

[8] 肉：《甲乙经》、明蓝格钞本《甲乙经》作"皮肉"。

[9]《甲乙经》、明蓝格钞本《甲乙经》无"肉"。

[10] 寿夭者：《甲乙经》、明蓝格钞本《甲乙经》作"寿夭者也"。

[11] 乎：《甲乙经》、明蓝格钞本《甲乙经》作"于"。

[12] 以：《甲乙经》、明蓝格钞本《甲乙经》作"可以"。

[13] 决死生：《甲乙经》、明蓝格钞本《甲乙经》作"决死生也"。

黄帝曰：余闻寿夭，无以度之。伯高答曰：墙基卑，高不及其地者，不满三十而死；其有因加疾者，不及二十而死也。

黄帝曰：形气之相胜，以立寿夭，奈何？伯高答曰：平人而气胜形者，寿；病[1]而形肉脱，气胜形者，死；形胜气者，危矣[2]。

【校注】

[1] 病：明蓝格钞本《甲乙经》作"平"。
[2] 危矣：《甲乙经》、明蓝格钞本《甲乙经》作"危也"。

黄帝曰：余闻刺[1]有三变，何谓三变[2]？伯高答曰：有刺营[3]者，有刺卫者，有刺寒痹之留经者。

【校注】

[1] 刺：詹本作"刺之"。
[2] 何谓三变：《甲乙经》作"何也"，明蓝格钞本《甲乙经》作"何谓也"。
[3] 营：《甲乙经》、明蓝格钞本《甲乙经》作"荣"。

黄帝曰：刺三变者，奈何？伯高答曰：刺营[1]者，出血；刺卫者，出气；刺寒痹者，内热。

【校注】

[1] 营：明蓝格钞本《甲乙经》作"荣"。

黄帝曰[1]：营、卫、寒痹之为病，奈何？伯高答曰：营之生病也，寒热，少气，血上下行；卫之生病也，气痛，时来时去，怫忾[2]贲响[3]，风寒客于肠胃之中；寒痹之为病也，留而不去，时痛而皮不仁。

【校注】

[1]《太素》作"黄帝问曰"。
[2] 怫 fú 忾 kài：蕴积。

[3] 贲 fén 响 hēng：膨亨，胀满。《太素》《甲乙经》、明蓝格钞本《甲乙经》作"嚮"。

黄帝曰[1]：刺寒痹内热，奈何？伯高答[2]曰：刺布衣者，以[3]火焠之[4]；刺大人者，以[5]药熨之。

【校注】

[1]《太素》作"黄帝问曰"。

[2]《太素》无"答"。

[3] 以：《太素》作"必"，《甲乙经》、明蓝格钞本《甲乙经》作"用"。

[4]《太素》无"之"。

[5]《太素》《甲乙经》无"以"。

黄帝曰[1]：药熨[2]奈何？伯高答[3]曰：用淳[4]酒二十（斤）[升][5]、蜀椒一升、干姜一斤[6]、桂心一斤[7]，凡四种，皆㕮咀[8]，渍[9]酒中。用[10]绵絮一斤，细白布四丈[11]，并内酒中，置酒马矢煴[12]中，盖封涂，勿使泄[13]。五日五夜，出布、绵[14]絮曝干之[15]，干，复渍[16]，以尽其汁。每渍必晬其日，乃出干。干[17]，并用滓与绵[18]絮复布为复巾，长六七尺，为六七巾，则[19]用之，生[20]桑炭炙巾，以熨寒痹所刺[21]之处，令热入至[22]（干）[于][23]病所。寒，复炙巾以熨之，三十遍而止。汗出[24]，以巾拭身[25]，亦[26]三十遍而止。起，步内中，无见风。每刺必熨如此[27]病已矣[28]。此所谓内热也[29]。

【校注】

[1]《太素》作"黄帝问曰"。

[2] 药熨：《太素》作"药熨之"。

[3]《太素》无"答"。

[4] 淳：朝鲜活字本、《甲乙经》、明蓝格钞本《甲乙经》作"醇"。

[5] 斤：俗书"升""斤"形近，元本、熊本、詹本、藏本、赵本、朝鲜活字本并作"升"。《伤寒论》《金匮要略》酒皆用容量单位（升、斗、斛）。刘校谓应据改为"升"。据改。

[6] 一斤：《太素》作"一升"。

[7] 桂心一斤：《太素》作"桂一升"，《甲乙经》、明蓝格钞本《甲乙经》"斤"亦作"升"。

[8] 㕮咀：《玄应音义》卷七："㕮咀，谓以物拍碎也。""㕮""咀"盖得名于"搏""沮"，拍击而毁坏之。敦煌卷子龙530《本草经集注第一·序录》："凡汤酒膏药，旧方皆云㕮（敷汝反）咀（子汝反）者，谓秤毕捣之如大豆者。"前人或谓"㕮咀"是古人以口嚼药碎如豆粒而用之，非也。《甲乙经》、明蓝格钞本《甲乙经》作"凡四物，各㕮咀"。

[9] 渍：《甲乙经》、明蓝格钞本《甲乙经》作"著"。

[10] 《甲乙经》、明蓝格钞本《甲乙经》无"用"。

[11] 四丈：《甲乙经》、明蓝格钞本《甲乙经》作"四丈二尺"。

[12] 煴：《太素》作"温"。

[13] 泄：《甲乙经》、明蓝格钞本《甲乙经》作"气泄"。

[14] 《甲乙经》、明蓝格钞本《甲乙经》无"绵"。

[15] 《太素》无"之"。

[16] 复渍：《甲乙经》、明蓝格钞本《甲乙经》作"复渍之"。

[17] 《太素》不重"干"。《甲乙经》作"之"，属上读。

[18] 《甲乙经》无"绵"。

[19] 则：如果。《甲乙经》、明蓝格钞本《甲乙经》作"即"。

[20] 生：谓新采者。

[21] 刺：《甲乙经》、明蓝格钞本《甲乙经》作"乘"。

[22] 《太素》无"至"。

[23] 干：元本、周本、医统本、吴本、藏本、赵本、朝鲜活字本并作"于"，据改。

[24] 汗出：《甲乙经》、明蓝格钞本《甲乙经》作"即汗出"。

[25] 以巾拭身：《甲乙经》、明蓝格钞本《甲乙经》作"炙巾以拭身"。

[26] 亦：《甲乙经》作"以"。

[27] 如此：《太素》作"如此法"。

[28] 矣：《甲乙经》作"失"。

[29] 内热也：《太素》作"内热者也"，《甲乙经》、明蓝格钞本《甲乙

经》无"也"。

官针第七法星

按：本篇论述了以下内容：九针之用，所宜各异，当使各当其任而无差错；凡刺有九，以应九变；刺有十二节，以应十二经；凡刺之浅深，其法有三（三刺之法）；用针之法，当知年之所加，气之盛衰，虚实之所起；凡刺有五，以应五脏。

自"凡刺之要官针最妙"至"取以四时"，见于《太素》卷22《九针所生》，自"凡刺有九日应九变"至"刺燔针则取痹也"，见于《太素》卷22《九刺》，自"凡刺有十二节"至"独出其邪气耳"，见于《太素》卷22《十二刺》，自"所谓三刺则谷气出者"至"不可以为工也"，见于《太素》卷22《三刺》，自"凡刺有五以应五藏"至"此肾之应也"，见于《太素》卷22《五刺》。本篇又见于《甲乙经》卷5第2。

凡刺之要，官针最妙。九针之宜，各有所为，长、短、大、小[1]，各有所施也[2]。不得其用，病弗[3]能移。疾[4]浅针深，内伤良（内）[肉][5]，皮肤为痛；病[6]深针浅，病气不写，（支）[反][7]为大脓。病小针大，气写大甚，疾必为害[8]；病大针小，气不泄泻[9]，亦复为败[10]。失[11]针之宜，大者写[12]，小者不移。已[13]言其过，请言其所施：病在皮肤无常处者，取以镵针于病所，肤白勿取。病在分肉间[14]，取以圆针于病所。病在经络痼痹者，取以锋针。病在脉，气少，当补之[15]者，取之[16]鍉针于井荥分输。病为大脓者，取以[17]铍针。病痹气暴发者，取以员利针。病痹气，痛而不去者，取以毫针。病在中者，取以长针。病水肿[18]，不能通[19]关节者，取以大针。病在五藏[20]固居者，取以锋针，写于井荥分输，取以四时。

【校注】

[1] 大、小：《太素》作"小、大"。

[2]《太素》无"也"。

[3] 弗：《太素》、《甲乙经》、明蓝格钞本《甲乙经》作"不"。

[4] 疾：《太素》作"病"。

[5] 内：元本、医统本、藏本、赵本、朝鲜活字本、《太素》、《甲乙经》并作"肉"，《讲义》改"内"为"肉"，据改。

[6] 病：《甲乙经》作"疾"。

[7] 支：《太素》《甲乙经》作"反"，刘校谓应据改，据改。

[8] 疾必为害：《太素》作"疾必后为害"。《甲乙经》、明蓝格钞本《甲乙经》作"病后必为害"。

[9] 气不泄泻：医统本、吴本、《甲乙经》作"气不写泄"，《太素》、明蓝格钞本《甲乙经》作"大气不写"，元本、熊本、詹本、医统本、吴本、藏本、赵本、朝鲜活字本"泻"作"写"。

[10] 亦复为败：《太素》作"亦为后败"。

[11] 失：《太素》《甲乙经》作"夫"。

[12] 大者写：《太素》《甲乙经》作"大者大写"，明蓝格钞本《甲乙经》"写"作"泻"。

[13] 已：《甲乙经》、明蓝格钞本《甲乙经》作"以"。

[14] 病在分肉间：《太素》作"病在分肉间者"。

[15]《太素》无"之"。

[16] 之：赵本作"以"。

[17] 以：藏本作"之"。

[18] 病水肿：《太素》作"病为水肿"。

[19] 通：《太素》作"过"。

[20] 五藏：詹本作"随藏"。

凡刺有九，（日）[以][1]应九变：一曰输[2]刺，输刺者，刺诸经荥输[3]藏腧[4]也。二曰远道刺[5]，远道刺者，病在上，取之下，刺府腧也。三曰经刺，经刺者，刺大经之结络经分也。四曰络刺，络刺者，刺小络之血脉[6]也。五曰分刺，分刺者，刺分肉之间也。六曰大写刺[7]，大写刺者，刺大脓以铍针也。七曰毛刺，毛刺者，刺浮痹[8]皮肤也。八曰巨刺，巨刺者，左取右，右取左[9]。九曰焠刺，焠刺者，刺[10]燔针则[11]取痹[12]也。

【校注】

[1] 日：元本、藏本、《甲乙经》、明蓝格钞本《甲乙经》作"以"，《讲义》改"日"为"以"，据改。

[2] 输：《甲乙经》、明蓝格钞本《甲乙经》作"腧"，后或同，不复出校。

[3] 输：《甲乙经》作"俞"，后或同，不复出校。

[4] 腧：《甲乙经》作"俞"，后或同，不复出校；明蓝格钞本《甲乙经》误作"䏚"。

[5] 远道刺：《甲乙经》、明蓝格钞本《甲乙经》作"道刺"，下"远道刺"同，不复出校。

[6] 脉：明蓝格钞本《甲乙经》作"络"。

[7] 大写刺：《太素》作"大刺"，下"大写刺"同，不复出校；《甲乙经》、明蓝格钞本《甲乙经》"写"作"泻"，后或同，不复出校。

[8] 《太素》、《甲乙经》、明蓝格钞本《甲乙经》"刺浮痹"下有"于"。

[9] 《太素》《甲乙经》"右取左"下有"也"。

[10] 《太素》《甲乙经》无"刺"。

[11] 则：《太素》作"即"，《甲乙经》无"则"。

[12] 痹：《甲乙经》、明蓝格钞本《甲乙经》作"痹气"。

凡刺有十二节，以应十二经：一曰偶刺，偶刺者，以手直心若背，直痛所，一刺前，一刺后，以治[1]心痹，刺此者，傍针之也。二曰报刺，报刺者，刺痛无常处也[2]，上下行者，直内，无拔针，以左手随病所按之，乃出针，复刺之也。三曰恢刺，恢刺[3]，直刺傍之，举之前后，恢筋急，以治筋痹也[4]。四（四）[曰][5]（齐）[参]刺[6]，（齐）[参]刺者，直入一，傍入二，以治寒气小深者。或曰三刺[7]，三刺者，治痹气小深者也。五曰扬刺[8]，扬刺者，正内一，傍内四而浮之[9]，以治寒气[10]之搏大者也。六曰直针刺，直针刺者，引皮乃刺之，以治寒气之浅者也。七曰输刺，输刺者，直入直出，稀[11]发针而深之，以[12]治气盛而热者也。八曰短刺，短刺者，刺骨痹[13]，稍摇而深[14]之，致针骨所，以上下摩骨也。九曰浮刺，浮刺者，傍入而浮之，以[15]治肌急而寒者也。十曰阴刺，阴刺者，左右率刺之，以[16]治寒厥。中寒厥[17]。足踝后少阴也[18]。十一曰傍针刺[19]，傍针刺者，直刺傍刺各一，以[20]治留痹久居者也。十二曰赞刺，赞刺者，直入直出，数发针而浅之，出血，是谓[21]治痈肿也。

【校注】

[1] 治：《甲乙经》、明蓝格钞本《甲乙经》作"刺"。

[2]《太素》《甲乙经》无"也"。

[3]《讲义》"恢刺"下据文例补"者"字。

[4] 以治筋痹也：《太素》作"以治筋痹者也"。

[5] 四四：元本、熊本、詹本、周本、医统本、吴本、藏本、赵本、朝鲜活字本并作"四曰"，据改。

[6] 齐刺："齐"当作"参"，俗书形近而误。参，三也；参刺者，直入一，傍入二，故又曰三刺；下"齐刺"之"齐"同，不复出校。

[7] 三刺：《太素》、《甲乙经》、明蓝格钞本《甲乙经》作"参刺"，下"三刺"同，不复出校。

[8] 扬刺：《太素》、明蓝格钞本《甲乙经》作"阳刺"，下"扬刺"同，不复出校。

[9] "扬刺者"句："扬"读若"阳"。《甲乙经》："阳刺者，正内一，傍内四；阴刺者，左右率刺之。"

[10]《太素》"气"下重有"气"。

[11] 稀：《太素》作"希"。

[12] 以：《太素》作"此"。

[13] 痹：《太素》、明蓝格钞本《甲乙经》作"痛"。

[14] 深：明蓝格钞本《甲乙经》作"泻"。

[15] 以：《太素》、《甲乙经》、明蓝格钞本《甲乙经》作"此"。

[16] 以：《太素》、《甲乙经》、明蓝格钞本《甲乙经》作"此"。

[17] 中寒厥：盖"寒厥"的注释语衍入正文者。

[18] 足踝后少阴也：盖上"左右"之注释语衍入正文者，《太素》《甲乙

经》作"取踝后少阴也"。

[19] 傍针刺：《甲乙经》作"傍刺"，下"傍针刺"同，不复出校。

[20] 以：《太素》、《甲乙经》、明蓝格钞本《甲乙经》作"此"。

[21] 是谓：《太素》、《甲乙经》、明蓝格钞本《甲乙经》作"此"。

脉之[1]所居，深不见者，刺之微内针而久留之，以致其空脉气也[2]。脉浅者[3]，勿刺，按绝其脉乃[4]刺之，无令精出，独出其邪气耳。

【校注】

[1]《太素》无"之"。

[2] 以致其空脉气也：《甲乙经》作"致其脉空"，《太素》无"也"。

[3] 脉浅者：《甲乙经》作"脉气之浅者"。

[4]《甲乙经》、明蓝格钞本《甲乙经》无"乃"。

所谓三刺[1]则谷气出者，先浅刺绝皮，以出阳邪；再刺则阴邪出者，少益深，绝皮致肌肉，未入分肉间也[2]；已[3]入分肉之间，则谷气出[4]。故《刺法》曰：始刺浅之，以逐邪气[5]而来血气[6]；后刺深之，以致阴气之邪[7]；最后刺极深之，以下谷气。此之谓也。

【校注】

[1] 三刺：《甲乙经》、明蓝格钞本《甲乙经》作"三刺之"。

[2] 未入分肉间也：《甲乙经》作"未入分肉间，后刺深之"。

[3] 已：明蓝格钞本《甲乙经》作"以"。

[4] 则谷气出：《甲乙经》作"则谷气出矣"。

[5] 邪气：《甲乙经》作"阳邪之气"。

[6]《甲乙经》、明蓝格钞本《甲乙经》无"而来血气"。

[7] 阴气之邪：《甲乙经》、明蓝格钞本《甲乙经》作"阴邪之气"。

故用针者，不知年之所加，气之盛衰，虚实之所起，不可以为工也[1]。

【校注】

[1] 不可以为工也：《甲乙经》、明蓝格钞本《甲乙经》作"不可以为工矣"。

凡刺有五，以应五藏：一曰半刺，半刺者，浅内而疾发针，无针伤肉[1]，如拔毛[2]状，以[3]取皮气，此肺之应也[4]。

【校注】

[1] 无针伤肉：《太素》作"令针伤多"。
[2] 毛：《太素》作"髦"；《甲乙经》作"发"，夹注："一作毛。"
[3] 医统本夺"以"。
[4]《太素》无"也"。

二曰豹文刺，豹文刺者，左右前后针之，中脉为故，以取经络之血者，此心之应也。

三曰关刺，关刺者，直刺左右，尽筋上，以取筋痹，慎无出血，此肝之应也，或曰渊刺，一[1]曰岂刺。

【校注】

[1] 一：《甲乙经》、明蓝格钞本《甲乙经》作"又"。

四曰合谷刺[1]，合谷刺者，左右鸡足针于分肉之间，以取肌痹，此脾之应也。

【校注】

[1] 合谷刺：《太素》作"合刺"，下"合谷刺"同，不复出校。

五曰输刺，输刺者，直入直出，深内之至骨，以取骨痹，此肾之应也。

黄帝内经灵枢卷第三

音释

根结第五

骨繇音摇。慓悍上比昭切,下侯岸切,勇进貌也。阳道奇音箕。

寿夭刚柔第六

颧音权。䐃坚上渠永切,腹中䐃脂。怫忾上扶勿切,郁也,为意[不]^[1]舒,下许气切。咬咀上音甫,下才与切。煜於文切,悒煜气也。晬其日上音醉,同^[2]也。

官针第七

燔针上音烦。恢刺上苦回切,大也。一本作怪字。

【校注】

[1] "不"字据文意补。《玉篇·心部》:"怫,意不舒怡也。"

[2] "同"疑"周"之误。《集韵·队韵》:"晬时者,周时也。"

黄帝内经灵枢卷第四

本神第八法风

按：本篇主要论述针刺之道必须以神为本，故名。论述了以下内容：针刺之道必须以神为本；阐述德、气、生、精、神、魂、魄、心、意、志、思、智、虑之义；智者的养生之道；伤五神者，必伤五脏，损伤形体，最终导致五脏阳气衰竭；五脏有虚实，而其病形亦异。

自"地之在我者气也"至"谨而调之也"，见于《太素》卷6首篇。本篇又见于《甲乙经》卷1第1。《脉经》3-1-7、3-2-7、3-3-6、3-4-6、3-5-7、6-1-1、6-3-1有与本篇相关内容。

黄帝问于歧伯曰：凡刺之法，必先本于[1]神。血、脉、营、气、精神，此五藏[2]之所藏也。至其淫泆离藏，则精失、魂魄飞扬、志意恍[3]乱、智虑去身者，何因而然乎？天之罪与？人之过乎？何谓德、气、生、精、神、魂、魄、心、意、志、思、智、虑？请问[4]其故。歧伯荅[5]曰：天之在我者，德也；地之在我者，气也。德流气薄，而生者也。故生之来，谓之精；两精相搏[6]，谓之神；随神[7]往来者，谓之魂；并精而出入者，谓之魄；所以任物者，谓之心；心有所忆，谓之意；意之所存，谓之志；因志而存变，谓之思；因思而远慕[8]，谓之虑；因虑而处物，谓之智。故智者之养生也，必顺四时而适寒暑，和喜怒而安居处，节阴阳而调刚柔[9]，如是，则僻邪[10]不至[11]，长生久视。

【校注】

[1] 于：詹本作"乎"。

[2] 藏：明蓝格钞本《甲乙经》作"脏"。后或同，不复出校。

[3] 恍：周本作"怳"，与《音释》合；《讲义》改"恍"为"怳"。

[4] 问：《甲乙经》作"闻"。

[5] 答：《甲乙经》作"对"。

[6] 搏：《灵枢略》作"薄"。

[7] 《灵枢略》"随神"下有"而"。

[8] 慕：读若"谟"，谋划。

[9] 刚柔：《太素》、《甲乙经》、明蓝格钞本《甲乙经》作"柔刚"。谓饮食。

[10] 僻邪：《甲乙经》《灵枢略》作"邪僻"。

[11] 不至：《甲乙经》作"不生"。

是故怵惕思虑者，则伤神[1]；神伤，则恐惧流淫[2]而不止。因悲哀动中者，竭绝而失生[3]；喜乐者，神[4]惮[5]散而不藏；愁忧者，气[6]闭塞而不行；盛怒者，迷惑而不治[7]；恐惧者，神[8]荡惮而不收。

【校注】

[1] 伤神：《甲乙经》作"神伤"。

[2] 流淫：《太素》作"流溢"。

[3] 竭绝而失生：明蓝格钞本《甲乙经》作"则竭绝而失生"。

[4] 《太素》无"神"。

[5] 惮：与"瘅 dàn"声同义通。瘅，劳倦。《太素》作"㶱"。

[6] 《太素》无"气"。

[7] 治：《太素》作"理"，盖避唐讳。

[8] 《太素》无"神"。

心，怵惕思虑则伤神，神伤则恐惧自失。破䐃[1]脱肉，毛悴色夭，死于冬。

【校注】

[1] 悗：元本、熊本、詹本、医统本、吴本、藏本、赵本、朝鲜活字本、《甲乙经》并作"腘"；《讲义》改"悗"为"腘"。按，悗、腘并读若"蹖""皲"，这里盖指局部皮肉破溃如冻疮之状。

脾，愁忧[1]而不解则伤意，意伤则悗[2]乱，四肢[3]不举，毛悴色夭，死于春。

【校注】

[1] 愁忧：吴本作"忧愁"。
[2] 悗：元本、藏本作"恍"。
[3] 肢：《太素》作"支"。

肝，悲哀动中则伤魂，魂伤则狂忘[1]不精[2]，不精则不[3]正当人，阴[4]缩而挛筋[5]，两胁[6]骨不[7]举，毛悴色夭，死于秋。

【校注】

[1] 忘：读若"妄"，乱也。《甲乙》作"妄"。
[2] 不精：《甲乙经》、明蓝格钞本《甲乙经》作"其精"，属下句读。
[3] 不：《太素》作"不敢"。
[4] 《太素》无"阴"。
[5] 挛筋：《甲乙经》作"筋挛"。
[6] 胁：《甲乙经》、明蓝格钞本《甲乙经》作"胁肋"。
[7] 《太素》无"不"。

肺，喜乐无极则伤魄，魄伤[1]则狂，狂者意不存人，皮革焦[2]，毛悴色夭，死于夏。

【校注】

[1] 魄伤：医统本作"伤魄"。

[2] 焦：《太素》作"燋"。

肾，盛怒而不止则伤志，志伤则喜[1]忘其前言，腰脊不可以俯仰屈伸，毛悴色夭，死于季夏。

【校注】
[1] 喜：《太素》作"善"。

恐惧而不解，则伤精；精伤，则骨痠痿[1]厥，精时自下。是故五藏，主藏精者也，不可伤，伤则失守[2]而阴虚；阴虚则无气，无气则死矣。是故用针者，察观病人之态[3]，以知精神魂魄之存亡、得失之意，五者以伤[4]，针不可以治之也。

【校注】
[1] 痿：《太素》从"疒"从"季"作，盖俗讹字。
[2] 失守：《太素》作"守失"。
[3] 态：《太素》作"能"。
[4] 五者以伤：《太素》作"五藏已伤"。

肝藏血，血舍魂。肝气虚则恐，实则怒。
脾藏营[1]，营舍意。脾气虚则四支不用，五藏不安；实则腹[2]胀，经[3]溲不利。

【校注】
[1] 营：明蓝格钞本《甲乙经》作"荣"。后或同，不复出校。
[2]《太素》无"腹"。
[3] 经：常也。元本、朝鲜活字本、《甲乙经》作"泾"，盖受下字影响而类化意符。

心藏脉，脉舍神。心气虚则悲，实则笑不休。

肺藏气，气舍魄。肺气虚，则鼻塞不利[1]，少气；实则喘喝，胸[2]盈[3]仰息。

【校注】

[1] 鼻塞不利：《太素》作"息利"；《甲乙经》、明蓝格钞本《甲乙经》、正统本《甲乙经》"塞"作"息"。

[2] 胸：医统本、吴本讹作"胃"。

[3] 盈：《太素》《甲乙经》作"凭"。

肾藏精，精舍志[1]。肾气虚则厥，实则胀。

【校注】

[1] 志：《甲乙经》、明蓝格钞本《甲乙经》作"气"。

五藏不安，必审[1]五藏之病形，以知其气之虚实，谨而[2]调之也[3]。

【校注】

[1] 审：《太素》《甲乙经》作"审察"。

[2] 谨而：《太素》《甲乙经》作"而谨"。

[3] 《太素》《甲乙经》无"也"。

终始第九法野

按：本篇论述了以下内容：凡刺之道，当明知终始；终始者，经脉为纪；持其脉口、人迎，以知阴阳有馀不足、平与不平；脉口、人迎俱少而不称尺寸，是为少气，乃阴阳俱不足，如是者，可将以甘药，不[愈]，可饮以至剂；如此者，弗灸；诊人迎、脉口盛衰，以知三阴三阳经阴阳之气盛衰、死生；诊人迎、脉口盛衰补泻之法；凡刺之道，气调而止；三刺之术；

阴阳虚实之刺法；杂病刺法；针刺补泻之法；诸痛宜刺之脉象；近取穴与远取穴（上病下取、下病上取）之法；治病者，先刺其病所从生者也；刺病当各以其时为剂；刺肥人、刺瘦人之法；痛之属性与刺法；刺阴刺阳先后的原则；刺热厥、寒厥法；刺久病法；凡刺之法，必察其形气；刺当治神；十二刺禁；三阳三阴脉终候。

自"凡刺之道毕于终始"至"虚实不相倾取之其经"，见于《太素》卷14《人迎脉口诊》，自"凡刺之属三刺至谷气"至"谨守勿内，是谓得气"，见于《太素》卷22《三刺》。又本篇分别见于《甲乙经》卷5第5、卷5第1上、卷2第1上。

凡刺之道，毕于终始。明知终始，五藏为纪，阴阳定矣。阴者主藏，阳者主府。阳受气于四末[1]，阴受气于五藏。故写者迎之，补者随之。知迎知随，气可令和。和气之方，必通阴阳。五藏为阴，六府为阳。传之后世[2]，以血为盟。敬之者昌，慢之者亡。无道行私，必得天殃。

【校注】

[1] 四末：《大戴礼记》："人为天所生，物为地所生。天生者上首，地生者下首。"人之本在上首，故称四肢为"四末"；《甲乙经》、明蓝格钞本《甲乙经》作"四肢"。

[2] 世：《太素》作"代"，盖避唐讳。

谨奉天道，请言终始。终始者，经脉为纪。持其脉口、人迎，以知阴阳有馀不足，平与不平，天道毕矣。所谓[1]平人者，不病[2]；不病者，脉口、人迎应四时也，上下相应而俱往来[3]也，六经之脉不结动也，本末之[4]寒温之[5]相守司也[6]，形肉血气必相称也，是谓平人。少气者[7]，脉口、人迎俱少而不称尺寸也[8]。如是者[9]，则阴阳俱不足，补[10]阳则阴竭，写阴则阳脱。如是者，可将以甘药，不[愈][11]，可饮以至剂[12]。如此者，弗（灸）[灸][13]。不已者，因而写之，则五藏气坏[14]矣。

【校注】

[1] 谓：明蓝格钞本《甲乙经》作"为"。

[2] 不病：《甲乙经》、明蓝格钞本《甲乙经》作"不病也"。

[3] 俱往来：《太素》作"俱往俱来"。

[4] 本末之：《甲乙经》、明蓝格钞本《甲乙经》作"本末相遇"。

[5] 《太素》《甲乙经》无"之"。

[6] 《甲乙经》、明蓝格钞本《甲乙经》无"也"。

[7] 少气者：《甲乙经》、明蓝格钞本《甲乙经》作"若少气者"。

[8] 《甲乙经》、明蓝格钞本《甲乙经》无"也"。

[9] 《太素》无"者"。

[10] 补：《太素》作"称"，杨注作"补"。

[11] 不：《太素》作"不愈"，据补"愈"。

[12] 剂：《太素》作"齐"，明蓝格钞本《甲乙经》误作"脐"。

[13] 炙：元本、吴本、赵本、朝鲜小字本作"灸"，据改。

[14] 坏：《甲乙经》误作"怀"。

人迎一盛，病在足少阳；一盛而躁，病[1]在手少阳。人迎二盛，病在足太阳；二盛而躁，病[2]在手太阳。人迎三盛，病在足阳明；三盛而躁，病[3]在手阳明。人迎四盛，且大且数[4]，名曰溢阳，溢阳为外格[5]。

【校注】

[1] 《太素》、《甲乙经》、明蓝格钞本《甲乙经》无"病"。

[2] 《太素》、《甲乙经》、明蓝格钞本《甲乙经》无"病"。

[3] 《太素》、《甲乙经》、明蓝格钞本《甲乙经》无"病"。

[4] 且大且数：《太素》作"且大且数者"。

[5] 为外格：明蓝格钞本《甲乙经》作"为外格也"。

脉口一盛，病在足厥阴；厥阴[1]一盛而躁，在手心主[2]。脉口二盛，病在足少阴；二盛而躁，在手少阴[3]。脉口三盛，病[4]在足太阴；三盛而躁，在手太阴[5]。脉口四盛，且[6]大且数者[7]，名曰溢阴，溢阴为内关，内关不通[8]，死，不治。人迎与太阴脉口俱盛四倍以[9]上，命[10]曰关格，关格者，与之短期。

【校注】

[1]《甲乙经》、明蓝格钞本《甲乙经》无"厥阴"，《讲义》据文例及《甲乙经》删"厥阴"。

[2] 在手心主：明蓝格钞本《甲乙经》作"在手心主也"。

[3] 在手少阴：明蓝格钞本《甲乙经》作"在手少阴也"。

[4]《甲乙经》无"病"。

[5] 在手太阴：明蓝格钞本《甲乙经》作"在手太阴也"。

[6] 且：《甲乙经》、明蓝格钞本《甲乙经》作"俱"。

[7]《甲乙经》、明蓝格钞本《甲乙经》无"者"。

[8] 内关不通：《甲乙经》、明蓝格钞本《甲乙经》作"不通者"，不重"内关"。

[9] 以：《甲乙经》、明蓝格钞本《甲乙经》作"已"。

[10] 命：《甲乙经》、明蓝格钞本《甲乙经》作"名"。

人迎一盛，写足少阳而补足厥阴，二写一补，日一取之，必切而验之，疏[1]取之上，气和乃止。人迎二盛，写足太阳，补足少阴，二写一补，二日一取之，必切而[2]验之，疏取之上，气和乃止。人迎三盛，写足阳明而补足太阴，二写一补，日二[3]取之，必切而验之，疏取之上，气和乃止。

【校注】

[1] 疏：《太素》作"躁"，下"疏取"同，不复出校。刘校谓形近而误，应据改。

[2] 明蓝格钞本《甲乙经》无"而"。

[3] 二：詹本作"三"，《甲乙经》、明蓝格钞本《甲乙经》作"一"。

脉口一盛，写足厥阴而补足少阳，二补一写，日一取之，必切而验之，疏而取上[1]，气和乃止。脉口二盛，写足少阴而补足太阳，二补一写[2]，二日一取之，必切而验之，疏取之上，气和乃止。脉口三盛，写足太阴而补足阳明，二补一写，日二取之，必切而验之，疏而取之上[3]，气和乃止。所以日二取之者，太（阳）[阴][4]主胃，大富于谷气[5]，故可[6]日二取之也[7]。

【校注】

[1] 疏而取上：《太素》作"躁取之上"。

[2] 二补一写：明蓝格钞本《甲乙经》作"二泻一补"。

[3] 疏而取之上：《太素》作"疏取上"。

[4] 太阳：《太素》、《甲乙经》、明蓝格钞本《甲乙经》并作"太阴"，刘校谓应据改。按，据上文"脉口三盛，病在足太阴""脉口三盛，写足太阴而补足阳明，二补一写，日二取之"，作"太阴"义长，据改。

[5] 《甲乙经》、明蓝格钞本《甲乙经》无"气"。

[6] 《太素》无"可"。

[7] 《太素》无"之也"，明蓝格钞本《甲乙经》无"也"。

人迎与[1]脉口俱盛三倍[2]以[3]上，命[4]曰阴阳俱溢，如是者不开，则血脉闭塞，气无所行，流淫于中，五藏内伤。如此者，因而（炙）[灸][5]之，则变易而[6]为他病[7]矣[8]。

【校注】

[1]《太素》、《甲乙经》、明蓝格钞本《甲乙经》无"与"。

[2] 三倍：《甲乙经》、明蓝格钞本《甲乙经》作"四倍"，夹注："《灵枢》作三倍。"

[3] 以：医统本、吴本、《甲乙经》、明蓝格钞本《甲乙经》作"已"。

[4] 命：《甲乙经》、明蓝格钞本《甲乙经》作"名"。

[5] 炙：熊本、詹本、周本、医统本、吴本、藏本、赵本、朝鲜活字本并作"灸"，据改。

[6]《甲乙经》无"而"。

[7] 病：《太素》作"疾"。

[8] 而为他病矣：明蓝格钞本《甲乙经》作"而为他病也"。

凡刺之道，气调而止[1]。补阴写[2]阳，音气益彰[3]，耳目聪明。反此者，血气不行[4]。

【校注】

[1] 气调而止：《甲乙经》作"气和乃止"。

[2] 写：元本、熊本、医统本、吴本、藏本、赵本、朝鲜活字本并作"泻"。

[3] 益彰：《太素》作"并章"。

[4] 血气不行：《太素》作"血气不行身中"。

所谓气至而有效者，写[1]则益虚，虚者，脉大如其故而不坚也。坚如其故者[2]，适[3]虽言故[4]，病未去也；补则益实，实者[5]，脉大如其故而益坚也。夫[6]如其[7]故而不坚者，适虽言快，病未去也。故补则实，写则虚，痛虽不随针[8]，病必衰去[9]。必先通十二经脉[10]之所生病，而后可得传于终始矣[11]。故阴阳不相移，虚实不相倾，取之其经。

【校注】

[1] 写：赵本作"泻"。

[2] 坚如其故者：《甲乙经》、明蓝格钞本《甲乙经》作"大如故而益坚者"。明蓝格钞本《甲乙经》作"大如故而坚者"。

[3] 适：读若"是"。

[4] 故：《太素》、明蓝格钞本《甲乙经》作"快"。

[5] 实者：明蓝格钞本《甲乙经》作"实则"，连下读。

[6] 夫：《太素》、《甲乙经》、明蓝格钞本《甲乙经》并作"大"，刘校谓据改。

[7]《甲乙经》无"其"。

[8] 痛虽不随针：《甲乙经》、明蓝格钞本《甲乙经》"针"下有"病虽不随针减"。

[9] 病必衰去：《甲乙经》、明蓝格钞本《甲乙经》作"病必衰去矣"。

[10]《甲乙经》无"脉"。

[11]《甲乙经》无"矣"。

凡刺之属，三刺至谷气[1]，邪僻[2]妄合，阴阳易[3]居，逆顺相反，沉浮[4]异处，四时不得[5]，稽留淫泆，须针而去。故[6]一刺则阳邪出，再刺则[7]阴邪出，三刺则谷气至，谷气至[8]而止。所谓谷气至者，已补而实，已写而虚，故以[9]知谷气[10]至也。邪气独去者，阴与阳未能调而病知愈也[11]。故曰补则实，写则虚，痛虽不随针[12]，病必衰去矣。

【校注】

[1]《太素》无"气"。
[2] 邪僻：《甲乙经》、明蓝格钞本《甲乙经》作"邪澼"。
[3] 易：《甲乙经》、明蓝格钞本《甲乙经》作"移"。
[4] 沉浮：《甲乙经》作"浮沉"。
[5] 不得：《甲乙经》、明蓝格钞本《甲乙经》作"不相得"。
[6]《太素》无"故"。
[7]《甲乙经》无"则"。
[8] 明蓝格钞本《甲乙经》不重"谷气至"。
[9]《甲乙经》无"以"。
[10]《太素》无"气"。
[11]《甲乙经》无"也"。
[12] 痛虽不随针：《甲乙经》、明蓝格钞本《甲乙经》作"痛虽不随针减"。

阴盛而阳虚，先补其阳，后写其阴而和之；阴虚而阳盛[1]，先补其阴[2]，后写其阳而和之。

【校注】

[1] 阴虚而阳盛：《甲乙经》、明蓝格钞本《甲乙经》作"阴虚而阳盛"。
[2] 明蓝格钞本《甲乙经》"先补其阴"下有"而"，连下读。

三脉动于足大指之间，必审其实虚[1]，虚而写之，是谓重虚，重虚病益甚。凡刺此者，以指按之，脉动而实且疾[2]者，疾写之[3]；虚而徐者，则补之。反此者，病益甚。其动也[4]，阳明在上[5]，厥阴在中，少阴[6]在下。

【校注】

[1] 实虚：《甲乙经》、明蓝格钞本《甲乙经》作"虚实"。

[2] 疾：《太素》作"病"。

[3] 疾写之：《甲乙经》、明蓝格钞本《甲乙经》作"则写之"。

[4] 其动也：《甲乙经》作"三脉动于大指者"，夹注："动，一作重。"《太素》、明蓝格钞本《甲乙经》"动"作"重"。

[5] 阳明在上：《甲乙经》作"谓阳明在上"。

[6] 少阴：《太素》作"太阴"，刘校谓应据改。

膺腧，中膺；背腧，中背；肩膊[1]虚者，取之上。

【校注】

[1] 膊：《太素》、《甲乙经》、明蓝格钞本《甲乙经》作"髆"。

重舌，刺舌柱以铍[1]针也[2]。

【校注】

[1] 铍：《甲乙经》、明蓝格钞本《甲乙经》作"排"。

[2]《太素》无"也"。

手屈而不伸者，其病在筋；伸而不[1]屈者，其病在骨。在骨守骨，在筋守筋。

【校注】

[1] 不：《甲乙经》、明蓝格钞本《甲乙经》作"不可"。

补（须）[泻][1]：一方实，深取之，稀[2]按其痏，以极出其邪气；一方虚，浅刺之，以养其脉，疾按其痏，无使邪气得入。邪气来[3]也，紧[4]而疾[5]；谷气[6]来[7]也，徐而和。脉实者，深刺之，以泄其气；脉虚者，浅刺之，使精气无得出，以养其脉，独出其邪气。

【校注】

[1] 补须：明蓝格钞本《甲乙经》"补"下有"泻"字。按，下文"稀按其痏，以极出其邪气"，此泻法也。《宝命全形论篇第二十五》："刺虚者须其实，刺实者须其虚。"《针解篇第五十四》："满而泄之者，针下寒也，气虚乃寒也。……刺实须其虚者，留针，阴气隆至乃去针也。"据上下文意，当作"补泻"，据改。

[2] 稀：《太素》作"希"。

[3] 来：《甲乙经》、明蓝格钞本《甲乙经》作"之来"。

[4] 紧：《太素》作"坚"。

[5] 紧而疾：詹本作"紧而洪"。

[6] 谷气：詹本作"正气"，赵本作"邪气"。

[7] 来：《甲乙经》"之来"。

刺诸痛者，[深刺之。诸痛者][1]，其脉皆实。故曰[2]：从腰以上者，手太阴、阳明皆[3]主之；从腰以下者，足太阴、阳明皆[4]主之。

【校注】

[1]《太素》《甲乙经》"刺诸痛者"下有"深刺之，诸痛者"六字，据补。

[2]《太素》无"故曰"。

[3]《甲乙经》、明蓝格钞本《甲乙经》无"皆"。

[4]《甲乙经》、明蓝格钞本《甲乙经》无"皆"。

病在上者，下取之；病在下者，高取之。病在头者，取之足；病在腰[1]者，取之腘。

【校注】

[1] 病在腰：赵本作"病在足"。

病生于头者，头重；生于手者，臂重；生于足者，足重。治病者，先刺其病所从生者也[1]。

【校注】

[1]《太素》无"也"。

春气在毛[1]，夏气在皮[2]肤，秋气在分肉，冬气在筋骨。刺此病者，各以其时为齐。故[3]刺肥人者，[以][4]秋冬之齐[5]；刺瘦人者，以春夏之齐[6]。

【校注】

[1] 毛：《太素》作"豪毛"，《甲乙经》、明蓝格钞本《甲乙经》作"毫毛"。

[2]《太素》无"皮"。

[3]《甲乙经》无"故"。

[4]《太素》、《甲乙经》、明蓝格钞本《甲乙经》"秋"上并有"以"，《讲义》补"以"，据补。

[5] 之齐：《甲乙经》、明蓝格钞本《甲乙经》作"为之齐"。

[6]《甲乙经》、明蓝格钞本《甲乙经》作"以春夏之齐"下有"以春夏为之齐刺之"。

病[1]痛者，阴也；痛而以手按之不得者，阴也[2]，深刺之。病在上者，阳也；病[3]在下者，阴也。痒者，阳也，浅刺之。

【校注】

[1]《甲乙经》、明蓝格钞本《甲乙经》无"病"。

[2] 阴也：《甲乙经》作"亦阴也"。

[3]《甲乙经》、明蓝格钞本《甲乙经》无"病"。

病先起阴[1]者，先治其阴，而[2]后治其阳；病先起阳[3]者，先治其阳，而后治其阴。

【校注】

[1] 起阴：《太素》、《甲乙经》、明蓝格钞本《甲乙经》作"起于阴"。
[2] 明蓝格钞本《甲乙经》无"而"。
[3] 起阳：《太素》、《甲乙经》、明蓝格钞本《甲乙经》作"起于阳"。

刺热厥者，留针反为寒；刺寒厥者，留针反为热。刺热厥者，二阴一阳；刺寒厥者，二阳一阴[1]。所谓二阴者，二刺阴也[2]；一阳[3]者，一[4]刺阳也[5]。

【校注】

[1] 二阳一阴：《甲乙经》、明蓝格钞本《甲乙经》作"一阴二阳"。
[2]《甲乙经》、明蓝格钞本《甲乙经》无"也"。
[3] 一阳：《甲乙经》、明蓝格钞本《甲乙经》作"二阳"。
[4] 一：《甲乙经》、明蓝格钞本《甲乙经》作"二"。
[5]《甲乙经》、明蓝格钞本《甲乙经》无"也"。

久病者，邪气入深。刺此病者，深内而久留之，间日而[1]复[2]刺之，必先调其左右，去其血脉，刺道毕矣。

【校注】

[1]《甲乙经》、明蓝格钞本《甲乙经》无"而"。
[2] 复：明蓝格钞本《甲乙经》作"后"。

凡刺之法，必察其形气。形肉[1]未脱，少气而脉又躁，躁厥者，必为缪刺之，散气可收，聚气可布[2]。

【校注】

[1] 形肉：《甲乙经》、明蓝格钞本《甲乙经》作"形气"。

[2] 布：《太素》作"希"。

深居静处，占[1]神往来，闭户塞牖，魂魄不散，专意一神，精气（之）[不]分[2]，毋[3]闻人声，以收其精，必一其神，令志[4]在针。浅而留之，微而浮之，以移其神，气至乃休。男内女外，坚拒勿出，谨守勿内，是谓得气。

【校注】

[1] 占：《太素》《灵枢略》作"与"。

[2] 之分：《太素》《灵枢略》"之"并作"不"，据改。分，散也。

[3] 毋：《太素》、《甲乙经》、明蓝格钞本《甲乙经》、《灵枢略》作"无"。

[4] 志：《太素》作"之"。

凡刺之禁：新内勿[1]刺，新刺勿内；已[2]醉勿刺，已刺勿醉；新怒勿刺，已刺勿怒；新劳勿刺，已刺勿劳；已饱勿刺，已刺勿饱；已饥勿刺，已刺勿饥；已渴勿刺，已刺勿渴。大惊大恐，必定其气乃刺之。乘车来者，卧而休之如食顷，乃刺之。出行[3]来者，坐而休之如行十里顷，乃刺之。凡此十二禁者[4]，其[5]脉乱气散，逆其营[6]卫，经气不次。因而刺之，则阳病[7]入于[8]阴，阴病出为[9]阳，则邪气[10]复生。粗工勿[11]察，是谓伐身[12]，形[13]体淫泆[14]，乃[15]消脑髓[16]，津液不化，脱其五味，是谓失气也。

【校注】

[1] 勿：《甲乙经》作"无"。下或同，不复出校。

[2] 已：《甲乙经》、明蓝格钞本《甲乙经》作"大"，下"已饱""已饥""已渴"同，不复出校。

[3] 出行：《甲乙经》作"步行"。

[4] 凡此十二禁者：《甲乙经》、明蓝格钞本《甲乙经》作"凡禁者"，无"此十二"。

[5]《甲乙经》、明蓝格钞本《甲乙经》无"其"。
[6] 营：詹本左加"氵"旁，《甲乙经》作"荣"。
[7] 明蓝格钞本《甲乙经》无"病"。
[8] 于：明蓝格钞本《甲乙经》作"为"。
[9] 为：詹本作"于"。
[10]《甲乙经》、明蓝格钞本《甲乙经》无"气"。
[11] 勿：《甲乙经》、明蓝格钞本《甲乙经》作"不"。
[12] 身：《甲乙经》、明蓝格钞本《甲乙经》作"形"。
[13] 形：《甲乙经》、明蓝格钞本《甲乙经》作"身"。
[14] 淫泆：《甲乙经》、明蓝格钞本《甲乙经》作"淫泺"。
[15] 乃：《甲乙经》、明蓝格钞本《甲乙经》作"反"。
[16] 脑髓：《甲乙经》作"骨髓"。

太阳之脉，其终也，戴眼，反折，瘛瘲[1]，其色白，（绝皮），（乃）绝汗[2]，绝汗则终矣。

【校注】
[1] 瘛瘲：赵本作"瘛瘲"。
[2] 绝皮，乃绝汗：《素问·诊要经终论篇第十六》："太阳之脉，其终也，戴眼，反折，瘛瘲，其色白，绝汗乃出，出则死矣。""乃绝汗"三字盖"绝皮"校语，据校改。

少阳终者，耳聋，百节尽纵，目系绝，目系绝一日半，则死矣，其死也，色青白，乃死[1]。

【校注】
[1]《素问·诊要经终论篇第十六》："少阳终者，耳聋，百节皆纵，目睘（'睘'同'瞏'，谓直视如惊貌）绝系。绝系一日半，死。其死也，色先青，白，乃死矣。"

阳明终者，口目动作，喜惊，妄言，色黄，其上下之经盛而不（行）[仁][1]，则终矣。

【校注】

[1] 按，《素问·诊要经终论篇第十六》："阳明终者，口目动作，善惊，妄言，色黄。其上下经盛，不仁，则终矣。""不行"作"不仁"，据改。

少阴终者，面黑，齿长而垢，腹胀闭塞，上下不通，而终矣[1]。

【校注】

[1]《素问·诊要经终论篇第十六》："少阴终者，面黑，齿长而垢，腹胀闭，上下不通，而终矣。"

厥阴终者，中热，嗌[1]干，喜溺[2]，心烦，甚则舌卷、卵上缩，而终矣[3]。

【校注】

[1] 嗌：詹本作"咽"。
[2] 溺：周本作"弱"。
[3]《素问·诊要经终论篇第十六》："厥阴终者，中热，嗌干，善溺，心烦，甚则舌卷、卵上缩，而终矣。"

太阴终者，腹胀闭，不得息，气噫，善呕，呕则逆，逆则面赤，不逆则上下不通，上下不通则面黑，皮毛燋，而终矣[1]。

【校注】

[1]《素问·诊要经终论篇第十六》："太阴终者，腹胀闭，不得息，善噫，善呕，呕则逆，逆则面赤，不逆则上下不通，不通则面黑、皮毛焦，而终矣。"

黄帝内经灵枢卷第四

音释

本神第八

悗乱闷。怵惕上耻律切,下他的切,悚惧也。

终始第九

缪刺上眉救切。男内女外《难经》作男外女内。淫泺下述各反。齿长平声。

黄帝内经灵枢卷第五

经脉第十

按：本篇论述了以下内容：肺手太阴之脉、大肠手阳明之脉、胃足阳明之脉、脾足太阴之脉、心手少阴之脉、小肠手太阳之脉、膀胱足太阳之脉、肾足少阴之脉、心主手厥阴心包络之脉、三焦手少阳之脉、胆足少阳之脉、肝足厥阴之脉等十二经脉经气始终出入循行之道；是动，所生病，寒热虚实补泻针灸之法，比较人迎与寸口大小以判断虚实；肺、心、脾、肾、肝等五脏绝之证候与死期；五阴气俱绝、六阳气绝的证候与死期；经脉不可见，而络脉则可见，诊脉之异动以知病处；络脉诊；刺络脉者必出其血，诊络脉者必别其色；十五络穴（肺、大肠、胃、脾、心、小肠、膀胱、肾、心主、三焦、胆、肝等十二经之别及任脉之别、督脉之别、脾之大络）经气始终出入循行之道及虚实病候；取络穴之法。

自"雷公问于黄帝曰禁脉之言"至"则寸口反小于人迎也"，见于《太素》卷6《经脉连环》，自"经脉十二者伏行分肉之间"至"闷则急坐之也"，见于《太素》卷9《经脉别异》，自"手太阴之别名曰列缺"至"络脉异所别也"，见于《太素》卷9《十五络脉》。又本篇分别见于《甲乙经》卷2第1上、卷2第1下。《脉经》3-1-8、3-2-9、3-3-9、3-4-8、6-1-16～6-1-17、6-2-4～6-2-5、6-3-21～6-3-22、6-4-7、6-5-25、6-6-12、6-7-17～6-7-18、6-8-6、6-9-15～6-9-16、6-10-5、6-11-4有与本篇相关内容。

雷公问于黄帝曰：《禁脉[1]》之言：凡刺之理，经脉为始，营其所行，制其度量，内次五藏，外别六府[2]。愿尽闻其道。黄帝曰：人始生，先成精，精成而脑髓生，骨为榦[3]，脉为营，筋为刚[4]，肉为墙，皮肤坚而[5]毛发长，谷入于[6]胃，脉道以通，血气乃行。

【校注】

[1] 所引之言见《灵枢·禁服第四十八》。《太素》、正统本《甲乙经》"禁脉"作"禁服"，刘校谓当从改。

[2] 外别六府：《太素》作"别其六府"。

[3] 榦：元本、熊本、詹本、医统本、吴本、《太素》作"幹"。

[4] 刚：读若"纲"，约束墙板的大绳。《太素》作"纲"。

[5] 《太素》无"而"。

[6] 周本无"于"。

雷公曰：愿卒闻经[1]脉之始生。黄帝曰：经脉者，所以能决死生，处百病，调虚实，不可不通[2]。

【校注】

[1] 经：周本作"筋"。

[2] 不可不通：《太素》《甲乙经》作"不可不通也"。

肺[1]手太阴之脉，起于中焦，下络大肠，还循胃口，上膈，属[2]肺，从肺系横出腋下，下循臑内，行少阴心主之前，下肘中，循臂内上骨下廉，入寸口，上鱼，循鱼际，出大指之端；其支者，从腕后直出次指内廉，出其端[3]。

【校注】

[1] 明蓝格钞本《甲乙经》无"肺"。下同此例，不复出校。

[2] 属 zhǔ：连接在一起。下同，不复出注。

[3] 《长沙马王堆汉墓简帛集成·足臂十一脉灸经》："臂泰（太）阴温（脉）：循筋上兼（廉），以奏臑内，出夜（腋）内兼（廉），之心。"《长沙马

王堆汉墓简帛集成·阴阳十一脉灸经甲本》："臂钜阴眽（脉）：在于手掌中，出内阴两骨之间，上骨下廉，筋之上，出臂【内阴，入心中】。"《长沙马王堆汉墓简帛集成·阴阳十一脉灸经乙本》："臂巨阴朋（脉）：在于手常（掌）中，出内阴两骨[之间，上骨]下廉，筋之上，出臂内阴，入心中。"《张家山汉墓竹简（二四七号墓）·脉书》："臂钜阴之脉：在于手掌中，出臂内阴两骨之间，上骨□□□□□□□[阴，入心中]。"《天回医简·脉书·下经·十二经脉》："辟（臂）大阴脉：系手掌中，循辟（臂）内阴两骨之间上骨下廉[筋之上，出]辟（臂）内阴，至腋，入心。"

是动[1]，则病肺胀满，膨膨而喘咳，缺盆中痛，甚则交两手而瞀，此为臂厥。是主肺所生病者，咳上气，喘渴[2]，烦心，胸满，臑臂内前廉痛厥，掌中热。气盛有馀，则肩背痛[3]风寒，汗出中风，小便数而欠[4]；气虚，则肩背痛寒，少气不足以息，溺色变。为此诸病，盛则写之，虚则补之，热则疾之，寒则留之，陷下则灸之，不盛不虚，以经取之。盛者，寸口大三倍于人迎[5]；虚者，则寸口反小于人迎也[6, 7]。

【校注】

[1] 是动：这一经脉所对应节令之气异常所生疾病。《灵枢·五乱第三十四》："经脉十二者，以应十二月。十二月者，分为四时。四时者，春秋冬夏，其气各异。"详参《素问·脉解篇第四十九》。

[2] 渴：读若"喝 yè"，气息不畅，与遏、吤同源。《甲乙经》作"喝"。

[3] 痛：憎恶。

[4] 小便数而欠：《太素》作"不浃数欠"，夹注："有本作汗出中风，小便数而欠。"

[5]《太素》《甲乙经》句首"寸口"上有"则"。

[6]《太素》无"也"。

[7]《长沙马王堆汉墓简帛集成·足臂十一脉灸经》"臂太阴脉"："其病：心痛，心烦而意（噫）。诸病此物者，皆久（灸）臂泰（太）阴温（脉）。"《长沙马王堆汉墓简帛集成·阴阳十一脉灸经甲本》"臂钜阴脉"："是动则病：心滂滂如痛，缺盆痛，甚【则】交两手而战，此为臂瘚（厥），【是臂

钜阴脉主】治。其所产病：脑（胸）痛，肩痛，心痛，四末痛，叚（瘕），为五病。"《长沙马王堆汉墓简帛集成·阴阳十一脉灸经乙本》"臂钜阴之脉"："是动则病：心滂滂【如】甬（痛），缺汾（盆）甬（痛），甚则交两手而单（战），此为臂厥，是臂巨阴之朋（脉）主治。其所产病：胸甬（痛），瘛（肩）甬（痛），心甬（痛），四赭（肢）甬（痛），假（瘕），为五病。"《张家山汉墓竹简（二四七号墓）·脉书》"臂巨阴脉"："是动则病：心彭彭如痛，缺□□□□□□□□□[阴之脉主]治。其所产病：胸痛，脊痛，心痛，四末痛，叚（瘕），为五病。"《天回医简·脉书·下经·十二经脉》"辟（臂）大阴脉"："其病：心[滂滂]痛，诈沂（肩）痛，匈（胸）痛，瘕，肘痛，心烦，肘（疛），夬（缺）盆痛，四枝（肢）痛，甚则交手而战，此为辟（臂）厥，膺痛。"

大肠手阳明之脉，起于大指次指之端[1]，循指上廉，出合谷[2]两骨之间，上入两筋之中，循臂上廉，入肘外廉，上[3]臑外前[4]廉，上肩，出髃骨之前廉[5]，上出于[6]柱骨之会上，下入缺盆，络肺，下膈[7]，属大肠；其支者，从缺盆上颈[8]，贯颊，入下[9]齿中，还出挟[10]口，交人中，左之右，右之左，上挟鼻孔[11]。

【校注】

[1] 之端：《甲乙经》作"之端外侧"。

[2] 合谷：《甲乙经》作"合骨"。

[3] 上：《甲乙经》作"上循"。

[4]《甲乙经》无"前"。

[5] 出髃骨之前廉：《太素》无"出髃前廉"。

[6]《甲乙经》无"于"。

[7] 膈：《太素》《甲乙经》作"鬲"。

[8] 上颈：《甲乙经》作"直上至颈"。

[9] 入下：《甲乙经》作"下入"。

[10] 挟：《甲乙经》作"侠"，下"挟"同，不复出校。

[11]《长沙马王堆汉墓简帛集成·足臂十一脉灸经》："臂阳明温（脉）：

出中指间，循骨上兼（廉），出臑【□□】上，奏腊（枕），之口。"《长沙马王堆汉墓简帛集成·阴阳十一脉灸经甲本》："齿䘲（脉）：起于次指与大指上，出臂上廉，入肘中，乘臑，【穿】颊，入齿中，夹（挟）鼻。"《长沙马王堆汉墓简帛集成·阴阳十一脉灸经乙本》："齿䏰（脉）：起【于次指与大】指上，出臂上廉，入肘中，乘臑，穿颊，入齿中，夹（挟）鼻。"《张家山汉墓竹简（二四七号墓）·脉书》："齿脉：起于次指与大指上，出臂上廉，入肘中，乘臑，穿颊，入齿中，夹（挟）鼻。"《天回医简·脉书·下经·十二经脉》："手阳明脉：系次指与大指之上，出辟（臂）上廉，入肘中，乘臑，出肩前廉，循颈穿颊，入口中。"《天回医简·经脉》相关文字作"臂阳明[脉]，起手大指次指，上循[臂]……"

是动，则病齿痛[1]，（颈）[頔][2]肿。是主津液所生病者，目黄，口干，鼽衄[3]，喉痹，肩前臑痛[4]，大指次指痛不用。气有余[5]，则当脉所过者热肿；虚，则寒慄不复。为此诸病，盛则写之，虚则补之，热则疾之，寒则留之，陷下则灸之，不盛不虚，以经取之。盛者，人迎大三倍于寸口[6]；虚者，人迎反小于寸口也[7, 8]。

【校注】

[1] 痛：正统本《甲乙经》作"病"。

[2] 颈：《太素》作"頔zhuō"，据改。頔，颧骨。《长沙马王堆汉墓简帛集成·阴阳十一脉灸经甲本》"齿脉"作"朏"，《长沙马王堆汉墓简帛集成·阴阳十一脉灸经乙本》《脉书》同。"朏"读若"頔"。《甲乙经》作"颊"。

[3] 鼽衄：鼻塞不通。"鼽衄"近义复用。《说文·鼻部》："鼽，病寒鼻窒也。从鼻，九声。"按，"九"盖"久"之借声。《释名·释疾病》："鼻塞曰鼽。鼽，久也。"《集韵·宥韵》："久，以盖塞鬲口也。"衄从丑声，从"丑"得声之字多有紧缩、局促、不畅之义。《尔雅·释言》："衄，缩也。"陆机《辨亡论》："势衄财匮。"吕延济注："衄，缩也。"《玉篇·糸部》："纽，结也。"《阴阳十一脉灸经甲本》《足臂十一脉灸经》或作"鼽洫""鼻肌"。"鼻肌"即"鼻鼽"，"洫"与"朒"声同义通。《说文·月部》："朒，朔而月见

东方谓之缩朒。从月，肉声。"《玉篇·月部》"缩朒，不宽伸之貌。"幽部与觉部为阴入对转，与东为阴阳对转。今湖北鄂东方言鼻塞不通音"烛"（祝育切）。又，"丑""寿"音近，从"寿"得声之字亦往往有"壅覆""遮盖"义。《广韵·尤韵》："畴，壅也。"

[4] 肩前臑痛：《甲乙经》作"肩前臑痛者"。

[5] 气有馀：《太素》《甲乙经》作"气盛有馀"。

[6] 人迎大三倍于寸口：《甲乙经》作"则人迎大三倍于寸口"。

[7] 人迎反小于寸口也：《甲乙经》作"则人迎反小于寸口也"，《太素》无"也"。

[8]《长沙马王堆汉墓简帛集成·足臂十一脉灸经》"臂阳明脉"："其病：病齿【痛】，【□□□□】。【诸】病此物者，皆久（灸）臂阳明温（脉）。"《长沙马王堆汉墓简帛集成·阴阳十一脉灸经甲本》"齿脉"："是【动】则病：齿痛，肶（颐）穜（肿），是齿脈（脉）主治。其所产病：齿痛，肶（颐）穜（肿），目黄，口干，臑痛，为五【病】。"《长沙马王堆汉墓简帛集成·阴阳十一脉灸经乙本》"齿脉"："是动则病：齿甬（痛），肶（颐）膧（肿），是齿肌（脉）主治。其所产病：齿甬（痛），肶（颐）膧（肿），目黄，口干，臑甬（痛），为五病。"《张家山汉墓竹简（二四七号墓）·脉书》"齿脉"："是动则病：齿痛，肶（颐）穜（肿），是齿脉主治。其所产病：齿痛，肶（颐）穜（肿），目黄，口干，臑痛，为五病，及口□。"《天回医简·脉书·下经·十二经脉》"手阳明脉"："其病：齿龋痛，口辟，肶（颐）种（肿），[目黄]，口唇干，侯（喉）畀（痹），鼻干，肩前廉痛，臑痛，辟（臂）上廉痛，大指与次指畀（痹），[颊]痛，【錔】鍩，善笑，善循面……"

　　胃足阳明之脉，起于鼻，之[1]交頞中，（劳）[旁][2]纳[3]太阳[4]之脉，下循鼻外，（上入）[入上][5]齿中，还出挟口环唇，下交承浆，却循颐后下廉，出大迎，循颊车，上耳前，过客主人，循发际，至额颅；其支者，从大迎前下人迎，循喉咙，入缺盆，下膈[6]，属胃，络脾；其直者，从缺盆下乳内廉，下挟脐[7]，入气街中；其支者，起于[8]胃口，下循腹里，下至气街中而合，以下髀关[9]，抵伏兔，下膝膑中[10]，下循胫[11]外廉，下足跗，入中指内间；其支者，下廉[12]三[13]寸而别，下[14]入中指外间；其支者，别跗上，入大指间，出其端[15]。

【校注】

[1]《太素》无"之"。

[2] 劳：元本、熊本、詹本、医统本、吴本、藏本、赵本、朝鲜活字本并作"旁"，据改。

[3] 原本"纳"下有小字校语云："一本作约字"。《甲乙经》作"约"。

[4] 太阳：《甲乙经》作"大肠"。

[5] 上入：元本、熊本、詹本、医统本、吴本、藏本、赵本、朝鲜活字本、《甲乙经》并作"入上"，《讲义》改"上入"为"入上"，据改。

[6] 膈：《太素》《甲乙经》作"鬲"。

[7] 脐：《太素》作"齐"。

[8]《太素》无"于"。

[9]《太素》无"关"。

[10] 膑中：《太素》作"入膑中"。

[11] 胫：《太素》作"胻"。

[12] 下廉：《太素》《甲乙经》作"下膝"。

[13] 三：周本作"二"。

[14] 下：《甲乙经》作"下以"。

[15]《长沙马王堆汉墓简帛集成·足臂十一脉灸经》："足阳明温（脉）：循脐中，上贯膝中，出股，夹（挟）少腹，上出乳内兼（廉），出脑（嗌），夹（挟）口以上，之鼻。"《长沙马王堆汉墓简帛集成·阴阳十一脉灸经甲本》："阳明眿（脉）：系于骭骨外廉，循骭而上，穿膑，出鱼股【之廉】，上穿【乳】，穿颊，【出目外】廉，环【颜】。"《长沙马王堆汉墓简帛集成·阴阳十一脉灸经乙本》："阳明肌（脉）：系于骭骨外廉，揗（循）骭【骨】而上，穿宾（膑），出鱼【股之廉，上穿】乳，穿颊，出目外廉，环颜。"《张家山汉墓竹简（二四七号墓）·脉书》："阳明之脉：系于骭骨外廉，循骭骨而上，穿膑，出鱼股之廉，上穿乳，穿颊，出目外廉，环颜。"《天回医简·脉书·下经·十二经脉》："足阳明脉：系中指，循足上 [端]（腨）□外廉，上乘膝，出鱼股之上廉，夹少腹上廉，上穿乳内 [廉]，□夹（缺）

盆，夹侯（喉）以上，回口，支者入鼻，直者夹鼻而上，系目内眦。"《天回医简·经脉》相关文字作"……[上]□[贯乳]，夹侯[喉]，回口，属鼻。"

是动，则病洒洒[1]振[2]寒，善呻[3]，数欠，颜黑，病至，则恶人与火，闻木声[4]则惕然而惊，心（欲）动[5]，[欲]独闭户塞[6]牖而处，甚则欲上高而歌，弃衣而走，贲响[7]腹胀，是为骭厥。是主血所生病者，狂疟，温淫，汗出，鼽衄，口㖞，唇胗[8]，颈肿，喉痹，大腹水肿[9]，膝膑肿痛，循膺乳、气街、股、伏兔[10]、骭外廉[11]、足跗上皆痛，中指不用。气盛，则身以前皆热；其有馀于胃，则消谷善饥，溺色黄[12]；气不足，则身以前皆寒慄，胃中寒则胀满。为此诸病，盛则写之，虚则补之，热则疾之，寒则留之，陷下则灸之，不盛不虚，以经取之。盛者，人迎大[13]三倍于寸口[14]；虚者[15]，人迎反小于寸口也[16,17]。

【校注】

[1] 洒洒：《甲乙经》作"淒淒然"，明蓝格钞本《甲乙经》作"悽悽然"。

[2] 振：畏惧。

[3] 呻：《太素》《甲乙经》作"伸"。

[4] 声：《甲乙经》作"音"。

[5] 心欲动：朝鲜活字本作"心动欲"，"欲"字属下读。按，《马王堆汉墓帛书·阴阳十一脉灸经甲本》"阳明脉"作"闻木音则惕然惊，心肠（惕），欲独闭户牖而处"。裘锡圭云，据《灸经》，"今本'动''欲'二字误倒。"（《古文字论集》530页）兹据乙正。

[6] 《太素》无"塞"，与《阴阳十一脉灸经甲本》合。

[7] 贲响：《太素》明蓝格钞本《甲乙经》作"贲嚮"。

[8] 唇胗：《甲乙经》作"唇紧"。

[9] 大腹水肿：《太素》作"腹外肿"。

[10] 伏兔：《太素》作"伏菟"。

[11] 骭外廉：《太素》《甲乙经》作"胻外廉"。

[12] 溺色黄：《太素》作"溺色变"。

[13] 詹本无"大"。

[14] 人迎大三倍于寸口：《太素》作"则人迎大三倍于寸口"。

[15] 虚者：《太素》作"虚则"，属下读。

[16]《太素》无"也"。

[17]《长沙马王堆汉墓简帛集成·足臂十一脉灸经》"足阳明脉"："其病：病足中指废，胻痛，膝中穜（肿），腹穜（肿），乳内兼（廉）痛，【□】外穜（肿），颊痛，肍（衄）沕（衄），数热，汗出，脞瘦，顄（颜）寒。诸病此物者，皆久（灸）阳明温（脉）。"《长沙马王堆汉墓简帛集成·阴阳十一脉灸经甲本》"阳明脉"："是动则病：洒洒病寒，喜龙，娄（数）吹（欠），颜【黑，病穜（肿）】，病【至则恶人与火，闻】木音则〔惕〕然惊，心（肠）[惕]，欲独闭户牖而处，病甚则欲【登高而歌，弃】衣【而走，此为】骭蹷（厥），是阳明眽（脉）主治。其所产病：颜痛，鼻肍（衄），颔（颔）【颈痛，乳痛】，心与胠痛，腹外穜（肿），阳（肠）痛，膝跳，付（跗）【上痹】，为十病。"《长沙马王堆汉墓简帛集成·阴阳十一脉灸经乙本》"阳明脉"："【是动则病：洒洒】病寒，喜信（伸），数吹（欠），颜黑，病膧（肿），病至则亚（恶）人与火，闻木音则易（惕）然惊，欲独【闭】户牖而处，病甚【则欲乘高】而歌，弃衣而走，此为骭癝（厥），是【阳明眽（脉）主治】。其所产病：颜甬（痛），鼻肍（衄），颔（颔）颈甬（痛），乳甬（痛），心牙（与）胠痛，腹外膧（肿），肠甬（痛），膝、足臂（痿），渭（痹），【为十病】。"《张家山汉墓竹简（二四七号墓）·脉书》"阳明之脉"："是动则病：洒洒病寒，喜信（伸），数吹（欠），颜黑，病穜（肿），至则恶人与火，闻木音则狄（惕）然惊，心惕然，欲独闭户牖而处，病甚则欲乘高而歌，弃衣而走，此为骭蹶（厥），是阳明脉主治。其所产病：颜痛，鼻肍（衄），颔（颔）疢，乳痛，臂痛，心与胠痛，腹外穜（肿），肠痛，膝外（？）、枎（跗）上痹，为十二病。"《天回医简·脉书·下经·十二经脉》"足阳明脉"："其病：洒洒而寒，喜信（申），数欠，颜黑，病至，则恶人与火，闻木音则愁（惕）然而惊，心惕，欲蜀（独）闭户牖而处，病甚，则欲乘高而歌，弃衣而走，此为骭蹷，目眴，胐（頯）□痛，鼻唇（齇），訉（衄）脑（衄），齿痛，口避（辟），颔疾，喉咡（痹），膺痛，【痛】，眴乱，乳痛，心与[胠]痛，腹外种（肿），肤张（胀）。气折，佩痛，[鱼]股痛，膝寒痛，骭前痛，足□上痛，中指畀（痹），目痛，唇痛，嗌外痛，风水，瘛痛，热汗

出，面纵，□[阴]，善笑，善掐面，面痛，[颐]痛，瞿瞿而善顾。"《天回医简·经脉》相关文字作"是动，则病洒洒＝"。

脾足太阴之脉，起于大指之端，循指内侧白肉际，过核[1]骨后，上内踝前廉，上踹[2]内，循胫[3]骨后，交出厥阴之前，上[4]膝股内前廉，入腹[5]，属脾，络胃，上膈[6]，挟咽，连舌本，散舌下；其支者，复从胃别上膈[7]，注心中[8]。

【校注】

[1] 核：《太素》作"覈"。

[2] 踹："腨"的换意符俗字，《太素》作"腨"。说详拙著《黄帝内经素问校补》该条。

[3] 胫：《甲乙经》作"胻"。

[4] 上：《太素》《甲乙经》作"上循"。

[5] 入腹：《太素》作"入股"。

[6] 膈：《太素》《甲乙经》作"鬲"。

[7] 膈：《太素》《甲乙经》作"鬲"。

[8]《长沙马王堆汉墓简帛集成·足臂十一脉灸经》："足泰（太）阴温（脉）：出大指内兼（廉）骨蔡（际），出内踝上兼（廉），揗（循）胻内【廉，上】膝内兼（廉），出股内兼（廉）。"《长沙马王堆汉墓简帛集成·阴阳十一脉灸经甲本》："钜阴眽（脉）：是胃眽（脉）殹（也）。彼（被）胃，出鱼股阴下廉，腨上廉，出内踝之上廉。"《长沙马王堆汉墓简帛集成·阴阳十一脉灸经乙本》："【巨阴】朋（脉）：是胃（胃）朋（脉）也。被胃，[下]出鱼股阴下廉，腨上廉，出内果（踝）之上廉。"《张家山汉墓竹简（二四七号墓）·脉书》"泰阴之脉：是胃脉也。被胃，下出鱼股之阴下廉，腨上廉，出内踝之上廉。"《天回医简·脉书·下经·十二经脉》："足大阴脉：系大指，循足跗（跗）内廉，[以上]出内果（踝）前廉，循骭骨内廉，出膝内廉，循[股]内廉[而上]入腹，[被]肠胃，系[嗌]。"

是动，则病舌本强[1]，食则呕[2]，胃脘痛，腹胀，善噫，得后与气[3]，则快然[4]如[5]衰,身体皆重。是主脾所生[6]病者,舌本痛,体不能动摇,食不下,烦心,心下急痛[7],溏瘕泄[8],水闭,黄疸[9],不能卧,强立[10],股膝内肿[11]厥,足[12]大指不用。为此诸病,盛则写之,虚则补之,热则疾之,寒则留之,陷下则灸之,不盛不虚,以经取之。盛者,寸口大三倍于人迎[13];虚者,寸口反小于人迎[14, 15]。

【校注】

[1] 舌本强:《太素》作"舌强"。

[2] 呕:《太素》作"欧"。

[3] 得后与气:《太素》作"得后出馀气"。

[4] 快然:《甲乙经》、明蓝格钞本《甲乙经》作"快快然"。

[5] 如:《甲乙经》作"而"。

[6]《甲乙经》无"生"。

[7] 心下急痛:《甲乙经》作"心下急,寒疟"。

[8] 溏瘕泄:《长沙马王堆汉墓简帛集成·阴阳十一脉灸经甲本》《张家山汉墓竹简(二四七号墓)·脉书》作"唐泄"。

[9] 黄疸:《太素》作"黄瘅"。

[10] 强立:《太素》作"强欠",明蓝格钞本《甲乙经》作"强直"。

[11] 肿:《甲乙经》作"肿痛"。

[12]《太素》无"足"。

[13] 寸口大三倍于人迎:《太素》作"则寸口大三倍于人迎"。

[14] 寸口反小于人迎:《太素》作"则寸口反小于人迎"。藏本、朝鲜活字本、《甲乙经》"人迎"下有"也"。

[15]《长沙马王堆汉墓简帛集成·足臂十一脉灸经》"足太阴脉":"其病:病足大指废,胻内兼(廉)痛,股内痛,腹痛,腹张(胀),复【□】,不耆(嗜)食,善意(噫),心【烦】,善肘。诸病此物者,皆久(灸)足泰(太)阴温(脉)。"《长沙马王堆汉墓简帛集成·阴阳十一脉灸经甲本》"钜阴脉":"是动则病:上【当】走心,使复(腹)张(胀),善噫,食[则]欲欧(呕),得后与气则快然衰,是钜阴眽(脉)主治。其所【产病】:独心烦,死;心痛与复(腹)张(胀),死;不能食,不卧,强吹(欠),三者同

则死；唐（溏）泄，死；【水与】闭同则死，为十病。"《长沙马王堆汉墓简帛集成·阴阳十一脉灸经乙本》"钜阴脉"："是动则病：上当走心，使腹张（胀），善噫，食则欲欧（呕），得【后】牙（与）气则（逢）[快]然衰，是巨阴【朋（脉）主治。其所产病：独心】烦，死；心甬（痛）牙（与）腹张（胀），死；不[能]食，不卧，强吹（欠），三者同则死；唐（溏）泄，死；水牙（与）闭同则死，为十病。"《张家山汉墓竹简（二四七号墓）·脉书》"泰阴之脉"："是动则病：上走心，使腹张（胀），□□□□□□□□【快然衰】，是泰阴之脉主治。其所产【病】：独心烦，死；【心痛与】腹张（胀），死；不能食，嗜卧，强吹（欠），此三者同则死；唐（溏）泄，死；水与闭同则死，为十病。"《天回医简·脉书·下经·十二经脉》"足大阴脉"："其病：心痛，心盈，烦心，[询【讘】]□□[腹]□□[肠惟]□□□□□□[得后]与气则律然，不耆（嗜）食。[疲]【劓】，水，闭，善怒，心惕，善悲，善恐，不耆（嗜）卧，强吹（欠），三者同，死。唐（溏）[渫]（泄），[后]不收，死。水与闭同，死。地气也，死脉，勿治。"《天回医简·经脉》相关文字作"□[烦]心，心[痛]，□□[洩]，水，闭，黄[瘅]，股……种（肿），[餍]，不卧，强欠，大指[不用]……"

心手[1]少阴之脉，起于心中，出属心系，下膈[2]，络小肠；其支者，从心系上挟咽，系目系[3]；其直者，复从心系却上肺，下[4]出腋下，下循臑内后廉，行[5]太阴心主之后，下肘内[6]，循臂内后廉，抵掌后脱[7]骨之端，入掌内后廉[8]，循小指之[9]内，出其端[10]。

【校注】

[1]《甲乙经》无"手"。

[2] 膈：《太素》《甲乙经》作"鬲"。

[3]《甲乙经》夹注："一本作循胸出肠。"

[4] 下：《甲乙经》作"上"。

[5] 行：《甲乙经》作"循"。

[6] 下肘内：《甲乙经》作"下肘中内廉"。

[7] 脱：《太素》《甲乙经》作"兑"，《讲义》改"脱"为"锐"。按，

"脱"盖"兑"的加义符字,且"脱""兑""锐"声同通用,不烦改字。

[8] 入掌内后廉：《太素》作"入掌内廉"。

[9]《甲乙经》无"之"。

[10]《长沙马王堆汉墓简帛集成·足臂十一脉灸经》："臂少阴【脉】：循筋下兼（廉），出臑内下兼（廉），出夜（腋），奏胁。"《长沙马王堆汉墓简帛集成·阴阳十一脉灸经甲本》："臂少阴眽（脉）：起于臂两骨之间，下骨上廉筋之下，出臑内阴。[入心中]。"《长沙马王堆汉墓简帛集成·阴阳十一脉灸经乙本》："臂少阴朋（脉）：起于臂两骨（上）[之]间，下骨上廉，筋之下，出臑内阴，入心中。"《张家山汉墓竹简（二四七号墓）·脉书》："[臂少阴之脉]：起于臂两骨之间，下骨上廉，筋之下，出臑内阴，入心中。"《天回医简·脉书·下经·十二经脉》："辟（臂）少阴脉：系掌中，循辟（臂）内阴两骨之间下骨上廉筋之下，以上入肘内廉，出臑内阴，下出腋，下入心中。"

是动，则病嗌干，心痛，渴而欲饮，是[1]为臂厥。是主心所生病者，目黄，胁痛，臑臂内、后廉痛厥，掌中热痛[2]。为此诸病，盛则写之，虚则补之，热则疾之，寒则留之，陷下则灸之，不盛不虚，以经取之。盛者，寸口大再倍于人迎[3]；虚者，寸口反小于人迎也[4, 5]。

【校注】

[1]《太素》无"是"。

[2] 掌中热痛：《太素》作"掌中热痛也"。

[3] 寸口大再倍于人迎：《太素》《甲乙经》作"则寸口大再倍于人迎"。

[4] 寸口反小于人迎也：《太素》《甲乙经》作"则寸口反小于人迎也"，《太素》句末无"也"。

[5]《长沙马王堆汉墓简帛集成·足臂十一脉灸经》"臂少阴脉"："其病：胁痛。诸病[此]物者，皆【灸】臂少阴【脉】。"《长沙马王堆汉墓简帛集成·阴阳十一脉灸经甲本》"臂少阴脉"："【是动则病：心】痛，益（嗌）[干]，渴欲歙（饮），此为臂厲（厥），是臂少阴眽（脉）主治。其所产【病】：胁痛，为【一病】。"《长沙马王堆汉墓简帛集成·阴阳十一脉灸经

乙本》"臂少阴脉"："是动则病：心甬（痛），嗌干，[渴]欲歙（饮），此为臂厥，是臂少阴朋（脉）主治。其所产病：胁甬（痛），为一病。"《张家山汉墓竹简（二四七号墓）·脉书》"臂少阴之脉"："是动则病：心痛，嗌渴欲饮，此为臂蹶（厥），是臂少阴之脉主治。其所产病：胁痛，为一病。"《天回医简·脉书·下经·十二经脉》"辟（臂）少阴脉"："其病：心痛，嗌干，耆（嗜）饮，胁痛，臑阴痛，手无气，此为[臂]厥。瘛疭但音。"

小肠手太阳之脉，起于小指之端，循手外侧，上腕[1]，出踝中，直上，循臂骨[2]下廉，出肘内侧两筋之间[3]，上循臑外后廉，出肩解，绕肩胛[4]，交肩上，入缺盆[5]，络心，循咽，下膈[6]，抵胃，属小肠；其支者，从缺盆循颈上颊，至目锐[7]眦，却入耳中；其支者[8]，别颊上䪼，抵鼻，至目内眦，斜络于（顾）[颧][9，10]。

【校注】

[1] 腕：《太素》作"捥"，乃换旁俗字。

[2] 臂骨：《太素》作"臂下骨"。

[3] 两筋之间：《太素》《甲乙经》作"两骨之间"。

[4] 胛：《太素》作"甲"。

[5] 入缺盆：《甲乙经》、明蓝格钞本《甲乙经》作"入缺盆，向腋下"。

[6] 膈：《太素》《甲乙经》作"鬲"。

[7] 锐：《太素》、明蓝格钞本《甲乙经》作"兑"。

[8] 其支者：明蓝格钞本《甲乙经》作"其直者"。

[9] 顾：元本、熊本、詹本、周本、医统本、吴本、藏本、赵本、朝鲜活字本并作"颧"，《讲义》改"顾"为"颧"，据改。《太素》无上四字。

[10]《长沙马王堆汉墓简帛集成·足臂十一脉灸经》："臂泰（太）阳温（脉）：出小指，循骨下兼（廉），出臑下兼（廉），出肩外兼（廉），出项，[□]目。"《长沙马王堆汉墓简帛集成·阴阳十一脉灸经甲本》："肩眽（脉）：起于耳后，下肩，出臑外【廉】，出[臂外]，喧（腕）【上】，乘手北（背）。"《长沙马王堆汉墓简帛集成·阴阳十一脉灸经乙本》："肩朋（脉）：【起于耳后，下肩，出臑】外廉，出臂外，出指上廉。"《张家山汉

竹简（二四七号墓）·脉书》："肩脉：起于耳后，下肩，出肘内廉，出臂外馆（腕）上，乘手北（背）。"《天回医简·脉书·下经·十二经脉》："手大阳脉：[系手]小指，循臂骨下廉，出肘内廉，出臑[下]廉，上肩，循颈出耳后，属目外眦。"

　　是动，则病嗌痛，颔肿，不可以顾，肩似（技）[拔][1]，臑似折。是主液所生病者，耳聋，目黄，颊肿，颈、颔、肩、臑、肘、臂外后廉痛。为此诸病，盛则写之，虚则补之，热则疾之，寒则留之，陷下则灸之，不盛不虚，以经取之。盛者，人迎大再倍于寸口[2]；虚者，人迎反小于寸口也[3, 4]。

【校注】

[1] 技：元本、吴本、赵本、朝鲜活字本并作"拔"，《讲义》改"技"为"拔"，据改。《长沙马王堆汉墓简帛集成·阴阳十一脉灸经甲本·肩脉》《脉书·肩脉》并作"脱"。

[2] 人迎大再倍于寸口：《太素》《甲乙经》作"则人迎大再倍于寸口"。

[3] 人迎反小于寸口也：《太素》《甲乙经》作"则人迎反小于寸口也"。

[4]《长沙马王堆汉墓简帛集成·足臂十一脉灸经》"臂太阳脉"："其【病】：外渍（眦）痛，【□】臂外兼（廉）痛。诸病此物者，皆久（灸）臂泰（太）阳温（脉）。"《长沙马王堆汉墓简帛集成·阴阳十一脉灸经甲本》"肩脉"："是【动则病：颔種（肿）痛】，不可以顾，肩以（似）脱，臑以（似）折，是肩眿（脉）主治。【其所产病】：领（颔）痛，【喉痹，臂痛，肘外】痛，为四病。"《长沙马王堆汉墓简帛集成·阴阳十一脉灸经乙本》"肩脉"："【是动则病：颔膧（肿）甬（痛）】，不可以顾，肩以（似）脱，臑以（似）折，是肩【脉】主治。其所产病：领（颔）甬（痛），侯（喉）洱（痹），臂甬（痛），肘甬（痛），为四病。"《张家山汉墓竹简（二四七号墓）·脉书》"肩脉"："是动则病：颔種（肿）痛，不可以顾，肩以（似）脱，臑以（似）折，是肩脉主治。其所产病：领（颔）痛，朕（喉）痹，肩痛，肘外痛，为四病。"《天回医简·脉书·下经·十二经脉》"手大阳脉"："其所生病：颔种（肿）痛，侯（喉）、眦痛，胅痛，肩似否，臑痛，肘痛，顾痛，辟（臂）外痛，手北（背）痛……"

膀胱足太阳之脉，起于目内眦，上额，交巅[1]；其支者，从巅[2]至耳上角；其直者，从巅[3]入[4]络脑，还出别下项，循肩髆[5]内，挟[6]脊，抵腰中，入循膂，络肾，属膀胱；其支者，从腰中下挟脊[7]，贯臀，入腘中；其支者[8]，从髆[9]内左右别下贯胛[10]，挟脊内[11]，过髀枢，循髀外，从[12]后廉下合腘中，以下贯踹[13]内[14]，出外踝之后，循京骨，至小指外侧[15]。

【校注】

[1] 交巅：《太素》作"交颠上"。

[2] 巅：《太素》作"颠"。

[3] 巅：《太素》作"颠"。

[4] 入：詹本作"至"。

[5] 髆：藏本、《甲乙经》作"膊"。

[6] 挟：《太素》作"侠"。

[7] 《太素》无"挟脊"。

[8] 其支者：明蓝格钞本《甲乙经》作"其直者"。

[9] 髆：藏本、《甲乙经》作"膊"。

[10] 胛：朝鲜活字本、《太素》、《甲乙经》作"胂"，《甲乙经》夹注："一作髊"；医统本作"脾"。

[11] 《太素》无"挟脊内"。

[12] 《太素》无"从"。

[13] 踹：朝鲜活字本、《太素》、《甲乙经》、明蓝格钞本《甲乙经》作"腨"。

[14] 《太素》无"内"。

[15] 《长沙马王堆汉墓简帛集成·足臂十一脉灸经》："足泰（太）阳温（脉）：出外踝窭（娄）中，上贯脾（腨），出於却（郄）；枝之下肕；其直者贯【□】，夹（挟）脊，【□□】，上于豆（头）；枝颇（颜）下，之耳；其直者贯目内渍（眥），之鼻。"《长沙马王堆汉墓简帛集成·阴阳十一脉灸经甲本》："【钜阳眿（脉）：系于潼（踵）外踝娄中，出郄中，上穿振（臀），出猒（厌）中，夹（挟）脊，出于项，上头角，下颜，夹（挟）鼽，系目内廉。"《长沙马王堆汉墓简帛集成·阴阳十一脉灸经乙本》："【钜阳脉：系于】

潼（踵）外踝（踝）娄中，出郄中，上穿振（臀），出猒（厌）中，夹（挟）脊，出于项，【上】头角，下颜，夹（挟）髑（鼽），系目内廉。"《张家山汉墓竹简（二四七号墓）·脉书》："钜阳之脉：系于蹱（踵）外踝中，出胶衷，上穿朘（臀），出攣（厌）中，夹（挟）脊，出于项，上头角，下颜，夹（挟）鼽（頄），系目内廉。"《天回医简·脉书·下经·十二经脉》："足大阳脉：系足小指，循足胕（跗）外廉，出外踝后胜（窒）中，循肥（腓）而[上]，[出]胶（郄）中以上，其支者入州，直者贯尻，夹脊以上，出项，上头角，夹顶，下颜頷，系目内眦。"《天回医简·经脉》相关文字作"[太阳脉]，[起]足小[指]外廉，循外[踝]后，以上[膝]……"

是动，则病冲头痛，目似脱，项如[1]拔，脊痛[2]，腰似折，髀[3]不可以曲[4]，腘如结，踹[5]如裂，是为[6]踝厥。是主筋所生病者，痔，疟，狂，癫[7]疾，头囟项痛[8]，目黄，泪出，鼽衄，项、背、腰、尻[9]、腘、踹[10]、脚皆痛，小指不用[11]。为此诸病，盛则写之，虚则补之，热则疾之，寒则留之，陷下则灸之，不盛不虚，以经取之。盛者，人迎大再倍于寸口[12]；虚者，人迎反小于寸口也[13, 14]。

【校注】

[1] 如：《太素》《甲乙经》作"似"。

[2]《甲乙经》无"痛"，"脊"字属下读。

[3]《甲乙经》无"髀"。

[4] 曲：《太素》作"回"。

[5] 踹：《太素》、明蓝格钞本《甲乙经》作"腨"。

[6] 为：《甲乙经》作"谓"。

[7] 癫：《太素》《甲乙经》作"颠"。

[8] 头囟项痛：朝鲜活字本作"头脑顶痛"，明蓝格钞本《甲乙经》"囟"作"脑"。

[9] 尻：当作"屄"，"屄"之俗省。正统本《甲乙经》作"尻"。"屄"同"臀"，字亦作"脺""脺shuí"。俗书上中下结构的字往往省书中间部分。《说文·尸部》："屄，髀也。从尸下丌居几。脺，屄或，从肉、隼。臀，屄或，

从骨，殿声。"《广雅·释亲》："臀谓之脽。"俗书几、九相乱（参《敦煌俗字典》"轨""究"条），训"臀"之"尻"俗书或作"尻"。《素问·刺腰痛篇第四十一》："足太阳脉令人腰痛，引项脊尻背如重状。"金本、《太素》并作"尻"。《说文·肉部》："脽，尻也。从肉，隹声。"按，《灵枢·营气第十六》："故气从太阴出，注手阳明；上行，注足阳明；下行，至跗上，注大指间，与太阴合；上行，抵髀，从脾注心中；循手少阴，出腋，下臂，注小指，合手太阳；上行，乘腋，出䪼内，注目内眦，上巅，下项，合足太阳；循脊下尻，下行，注小指之端，循足心，注足少阴。"其中，"循脊下尻，下行，注小指之端，循足心，注足少阴"是足太阳循行路线。《灵枢·经脉第十》："膀胱足太阳之脉，……其支者，从腰中下挟脊，贯臀，入腘中；其支者，从髆内左右别下贯胛，挟脊内，过髀枢，循髀外，从后廉下合腘中，以下贯踹内，出外踝之后，循京骨，至小指外侧。"比较以上两处记载，很明显，《灵枢·营气第十六》之"尻"与《灵枢·经脉第十》之"臀"所指是一个部位。《马王堆汉墓帛书集成·足臂十一脉灸经》"足泰阳脉"："脽痛，……要（腰）痛，夹（挟）脊痛。"《马王堆汉墓帛书·阴阳十一灸经甲本》"钜阳脉"："其所产病：……北（背）痛，要（腰）痛，尻痛。"《张家山汉墓竹简（二四七号墓）·脉书》"钜阳之脉"亦作"尻痛"。《灵枢·经脉》"膀胱足太阳之脉"作"是动则病脊痛腰似折……项背腰尻腘踹脚皆痛。""尻"之部位并与"脽"相当。"尾"之省形"尻"既改书作"尻"，俗遂误读为从"九"之声（苦刀切）。馀同，不复出校。

[10] 踹：《太素》、明蓝格钞本《甲乙经》作"腨"。

[11]《太素》"小"倒在"痛"上。《马王堆汉墓帛书·阴阳十一脉灸经甲本释文》"钜阳脉"作"足小指痹"。

[12] 人迎大再倍于寸口：《太素》《甲乙经》作"则人迎大再倍于寸口"。

[13] 人迎反小于寸口也：《太素》《甲乙经》作"则人迎反小于寸口也"，《太素》句末无"也"。

[14]《长沙马王堆汉墓简帛集成·足臂十一脉灸经》"足泰阳脉"："其病：病足小指废，膞（腨）痛，䐃（郄）攣（挛），脽痛，产寺（痔），要（腰）痛，夹（挟）脊痛，【头】痛，项痛，手痛，顲（颜）寒，产聋，目痛，尗（鼽）汭（衄），数瘨（癫）疾。诸病此物者，皆久（灸）泰（太）阳温

（脉）。"《长沙马王堆汉墓简帛集成·阴阳十一脉灸经甲本》"钜阳脉"："【是动则病：衝（冲）头，目以（似）脱，项以（似）伐，胸痛，要（腰）以（似）折，脾（髀）不可以运，胳（郄）如结】，腨如【裂，此】为蹱（踵）蹶（厥），是钜阳眽（脉）【主治。其所产病：头痛，耳聋，项痛，耳】强，疟，北（背）痛，要（腰）痛，尻痛，痔（痔），胳（郄）痛，腨痛，【足小】指（踝）[痹]，【为十】二病。"《长沙马王堆汉墓简帛集成·阴阳十一脉灸经乙本》"钜阳脉"："是僮（动）则病：潼（冲）头，【目以（似）脱，项以（似）伐，胸】痛，要（腰）以（似）折，脾（髀）不可以运，【胳（郄）如结，腨如裂，此为蹱（踵）】厥，是巨阳朋（脉）【主治。其所产病：头痛，耳聋，项痛，耳强，疟，北（背）痛，要（腰）[痛]，尻【痛】，痔（痔），胳（郄）痛，腨痛，足小指【痹】，为【十二病】。"《张家山汉墓竹简（二四七号墓）·脉书》"钜阳之脉"："是动则病：衝（冲）头，目以（似）脱，项以（似）伐，胸痛，要（腰）以（似）折，脾（髀）不可以运，胠如结，腨如裂，此为蹱（踵）蹶（厥），是钜阳之脉主治。其所之病：头痛，耳聋，项痛，灟强，疟，北（背）痛，要（腰）[痛]，尻痛，庴（痔），胠痛，腨痛，足小指痹，为十二病。"《天回医简·脉书·下经·十二经脉》"足大阳脉"："其病：眴乱，颜痛，訉（鼽）肑（衄），头痛，北（背）痛，夹脊痛，脊强，要（腰）痛，尻[脾]（髀）痛，痔，州痛，胳（郄）痛，腨痛，踵与果（踝）痛，足小指畀（痹），颠狂，回目，目莫如毋见，[灭]目目臁，蹱（冲）头，疟，风。"

肾足少阴之脉，起于小指之下，邪走[1]足心，出于[2]然谷[3]之下，循内踝之后，别入跟中，以上踹[4]内，出腘[5]内廉，上股内后廉，贯脊，属肾，络膀胱；其直者，从肾上贯肝膈[6]，入肺[7]中，循喉咙，挟舌本[8]；其支者，从肺出络心，注胸中[9]。

【校注】

[1] 邪走：《太素》《甲乙经》作"邪趣"。

[2]《甲乙经》无"于"。

[3] 然谷：《太素》、明蓝格钞本《甲乙经》作"然骨"。

[4] 踹：朝鲜活字本、《太素》、明蓝格钞本《甲乙经》作"腨"。

[5] 腘：《甲乙经》作"腘中"。

[6] 膈：《太素》作"鬲"。

[7] 入肺：周本作"及脉"。

[8]《甲乙经》夹注："一本云：从横骨中挟脐循腹里上行而入肺。"

[9]《长沙马王堆汉墓简帛集成·足臂十一脉灸经》："足少阴温（脉）：出内踝窭（娄）中，上贯膞（腨），入郄（郄），出股，入腹，循脊内上兼（廉），出肝，入胠，毄（系）舌【本】。"《长沙马王堆汉墓简帛成·阴阳十一脉灸经甲本》："少阴眽（脉）：系于内踝（踝）外廉，穿腨，出胻（郄）【中】央，上穿脊之【内】廉，系于肾，夹（挟）舌本。"《长沙马王堆汉墓简帛集成·阴阳十一脉灸经乙本》："少阴胊（脉）：系于肾，夹（挟）舌本】。"《张家山汉墓竹简（二四七号墓）·脉书》："少阴之脉：系于内踝之外廉，穿腨，出胻（郄）中央，上穿责（脊）之内廉，系于肾，夹（挟）舌本】。"《天回医简·脉书·下经·十二经脉》："足少阴脉：[系足心]，出内果（踝）后胜（窠）中，循[肥]（腓）而上[腘]内廉，循股阴而上，夹脊内廉，□□□上夹[舌本]。"

是动，则病饥不欲食，面如漆柴[1]，咳唾[2]则有血，喝喝而[3]喘，坐而欲起，目䀮䀮[4]如无所见，心如[5]悬，若饥状[6]；气不足，则善恐，心惕惕，如人将捕之，是为骨厥。是主肾所生[7]病者，口热，舌干，咽肿，上气，嗌干及痛，烦心，心痛，黄疸[8]，肠澼[9]，脊（胺）[股][10]内后廉痛，痿厥[11]，嗜卧，足下热而痛。为此诸病，盛则写之，虚则补之，热则疾之，寒则留之，陷下则灸之，不盛不虚，以经取之。灸[12]则强食生肉，缓带被[13]发，大杖重履而步。盛者，寸口大再倍于人迎[14]；虚者，寸口反小于人迎也[15、16]。

【校注】

[1] 面如漆柴：《太素》作"面黑如地色"，"地"盖"炪"之误。《甲乙经》作"面黑如炭色"，夹注云：炭，"一作地"。

[2] 唾：医统本作"垂"。

[3] 而：《太素》作"如"。

[4] 䀮䀮：藏本、明蓝格钞本《甲乙经》作"晾晾"，《太素》作"眈眈"。

[5] 明蓝格钞本《甲乙经》无"如"。

[6] 若饥状：《太素》作"病饥状"。

[7]《甲乙经》无"生"。

[8] 黄疸：《太素》作"黄瘅"；赵本"疸"讹作"疽"，俗书"旦""且"同形。

[9] 肠澼：正统本《甲乙经》作"肠辟"。

[10] 胶：熊本、周本同，元本、詹本、医统本、吴本、藏本、赵本、朝鲜活字本并作"股"，《讲义》改"胶"为"股"。《长沙马王堆汉墓简帛集成·足臂十一脉灸经》"足少阴脉"下"其病：足热，腨内痛，股内痛，腹街、脊内廉痛。"作"股"义长，据改。

[11] 痿厥：《太素》作"委厥"。

[12] 灸：明蓝格钞本《甲乙经》作"久"。

[13] 被：赵本作"披"。

[14] 寸口大再倍于人迎：《太素》《甲乙经》作"则寸口大再倍于人迎"。

[15] 寸口反小于人迎也：《太素》《甲乙经》作"则寸口反小于人迎也"，《太素》句末无"也"。

[16]《长沙马王堆汉墓简帛集成·足臂十一脉灸经》"足少阴脉"："其病：病足热，脾（腨）内痛，股内痛，腹街、脊内兼（廉）痛，肝痛，心痛，烦心，泅（咽）【□，□□□】，舌柝（坼），□，旦（瘅），尚（上）气，【□□】数膈（喝），牧牧，耆（嗜）卧以咳。诸病此物【者，皆灸】足少阴【脉】。"《长沙马王堆汉墓简帛集成·阴阳十一脉灸经甲本》"少阴脉"："【是动则病】：悒悒（喝喝）如喘，坐而起则目瞙如毋见，心如县（悬），病饥，气【不】足，善怒，心（肠）[惕]，恐【人将捕之】，不欲食，面黧若炭（灺）色，欬则有血，此为骨蹙（厥），是少阴眽（脉）主治。其所产【病：口热】，舌柝（坼），嗌干，上气，馐（噎），嗌中痛，瘅，耆（嗜）卧，欬，音（瘖），为十病。少阴之眽（脉），【灸则强食产肉，缓带】，被发，大丈（杖），重履而步，久（灸）几息则病已矣。"《长沙马王堆汉墓简

帛集成·阴阳十一脉灸经乙本》"少阴脉"："【是动则病：悒悒如喘】，坐而起则目芒然无见，心如绝，病饥，气不足，善怒，心易（惕），恐人将捕之，不欲食，面黔若灺色，欬【则】有血，此为【骨厥，是少】阴肌（脉）主治。其所【产病：口热，舌坼，嗌干，上气】，噎，嗌中甬（痛），单（瘅），者（嗜）卧，欬，音（瘖），为十病。少阴之脉，久（灸）则强食产肉，【缓带】，大丈（杖），被发，重履而步，久（灸）希息则病已矣。"《张家山汉墓竹简（二四七号墓）·脉书》"少阴脉"："是动即病：悒悒如乱，坐而起，则目䀮如无见，心如县（悬），病饥，气不足，善怒，心狄（惕）狄（惕），恐人将捕之，不欲食，面黯若灺色，欬则有血，此为骨蹷（厥），是少阴之脉主治。其所产病：口热，舌柝（坼），嗌干，上气，饐（噎），嗌中痛，瘅，嗜卧，欬，音（瘖），为十病。少阴之脉，久（灸）则强食产肉，缓带，被发，大丈（杖），重屦而步，久（灸）几息则病已矣。"《天回医简·脉书·下经·十二经脉》"足少阴脉"："其病：口[热]□□，□□痛，舌[尺]（坼）痛，□单（瘅），上[气]，消单（瘅），肾单（瘅），不汗，黑黑（默默）者（嗜）卧，[咳]，[穷诎]，坐而起则目盲盲如毋见，心如县（悬），□□[病饥]，不者（嗜）食，善[歜歜]不[已]，气喘□□□□□□□□□[面丽]（黧）黑，[咳则]□[血]，此为[骨蹷]……"。《天回医简·经脉》相关文字作"……上气，嗌干痛，烦心，心[痛]……内廉痛，瘕（厥）痿，者（嗜）卧，足下热。凡□□病，[启卻]□肉□□。久（灸）则[强]食生肉，[缓]带，被[发]，大[丈]（杖），重[履]步，久（灸）几息则病已矣"。

心主手厥阴[1]心包络[2]之脉，起于胸中，出属心包络[3]，下膈[4]，历络三焦[5]；其支者，循[6]胸（中）[出][7]胁，下腋三寸，上抵腋下，循[8]臑内，行太阴少阴之间，入肘中，下[9]臂，行两筋之间，入掌中，循中指，出其端；其支者，别掌中，循小指次指，出其端[10]。

【校注】

[1] 明蓝格钞本《甲乙经》无"厥阴"。
[2] 《太素》无"络"。

[3]《太素》无"络"。

[4] 膈:《太素》《甲乙经》作"鬲"。

[5] 三膲:詹本、《甲乙经》作"三焦"。

[6] 循:明蓝格钞本《甲乙经》作"从"。

[7] 中:元本、熊本、詹本、医统本、吴本、藏本、赵本、朝鲜活字本、《太素》、《甲乙经》并作"出",《讲义》改"中"为"出",据改。

[8] 循:《太素》作"下循"。

[9] 下:《甲乙经》作"下循"。

[10]《天回医简·脉书·下经·十二经脉》:"心主之脉:系掌中,上出辟(臂)中,出纣(肘)中,走夜(腋)下,□入匈(胸),循匈(胸)里,上加大阴,上循[喉]龙(咙),下系心。"

是动,则病手心热[1],臂肘挛急[2],腋肿,甚则胸胁支满[3],心中[4]憺憺[5]大动,面赤,目黄,喜笑不休。是主脉[6]所生病者,烦心,心痛,掌中热[7]。为此诸病,盛则写之,虚则补之,热则疾之,寒则留之,陷下则灸之,不盛不虚,以经取之。盛者,寸口大一倍于人迎[8];虚者,寸口反小于人迎也[9]。

【校注】

[1] 手心热:《太素》作"手热"。

[2] 臂肘挛急:《太素》作"肘挛"。

[3] 胸胁支满:《太素》作"胸中满"。

[4]《太素》无"中"。

[5] 憺憺:读若"澹澹",水波起伏貌,这里形容心动悸貌。《太素》作"澹澹",明蓝格钞本《甲乙经》作"淡淡"。

[6] 主脉:《太素》作"心主脉"。《甲乙经》夹注:"一作心包络。"

[7]《天回医简·脉书·下经·十二经脉》"心主之脉":"其病:手热,纣(肘)挛,夜(腋)痛,心痛。"

[8] 寸口大一倍于人迎:《太素》《甲乙经》作"则寸口大一倍于人迎。"

[9] 寸口反小于人迎也:《太素》作"则寸口反小于人迎",《甲乙经》作

"则人迎反大，寸口反小于人迎也"。

三焦[1]手少阳之脉，起于小指次指之端，上出两指之间，循手表、腕[2]，出臂外两骨之间，上贯肘，循臑外上肩，而交出足少阳之后，入缺盆，布膻中，散落[3]心包，下膈[4]，循[5]属三焦[6]；其支者[7]，从膻中上出缺盆，上项，系耳后，直上，出耳上角，以屈下颊至𨩲；其支者，从耳后入耳中，出走耳前，过客主人前，交颊，至（自）[目][8]锐[9]眦[10]。

【校注】

[1] 三焦：藏本作"三膲"。

[2]《太素》无"腕"。

[3] 落：读若"络"。《太素》作"胳"，为"络"的换旁俗字。《甲乙经》作"络"。

[4] 膈：《太素》《甲乙经》作"鬲"。

[5] 循：疑"徧"之误。《太素》、《甲乙经》、明蓝格钞本《甲乙经》作"徧"，杨上善注云："徧，甫见反。散布膻中也。"俗书彳、亻相乱，据杨注，当是"徧"字。刘校谓应据改。

[6] 三焦：藏本作"三膲"。

[7] 其支者：正统本《甲乙经》作"其直者"。

[8] 自：元本、医统本、吴本、藏本、赵本、朝鲜活字本并作"目"，据改。

[9] 锐：《太素》《甲乙经》作"兑"。

[10]《长沙马王堆汉墓简帛集成·足臂十一脉灸经》："臂少阳温（脉）：出中指，循臂上骨下兼（廉），奏耳。"《长沙马王堆汉墓简帛集成·阴阳十一脉灸经甲本》："耳眽（脉）：起于手北（背），出臂外两骨之间，【上骨】下廉，【出肘中】，入耳中。"《长沙马王堆汉墓简帛集成·阴阳十一脉灸经乙本》："耳䑏（脉）：起【于手】北（背），出【臂外两骨】之间，上骨下兼（廉），出肘中，入耳中。"《张家山汉墓竹简（二四七号墓）·脉书》："耳脉：起手北（背），出臂外廉两骨之间，上骨下廉，出肘中，入耳中。"

- 113 -

是动，则病耳聋，浑浑[1]焞焞[2]，嗌肿，喉痹。是主气所生病者，汗出，目锐[3]眦痛，颊痛[4]，耳后、肩、臑、肘、臂外皆痛，小指次指不用。为此诸病，盛则写之，虚则补之，热则疾之，寒则留之，陷下则灸之，不盛不虚，以经取之。盛者，人迎大一倍于寸口[5]；虚者，人迎反小于寸口也[6,7]。

【校注】

[1]《长沙马王堆汉墓简帛集成·阴阳十一脉灸经》甲本、乙本，《脉书》并作"煇煇"。

[2] 焞焞：《太素》作"淳淳"。

[3] 锐：《太素》《甲乙经》作"兑"。

[4]《甲乙经》无"痛"。

[5] 人迎大一倍于寸口：《太素》《甲乙经》作"则人迎大一倍于寸口"。

[6] 人迎反小于寸口也：《太素》作"则人迎反小于寸口"，《甲乙经》作"则人迎反小于寸口也"。

[7]《长沙马王堆汉墓简帛集成·足臂十一脉灸经》"臂少阳脉"："其病：产聋，【颊】痛。诸病【此物者，皆】久（灸）臂少阳之温（脉）。"《长沙马王堆汉墓简帛集成·阴阳十一脉灸经甲本》"耳脉"："是动则病：耳聋辉辉脖脖，嗌穜（肿），是耳眽（脉）主治。其所产病：目外渍（眦）痛，颊痛，耳聋，为三病。"《长沙马王堆汉墓简帛集成·阴阳十一脉灸经乙本》"耳脉"："是动则病：耳聋辉辉谆谆，嗌膧（肿），是耳朋（脉）主治。其所产病：目外腊（眦）甬（痛），颊甬（痛），耳聋，为三病。"《张家山汉墓竹简（二四七号墓）·脉书》"耳脉"："是动则病：耳聋煇煇焞焞，益（嗌）穜（肿），是耳脉主治。其所产病：目外际痛，颊痛，耳聋，为三病。"《天回医简·经脉》相关文字作"[种]。所生病，目外颜肿，耳后、肩、[臑]后廉痛，汗出，中指不用，侯（喉）痹。凡七病，启肘，久（灸）去腕三寸"。

胆足少阳之脉，起于目锐[1]眦，上抵头角[2]，下耳后，循颈行手少阳之前，至肩上，却交出手少阳之后，入缺盆；其支者，从耳后入耳中，出走耳前，至目锐[3]眦后；其支者，别锐眦[4]，下大迎，合于[5]手少阳，抵[6]于颔，下[7]加颊车，下颈，合缺盆，以下胸中，贯膈[8]，络肝，属胆，循胁里，出气街，绕毛际，横入髀厌中；其直者，从缺盆下腋，循胸[9]，过季胁，下合髀厌[10]中，以下循髀阳[11]，出膝外廉，下外辅骨之前，直下抵绝骨之端，下出外踝之前，循足跗[12]上，入[13]小指次指之间[14]；其支者，别跗上，入大指之间，循大指歧骨[15]内，出其端，还贯爪甲[16]，出三毛[17]。

【校注】

[1] 锐：《太素》《甲乙经》作"兑"。

[2] 头角：《太素》作"角"，无"头"。

[3] 锐：《太素》《甲乙经》作"兑"。

[4] 别锐眦：《太素》作"别目兑眦"，《甲乙经》"锐"作"兑"，明蓝格钞本《甲乙经》作"则别锐眦"。

[5] 《太素》《甲乙经》无"于"。

[6] 《太素》无"抵"，连上读。

[7] 《甲乙经》夹注："一本云：别兑眦上迎手少阳于頞。"

[8] 膈：《太素》作"鬲"。

[9] 循胸：《甲乙经》作"循胸中"。

[10] 厌：读若"靥yè"，小圆窝；小凹陷处。

[11] 以下循髀阳：《太素》作"以下循髀太阳"。

[12] 跗：明蓝格钞本《甲乙经》作"附"。

[13] 入：明蓝格钞本《甲乙经》作"出"。

[14] 之间：明蓝格钞本《甲乙经》作"之端"。

[15] 《太素》无"骨"。

[16] 还贯爪甲：《甲乙经》作"还贯入爪甲"。

[17] 《长沙马王堆汉墓简帛集成·足臂十一脉灸经》："足少阳温（脉）：出于踝前，枝于骨间，上贯膝外兼（廉），出于股外兼（廉），出胁；枝之肩薄（髆）；其直者贯腋，出于项、耳，出膁（枕），出目外渍（眦）。"《长沙马王堆汉墓简帛集成·阴阳十一脉灸经甲本》："少阳眽（脉）：系于外踝之前廉，上出鱼股之【外，出胁】上，【出耳前】。"《长沙马王堆汉墓简帛集成·阴阳十一脉灸经乙本》："少阳朋（脉）：系于外踝（踝）之前廉，

[上]出【鱼股之】外，出【胁】上，出耳前。"《张家山汉墓竹简（二四七号墓）·脉书》："少阳之脉：系于外踝之前廉，上出鱼股之外，出胁上，出耳前。"《天回医简·脉书·下经·二经脉》："足少阳脉：系足小指[次]指，循足胕（跗）上廉，上出外果（踝）前廉，以上出膝鱼股外廉，出卑（髀），循胁而上，支者出肩[博]（膊），直者贯[夜]（腋），循颈而上耳前，系目外眦。"《天回医简·经脉》相关文字作"[少阳脉]，[起小]指之次，循外踝前廉，上循……胁外廉。[支]者至……"

是动，则病口苦，善大息[1]，心胁痛，不能转侧[2]，甚则面微有尘[3]，体无膏泽，足外[4]反（热）[5]，是为阳厥。是主骨所生病者，头痛，颔痛[6]，目锐[7]眦痛，缺盆中肿痛，腋下肿[8]，马刀侠瘿[9]，汗出振寒，疟，胸胁肋髀膝外至胫[10]绝骨外踝[11]前及诸节皆痛，小指次指不用。为此诸病，盛则写之，虚则补之，热则疾之，寒则留之，陷下则灸之，不盛不虚，以经取之。盛者，人迎大一倍于寸口[12]；虚者，人迎反小于寸口也[13, 14]。

【校注】

[1] 大息：熊本、詹本、周本、医统本、吴本、藏本、赵本、朝鲜活字本并作"太息"。

[2] 转侧：《太素》《甲乙经》作"反侧"。

[3] 面微有尘：面部青黑如尘。微，读若"黴"，同"霉"。面部青黑，呈水气色。有，如也。《太素》作"面尘"，《甲乙经》作"面微尘"。

[4] 足外：《太素》作"足少阳"。

[5] 反热："热"字衍。反，外翻也。《长沙马王堆汉墓简帛集成·阴阳十一脉灸经甲本》及《张家山汉墓竹简（二四七号墓）·脉书》中有与本节相关的文字："少阳眽（脉）……是动，则病心与胁痛，不可以反稷（侧），甚则无膏，足外反，此为阳蹶。"马王堆汉墓帛书整理小组谓"热"字衍，据删。《天回医简·脉书·下经·十二经脉》亦作"足外反"。

[6] 头痛，颔痛：《太素》作"头角颔痛"，《甲乙经》作"头面颔痛"。

[7] 锐：《太素》《甲乙经》作"兑"。

[8] 腋下肿：《甲乙经》作"腋下肿痛"。

[9]《甲乙经》作"马刀挟瘿",《太素》作"马刀侠婴"。言瘿之形状似马刀也。马刀,为蚌科动物巨首楔蚌或短褶矛蚌及其近缘种。

[10] 胫:《甲乙经》作"腑",正统本《甲乙经》作"骭"。

[11] 髁:周本、吴本、朝鲜活字本、《太素》、《甲乙经》并作"踝"。

[12] 人迎大一倍于寸口:《太素》作"则人迎大一倍于寸口",《甲乙经》作"则人迎大倍于寸口"。

[13] 人迎反小于寸口也:《太素》作"则人迎反小于寸口"。

[14]《长沙马王堆汉墓简帛集成·足臂十一脉灸经》"足少阳脉":"其病:病足小指次指废,胻外兼(廉)痛,胻寒,膝外兼(廉)痛,股外兼（廉）痛,脾（髀）外兼（廉）痛,胁痛,【□】痛,产马（瘕）,缺盆痛,瘿（瘘）,聋,膑（枕）痛,耳前痛,目外渍（眦）痛,胁外穜（肿）。诸病此物者,皆久（灸）少阳温（脉）。"《长沙马王堆汉墓简帛集成·阴阳十一脉灸经甲本》"少阳脉":"是动则病:【心与胁痛】,不可以反稷（侧）,甚则无膏,足外反,此为阳【厥】,是少阳眽（脉）【主】治。其所产【病:□痛,项痛,头】颈痛,胁痛,疟,汗出,节尽痛,脾（髀）[外]廉【痛】,鱼股痛,膝【外廉】痛,振寒,【足中指】（踝）[痹],为十二病。"《长沙马王堆汉墓简帛集成·阴阳十一脉灸经乙本》"少阳脉":"是动则病:心牙（与）胁痛,不可以反则（侧）,甚则无膏,足外【反,此】为阳瘕（厥）,是少阳朋（脉）主治。【其所产病:□痛,项痛】,头颈痛,胁[痛],疟,汗出,节尽【痛,髀外廉】痛,股痛,膝外[廉]痛,振寒,足中指滞（痹）,为十二病。"《张家山汉墓竹简（二四七号墓）·脉书》"少阳之脉":"是动则病:心与胁痛,不可以瘦反（侧）,甚则无膏,足外反,此为阳【厥,是少阳脉主治。其所产病:□□□痛】,□痛,项痛,胁痛,疟,汗出,节尽痛,脾（髀）外廉痛,鱼股痛,膝外廉痛,晨（振）寒,足中指痹,为十二病,及温。"《天回医简·脉书·下经·十二经脉》:"足少阳脉":"其病:足小指之次指痛,足胕（跗）上廉痛,外果（踝）前痛,胫外廉痛,膝、鱼股外廉痛,卑（髀）痛,胁痛,匈（胸）痛,不可以反稷（侧）,甚则匈（胸）胁为盈,放（妨）心,汗出,无[音],种（肿）胁,足外反,此为阳厥,腋【胹】痛,颈痛,耳前痛,顑痛,聋,朒（衄）,目外眦痛,头角痛,振寒,疟,头痛,百节痛,瘦纵（瘲）。"

肝足厥阴之脉，起于大指丛毛之际[1]，上循足跗上廉，去内踝一寸，上踝八寸，交出太阴之后，上腘内廉[2]，循股阴[3]，入毛中，过阴器[4]，抵小腹[5]，挟[6]胃，属肝，络胆[7]，上贯膈[8]，布胁肋，循喉咙之后，上入颃颡，连目系，上出额，与督脉会于巅[9]；其支者，从目系下颊里，环唇内；其支者[10]，复从肝别贯膈[11]，上注肺[12, 13]。

【校注】

[1]《太素》无"际"，与下"上"字属读。

[2] 上腘内廉：明蓝格钞本《甲乙经》作"上腘内廉，循内廉"。

[3] 循股阴：《太素》作"循阴股"。

[4] 过阴器：《太素》《甲乙经》作"环阴器"。

[5] 小腹：《太素》《甲乙经》作"少腹"。

[6] 挟：《太素》《甲乙经》作"侠"。

[7] 正统本《甲乙经》"络胆"下有"其直者从肝"。

[8] 膈：《太素》作"鬲"。

[9] 巅：《太素》作"颠"。《甲乙经》夹注："一云：其支者，从小腹与太阴、少阳结于腰髁，夹脊，下第三第四骨孔中。"

[10] 吴本无"者"。

[11] 膈：《太素》作"鬲"。

[12] 上注肺：《甲乙经》作"上注肺中"。

[13]《长沙马王堆汉墓简帛集成·足臂十一脉灸经》："足帣（厥）阴温（脉）：循大指间，以上出脁内兼（廉），上八寸，交泰（太）阴温（脉），【□】股内，上入胺间。"《长沙马王堆汉墓简帛集成·阴阳十一脉灸经甲本》："厥（厥）阴眽（脉）：系于足大指蕺（丛）毛之上，乘足【跗上廉】，去内踝（踝）一寸，上踝（踝）五寸而【出太阴之后】，上出鱼股内廉，触少腹，大渍（眦）旁。"《长沙马王堆汉墓简帛集成·阴阳十一脉灸经乙本》："厥（厥）阴肌（脉）：系于足大指蕺（丛）毛上，乘足胕（跗）上廉，去内踝（踝）一寸，上踝（踝）五寸【而】出大（太）阴【之】后，上出鱼股内廉，鼜（触）少腹，大资（眦）旁。"《张家山汉墓竹简（二四七号墓）·脉书》："瘱（厥）阴之脉：系于足大指丛毛之上，乘足柎（跗）上

廉，去内□□□□□□□□□□□□□□□□□触少腹，夹紃旁。"《天回医简·脉书·下经·十二经脉》："[足]厥阴脉：[系]足大[指]□毛□上，乘[足跗]上廉，[去]内果（踝）一寸，循胫内廉，上果（踝）[五寸]，交大阴脉，[上出鱼股内廉，触少]腹，夹佩以上，系[齐]（脐）。其病：[丈夫则颓]山（疝），□，妇人则暴少腹种（肿）痛，要（腰）痛，不可[以]□[卬]（仰），善饮，[甚则嗌干，面疵]，善弱（溺），足胕（跗）种（肿），三病，病而有心烦，死，勿治也。有阳脉与之俱病，可治也。三阴相乱，不过十日，死。"

是动，则病腰痛不可以俯仰，丈夫癀疝[1]，妇人少腹肿[2]，甚则嗌干，面尘，脱色[3]。是[主][4]肝所生病者，胸满，呕[5]逆，飧泄[6]，狐疝，遗溺[7]，闭癃[8]。为此诸病，盛则写之，虚则补之，热则疾之，寒则留之，陷下则灸之，不盛不虚，以经取之。盛者，寸口大一倍于人迎[9]；虚者，寸口反小于人迎也[10, 11]。

【校注】

[1] 癀疝：《太素》作"颓疝"，《甲乙经》作"癲疝"。

[2] 妇人少腹肿：《太素》作"妇人少腹肿，腰痛"。

[3] 《太素》无"脱色"。

[4] 《太素》《甲乙经》"是"下并有"主"字，刘校谓应据补。《讲义》补"主"。据文例及《太素》《甲乙经》，补"主"。

[5] 呕：《太素》作"欧"。

[6] 飧泄：《甲乙经》作"洞泄"。

[7] 遗溺：《甲乙经》作"遗精"。

[8] 闭癃：《甲乙经》作"癃闭"。

[9] 寸口大一倍于人迎：《太素》《甲乙经》作"则寸口大一倍于人迎"。

[10] 寸口反小于人迎也：《太素》作"则寸口反小于人迎"，《甲乙经》作"则寸口反小于人迎也"。

[11] 《长沙马王堆汉墓简帛集成·足臂十一脉灸经》"足厥阴脉"："其病：病胻瘦，多弱（溺），耆（嗜）歓（饮），足柎（跗）穜（肿），疾畀

（痹）。诸病此物者，【皆灸】厥（厥）阴温（脉）。"《长沙马王堆汉墓简帛集成·阴阳十一脉灸经甲本》"厥阴脉"："是动则【病：丈】夫则【癫山（疝），妇人则少腹肿，腰痛】不可以仰（仰），甚则嗌干，面疵，是厥（厥）阴脉（脉）主治。【其】所产病：热中，【癃，癫，偏疝，为五病。五病】有而心烦，死，勿治殴（也）。有阳脉（脉）与之俱病，可治殴（也）。"《长沙马王堆汉墓简帛集成·阴阳十一脉灸经乙本》"厥阴脉"："是动则病：丈夫则㿗（癫）山（疝），妇人则少腹膧（肿），要（腰）甬（痛）不可以仰（仰），甚则嗌干，面疵，是厥（厥）阴之䏚（脉）主治。其所产病：热中，癃（癃），㿗（癫），扁（偏）山（疝），【为五】病。五病有[而]烦心，死，勿治也。有阳䏚（脉）牙（与）[之]俱病，可治也。"《张家山汉墓竹简（二四七号墓）·脉书》"厥阴之脉"："是动则病：丈夫则㿗（癫）山（疝），妇人则少腹種（肿），要（腰）痛，不可以仰（仰），则嗌干，面骊，是蹶（厥）阴之脉主治。其所产病：热中，㾯（癃），㿗（癫），扁（偏）山（疝），为五病。五病有而心烦，死，勿治殴。有阳[脉]与之俱病，可治也。"《天回医简·脉书·下经·十二经脉》"足厥阴脉"："其病：[丈夫则㿗]山（疝），□，妇人则暴少腹种（肿）痛，要（腰）痛，不可[以]□[仰]（仰），善饮，[甚则嗌干，面疵]，善弱（溺），足跗（跗）种（肿），三病，病而有心烦，死，勿治也。有阳脉与之俱病，可治也。三阴相乱，不过十日，死。"《天回医简·经脉》相关文字作"……[癃]，[遗]弱（溺）。凡十一病，启卻，久（灸）[骭]上踝三寸，必廉太阴之祭（际）。病有烦心，死，毋治"。

手太阴[1]气绝，则皮毛焦。太阴者，行气，温于皮毛者也。故气不荣[2]，则皮毛焦；皮毛焦，则津液去皮节[3]；津液去皮节者[4]，则爪枯毛折；毛折者，则[5]毛先死[6]。丙笃丁死，火胜金也。

【校注】

[1]手太阴：《素问·通评虚实论篇第二十八》："痛不知所，按之不应手，乍来乍已，刺手太阴傍三痏与缨脉各二。……霍乱，刺俞傍五、足阳明及上傍三。"黄龙祥、黄幼民指出，"不论如何理解，此例中的'手太

阴''足阳明'都只是一个确定的局限部位，而无法理解成经脉名或经穴的统称。"并将它们称为"经脉穴"。（黄龙祥，黄幼民编著《针灸腧穴通考》（上）人民卫生出版社，2011.71.）。"三阴三阳之名除了用于经穴的古称之外，还用作相应的诊脉部位——脉口的名称。"（同上）《黄帝内经》中记载"经脉穴"的有《素问·通评虚实论》《素问·气府论》《素问·刺热》《素问·刺疟》《素问·刺腰痛》《灵枢·热病》《灵枢·厥病》《灵枢·杂病》《灵枢·癫狂病》《灵枢·口问》诸篇，涉及的"经脉穴"有手足"三阴三阳"与"阴阳跷"。按，其具体部位、穴位名称，《脉经》卷第二《平三关阴阳二十四气脉第一》、卷第七《病可刺证第十三》，《诸病源候论》，《新雕孙真人千金方》，《备急千金要方》，《千金翼方》中有详细记载：手太阴，在鱼际间（原校："即太渊穴也。"）《千金翼方》："寸口是也。"《诸病源候论》作"手太阴穴在手大指本节后白肉际陷中。"手阳明，在手腕中（原校："即阳溪穴也。"）；足阳明，在足上动脉（原校："即冲阳穴也。"）足太阴，在足大指本节后一寸（原校："即公孙穴也。"）；《脉经卷第七·病可刺证第十三》："手少阴，在腕，当小指后动脉是也。"（原校："即神门穴"）。手太阳，在手小指外侧本节陷中（原校："即后溪穴也。"）；足太阳，在足小指外侧本节后陷中（原校："即束骨穴也。"敦煌卷子《灸法图》作"在外踝后宛宛中"）；足少阴，在足内踝下动脉（原校："即太溪穴也。"）；手心主，在掌后横理中（原校："即太陵穴也。"）；《新雕孙真人千金方》卷十四："（手）少阳，在手上第二指间去本节后一寸动脉是也。"足少阳，在足上第二指本节后一寸（原校："第二指当云小指次指，即临泣穴也。"）；足厥阴，在足大指间（原校："即行间穴也。"《备急千金要方》："在足大指本节间。"）。

[2] 故气不荣：《甲乙经》作"气弗营"。

[3] 去皮节：刘校谓"皮"乃"支"字之误，下"皮节"同；《甲乙经》无"去皮节"。

[4] 津液去皮节者：《甲乙经》作"津液去，则皮节著；皮节著"。

[5] 《甲乙经》无"则"。

[6] 顾校：当依《脉经》作"气先死"。

手少阴气绝，则脉不通；脉不通，则血不流；血不流[1]，则髦色[2]不泽，故其面黑如漆柴者[3]，血[4]先死。壬笃癸死，水胜火也。

【校注】

[1] 周本不重"血不流"。

[2] 髦色：《甲乙经》作"发色"。

[3] 故其面黑如漆柴者：《甲乙经》作"故其面色如黧者"，夹注：黧，"一作漆柴"。

[4] 血：据文例，下文言"毛先死""肉先死""骨先死""筋先死"，此"血"盖读若"洫"，洫为沟洫，引申有"血脉"义。

足太阴气绝者[1]，则脉不荣肌肉[2]。唇舌[3]者，肌肉之本也。脉不荣[4]，则肌肉软[5]；肌肉软，则舌萎[6]、人中满[7]；人中满，则唇反；唇反者，肉先死。甲笃乙死，木胜土也。

【校注】

[1]《甲乙经》无"者"。

[2] 则脉不荣肌肉：《甲乙经》作"则脉不营其口唇"。

[3] 唇舌：《甲乙经》作"口唇"。

[4] 脉不荣：《甲乙经》作"脉弗营"。

[5] 软：《甲乙经》作"濡"。下"肌肉软"同，不复出校。

[6]《甲乙经》无"舌萎"。

[7]《甲乙经》夹注："一作舌痿。"

足少阴气绝，则骨枯。少阴者[1]，冬脉也，伏行而濡骨髓者也，故骨不濡[2]，则肉不能著[3]也；骨肉不相亲，则肉软（却）[郄][4]；肉软[5]（却）[郄]，故齿长而[垢][6]，发无泽；发无泽[7]者，骨先死。戊笃己死，土胜水也。

【校注】

[1] 少阴者：正统本《甲乙经》作"少阴之脉者"。

[2] 濡：《甲乙经》夹注："一作软。"

[3] 则肉不能著：《甲乙经》作"则肉不能著骨"。

[4] 则肉软（却）[郤]：《甲乙经》作"肉濡而却"。按，"却"或作"卻"，为"郤xì"的俗误。俗书郤、卻相乱。郤，疲羸。

[5] 软：《甲乙经》作"濡"。

[6] 原本"而"下空阙一字，元本、熊本、詹本、周本、医统本、吴本、藏本、赵本、朝鲜活字本并作"垢"，据补。《难经·二十四难》作"枯"。《灵枢·终始第九》："少阴终者，面黑，齿长而垢，腹胀闭塞，上下不通，而终矣。"

[7] 发无泽：《甲乙经》作"无润泽"。

足厥阴气绝，则筋绝[1]。厥阴者，肝脉也；肝者，筋之合也；筋者，聚于阴气[2]，而脉络于舌本也[3]。故脉弗荣[4]，则筋急[5]；筋急[6]，则引舌与卵[7]，故唇青舌卷卵缩，则筋先死。庚笃辛死，金胜木也。

【校注】

[1] 绝：《甲乙经》作"弛"。

[2] 气：读若"器"。朝鲜活字本、《甲乙经》、《难经·二十四难》并作"器"。

[3] 《甲乙经》无"也"。

[4] 荣：《甲乙经》作"营"。

[5] 筋急：《甲乙经》作"筋缩急"。

[6] 筋急：《甲乙经》作"筋缩急"。

[7] 引舌与卵：《甲乙经》作"引卵与舌"。

五阴气[1]俱绝，则目系转，转则目运[2]，目运者[3]，为志先死，志先死[4]，则远一日半死矣[5]。

【校注】

[1]《甲乙经》无"气"。

[2] 运：读若"瞑xuán"，直视。運、瞑古韵同为文部。运，云母（喻母

三等），曾运乾谓古音喻母三等归匣。瞚，晓母，李新魁谓上古晓、匣二母之字常相通。"运"从"軍"生，"軍"从"匀"声。"匀"声、"夐"声之字古多通用，详参《古字通假会典》。《素问·诊要经终论篇第十六》："少阳终者，耳聋，百节皆纵，目睘qióng（"睘"同裛，音穷，直视如惊貌），绝系。绝系，一日半死。其死也，色先青，白，乃死矣。"《灵枢·终始第九》："少阳终者，耳聋，百节尽纵，目系绝，目系绝一日半，则死矣。其死也，色青，白乃死。"

[3] 目运者：《甲乙经》作"运"。

[4] 志先死：《甲乙经》作"故志先死"。

[5] 明蓝格钞本《甲乙经》、正统本《甲乙经》无"矣"。

六阳气[1]绝，则阴与[2]阳相离，离[3]，则腠理发泄，绝汗乃出[4]，故旦占夕死，夕占旦死[5]。

【校注】

[1]《甲乙经》无"气"。

[2]《甲乙经》无"与"。

[3] 离：《甲乙经》作"阴阳相离"。

[4]《甲乙经》下有"大如贯珠，转出不流，则气先死矣"。

[5]《甲乙经》下有"此十二经之败也"。

经脉十二[1]者，伏行[2]分肉之间，深而不见[3]。其常见者，（足）[手]太阴过于（外）[内]踝之上[4]，无[5]所隐故[6]也[7]。诸脉之浮而常见者，皆络脉也。六经络手阳明少阳[8]之大络，起于[9]五指间，上合肘中。饮酒者，卫气先行皮肤，先充络脉，络脉先盛。故[10]卫气已[11]平，营气乃满，而经脉大盛[12]。脉之卒然动者，皆邪气居之，留于本末，不动则热，不坚则陷且[13]空，不与众同，是以知其何脉之动也[14]。

【校注】

[1] 经脉十二：《甲乙经》作"十二经脉"。

[2] 伏行：《甲乙经》作"伏行于"。

[3] 深而不见：《甲乙经》作"深而不见者，皆络脉也"。

[4] 足太阴过于外踝之上：按，据文意"无所隐"者盖指手太阴；手太阴在前臂内侧手大指本节后白肉际陷中，寸口是也；作"手太阴"义长。又，《太素》、明蓝格钞本《甲乙经》、正统本《甲乙经》、《甲乙经》"外"并作"内"，刘校谓应据改。据文意及诸本校改。踝，读若"髁 kē"，指突出的骨头。

[5] 无：《太素》作"毋"。

[6] 故：《太素》作"故见"。

[7]《甲乙经》无"也"。

[8] 少阳：《甲乙经》作"少阴"。

[9]《甲乙经》无"于"。

[10] 故：《甲乙经》作"则"。

[11] 已：《甲乙经》作"以"。

[12] 大盛：《太素》《甲乙经》作"大盛也"。

[13] 且：正统本《甲乙经》误作"旦"。

[14] 之动也：明蓝格钞本《甲乙经》作"之异"；《太素》作"之病之"，"之"盖"也"之俗讹。

雷公曰：何以知经脉之与络脉异[1]也[2]？黄帝曰：经脉者，常不可见也[3]，其虚实也，以气口知之。脉之见者，皆络脉也。

【校注】

[1] 异：明蓝格钞本《甲乙经》作"有异"。

[2] 也：《太素》作"耶"。

[3]《太素》无"也"。

雷公曰：细子无以明其然也[1]。黄帝曰：诸络脉皆不能经大节之间，必行绝道而出入[2]，复合于皮中，其会皆见于外。故诸刺络脉者，必刺其结上甚血[3]者，虽无[4]结，急取之，以写其邪而出其血，留之发为痹也。

【校注】

[1]《太素》无"也"。

[2] 必行绝道而出入：《太素》作"必行绝而道出入"。

[3] 衁：为"溢"之省，读若"溢"，充盈。

[4] 无：《太素》作"毋"。

凡诊络脉：脉色青，则寒且痛；赤，则有热。胃中寒[1]，手鱼[2]之络多青矣[3]；胃中有热，鱼际络赤[4]；其暴黑者[5]，留久[6]痹也；其有赤、有黑、有青[7]者，寒热气也[8]；其青短者[9]，少气也。凡刺寒热者，皆多[10]血络，必间日而一[11]取之，血尽而止，乃[12]调其虚实；其小而短者，少气甚者[13]，写之则闷[14]，闷甚则仆，不得[15]言，闷则急坐之也[16]。

【校注】

[1] 胃中寒：《甲乙经》作"胃中有寒"。

[2] 手鱼：《甲乙经》作"手鱼际"。

[3]《甲乙经》无"矣"，明蓝格钞本《甲乙经》"矣"作"也"。

[4] 鱼际络赤：《甲乙经》作"则鱼际之络赤"，《太素》作"鱼际之络亦赤"，明蓝格钞本《甲乙经》作"鱼际之络亦出"。

[5] 其暴黑者：《太素》作"鱼黑者"。

[6] 留久：《甲乙经》作"久留"。

[7] 有黑、有青：《太素》作"有青、有黑"。

[8]《太素》无"气也"。

[9] 其青短者：《太素》《甲乙经》作"其青而小短者"。

[10] 多：重视。

[11]《甲乙经》无"一"。

[12]《甲乙经》无"乃"。

[13] 甚者：《太素》作"其"，无"者"。其，若也，属下"写之"读。

[14] 闷：读若"昏"，《太素》作"悗"。下"闷"同，不复出校。

[15] 不得：《甲乙经》作"不能"。

[16]《太素》无"也"。

手太阴之别，名曰列缺，起于腕上[1]分间，并[2]太阴之经，直入掌中，散入于鱼际。其病，实[3]则手锐[4]掌热；虚则欠㰦[5]，小便遗数。取之去腕寸半[6]。别走阳明也。

【校注】

[1] 腕上：《太素》误作"掖下"。

[2] 并 bàng：依傍。

[3] 实：周本作"甚"。

[4] 锐：《太素》作"兑"，《甲乙经》作"兑骨"。兑骨，突出的骨节。掌后高骨为手兑骨。

[5] 欠㰦 qù：打呵欠。

[6] 去腕寸半：《太素》作"去捥一寸半"。

手少阴之别，名曰通里，去[1]腕[2]一寸半[3]，别而上行，循经入于心中，系舌本，属目系。其实，则支膈[4]；虚，则不能言。取之掌[5]后一寸，别走太阳也[6]。

【校注】

[1] 去：《甲乙经》作"在"。

[2] 腕：《太素》作"捥"。

[3] 一寸半：《太素》作"一寸"。

[4] 膈：《太素》作"鬲"。

[5] 掌：《太素》作"捥"。

[6]《太素》无"也"。

手心主之别，名曰内关，去腕[1]二寸，出于两筋之[2]间，循经以上，系于心包络[3]。心系实，则心痛；虚，则为头强[4]。取之两筋间也[5]。

【校注】

[1] 腕：《太素》作"捥"。

[2]《太素》无"之"。

[3] 系于心包络：明蓝格钞本《甲乙经》作"系于心"。

[4] 虚则为头强：《太素》作"虚则为烦"。

[5]《太素》无"也"。

手太阳之别，名曰支正，上腕[1]五寸，内註[2]少阴；其别者，上走肘，络肩髃。实则节弛肘废，虚则生肬[3]，小者如指痂疥。取之所别也[4]。

【校注】

[1] 上腕：《太素》作"去捥"。

[2] 註：元本、熊本、詹本、医统本、吴本、藏本、赵本、朝鲜活字本、《太素》、《甲乙经》并作"注"。

[3] 肬：朝鲜活字本作"疣"。

[4]《太素》《甲乙经》无"也"。

手阳明之别，名曰偏历，去腕[1]三寸，别入[2]太阴；其别者，上循臂，乘肩髃，上曲颊偏齿；其别者，入耳，合[3]于宗脉。实则龋[4]聋[5]，虚则齿寒痹隔[6]。取之所别也[7]。

【校注】

[1] 腕：《太素》作"捥"。

[2] 别入：《太素》作"别走"。

[3] 合：《太素》《甲乙经》作"会"。

[4] 龋：《甲乙经》作"龋齿"。

[5] 聋：《太素》《甲乙经》作"耳聋"。

[6] 隔：《太素》《甲乙经》作"鬲"。

[7]《太素》《甲乙经》无"也"。

手少阳之别，名曰外关，去腕[1]二寸，外绕臂，注胸中，合心主。病[2]实则肘挛，虚则不收。取之所别也[3]。

【校注】

[1] 腕：《太素》作"捥"。

[2] 病：《太素》作"其病"，《甲乙经》无"病"。

[3] 《太素》《甲乙经》无"也"。

足太阳之别，名曰飞扬，去踝七寸，别走[1]少阴。实则鼽窒[2]，头背痛，虚则鼽衄。取之所别也[3]。

【校注】

[1] 走：周本作"去"。

[2] 鼽窒：《甲乙经》作"窒鼻"，夹注："一云鼽窒。"

[3] 《太素》《甲乙经》无"也"。

足少阳之别，名曰光明，去踝[1]五寸，别走厥阴，下络足跗[2]。实则厥，虚则痿躄，坐不能起。取之所别也[3]。

【校注】

[1] 踝：《甲乙经》作"踝上"。

[2] 足跗：《太素》作"足跗上"。

[3] 《太素》《甲乙经》无"也"。

足阳明之别，名曰丰隆，去踝八寸，别走太阴；其别者，循胫骨外廉，上络头项[1]，合诸经之气，下络喉嗌。其病，气逆则喉痹（瘁）[卒][2]瘖，实则狂颠[3]，虚则足不收，胫枯。取之所别也[4]。

【校注】

[1] 上络头项：《太素》作"上络头"。

[2] 瘁：当作"卒"，盖涉上下二字类化。《太素》作"卒"，据改。

[3] 狂颠：元本、熊本、詹本、周本、医统本、吴本、赵本、朝鲜活字本并作"狂巅"，藏本、《太素》作"狂癫"，《甲乙经》作"颠狂"。

[4]《太素》《甲乙经》无"也"。

足太阴之别,名曰公孙,去本节之[1]后一寸,别走阳明;其别者,入络肠胃。厥气上逆则霍乱[2],实则肠[3]中切痛,虚则鼓胀。取之所别也[4]。

【校注】

[1]《甲乙经》无"之"。
[2]霍乱:正统本《甲乙经》作"藿乱"。
[3]肠:《太素》《甲乙经》作"腹",刘校谓应据改。
[4]《太素》《甲乙经》无"也"。

足少阴之别,名曰大钟,当踝后绕跟,别走太阳;其别者,并经上走于心包,下外贯腰脊。其病,气逆则烦闷,实则闭癃,虚则腰痛。取之所别者也[1]。

【校注】

[1]《太素》《甲乙经》无"者也"。

足厥阴之别,名曰蠡沟,去内踝五寸,别走少阳;其别者,径[1]胫[2]上睾[3],结于茎。其病,气逆则睾肿卒疝,实则挺长[4],虚则暴痒。取之所别也[5]。

【校注】

[1]径:邪直而过。《太素》《甲乙经》作"循",《讲义》改"径"为"循"。
[2]胫:《甲乙经》作"经"。
[3]睾:《太素》作"皋"。下同,不复出校。
[4]实则挺长:《甲乙经》作"实则挺长,热"。
[5]《太素》《甲乙经》无"也"。

（住）[任][1]脉之别，名曰尾翳，下鸠尾，散于腹。实则腹皮痛，虚则痒搔[2]。取之所别也[3]。

【校注】

[1] 住：元本、周本、医统本、吴本、藏本、赵本、朝鲜活字本、《太素》、《甲乙经》并作"任"，《讲义》改"住"为"任"，据改。

[2] 痒搔：《甲乙经》作"搔痒"。

[3]《太素》《甲乙经》无"也"。

督脉之别，名曰长强[1]，挟膂上项，散头上，下当肩胛[2]左右，别走太阳，入贯膂。实则脊强，虚则头重。高摇之，挟脊之有过者[3]。取之所别也[4]。

【校注】

[1] 长强：杨上善："督脉，诸阳脉长，其气强盛，穴居其处，故曰长强云也。"

[2] 胛：《太素》作"甲"。

[3] 高摇之，挟脊之有过者：据文例，九字盖衍文。《甲乙经》夹注："《九墟》无此九字"。

[4]《太素》《甲乙经》无"也"。

脾之大络，名曰大包，出渊腋[1]下三寸，布胸胁。实则身尽痛，虚则百节[2]尽[3]皆纵。此脉若罗络之血者，皆取之脾之大络脉也[4]。

【校注】

[1] 腋：《太素》作"掖"。

[2] 百节：《甲乙经》作"百脉"。

[3]《太素》《甲乙经》无"尽"。

[4] 皆取之脾之大络脉也：《太素》作"皆取之所别"，《甲乙经》作"皆取之"。

凡此十五络者，实则必见，虚则必下。视之不见，求之上下。人经不同，络脉异所别也[1]。

【校注】

[1]《太素》无"别也"。

黄帝内经灵枢卷第五

音释

经脉第十

瞀音务。颐之劣切。髀音箅。骭音旱。憺憺音淡。邪与斜同。焞焞土浑切。胱音由。

黄帝内经灵枢卷第六

经别第十一

按：本篇论述十二正经别出的经脉在循行过程中的别、行、合，故名。包括以下内容：人之合于天道；十二正经别出的经脉（经别）在循行过程中的离合、出入（别、行、合）。

全篇见于《太素》卷9《经脉正别》，部分又见于《太素》卷10《带脉》。另见于《甲乙经》卷2第1下。

黄帝问于歧伯曰：余闻人之合于天地道也，内有五藏，以应五音、五色、五时、五味[1]、五位也[2]；外有六府，以应[3]六律。六律[4]建[5]阴阳[6]诸经而合之十二月、十二辰、十二节、十二经水、十二时[7]、十二经脉者[8]，此五藏六府之[9]所以应天道[10]。夫十二经脉者，人之所以生，病之所以成，人之所以治，病之所以起，学之所始[11]，工之所止也[12]。粗之所易，上[13]之所难也。请问[14]其离合、出入奈何？

【校注】

[1] 五时、五味：《甲乙经》作"五味、五时"。

[2]《太素》《甲乙经》无"也"。

[3] 应：《甲乙经》作"合"。

[4]《甲乙经》不重"六律"。

[5] 建：《甲乙经》作"主持"。

[6] 阴阳《太素》作"主阳"。

[7] 十二经水、十二时：《甲乙经》作"十二时、十二经水"。

[8] 《甲乙经》无"者"。

[9] 《甲乙经》无"之"。

[10] 天道：《甲乙经》作"天道也"。

[11] 学之所始：《太素》作"学之所以始"。

[12] 《甲乙经》无"也"。

[13] 上：《太素》作"工"。

[14] 《甲乙经》无"请问"。

歧伯稽首再拜曰[1]：明乎哉问也！此粗之所过，上[2]之所息[3]也，请卒[4]言之。

【校注】

[1] 曰：《太素》作"荅曰"。

[2] 上：《太素》、明蓝格钞本《甲乙经》作"工"。

[3] 息：《甲乙经》作"悉"。

[4] 卒：《甲乙经》作"悉"。

足太阳之正，别入于腘中，其一道下尻[1]五寸，别入于肛，属于膀胱，散[2]之肾，循膂当心入散；直者，从膂上出于项，复属于太阳，此为一经也[3]。足少阴之正，至腘中，别走太阳而合，上至肾，当十四（倾）[顀][4]出属带脉；直者，系舌本，复出于项，合于太阳。此为一合。（成）[或][5]以诸阴之别皆为正也[6]。

【校注】

[1] 尻：明蓝格钞本《甲乙经》作"尻"，义长。

[2] 《太素》无"散"。

[3] 《太素》无"也"。

[4] 倾：元本、赵本作"頯"，《讲义》改"倾"为"頯"，据改。《太素》《甲乙经》作"椎"。

[5] 成：《太素》《甲乙经》夹注引《九墟》并作"或"，刘校谓应据改，据改。

[6]《太素》无"也"。

足少阳之正，绕髀入毛际，合（干）[于][1]厥阴；别者，入季胁[2]之间，循胸里，属胆，散之上肝贯心，以上挟[3]咽，出颐颔中，散于面，系目系，合少阳于外（背）[眦][4]也[5]。足厥阴之正，别跗上，上至毛际，合于少阳，与别俱行。此为（一）[二]合[6]也。

【校注】

[1] 干：元本、熊本、詹本、周本、医统本、吴本、藏本、赵本、朝鲜活字本并作"于"，据改。

[2] 胁：《太素》作"肋"。

[3] 挟：《太素》《甲乙经》作"侠"。

[4] 背：元本、熊本、詹本、医统本、吴本、藏本、赵本、朝鲜活字本并作"眦"。俗书"眦"或作上下结构，故有此误。《讲义》改"背"为"眦"，据改。

[5]《太素》《甲乙经》无"也"。

[6] 一合：医统本、藏本、朝鲜活字本、《太素》、《甲乙经》作"二合"，据改。

足阳明之正，上至髀，入于腹里，属[1]胃，散之脾，上通于心，上循咽出于口，上頞頯，还系[2]目系[3]，合于阳明也[4]。足太阴之正[5]，上至髀[6]，合于阳明，与别俱行，上结[7]于咽，贯舌中[8]。此为三合也[9]。

【校注】

[1] 属：《太素》《甲乙经》作"属于"。

[2] 周本无"系"。

[3] 目系：《甲乙经》作"目"。

[4]《太素》《甲乙经》无"也"。

[5] 正：《太素》作"别"。

[6] 上至骭：《甲乙经》作"则别上至骭"。

[7] 结：《太素》作"胳"，正统本《甲乙经》作"络"。

[8] 贯舌中：《太素》《甲乙经》作"贯舌本"。

[9]《太素》《甲乙经》无"也"。

手太阳之正，指地，别[1]于肩解，入腋[2]，走心，系小肠也[3]。手少阴之正[4]，别入[5]于渊腋[6]两筋之间，属于心[7]，上走喉咙，出于（而）[面][8]，合目内眦。此为四合也[9]。

【校注】

[1] 别：《甲乙经》作"别入"。

[2] 腋：《太素》作"掖"，正统本《甲乙经》作"液"。

[3]《太素》无"也"。

[4]《太素》无"正"，与下"别"字属上读。

[5] 入：《甲乙经》作"下"。

[6] 腋：《太素》作"掖"，正统本《甲乙经》作"液"。

[7] 属于心：《甲乙经》、明蓝格钞本《甲乙经》作"属于心主"。

[8] 而：元本、熊本、詹本、医统本、吴本、藏本、赵本、朝鲜活字本并作"面"，《讲义》改"而"为"面"，据改。

[9]《太素》《甲乙经》无"也"。

手少阳之正，指天，别于巅[1]，入[2]缺盆，下走三焦[3]，散于胸中也[4]。手心主之正[5]，别下渊腋[6]三寸，入[7]胸中，别属三焦[8]，出循喉咙，出耳后，合少阳完骨之下。此为五合也[9]。

【校注】

[1] 巅：《太素》作"颠"。

[2] 入：《太素》《甲乙经》作"入于"。

[3] 三焦：藏本作"三膲"。

[4]《太素》《甲乙经》无"也"。

[5]《太素》无"正"，与下"别"字属上读。

[6] 腋：《太素》作"掖"，正统本《甲乙经》作"液"。

[7] 入：《太素》作"入于"。

[8] 三焦：藏本作"三膲"。

[9]《太素》《甲乙经》无"也"。

手阳明之正，从手循膺乳[1]，别[2]于肩髃，入柱骨下[3]，走大肠，属于肺，上循喉咙，出缺盆，合于阳明也[4]。手太阴之正[5]，别[6]入渊腋[7]少阴之前，入走[8]肺，散之太（阳）[肠][9]，上出缺盆，循喉咙，复合阳明。此[10]六合也[11]。

【校注】

[1] 从手循膺乳：《太素》作"至膺乳"。

[2] 别：《太素》作"别上"。

[3] 下：《太素》作"之下"。

[4]《太素》《甲乙经》无"也"。

[5]《太素》无"正"，与下"别"字属上读。

[6] 明蓝格钞本《甲乙经》无"别"。

[7] 腋：《太素》作"掖"。

[8] 入走：明蓝格钞本《甲乙经》作"入于"。

[9] 太阳：正统本《甲乙经》作"太肠"，《讲义》改"阳"为"肠"，据改。

[10] 此：《太素》作"此为"。

[11]《太素》《甲乙经》无"也"。

经水第十二

按：本篇开篇云："经脉十二者，外合于十二经水"，故名。论述了以下内容：十二经脉合于十二经水，而刺灸之数亦相合；十二经脉合十二经水之数及灸刺亦有多少远近之数；人之肉不脱、血气不衰者，可以度量而针灸之，反此者，则不可据常度而针之。

全篇见于《太素》卷5《十二水》，《甲乙经》卷1第7。

黄帝问于歧伯曰：经脉十二者，外合于十二经水，而内属于五藏六府。夫十二经水者，其有[1]大小、深浅、广狭、远近各不同；五藏六府之高下、大小、受谷之多少亦不等，相应奈何？夫经水者，受水而行之；五藏者，合神气魂魄而藏之[2]；六府者，受谷而行之，受气而扬之；经脉者，受血而营[3]之。合而以治，奈何？刺之深浅，灸之壮数，可得闻乎？歧伯荅曰：善哉问也！天至高不可度，地至广不可量，此之谓也。且夫人生于[4]天地之间，六合之内，此天之高，地之广也，非人力之[5]所能度量而至也。若夫八尺之士，皮肉在此，外可度量切循而得之[6]，其[7]死，可解剖[8]而视之[9]。其藏之坚脆，府之大小，谷之多少，脉之长短，血之清浊，气之[10]多少，十二经之[11]多血少气，与其少血多气，与其皆多血气[12]，与其皆少血气，皆有大数[13]。其治以针艾[14]，各调其经气，固其常有合乎[15]！

【校注】

[1]《太素》无"其有"。

[2]《太素》无"之"。

[3]营：藏本、《灵枢略》作"荣"。

[4]《太素》无"于"。

[5]《太素》无"之"。

[6]而得之：《太素》作"而得也"。

[7]《太素》无"其"。

[8] 解剖 :《太素》作"解部"。

[9] 而视之 :《太素》作"而视也"。

[10]《太素》无"气之"。

[11] 十二经之 :《甲乙经》作"十二经中"。

[12] 血气 :《甲乙经》作"气血"。

[13] 大数 :《甲乙经》作"定数"。

[14] 针艾 :《甲乙经》作"针灸"。

[15] 常有合乎 :《甲乙经》作"常有合也"。

黄帝曰 :余闻之，快于耳，不解于心，愿卒闻之[1]。歧伯答曰 :此人之所以[2]参[3]天地而应阴阳也[4]，不可不察[5]。

【校注】

[1]《太素》无"之"。

[2]《甲乙经》无"所以"。

[3] 参 :疑"齐"之误，俗书二字形近。齐，与之相等 ;与之相合。下文"所以人与天地相参也"之"参"同，不复出校。

[4]《太素》无"也"。

[5] 察 :《甲乙经》作"审察"。

足太阳外合于清水[1]，内属于膀胱，而通水道焉[2]。
足少阳外合于渭水，内属于胆。
足阳明外合于海水[3]，内属于胃。
足太阴外合于湖水，内属于脾。
足少阴外合于汝水，内属于肾[4]。
足厥阴外合于渑水[5]，内属于肝。
手太阳外合于淮水，内属于小肠，而水道出焉[6]。
手少阳外合于漯水，内属于三焦[7]。
手阳明外合于江水，内属于大肠。

手太阴外合于河水，内属于肺。

手少阴外合济水，内属于心。

手心主外合于漳水，内属于心包。

凡此五藏六府十二经水者，外有源泉，而内有所禀，此皆内外[8]相贯，如环无端。人经亦然。故天为阳，地为阴，腰以[9]上为天，腰以下[10]为地。故海[11]以北者为阴，湖以北者为阴中之阴；漳以南者为阳，河以北至漳者为阳中之阴；漯以南至江者，为阳中之太阳，此一隅[12]之阴阳也[13]。所以人[14]与天地相参也[15]。

【校注】

[1] 清水：顾校谓"清"字误。《素问·离合真邪论》作"泾水"。

[2] 《太素》无"而通水道焉"。

[3] 海水：《甲乙经》作"海"。

[4] 肾：医统本误作"贤"。

[5] 渑水：《太素》作"污水"。

[6] 而水道出焉：《太素》作"而通水道焉"。

[7] 三焦：藏本作"三膲"。

[8] 内外：《太素》作"外内"。

[9] 以：《太素》作"已"。

[10] 腰以下：《甲乙经》作"下"，无"腰以"。

[11] 海：《太素》作"清"。

[12] 一隅：《甲乙经》作"一州"。

[13] 《太素》无"也"。

[14] 所以人：正统本《甲乙经》作"人所以"。

[15] 人与天地相参也：参，疑当作"齐"，说见上。《太素》作"人与天地相参者也"。

黄帝曰：夫经水之应经脉也，其远近浅深[1]、水血之多少各不同，合而以[2]刺之，奈何？歧伯答曰：足阳明，五藏六府之海也[3]，其脉大，血多气盛[4]，热壮，刺此者，不深弗散，不留不写[5]也[6]。足阳明[7]，刺[8]深六分，留十呼[9]。足太阳[10]，深五分，留七呼。足少阳[11]，深四分[12]，留五呼。足太阴[13]，深三分[14]，留四呼。足少阴[15]，深二分[16]，留三呼。足厥阴[17]，深一分[18]，留二呼[19]。手之阴阳，其受气之道近，其气之来疾[20]，其刺深者[21]，皆无[22]过二分，其[23]留，皆无[24]过一呼。其少长、大小[25]、肥瘦，以心[26]撩[27]之，命曰法天之常。灸之亦然。灸而过此者，得恶火，则骨枯脉涩[28]；刺而过此者，则脱气。

【校注】

[1] 浅深：明蓝格钞本《甲乙经》作"深浅"。

[2]《甲乙经》无"以"。

[3]《太素》无"也"。

[4] 血多气盛：《甲乙经》作"而血多气盛"，属上读。

[5] 写：明蓝格钞本《甲乙经》作"泻"。

[6]《太素》《甲乙经》无"也"。

[7] 足阳明：《甲乙经》作"足阳明多血气"。

[8]《太素》无"刺"。

[9]《太素》"足阳明，深六分，留十呼"在"足少阳，深四分，留五呼"下。

[10] 足太阳：《甲乙经》作"足太阳多血气"。

[11] 足少阳：《太素》作"足小阳"，《甲乙经》作"足少阳少血气"。

[12] 深四分：《甲乙经》作"刺深四分"。

[13] 足太阴：《甲乙经》作"足太阴多血少气"。

[14] 深三分：《甲乙经》作"刺深三分"。

[15] 足少阴：《甲乙经》作"足少阴少血多气"。

[16] 深二分：《甲乙经》作"刺深二分"。

[17] 足厥阴：《甲乙经》作"足厥阴多血少气"。

[18] 深一分：《甲乙经》作"刺深一分"。

[19] 留二呼：《甲乙经》作"留一呼"。

[20] 来疾：《甲乙经》作"来也疾"。

[21] 其刺深者：《太素》《甲乙经》作"其深"，属下读。

[22] 无：《太素》作"毋"。

[23] 《甲乙经》无"其"。

[24] 无：《太素》作"毋"。

[25] 大小：《太素》《甲乙经》作"小大"。

[26] 吴本"心"下夹注："一本作意。"

[27] 撩：《甲乙经》作"料"。

[28] 脉涩：《太素》作"脉續"。

黄帝曰[1]：夫经脉之小大[2]，血之多少[3]，肤之厚薄，肉之坚脆及䐃[4]之大小，可为量度[5]乎？歧伯答曰：其可为度量[6]者，取其中度也[7]。不甚脱肉，而血气不衰也[8]。若（夫）[失][9]度之人[10]，痟瘦[11]而形肉脱者[12]，恶[13]可以度量刺乎[14]！审切循扪，按视其寒温盛衰而调之，是谓[15]因適[16]而为之真也[17]。

【校注】

[1]《太素》作"黄帝问曰"。

[2] 小大：《甲乙经》作"大小"。

[3] 多少：《太素》作"少多"。

[4] 䐃：《太素》《甲乙经》作"䐃"，刘校谓应据改。按，䐃，疑读若"域"，谓整个身体的外周。

[5] 《讲义》据下文改"量度"为"度量"。按，"量度"同义复用，不烦改字。

[6] 度量：《甲乙经》作"量"，无"度"。

[7] 取其中度也：《甲乙经》作"取其中度者也"。

[8] 不衰也：《太素》《甲乙经》作"不衰者也"。

[9] 夫：《太素》《甲乙经》作"失"，义长，据改。

[10] 之人：《甲乙经》作"人之"，属下读。

[11] 痟瘦：《太素》作"瘠瘦"。

[12] 而形肉脱者：明蓝格钞本《甲乙经》作"病而形肉脱者"。

[13] 恶：《甲乙经》作"乌"。

[14] 恶可以度量刺乎：明蓝格钞本《甲乙经》作"恶可以度量刺焉"。

[15] 谓：藏本作"为"。

[16] 适：读若"睇"，视也，谓诊察。

[17] 而为之真也：《太素》作"而为真者也"。

黄帝内经灵枢卷第六

音释

经别第十一

尻枯毛切。肛胡公切。颐颔上以之切，下户（上）[感][1]切。

经水第十二

渑弥善切。漯通合切。以心撩之一本作以意料之。

【校注】

[1] 上：医统本、赵本作"感"，据改。

黄帝内经灵枢卷第七

经筋第十三

按：本篇论述了十二筋经气始终出入循行路线，各筋之病候、名称及针刺之法。

全篇见于《太素》卷13《经筋》，《甲乙经》卷2第6。

足太阳之筋，起于足小指上[1]，结于踝，邪[2]上，结于膝，其下[3]循[4]足外侧[5]，结于踵，上循跟，结于腘；其别者，结于踹[6]外，上腘中内廉，与[7]腘中并，上结于臀，上挟[8]脊上项；其支者，别入结于舌本；其直者，结于枕骨，上头，下颜[9]，结于鼻；其支者，为目上网[10]，下结于頄[11]；其支者[12]，从腋[13]后外廉结于肩髃[14]；其支者，入腋[15]下，上出缺盆，上结于完骨；其支者，出缺盆，邪[16]上，出[17]于頄[18]。

【校注】

[1] 上：《太素》作"之上"。

[2] 邪：《甲乙经》作"斜"。

[3] 其下：《甲乙经》作"其下者"。

[4] 循：《甲乙经》作"从"。

[5] 足外侧：赵本作"足外踝"。

[6] 踹：《太素》《甲乙经》作"腨"。

[7] 与：明蓝格钞本《甲乙经》作"于"。

[8] 挟：《太素》《甲乙经》作"侠"。

[9] 颜：《甲乙经》作"额"，夹注："一作颜。"

[10] 网：读若"纲"，谓系束组织。《甲乙经》、明蓝格钞本《甲乙经》作"纲"。

[11] 頄 kuí：颧。《太素》《甲乙经》作"䪼"，《甲乙经》夹注："《灵枢》作頄字。"

[12] 其支者：《太素》《甲乙经》作"其下支者"。

[13] 腋：《太素》作"掖"。

[14] 髃：明蓝格钞本《甲乙经》作"颛"。

[15] 腋：《太素》作"掖"。

[16] 邪：《甲乙经》作"斜"。

[17] 出：《甲乙经》作"入"。

[18] 頄：《太素》《甲乙经》作"䪼"。

其病，小指支[1]，跟肿[2]痛，腘挛[3]，脊反折[4]，项筋急，肩不举，腋[5]支，缺盆中[6]纽痛，不可左右摇。治在燔针劫刺，以知为数，以痛为输。名曰仲春痹。

【校注】

[1] 支：活动时抵抗不顺，僵硬不柔和。与"忮"声同义通。

[2] 肿：《太素》《甲乙经》作"踵"。《甲乙经》夹注："一作小指支踵痛。"明蓝格钞本《甲乙经》作"支肿跟痛"。

[3] 腘挛：《甲乙经》作"腘挛急"。

[4] 折：读若"瘴""瘐"。

[5] 腋：《太素》、明蓝格钞本《甲乙经》作"掖"。

[6]《太素》、明蓝格钞本《甲乙经》无"中"。

足少阳之筋，起于小指次指上[1]，结外踝[2]，上循胫[3]外廉，结于膝外廉；其支者，别[4]起[5]外辅骨，上走髀[6]之上[7]，后者结于尻；其直者，上乘眇季胁[8]，上走腋前廉，系于膺乳，结于缺盆；直者[9]，上出腋，贯缺盆，出太阳之前，循耳后，上额角，交巅[10]上，下走颔，上结于頄[11]；支者[12]，结于目眦[13]，为外维。

【校注】

[1] 上：《太素》《甲乙经》作"之上"。

[2] 结外踝：《甲乙经》作"结于外踝"。

[3] 胫：《太素》《甲乙经》作"腨"。

[4]《太素》无"别"。

[5] 起：《太素》《甲乙经》作"起于"。

[6] 伏兔：车轴与车箱结合部的构件，形似伏兔。在人身，相当于骨盆与股骨头结合部的髋关节。《太素》《甲乙经》作"伏菟"。

[7]《甲乙经》无"之上"。

[8] 上乘眇季胁：《太素》、明蓝格钞本《甲乙经》作"上眇乘季胁"。

[9] 直者：《太素》作"其直者"。

[10] 巅：《太素》作"颠"。

[11] 頄：《太素》《甲乙经》作"䪼"。

[12] 支者：《太素》《甲乙经》作"其支者"。

[13] 目眦：《太素》《甲乙经》作"目外眦"。

其病，小指次指[1]支，转筋，引膝外转筋，膝不可屈伸，腘[2]筋急，前引髀，后引尻，即上乘眇[3]、季胁痛，上引缺盆、膺、乳、颈，维筋急，从左之右，右目不[4]开，上过右角，并跷[5]脉而行，左络于右，故伤左角，右足不用，命曰维筋相交。治在燔针劫刺，以知为数，以痛为输。名曰孟春痹也[6]。

【校注】

[1] 小指次指：《太素》作"足小指次指"。

[2] 腘：《太素》作"腘中"。

[3] 即上乘眇：《太素》作"上即眇"。

[4] 不：《太素》作"不可"。

[5] 跷：《太素》作"乔"。

[6]《太素》《甲乙经》无"也"。

足阳明之筋，起于中三指，结于跗上，邪[1]外，上加于辅骨，上结于膝外廉，直上，结于髀[2]枢，上循胁，属脊；其直者，上循（髀）[骭][3]，结于膝[4]；其支者，结于外辅骨，合[5]少阳；其[6]直者，上循伏兔[7]，上结于髀，聚于阴器，上腹而布，至缺盆而[8]结，上颈，上挟[9]口，合于頄[10]，下结于鼻，上合于太阳，太阳[11]为目上网[12]，阳明为[13]目下网[14]；其支者，从颊结于耳前。

【校注】

[1] 邪：《甲乙经》作"斜"。

[2] 髀：正统本《甲乙经》作"脾"。

[3] 髀：元本、熊本、詹本、医统本、吴本、藏本、赵本、朝鲜活字本并作"骭"，《讲义》改"髀"为"骭"，据改。《太素》作"骭"。

[4] 诸本"结于"下空阙一字，《太素》《甲乙经》作"结于膝"，无名氏本补"膝"。周本作"结于尻"。

[5] 合：《太素》作"合于"。

[6]《太素》无"其"。

[7] 伏兔：《太素》《甲乙经》作"伏菟"。

[8]《太素》无"而"。

[9] 挟：《太素》《甲乙经》作"侠"。

[10] 頄：《太素》作"鼽"。

[11]《太素》、正统本《甲乙经》不重"太阳"。

[12] 网：《甲乙经》作"纲"。

[13] 为：《太素》作"则为"。

[14] 网：《甲乙经》作"纲"。

其病，足中指支，胫转筋，脚跳坚[1]，伏兔[2]转筋，髀前肿，㿉疝[3]，腹筋急[4]，引缺盆及[5]颊，卒口僻[6]。急者，目不合；热则筋[7]纵[8]，目不开；颊筋有寒，则急引颊移口；有热，则筋弛纵缓[9]不胜收，故僻[10]。治之：以马膏膏其[11]急者，以白酒和桂以[12]涂其缓者，以桑钩钩之，即以生桑（灰）[炭][13]置之坎中，高下以[14]坐等，以膏熨急颊，且饮美酒，啖美炙肉[15]。不饮酒者，自强也。为之三拊而已。治在燔针劫刺，以知为数，以痛为输。名曰季春痹也[16]。

【校注】

[1] 跳坚：跳，跛行。坚，紧，固执，这里谓拘急。

[2] 伏兔：《太素》《甲乙经》作"伏菟"。

[3] 溃：元本、熊本、詹本、医统本、吴本、藏本、赵本、朝鲜活字本并作"癀"，《讲义》改"溃"为"癀"。按，"溃""癀"声同通用，不烦改字。《太素》作"颓"，《甲乙经》作"癫"。

[4] 腹筋急：《甲乙经》作"腹筋乃急"。

[5]《太素》无"及"。

[6] 卒口僻：《太素》作"口卒㖠"，明蓝格钞本《甲乙经》作"口卒僻"。

[7] 筋：正统本《甲乙经》作"经"。

[8] 纵：《太素》《甲乙经》作"弛纵"。

[9]《甲乙经》无"缓"。

[10] 僻：《太素》作"㖠"。

[11] 其：明蓝格钞本《甲乙经》作"之"。

[12]《甲乙经》无"以"。

[13] 灰：《太素》作"炭"，据改。

[14] 以：与。《甲乙经》作"与"。

[15] 炙肉：《太素》作"炙"。

[16]《太素》《甲乙经》无"也"。

足太阴之筋，起于大指之端内侧，上结于内踝；其直者，络[1]于膝内辅骨，上循阴股，结于髀，聚于阴器，上腹，结于脐[2]，循腹里，结于（肋）[胁][3]，散于胸中；其内者[4]，著于脊。

【校注】

[1] 络：《太素》作"上结"。依照上下文例，作"上结"义长。

[2] 脐：医统本、吴本、《太素》作"齐"。

[3] 肋："肋"之俗省，与"肋"同形。《太素》作"胁"，据校改。

[4] 明蓝格钞本《甲乙经》无"者"。

其病，足大指支，内踝痛，转筋痛，膝内辅骨痛，阴股引髀而痛，阴器纽痛，（下）[上][1]引[2]脐[3]，两胁痛，引[4]膺中、脊内痛[5]。治在燔针劫刺，以知为数，以痛为输。命[6]曰（孟）[仲][7]秋痹也[8]。

【校注】

[1] 下：《太素》《甲乙经》作"上"，据改。

[2]《甲乙经》无"引"。

[3] 脐：医统本、吴本、《太素》作"齐"。

[4]《甲乙经》无"引"。

[5] 脊内痛：《太素》作"与脊内痛"。

[6] 命：《太素》作"名"。

[7] 孟：《太素》、正统本《甲乙经》作"仲"。据上下文意，足太阴对应仲秋。据《太素》改。

[8]《太素》《甲乙经》无"也"。

足少阴之筋，起于小指之下[1]，并足[2]太阴之筋[3]，邪走[4]内踝之下，结于踵[5]，与[6]太阳[7]之筋合，而上结于内辅之下，并太阴[8]之筋[9]，而上循阴股，结于阴器，循脊[10]内，挟[11]膂[12]上至项，结于枕骨，与足太阳之筋合。

【校注】

[1] 起于小指之下：《甲乙经》作"起于小指之下，入足心"。

[2]《太素》无"足"。

[3]《甲乙经》无"之筋"。

[4] 邪走：《甲乙经》作"而斜走"。

[5] 踵：《太素》作"踝"。

[6] 与：《甲乙经》作"则与"。

[7] 太阳：《太素》作"足太阴"。

[8] 太阴：吴本作"太阳"。

[9] 筋：《甲乙经》作"经"。

[10] 脊：《甲乙经》作"膂"。

[11] 挟：《太素》《甲乙经》作"侠"。

[12] 膂：《甲乙经》作"脊"。

其病，足下转筋，及所过而结者皆痛及转筋。病在此者，主痫瘛[1]及痓，在外者不能俯，在内者不能仰。故阳病者，腰反折不能俯；阴病者，不能仰。治在燔针劫刺，以知为数，以痛为输。在内者，熨引饮药。此筋折纽，纽[2]发数甚者，死，不治。名曰（仲）[孟]秋[3]痹也[4]。

【校注】

[1] 瘛：《太素》作"瘨"，藏本、《甲乙经》作"瘈"。

[2] 《太素》、正统本《甲乙经》不重"纽"。

[3] 仲秋：《太素》作"孟秋"。据上下文意，足少阴对应孟秋。作"孟秋"义长，据《太素》改。

[4] 《太素》《甲乙经》无"也"。

足厥阴之筋，起于大指之上，上[1]结于内踝之前，上循[2]胫[3]，上结[4]内辅之下，上循阴股，结于阴器，络诸筋[5]。

【校注】

[1]《甲乙经》不重"上"。

[2] 循：《甲乙经》作"冲"。

[3] 胫：《甲乙经》作"胻"。

[4] 上结：《太素》作"上结于"。

[5] 筋：《甲乙经》作"经"，夹注："一作筋。"

其病，足大（捕）[指][1]支，内踝之前痛，内辅痛，阴股痛，转筋，阴器不用。伤于内，则不起；伤于寒，则阴缩入；伤于热，则纵挺不收。治在行水清阴气[2]。其病转筋者，治在[3]燔针劫刺，以知为数，以痛为输。命曰季秋痹也[4]。

【校注】

[1] 捕：元本、熊本、詹本、医统本、吴本、藏本、赵本、朝鲜活字本并作"指"，《讲义》改"捕"为"指"，据改。

[2] 阴气：《甲乙经》作"阴器"。

[3]《太素》无"治在"。

[4]《太素》《甲乙经》无"也"。

手太阳之筋，起于小指之上，结于腕[1]，上循臂内廉，结于肘内锐[2]骨之后，弹之应[3]小指之上[4]，入[5]结于腋[6]下；其支者，后走腋[7]后廉，上绕肩胛[8]，循颈[9]出走[10]太阳之前[11]，结于耳后完骨；其支者，入耳中；直者[12]，出耳上，下结于颔[13]，上属目外眦。

【校注】

[1] 结于腕：《太素》作"上结于捥"。

[2] 锐：《太素》《甲乙经》作"兑"。

[3] 应：《太素》作"应于"。

[4] 弹之应小指之上：据文例，七字盖旁注衍入正文者。

[5] 入：《太素》"入"上有重文符，作"上入"。

[6] 腋：明蓝格钞本《甲乙经》作"掖"。

[7] 后走腋：《甲乙经》作"从腋走"，《太素》"腋"作"掖"。

[8] 上绕肩胛：《甲乙经》作"上绕臑外廉上肩胛"，《太素》"胛"作"甲"。

[9] 颈：赵本作"胫"。

[10] 走：《太素》《甲乙经》作"足"。

[11] 之前：《太素》《甲乙经》作"之筋前"。

[12] 直者：《太素》作"其直者"。

[13] 颔：《太素》作"颐"。

其病，小指[1]支[2]，肘内锐[3]骨后廉痛，循臂阴入腋[4]下，腋下痛，腋后廉痛，绕肩胛[5]，引颈而痛，应耳中鸣，痛引颔，目瞑，良久乃得[6]视。颈筋急，则为筋瘘[7]颈肿。寒热在颈者，治在燔针劫刺之[8]，以知为数，以痛为输。其为肿者，复[9]而锐[10]之。本[11]支者，上曲牙[12]，循耳前，属目外眦[13]，上颔，结于角。其痛[14]，当所过者支、转筋。治在燔针劫刺，以知为数，以痛为输。名曰仲夏痹也[15]。

【校注】

[1] 小指：《太素》作"手小指"。

[2]《太素》"支"下有"痛"字。

[3] 锐：《太素》《甲乙经》作"兑"。

[4] 腋：明蓝格钞本《甲乙经》作"掖"，下"腋"字同，不复出校。

[5] 绕肩胛：《太素》作"绕肩肩甲"，"肩甲"与下句属读。

[6] 得：《太素》《甲乙经》作"能"。

[7] 瘘：元本、詹本、《甲乙经》作"痿"。

[8]《太素》《甲乙经》无"之"。

[9] 复：《太素》作"伤"。

[10] 锐：读若"脱"，使解除。《太素》《甲乙经》作"兑"。

[11] 本：《太素》作"其"。

[12] 牙：《太素》作"耳"。俗书"牙""耳"同形，如"邪"，《太素》多作"耶"，即其比。下"曲牙"同，不复出校。

[13] 目外眦：《太素》倒作"外目眦"。

[14] 痛：《太素》作"病"。

[15]《太素》《甲乙经》无"也"。

手少阳之筋，起于小指次指之端，结于腕上[1]，循臂，结于肘，上绕臑外廉，上肩，走颈，合手太阳；其支者，当曲颊入系[2]舌本；其支者，上曲牙，循耳前，属目外眦，上乘颔[3]，结于角。

【校注】

[1] 腕上：赵本作"腕中"，《太素》"腕"作"捥"，明蓝格钞本《甲乙经》"腕"作"脘"。

[2] 入系：《甲乙经》作"入系于"。

[3] 颔：据上下文意，"颔"当作"额"。《太素》作"颌"。

其病，当所过者即[1]支、转筋，舌卷。治在燔针劫刺，以知为数，以痛为输。名曰季夏痹也[2]。

【校注】

[1]《太素》无"即"。

[2]《太素》《甲乙经》无"也"。

手阳明之筋[1]，起于大指次指之端，结于腕[2]上，循臂，上结于肘外[3]，上臑[4]，结于髃；其支者，绕肩胛[5]，挟[6]脊；直者[7]，从肩髃[8]上颈；其支者，上颊，结于頄[9]；直者[10]，上出手太阳之前，上左角，络头，下右颔[11]。

【校注】

[1] 筋：明蓝格钞本《甲乙经》作"经"。

[2] 腕：《太素》作"捥"，明蓝格钞本《甲乙经》作"脘"。

[3]《甲乙经》无"外"。

[4] 上臑：《甲乙经》作"上绕臑"。

[5] 胛：《太素》作"甲"。

[6] 挟：《太素》《甲乙经》作"侠"。

[7] 直者：《甲乙经》作"其直者"。

[8] 髃：《甲乙经》误作"髀"。
[9] 頄：《太素》《甲乙经》作"䪼"。
[10] 直者：《太素》《甲乙经》作"其直者"。
[11] 领：《太素》作"颅"。

其病，当所过者支痛及[1]转筋[2]，肩不举，颈不可左右视。治在燔针劫刺，以知为数，以痛为输。名曰孟夏痹也[3]。

【校注】

[1]《甲乙经》无"痛及"，夹注云："一本下有痛字及字。"
[2] 转筋：《甲乙经》作"转筋痛"。
[3]《太素》《甲乙经》无"也"。

手太阴之筋，起于大指之上，循指上行，结于鱼[1]后，行寸口外侧，上循臂，结[2]肘中[3]，上臑内廉，入腋[4]下，出缺盆，结肩前髃，上结缺盆，下结[5]胸里，散贯贲[6]，合贲[7]，下抵季胁[8]。

【校注】

[1] 鱼：《甲乙经》作"鱼际"。
[2] 结：《太素》作"结于"。
[3] 詹本无"中"。
[4] 腋：《太素》作"掖"。
[5] 结：《太素》作"络"。
[6] 贲 bēn：膈。
[7] 合贲：《甲乙经》作"合胁"。
[8] 胁：《太素》《甲乙经》作"肋"。

其病，当所过者支、转筋，痛甚[1]成息贲，胁急，吐血。治在燔针劫刺，以知为数，以痛为输。名曰仲冬痹也[2]。

【校注】

[1] 甚：《太素》作"其"，属下读。

[2]《太素》《甲乙经》无"也"。

手心主之筋，起于中指，与太阴之筋[1]并行[2]，结于肘内廉，上臂阴，结腋[3]下，下散前后挟[4]胁；其支者，入腋[5]，散胸中，结于（臂）[贲][6]。其病，当所过者支、转筋（前）[7]及胸痛息贲。治在燔针劫刺，以知为数，以痛为输。名曰孟冬痹也[8]。

【校注】

[1] 筋：《甲乙经》作"经"。

[2] 行：詹本作"皆"，皆，读若"偕"。

[3] 腋：《太素》作"掖"。

[4] 挟：《太素》《甲乙经》作"侠"。

[5] 腋：《太素》作"掖"。

[6] 臂：《太素》、明蓝格钞本《甲乙经》作"贲"，据改。

[7] 转筋前：《太素》无"前"，"前"盖"筋"之误字而衍入正文者。刘校谓应据删。据删。《甲乙经》作"转筋痛，手心主前"。

[8]《太素》《甲乙经》无"也"。

手少阴之筋，起于小指之内侧，结于锐[1]骨，上结肘内廉，上入腋[2]，交太阴，挟[3]乳里，结于胸中，循（臂）[贲][4]，下系于脐[5]。其病：内急，心承伏梁，下为肘网[6]。

【校注】

[1] 锐：《太素》《甲乙经》作"兑"。

[2] 腋：《太素》作"掖"。

[3] 挟：《太素》作"伏"。

[4] 臂：《太素》、明蓝格钞本《甲乙经》作"贲"，据改。

[5] 脐：吴本、《太素》作"齐"。

[6] 网：《甲乙经》作"纲"。网，拘急。

其病，当所过者支[1]、转筋、筋痛[2]。治在燔针劫刺，以知为数，以痛为输。其成伏梁唾[3]血脓[4]者，死，不治。[名曰季冬痹也][5]。

【校注】

[1] 支：《太素》作"则支"。
[2]《甲乙经》不重"筋"，"痛"属上读。
[3] 唾：《甲乙经》作"吐"。
[4] 血脓：《太素》《甲乙经》作"脓血"。
[5] 名曰季冬痹也：此六字原在下"经筋之病"之"热则筋纵不收，无用燔针"后，据文意移于此。《太素》、明蓝格钞本《甲乙经》无"也"。

经筋之病[1]，寒则反折[2]筋急，热则筋弛纵[3]不收，阴痿不用[4]。阳急则反折，阴急则俯不伸。焠刺者，刺寒急也[5]，热则筋纵不收[6]，无[7]用燔针[8]。（名曰季冬痹也）[9]。

【校注】

[1]《甲乙经》作"凡经筋之病"。
[2]《太素》无"反折"。
[3] 筋弛纵：《甲乙经》作"筋纵缓"，《太素》作"弛纵"。
[4]《太素》作"阴痿不用也"。
[5]《太素》、明蓝格钞本《甲乙经》无"也"。
[6]《太素》无"不收"。
[7] 无：《太素》作"毋"。
[8] 燔针：《甲乙经》作"燔针劫刺"。
[9] 名曰季冬痹也：此六字据文意移于前"手少阴之筋"之"其病"条后。

足之阳明，手之太阳，筋急则口目为僻[1]，眦[2]急不能卒视，治[3]皆如右方也[4]。

【校注】

[1] 为僻：为，读若"喎"。噼，"僻"之俗，从口。《太素》"噼"作"辟"，《甲乙经》"噼"作"僻"。

[2] 眦：《甲乙经》作"目眦"。

[3] 治：《甲乙经》作"治此"。

[4] 《太素》无"也"。

骨度第十四

按：本篇言人身之骨皆有度数，故名。论述了人身之骨各部位划分及具体骨度。

全篇见于《太素》卷13《骨度》，《甲乙经》卷2第7。

黄帝问于伯高曰：脉度言经脉之长短，何以立之[1]？伯高曰：先度其骨节之大小[2]、广狭、长短，而脉度定矣。

【校注】

[1] 何以立之：《太素》作"何以立之也"。

[2] 大小：《太素》作"小大"。

黄帝曰[1]：愿闻[2]众人之度。人长七尺五寸者，其骨节之大小长短各几何[3, 4]？伯高曰[5]：头之大骨，围二尺六寸；胸，围四尺五寸；腰，围四尺二寸；发所覆者，颅至项尺二寸[6]；发以下至颐，长一尺。君子[7]（终）[参]折[8]。结喉以下至缺盆中，长四寸；缺盆以[9]下至𩩲骭，长九寸，过则肺大，不满[10]则肺小；𩩲骭以下至天枢[11]，长八寸，过[12]则胃大，不及[13]则胃小；天枢以下至横骨，长六寸半，过则回肠广长，不满则狭[14]短；横骨长六寸半[15]；横骨上廉以[16]下至内辅之上廉，长一尺八寸；内辅之上廉以下至下廉，长三寸半；内辅下廉下[17]至内踝，长一尺三寸[18]；内踝以下至地，长三寸；膝腘以下至跗属，长一尺六寸[19]；跗[20]属以下至地，长三寸。故骨围大则大过，小则不及。

【校注】

[1]《太素》作"黄帝问曰"。

[2] 闻：藏本作"问"。

[3] 人长七尺五寸者，其骨节之大小长短各几何：此十八字盖"众人之度"旁注衍入正文者。

[4] 长短各几何：《甲乙经》作"长短知各几何"，明蓝格钞本《甲乙经》作"长短者各几何"。

[5]《太素》作"伯高答曰"。

[6] 尺二寸：《太素》作"长尺二寸"，《甲乙经》作"一尺二寸"。

[7] 君子：周本作"男子"。

[8] 终折：《太素》《甲乙经》作"参折"，刘校谓应据改。参，三也。君子三折，谓"发以下至眉心""眉心至鼻准""鼻准至颐"各占三分之一。杨上善："发际以下至颐端量之一尺。一尺面分（fēn）中分为三。三分，谓天（前发际下至眉心）、地（眉心至鼻准）、人（鼻准至颐）。君子三分齐等，与众人不同也。"《师传第二十九》："上下三等，藏安且良矣。"据改。

[9]《甲乙经》无"以"。

[10] 满：明蓝格钞本《甲乙经》作"过"，夹注："一作满。"

[11] 天枢：《甲乙经》作"脐"，夹注："一作天枢"。按，"天枢"之名源于天极，为天之中央，故人之中央得称"天枢"。脐者，齐也；齐者，中也。故人之中央又称"齐""脐"。《素问·至真要大论》："身半以上，其气三矣，天之分也，天气主之。身半以下，其气三矣，地之分也，地气主之。以名命气，以气命处，而言其病。半，所谓天枢也。"王冰："身之半，正谓齐中也。……当伸臂指天，舒足指地，以绳量之，中正当齐也，故又曰半，所谓天枢也。"

[12] 过：明蓝格钞本《甲乙经》作"过者"。

[13] 不及：《太素》、明蓝格钞本《甲乙经》作"不满"。

[14]《太素》无"狭"。

[15] 横骨长六寸半：李锄《骨度研究》："此六字为衍文。"

[16]《太素》无"横骨上廉以"。

[17] 下：《太素》作"以下"，《甲乙经》无"下"。

[18] 一尺三寸：《太素》作"尺三寸"。

[19] 一尺六寸：《太素》作"尺六寸"。

[20] 跗：明蓝格钞本《甲乙经》作"附"。

角以下至柱骨，长一尺；行腋中不见者，长四寸；腋[1]以下至季胁，长一尺二寸[2]；季胁以下至髀[3]枢，长六寸；髀枢以下至膝中，长一尺九寸[4]；膝以下至外踝，长一尺六寸[5]；外踝以下至京骨，长三寸；京骨以下至地，长一寸。

【校注】

[1] 腋：明蓝格钞本《甲乙经》作"掖"。

[2] 一尺二寸：《太素》作"尺二寸"。

[3] 髀：正统本《甲乙经》作"脾"。脾、髀古今字。

[4] 一尺九寸：《太素》作"尺九寸"。

[5] 一尺六寸：《太素》作"尺六寸"。

耳后当完骨者，广九寸；耳前当耳门者，广一尺三寸[1]；两颧[2]之间，相去七寸[3]；两乳之间，广九寸半；两髀之间，广六寸半。

【校注】

[1] 一尺三寸：《太素》作"尺三寸"；《甲乙经》作"一尺二寸"，夹注："一作三寸。"

[2] 颧：周本、正统本《甲乙经》作"观"。

[3] 相去七寸：《甲乙经》作"广九寸半"，夹注："《九墟》作七寸。"

足长一尺二寸[1]，广四寸半；肩至肘，长一尺七寸[2]；肘至腕[3]，长一尺二寸半[4]；腕[5]至中指本节，长四寸；本节至其末，长四寸半。

【校注】

[1] 一尺二寸：《太素》作"尺二寸"。

[2] 一尺七寸：《太素》作"尺七寸"。

[3] 腕：《太素》作"捥"。

[4] 一尺二寸半：《太素》作"尺二寸半"。

[5] 腕：《太素》作"捥"。

项发以下至（背）[膂][1]骨，长（二）[三]寸半[2]；膂[3]骨以下至尾骶[4]二十一节，长三尺，上节长一寸四分分之一，奇分在下，故上七节至于膂骨，九寸八分分之七。

【校注】

[1] 背：《太素》作"膂"，《甲乙经》作"脊"。下文："膂骨以下至尾骶二十一节"，按，据上下文例，凡骨名相承说者，下皆同上。据《太素》改。

[2] 二寸半：《太素》《甲乙经》作"三寸半"，李锄谓当据改。按，项发以下至膂骨，为第五、第六、第七颈椎。下文："上节长一寸四分分之一"，乘三，约三寸半。作"三"是，据改。

[3] 膂：《甲乙经》作"脊"。

[4] 骶：《太素》改从"肉"旁作"胝"。按，在人体部位名称上，从肉、从骨可以互作，如：髂，《龙龛手镜》作"胳"；體，《睡虎地秦简》《郭店楚简》作"膿"；膀，《说文》重文作"髈"；髋，《集韵》又作"膑"；髑，《集韵》或作"腸"；股，《一切经音义》或作"骰"；髋，《玉篇》又作"腕"；髓，《集韵》又作"膸"；《仪礼》《庄子》《广韵》《类篇》《集韵》《龙龛手镜》"髀"为"脾"的异体，《睡虎地秦简》、《马王堆汉墓帛书》（肆）、《张家山汉简·脉书》凡"髀"亦并作"脾"，皆其比。"胝"为"骶"的换意符异体字。

此众人骨之度也[1],所以立经脉之长短也。是故视其经脉[2]之在于身也,其见浮而坚[3],其见明而大者,多血;细而沉者,多气也[4]。

【校注】

[1] 此众人骨之度也:《太素》作"此众人之骨度也"。

[2] 经脉:《太素》作"经络"。

[3] 浮而坚:《太素》作"浮而坚者"。

[4] 多气也:《甲乙经》作"多气,乃经之长短也";《太素》"多气"作"少气",杨注:"或作多气。"

黄帝内经灵枢卷第七

音释

经筋第十三

頏求。

骨度第十四

髃骬上许竭切,又许伐切;下云居切。髀步米切,股也。

黄帝内经灵枢卷第八

五十营第十五

按：本篇开篇云："余愿闻五十营奈何"，故名。论述了以下内容：人体经脉之气环行与二十八宿周天度数相应；呼吸、脉动、气行、刻漏、日行的具体对应度数。

全篇见于《太素》卷12《营五十周》，《甲乙经》卷1第9。《脉经》6-3-15～6-3-16有与本篇相关内容。

黄帝曰：余愿闻五十营奈何？岐伯答曰：天周[1]二十八宿，宿三十六分；人气行一周，千八分[2]，日行二十八宿。人经脉上下左右前后二十八脉，周身十六丈二尺，以应二十八宿。漏水下[3]百刻，以分昼夜。故人一呼，脉再动，气行三寸；一吸，脉亦再动，气行三寸；呼吸定息，气行六寸。十息，气行[4]六尺，日行二分；二百七十息，气行十六丈二尺，气行交通于中，一周于身，下水二刻，日行二十五分[5]；五百[6]四十息，气行再周于身，下水四刻，日行四十分[7]；二千七百息，气行十周于身，下水二十刻，日行五宿二十分[8]；一万三千五百息，气行五十营于（水）[身][9]，水下百刻，日行二十八宿，漏水皆尽，脉终矣[10]。所谓交通者，并行一数也[11]。故五十营备，得尽天地之寿矣，凡行八百一十丈也[12]。

【校注】

[1] 天周：《甲乙经》作"周天"。

[2] 千八分：《太素》作"一千八分"。

[3] 詹本无"下"。

[4] 气行：《甲乙经》作"脉行"。

[5] 二十五分：《太素》无"五"，刘校谓应据删，《甲乙经》作"二十分有奇"。

[6] 百：詹本作"伯"。

[7] 四十分：《甲乙经》作"四十分有奇"。

[8] 二十分：《甲乙经》作"二百十分有奇"。

[9] 水：元本、熊本、詹本、周本、医统本、吴本、藏本、赵本、朝鲜活字本并作"身"，据改。

[10] 脉终矣：《甲乙经》作"脉已终矣"。

[11]《太素》无"也"。

[12] 凡行八百一十丈也：《太素》作"气凡行八百一十丈"。

营气第十六

按：本篇论营气来源，营气所行，故名。介绍了"五十营"之外别一种营气周行理论。本篇论述了营气的来源，营气的所行。

全篇见于《太素》卷12《营卫气别》，部分又见卷10《督脉》。本篇又见于《甲乙经》卷1第10。

黄帝曰：营气[1]之道，内谷为宝。谷入于胃，乃传之肺[2]。流溢于中，布散于外。精专者，行于经隧[3]，常营无[4]已，终而复始，是谓天地之纪。故气从太阴出[5]，注手阳明[6]；上行，注足阳明；下行，至跗上，注大指间，与太阴合；上行，抵髀[7]，从脾注心中；循手少阴，出腋[8]，下臂，注小指[9]，合手太阳；上行乘腋[10]，出𬜼内，注目内眦，上巅[11]，下项，合足太阳；循脊，下尻，下行，注小指之端，循足心，注足少阴；上行注肾，从肾注心，外散于胸中；循心主[12]脉，出腋[13]，下臂，出[14]两筋之间，入掌中，出中指[15]之端，还注小指次指之端，合手少阳；上行，注膻中，散于三焦；从三焦注胆，出胁，注足少阳；下行至跗上，复从跗注大指间，合足厥阴；上行至肝，从肝上注肺[16]，上循喉咙，入颃颡之窍，究于畜门；其支[17]别者，上额，循巅[18]，下项中，循脊入骶，是督脉也；络阴器，上过毛中，入脐[19]中，上循腹里，入缺盆，下注肺中，复出太阴。此营气之所行也[20]，逆顺之常也。

【校注】

[1] 营气：《太素》作"宗气"。

[2] 乃传之肺：《甲乙经》作"气传之肺"，明蓝格钞本《甲乙经》作"乃传谷之于肺"。

[3] 隧：明蓝格钞本《甲乙经》作"随"。

[4] 无：《太素》作"毋"。

[5] 故气从太阴出：《甲乙经》作"故气从太阴出，循臂内上廉"。

[6] 注手阳明：《太素》作"注于阳明"。

[7] 髀：《太素》《甲乙经》作"脾"。

[8] 腋：《太素》作"掖"。

[9]《太素》《甲乙经》作"注小指之端"。

[10] 腋：《太素》作"掖"。

[11] 巅：《太素》作"颠"。

[12] 主：《太素》作"注"。

[13] 腋：《太素》作"掖"。

[14] 出：《甲乙经》作"入"，夹注："一作出。"

[15] 中指：《甲乙经》作"手中指"。

[16] 肺：《甲乙经》作"鬲"。

[17]《太素》无"支"。

[18] 巅：《太素》《甲乙经》作"颠"。

[19] 脐：《太素》作"齐"。

[20]《太素》《甲乙经》作"此营气之行"。

脉度第十七

按：本篇言脉之度数，故名。论述了以下内容：手足三阴三阳的所起所至部位，手足三阴三阳的具体脉度；经络孙络之义及用针用药之法；五脏上通于七窍及脏腑阴阳之气不和的病候；关格的原因及预后；跷脉之起止、与目开阖的关系；跷脉之气如水之流，如日月之行不休，内溉脏腑，外濡腠理；跷脉有阴阳及男女所当之数。

自"黄帝曰愿闻脉度"至"虚者饮药以补之"，见于《太素》卷13《脉度》，自"五藏常内阅于上七窍也"至"不得尽期而死也"，见于《太素》卷6《藏府气液》，自"黄帝曰跷脉安起安止"至"其不当数者为络也"，见于《太素》卷10《阴阳乔脉》。又本篇分别见于《甲乙经》卷2第3、卷1第4、卷2第2。

黄帝曰：愿闻脉度。歧伯答曰：手之六阳，从手至头，长[1]五尺，五六三丈[2]；手之六阴，从手至胸中，三尺五寸[3]，三六一丈八尺[4]，五六三尺[5]，合[6]二丈一尺；足之六阳，从足上至头[7]，八尺[8]，六八四丈八尺[9]；足之六阴，从足至胸中，六尺五寸[10]，六六三丈六尺[11]，五六三尺，合[12]三丈九尺；跷[13]脉从足至目，七尺五寸[14]，二七一丈四尺[15]，二五一尺[16]，合[17]一丈五尺；督脉、任脉，各四尺五寸[18]，二四八尺[19]，二五一尺[20]，合[21]九尺。凡都合一十六丈二尺。此气之大经隧也。

【校注】

[1]《太素》无"长"。

[2] 五六三丈：《甲乙经》作"五六合三丈"。

[3] 三尺五寸：《甲乙经》作"长三尺五寸"。

[4] 一丈八尺：《太素》作"丈八尺"。

[5] 五六三尺：《甲乙经》作"五六合三尺"。

[6] 合：《太素》《甲乙经》作"凡"。

[7] 从足上至头：《甲乙经》作"从头至足"。

[8] 八尺：《甲乙经》作"长八尺"。

[9] 六八四丈八尺：《甲乙经》作"六八合四丈八尺"。

[10] 六尺五寸：《甲乙经》作"长六尺五寸"。

[11] 六六三丈六尺：《甲乙经》作"六六合三丈六尺"。

[12] 合：《太素》《甲乙经》作"凡"。

[13] 跷：《太素》作"乔"。

[14] 七尺五寸：《甲乙经》作"长七尺五寸"。

[15] 二七一丈四尺：明蓝格钞本《甲乙经》作"二七长一丈四尺"。

[16] 二五一尺：《甲乙经》作"二五合一尺"。

[17] 合：《太素》《甲乙经》作"凡"。

[18] 各四尺五寸：《甲乙经》作"各长四尺五寸"。

[19] 三四八尺：《甲乙经》作"二四合八尺"。

[20] 二五一尺：《甲乙经》作"二五合一尺"。

[21] 合：《甲乙经》作"凡"。

经脉为里，支而横者为络，络之别者为孙[1]。盛而血者[2]，疾诛之。盛者写之[3]，虚者，饮药以补之。

【校注】

[1] 孙：《太素》《甲乙经》作"孙络"。

[2] 《甲乙经》作"孙络之盛而有血者"。

[3] 盛者写之：《太素》作"盛者徐写之"。

五藏常内阅[1]于上七窍也[2]。故[3]肺气通于鼻，肺和[4]，则鼻[5]能知臭香[6]矣；心气通于舌，心和[7]，则舌[8]能知五味矣；肝气通于目，肝和[9]，则目[10]能辨五色矣[11]；脾气通于口，脾和[12]，则口[13]能知五谷[14]矣；肾气通于耳，肾和[15]，则耳[16]能闻五音矣。五藏不和，则七窍[17]不通；六府不合，则留为痈[18]。故邪在府，则阳脉不和[19]；阳脉不和[20]，则气留之；气留之，则阳气盛矣。阳气大[21]盛，则阴[22]不利[23]；阴脉不利，则血留之[24]；血留之[25]，则阴气盛矣。阴气大盛，则阳气不[26]能荣[27]也，故曰关；阳气大盛，则阴气弗能荣[28]也，故曰格；阴阳俱盛，不得相荣[29]，故曰关格，关格者，不得尽期[30]而死也[31]。

【校注】

[1] 阅：读若"兑"，通达。"阅"以"兑"声，古音同为定母月部。《诗·大雅·帛系》："行道兑矣。"毛传："兑，成蹊也。"朱熹《集传》："兑，通也。"《难经·三十七难》作"关"。关，读若"贯"，通也。

[2] 七窍也：《太素》作"在七窍"。

[3]《太素》《甲乙经》无"故"。

[4] 肺和：《太素》《甲乙经》《灵枢略》作"鼻和"。

[5]《甲乙经》无"鼻"。

[6]《甲乙经》无"香"。

[7] 心和：《太素》《甲乙经》《灵枢略》作"舌和"。

[8]《甲乙经》无"舌"。

[9] 肝和：《太素》《甲乙经》《灵枢略》作"目和"。

[10]《甲乙经》无"目"。

[11]《太素》无"矣"。

[12] 脾和：《太素》《甲乙经》《灵枢略》作"口和"。

[13] 詹本、《甲乙经》无"口"。

[14] 五谷：《甲乙经》作"五谷味"。

[15] 肾和：《太素》《甲乙经》《灵枢略》作"耳和"。

[16]《甲乙经》无"耳"。

[17] 七窍：《甲乙经》作"九窍"。

[18] 痈：《太素》作"痈疽"。

[19] 不和：《太素》《灵枢略》作"不利"。

[20] 不和：元本、藏本、《太素》、《灵枢略》作"不利"。

[21] 大：赵本作"太"。

[22] 阴：《灵枢略》作"阴脉"。

[23] 不利：《甲乙经》作"不和"。下"不利"同，不复出校。

[24] 血留之：《太素》《灵枢略》作"气留之"。

[25] 血留之：《太素》《灵枢略》作"气留之"。

[26] 不：《太素》作"弗"。

[27] 荣：《太素》《甲乙经》作"营"。

[28] 弗能荣：《太素》作"弗得营"。

[29] 《太素》作"弗得相营"，正统本《甲乙经》作"弗得相荣"，《甲乙经》作"不得自相荣也"。

[30] 《甲乙经》无"期"。

[31] 而死也：《太素》《甲乙经》作"而死矣"。

黄帝曰[1]：跷[2]脉安起安止？何气荣[3]（水）[此][4]？歧伯答[5]曰：跷[6]脉者，少阴之别，起[7]于然骨之后，上内踝之上，直上[8]，循阴股入阴，上循胸里，入缺盆，上出[9]人迎之前，入頄[10]，属目内眦，合于太阳、阳跷[11]而上行，气并[12]相还，则为濡目。气不荣[13]，则目不合[14]。

【校注】

[1]《太素》作"黄帝问曰"。

[2] 跷：《太素》作"乔"。

[3] 荣：《太素》《甲乙经》作"营"。

[4] 水：《太素》《甲乙经》作"此"，刘校谓应据改，据改。

[5] 荅：《太素》作"对"。

[6] 跷：《太素》作"乔"。

[7] 起：明蓝格钞本《甲乙经》作"别"。

[8] 直上：明蓝格钞本《甲乙经》作"直入"。

[9] 上出：《甲乙经》作"上循"。

[10] 頄：《太素》《甲乙经》作"䪼"，《甲乙经》夹注："《灵枢》作頄字。"

[11] 跷：《太素》作"乔"。

[12] 气并：《甲乙经》作"气相并"。
[13] 荣：读若"营"，周行。《太素》《甲乙经》作"营"。
[14]《甲乙经》"不合"下有"也"。

黄帝曰[1]：气独行五藏，不荣[2]六府，何也？歧伯荅曰：气之不得无[3]行也，如水之流，如日月之行不休。故阴脉荣[4]其藏，阳脉荣[5]其府，如环之无端，莫知其纪，终而复始。其流溢之气，内溉藏府，外濡腠理。

【校注】

[1]《太素》作"黄帝问曰"。
[2] 荣：《太素》作"营"。
[3] 无：《太素》作"毋"。
[4] 荣：《太素》《甲乙经》《灵枢略》作"营"。
[5] 荣：《太素》《甲乙经》《灵枢略》作"营"。

黄帝曰[1]：跷[2]脉有阴阳，何脉当其数[3]？歧伯荅曰：男子数其阳，女子数其阴，当数者为经，其[4]不当数者，为络也[5]。

【校注】

[1]《太素》作"黄帝问曰"。
[2] 跷：《太素》作"乔"。
[3] 何脉当其数：《太素》作"何者当数"。
[4]《甲乙经》无"其"。
[5]《太素》无"也"。

营卫生会第十八

按：本篇论"何气为营？何气为卫？营安从生？卫于焉会？"故名。论述了以下内容：营卫之气的来源；营卫之气的周行异位；营卫之气环周不休，五十而复大会，与天地同纪；老壮不同气；壮者昼精而夜瞑，老者昼不精、夜不眠的原因；营出中焦，卫出上焦；上焦（卫）、中焦（营气）、下焦之所出（循行路线）；漏泄的病机；血之与气，异名同类；夺血者无汗，夺汗者无血；酒入胃而小便独先下的原因；上焦如雾，中焦如沤，下焦如渎。

全篇见于《太素》卷12《营卫气别》,《甲乙经》卷1第11。

黄帝问于歧伯曰：人焉受气？阴阳焉会[1]？何气为营[2]？何气为卫？营安从生？卫于焉会？老壮不同气，阴阳异位。愿闻其会。歧伯答曰：人受气于谷。谷入于胃，以传与肺[3]，五藏六府皆以受气，其清者[4]为营[5]，浊者[6]为卫。营[7]在脉中[8]，卫在脉外[9]。营[10]周不休，五十度而复大会。阴阳相贯，如环无[11]端。卫气行于阴二十五度，行于阳二十五度[12]，分为昼夜。故气至阳而起[13]，至阴而止。故曰[14]：日中而阳陇，为重阳；夜半而阴陇，为重阴。故太阴主内，太阳主外，各行二十五度，分为昼夜。夜半为阴陇[15]，夜半后而为阳衰。平旦阴尽而阳受气矣[16]，日中而阳陇[17]，日西而阳衰，日入阳尽而阴受气矣[18]，夜半而大会[19]，万民皆卧，命曰合阴，平旦阴尽而阳受气。如是无[20]己，与天地同纪。

【校注】

[1] 会：詹本作"会同"。

[2] 营：《灵枢略》作"荣"。

[3] 以传与肺：《甲乙经》作"气传于肺"。

[4] 清者：精者。《灵枢·营气第十六》："黄帝曰：营气之道，内谷为宝。谷入于胃，乃传之肺。流溢于中，布散于外。精专者，行于经隧，常营无已，终而复始，是谓天地之纪。"

[5] 营：《灵枢略》作"荣"。

[6] 浊者：游行于脉外者。浊，读若"趜zhú"。《说文·走部》："趜，行貌。从走，蜀声。读若烛。"《灵枢·卫气第五十二》："其浮气之不循经者，为卫气；其精气之行于经者，为营气。"按，浮，游也；行也。

[7] 营：詹本、《灵枢略》作"荣"。

[8] 营在脉中：《甲乙经》作"营行脉中"。

[9] 卫在脉外：《甲乙经》作"卫行脉外"。

[10] 营：环。《灵枢略》作"荣"。

[11] 无：《太素》作"毋"。

[12] 行于阳二十五度：《太素》《甲乙经》《灵枢略》作"行于阳亦二十五度"。

[13] 故气至阳而起：《甲乙经》作"故至阳而起"，《灵枢略》作"故气至阳而行"。

[14]《甲乙经》无"曰"，"故"属下读。

[15] 为阴陇：明蓝格钞本《甲乙经》作"而阴陇"。

[16]《甲乙经》无"矣"。

[17] 而阳陇：赵本作"为阳陇"。

[18]《太素》《甲乙经》无"矣"。

[19] 夜半而大会：詹本作"夜半而阴静"。

[20] 无：《太素》作"毋"。

黄帝曰[1]：老人之[2]不夜瞑者[3]，何气使然[4]？少壮之人[5]不（昼瞑）[夜瘠][6]者，何气使然？歧伯答曰：壮者之气血盛，其肌肉滑，气道通[7]，营[8]卫之行不失其常，故昼精而夜瞑；老者之气血衰[9]，其肌肉枯，气道涩，五藏之气相搏[10]，其营气衰少[11]而卫气内伐[12]，故昼不精，夜不眠[13]。

【校注】

[1]《太素》作"黄帝问曰"。

[2]《甲乙经》无"之"。

[3]《甲乙经》无"者"。

[4]《甲乙经》无"何气使然"。

[5]《太素》《甲乙经》无"之人"。

[6] 昼瞑：《太素》《甲乙经》作"夜瘠"，刘校谓应据改，据改。

[7] 气道通：《甲乙经》作"气道利"。

[8] 营：詹本作"荣"。

[9] 衰：《甲乙经》作"减"。

[10] 搏：《太素》作"薄"。

[11] 少：《太素》作"小"。

[12] 伐：《太素》作"代"。按，俗书弋、戈相乱，故有此误。当作"伐"。

[13] 夜不眠：《甲乙经》作"而夜不瞑"；元本、熊本、詹本、医统本、吴本、藏本、赵本、朝鲜活字本、《太素》"眠"作"瞑"。

黄帝曰：愿闻营[1]卫之所[2]行，皆何道从来[3]？歧伯答曰：营[4]出于[5]中焦[6]，卫出于[7]（下）[上]焦[8]。

【校注】

[1] 营：詹本、《灵枢略》作"荣"。

[2] 《灵枢略》无"所"。

[3] 何道从来：《灵枢略》作"何道出入"。

[4] 营：明蓝格钞本《甲乙经》《灵枢略》作"荣"。

[5] 《灵枢略》无"于"。

[6] 焦：《灵枢略》作"膲"，下"焦"字同，不复出校。

[7] 《灵枢略》无"于"。

[8] 卫出于下焦：《太素》、明蓝格钞本《甲乙经》作"卫出于上焦"，《灵枢略》作"卫出上膲"，刘校谓应据改。按，《灵枢·决气第三十》："上焦开发，宣五谷味，熏肤、充身、泽毛，若雾露之溉，是谓气。"《灵枢·平人绝谷第三十二》："上焦泄气，出其精微，慓悍滑疾。"《素问·调经论篇第六十二》："阳受气于上焦，以温皮肤分肉之间。今寒气在外，则上焦不通；上焦不通，则寒气独留于外，故寒慄。"《灵枢·痈疽第八十一》："黄帝曰：余闻肠胃受谷，上焦出气，以温分肉而养骨节、通腠理。中焦出气如露，上注溪谷而渗孙脉，津液和调，变化而赤为血，血和则孙脉先满溢，乃注于络脉，皆盈，乃注于经脉。"《灵枢·本藏第四十七》："卫气者，所以温分肉，充皮肤，肥腠理，司关阖者也。"《备急千金要方卷六十一·膀胱腑方·三焦脉论第四》："上中下三焦同号为孤腑，而荣出中焦，卫出上焦。"《外台秘要

方卷六·三焦脉病论二首》引《删繁论》曰："上中下三焦同号为孤之腑也，而荣出中焦，卫出上焦。"作"上焦"义长，据改。

黄帝曰：愿闻（三）[上]焦[1]之所出。歧伯荅曰：上焦出于胃上口[2]，并咽以上，贯膈而[3]布胸中，走腋[4]，循太阴[5]之分而行，还至[6]阳明[7]，上至舌，下[8]足阳明，常与营[9]俱行于阳二十五度，行于阴亦二十五度[10]，一周也[11]，故五十度[12]而复太[13]会于手太阴矣[14]。

【校注】

[1] 三焦：据下文所答"上焦出于胃上口"，则此当作"上焦"，据改。

[2] 胃上口《甲乙经》作"胃口"。

[3]《太素》无"而"。

[4] 腋：《太素》、明蓝格钞本《甲乙经》作"掖"。

[5] 太阴：《甲乙经》作"足太阴"。

[6] 至：《太素》《甲乙经》作"注"。

[7] 阳明：《甲乙经》作"手阳明"。

[8] 下：《甲乙经》作"下注"。

[9] 营：明蓝格钞本《甲乙经》作"营卫"。

[10] 俱行于阳二十五度，行于阴亦二十五度：《甲乙经》作"俱行于阴阳各二十五度"。

[11]《甲乙经》作"为周"。

[12] 五十度：《甲乙经》作"日夜五十周"，《太素》"度"亦作"周"。

[13] 太：詹本、医统本、吴本、藏本、赵本、《甲乙经》作"大"。

[14]《太素》《甲乙经》无"矣"。

黄帝曰：人有热，饮食下胃，其气未定，汗则出，或出于面[1]，或出于背，或出于身半，其不循卫气之道而出，何也[2]？歧伯曰：此外伤于风，内开腠理，毛蒸理泄，卫气走之，固不得循其道，此气慓悍滑疾，见开而出，故不得从其道，故[3]命[4]曰漏泄。

【校注】

[1] 汗则出，或出于面：《甲乙经》作"则汗出于面"。

[2]《甲乙经》无"也"。

[3]《甲乙经》无"故"。

[4] 命：《甲乙经》作"名"。

黄帝曰：愿闻中焦[1]之所出。歧伯答曰：中焦亦并胃中[2]，出上焦之后，此所[3]受气者，泌[4]糟粕，蒸[5]津液，化其精微，上注于肺脉[6]，乃化而为血，以奉生[7]身，莫贵于此，故独得行于经隧，命曰营气[8]。

【校注】

[1] 中焦：《太素》作"其中焦"。

[2] 胃中：《太素》《甲乙经》作"胃口"。

[3] 所：《太素》作"所谓"，《甲乙经》作"所以"。

[4] 泌："潷"的换声俗字。将渣滓与汁水分离；去滓；过滤。明蓝格钞本《甲乙经》作"必"，正统本《甲乙经》作"秘"，皆为"潷"之假借。

[5] 蒸：《太素》、正统本《甲乙经》作"承"。

[6]《甲乙经》无"脉"。

[7] 生：养。

[8]《甲乙经》无"气"。

黄帝曰：夫[1]血之与气，异名同类，何谓[2]也？歧伯答[3]曰：营卫者，精气也；血者，神气也。故血之与气，异名同类焉[4]。故夺血者无[5]汗，夺汗[6]者无血。故人生[7]有两[8]，死；而[9]无[10]两，生[11]。

【校注】

[1]《甲乙经》无"夫"。

[2]《太素》《甲乙经》无"谓"。

[3]《太素》无"答"。

[4] 焉：《甲乙经》作"也"。

[5] 无：《太素》作"毋"。

[6] 夺汗：《太素》作"夺气"。

[7] 《甲乙经》无"生"。

[8] 两：谓夺血复夺汗、或夺汗复夺血。

[9] 而：若。

[10] 无：《太素》作"毋"。

[11] 生：《甲乙经》作"生也"。

黄帝曰：愿闻下焦之所出。歧伯荅曰：下焦者，别[1]回肠，注于膀胱而渗入焉。故水谷者，常并居于胃中，成糟粕，而俱下于大肠而成[2]下焦，渗而俱下，济泌[3]别汁，循下焦而渗入膀胱焉[4]。

【校注】

[1] 别：《甲乙经》作"别于"。

[2] 成：《甲乙经》作"为"。

[3] 济泌：济泌同义连用。济，读若"霄"，过滤。《甲乙经》作"渗泄"。

[4] 而渗入膀胱焉：《甲乙经》作"而渗入膀胱焉也"。按，汉·刘熙《释名序》："熙以为自古造化制器，立象有物以来，迄于近代，或典礼所制，或出自民庶，名号雅俗，各方名殊，圣人于时就而弗改，以成其器，著于既往。哲夫巧士，以为之名，故兴于其用，而不易其旧。所以崇易简省事功也。夫名之于实，各有义类，百姓日称而不知其所以之意。"三焦之"焦"盖得名于"巢"。"焦""巢"古音相同，故从"焦"、从"巢"得声之字往往互作、通用（参《古字通假会典》"巢字声系"、《故训汇纂》P652"巢"字条）。"巢"孳乳为"罺chāo"。《玉篇·网部》："罺，今之撩（捞）罟（网）也。"又孳乳为"灂jiǎo"。《说文·水部》："灂，酾酒也。一曰浚也。""灂"（过滤）与"泌（潷）""渗"义象相同。"一曰浚"（疏通水道），与"决渎"义象相同。《素问·四气调神大论篇第二》："肺气焦满"，仁和寺本《太素》"满"作"漏"，"焦"读若"灂"，"灂漏"同义连用。三焦有纵横的纹理。《灵枢·论勇第五十》："黄帝曰：愿闻勇怯之所由然。少俞曰：勇士者，目深以固，长衡直扬，三焦理横，其心端直，其肝大以坚，其胆满以傍。怒则

气盛而胸张，肝举而胆横，眦裂而目扬，毛起而面苍。此勇士之由然者也。黄帝曰：愿闻怯士之所由然。少俞曰：怯士者，目大而不减，阴阳相失，其焦理纵……肝系缓，其胆不满而缩，肠胃挺，胁下空。虽方大怒，气不能满其胸，肝肺虽举，气衰复下，故不能久怒。此怯士之所由然者也。"三焦即三巢，其形为网状空腔如巢，构成网状空腔的组织是由一层层丝状组织纵横交错而成的，组织间有网状间隙。三焦丝状组织之间缠绕紧束而有纹理，纹理之间有间隙，可以泌、注、渗、溉，又能蒸、化、通行气、液。其中，上焦如雾，主行气。中焦如沤，主泌别清浊。下焦如渎，主渗泄糟粕。三焦分上、中、下三个部位。《灵枢·营卫生会第十八》："上焦出于胃上口，并咽以上，贯膈，而布胸中，走腋循太阴之分而行，还至阳明，上至舌下，足阳明常与营俱行于阳二十五度，行于阴亦二十五度，一周也。故五十度而复大会于手太阴矣……中焦亦并胃中，出上焦之后，此所受气者，泌糟粕，蒸精液，化其精微，上注于肺脉，乃化而为血，以奉生身，莫贵于此，故独得行于经隧，命曰营气……下焦者，别回肠，注于膀胱，而渗入焉。故水谷者，常并居于胃中，成糟粕，而俱下于大肠，而成下焦，渗而俱下，济泌别注，循下焦而渗入膀胱焉……上焦如雾，中焦如沤，下焦如渎。"上、中、下焦各自具有自己的功能。《灵枢·决气第三十》："上焦开发，宣五谷味，熏肤充身泽毛，若雾露之溉，是谓气。"又《灵枢·平人绝谷第三十二》："上焦泄气，出其精微，慓悍滑疾。下焦下溉诸肠。"又《灵枢·五味论第六十三》："上焦者，受气而营诸阳者也。"又《灵枢·痈疽第八十一》："黄帝曰：余闻肠胃受谷，上焦出气，以温分肉而养骨节，通腠理。中焦出气，如露，上注溪谷而渗孙脉，津液和调，变化而赤，为血。"归纳以上经文，三焦是躯体的上、中、下三个部位，是营卫、水液通行的道路，既能泌、注、渗、溉，又能蒸、化、通行，三焦有纵横的纹理。上焦出气（卫气），宣五谷味，熏肤充身泽毛，若雾露之溉，慓悍滑疾，以熏肤充身泽毛，温分肉、充皮肤、肥腠理、司关阖而养骨节，通腠理——上焦如雾；中焦所受气者，泌糟粕，蒸精液，化其精微，上注于肺脉，乃化而为血（营），以奉生身——中焦如沤；下焦下溉诸肠，注于膀胱，而渗入焉；成糟粕，而俱下于大肠，而成下焦，渗而俱下——下焦如渎。"三焦"所指有三，一指上中下三焦之总称，二指手少阳三焦，三特指"中渎之府也，水道出焉"的下焦。

黄帝曰：人饮酒，酒亦入胃，谷[1]未熟，而小便独先下[2]，何也？歧伯荅曰：酒者，熟谷之液也，其气悍以清[3]，故后谷而入[4]，先谷而液[5]出焉[6]。黄帝曰：善。余闻上焦[7]如雾，中焦如沤[8]，下焦如渎，此之谓也。

【校注】

[1] 谷：《甲乙经》作"米"。

[2] 独先下：《甲乙经》作"独先下者"。

[3] 清：读若"精"。古书"精悍"常连用。《太素》《甲乙经》作"滑"。

[4] 而入：《太素》作"入而"，连下读。

[5]《太素》无"而液"。

[6] 出焉：《甲乙经》作"出也"。

[7] 焦：《灵枢略》作"膲"，下"中焦""下焦"同，不复出校。

[8] 沤：《灵枢略》作"沟"。

四时气第十九

按：本篇篇首论述了人的健康、疾病状态、灸刺治疗均与四时之气变化和差别密切相关，故名"四时气"。主要论述了以下内容：灸刺之道，当顺四时之气；刺温疟、风水、飧泄、转筋、水肿、寒痹、腹中不便、疬风、邪在大肠、邪在小肠、邪在胆、邪在胃脘、邪在三焦者之法；凡诊察疾病，当尽望闻问切之法。

全篇见于《太素》卷23《杂刺》。又本篇分别见于《甲乙经》卷5第1上、卷8第4、卷9第7、卷11第9下、卷9第8、卷9第9。《脉经》6-2-1、6-4-2有与本篇相关内容。

黄帝问于歧伯曰：夫四时之气，各不同形；百病之起，皆有所生；灸刺之道，何者为定[1]？

歧伯荅[2]曰：四时之气，各有所在；灸（别）[刺][3]之道，得[4]气穴为（定）[宝][5]。故春取经、血脉[6]、分肉之间，甚者深刺之，间者浅刺之；夏[7]取盛经孙络，取分间绝皮肤；秋取经腧，邪[8]在府，取之合；冬取井荥，必深以留之。

【校注】

[1] 为定：原本"定"下有小字校语云：一本作宝。按，《甲乙经》作"为宝"，《太素》作"可宝"。据改。

[2] 荅：《太素》作"对"。

[3] 别：医统本、《甲乙经》作"刺"，刘校谓应据改。《讲义》改"别"为"刺"，据改。

[4]《甲乙经》无"得"。

[5] 定：《太素》《甲乙经》作"宝"，据改。

[6] 血脉：《甲乙经》作"与脉"，连上读。

[7] 夏：《甲乙经》作"长夏"。

[8] 邪：《甲乙经》、明蓝格钞本《甲乙经》作"邪气"。

温疟汗不出，为五十九痏[1]。

【校注】

[1]《太素》以上十字在下"热行乃止"下，"为五十九痏"作"为五十九刺"。

风㽷[1]肤胀，为五十七痏[2]。取皮肤之血者[3]，尽取之。

【校注】

[1] 㽷：《太素》《甲乙经》作"水"。

[2]《太素》作"为五十九痏"。《甲乙经》作"为五十九刺"，夹注："《灵枢》作五十七刺。"

[3] 取皮肤之血者：《太素》作"腹皮之血者"。

飧泄，补三阴之上[1]，补阴陵泉[2]，皆久留之，热行乃止。

【校注】

[1] 补三阴之上：《甲乙经》、明蓝格钞本《甲乙经》作"补三阴交上"。
[2] 补阴陵泉：《太素》作"补阴之陵泉"。

转筋于阳，治其阳[1]；转筋于阴，治其阴，皆卒刺之[2]。徒㽷[3]，先取环谷下三寸，以铍针[4]针之，已刺而筩之，而内之[5]，入而复之，以尽其㽷[6]，必坚（来）[束之][7]，缓[8]则烦悗，（来）[束][9]急则安静，间日一刺之，㽷[10]尽乃止。饮闭药：方刺之时徒饮之，方饮无食，方食无饮，无食他食，百三十五日。

【校注】

[1] 治其阳：《太素》作"理其阳，卒针之"。"治"作"理"，盖避唐讳改字。下"治其阴"之"治"字同，不复出校。
[2] 卒刺之：《太素》作"卒针"。按，卒刺，用火针刺。卒，读若"焠"。杨上善注："六阳转筋，即以燔针刺其阳筋；六阴筋转，还以燔针刺其阴筋也。"《灵枢·官针第七》："凡刺有九，以应九变：……九曰焠刺。焠刺者，刺燔针，则取痹也。"《灵枢·经筋第十三》："经筋之病，寒则反折筋急，热则筋弛纵不收，阴痿不用。阳急则反折，阴急则俯不伸。焠刺者，刺寒急也，热则筋纵不收，无用燔针。"
[3] 㽷：《太素》《甲乙经》作"水"。
[4] 铍针：《甲乙经》作"排针"。
[5] 已刺而筩之，而内之：《太素》作"已刺而针之，筩而内之"。
[6] 㽷：《太素》作"水"。
[7] 来：《太素》《甲乙经》作"束之"，刘校谓当改，据改。
[8] 缓：《甲乙经》作"束缓"。
[9] 来：《甲乙经》作"束"，刘校谓应据改，据改。
[10] 㽷：《太素》作"水"。

著痹不去，久寒不已，卒[1]取其三里[2]，骨为干[3]。肠[4]中不便，取三里，盛写之[5]，虚补之[6]。

【校注】

[1] 杨上善："卒刺，燔针。准上经卒当为焠。"

[2] 三里：《太素》作"里"，夺"三"。

[3] 干：《太素》作"骭"，杨注："骭，脚胫也。"刘校谓应据改，"并据《甲乙》校语在'骭'后补'痹'字。"按，"骨为干"三字盖旁注衍入正文者，谓三里所在之骨为骭骨也。

[4] 肠：《太素》作"胀"，为"肠"的换声符俗字；《甲乙经》作"腹"。

[5] 盛写之：《甲乙经》作"盛则写之"。

[6] 虚补之：《甲乙经》作"虚则补之"。

疠风者，素[1]刺其肿上。已[2]刺，以锐[3]针针[4]其处，按出其恶气[5]，肿尽乃止。常食方食，无食他食。

【校注】

[1] 素：《太素》《甲乙经》作"索"。素、索古字通。索，散也。

[2] 已：《太素》作"以"。

[3] 锐：《太素》作"兑"。

[4] 针：《太素》作"兑"。

[5] 恶气：《甲乙经》作"恶血"。"恶血"即瘀血。

腹中常鸣[1]，气上冲胸[2]，喘不能久立，邪在大肠，刺肓[3]之原、巨虚上廉、三里。

【校注】

[1] 常鸣：《甲乙经》作"雷鸣"，"雷"下夹注："一作常。"

[2] 气上冲胸：《甲乙经》作"气常冲胸"。

[3] 肓：《太素》作"贲"。

小腹[1]控睾[2]，引腰脊，上冲心[3]，邪在小肠。[小肠]者[4]，连睾[5]系，属于脊，贯肝肺，络心系。气盛则厥逆，上冲肠胃，熏肝[6]，散于肓[7]，结于脐[8]。故取之肓原以散之，刺太阴以予[9]之，取厥阴以下之[10]，取巨虚（不）[下][11]廉以去之，按其所过之经以调之。

【校注】

[1] 小腹：《太素》《甲乙经》作"少腹"。

[2] 睾：《太素》作"鼻"。

[3] 上冲心：《甲乙经》作"上冲心肺"。

[4] 邪在小肠。[小肠]者：《甲乙经》作"邪在小肠也。小肠者"。据《甲乙经》及上下文例，补"小肠"。此盖夺去重文符而误者。

[5] 睾：《太素》作"鼻"。

[6]《甲乙经》作"勋肝肺"，《太素》作"动肝"，"动"盖"勋"之误，"勋"，读若"熏"。

[7] 肓：《甲乙经》作"胸"。

[8] 脐：《太素》作"齐"。

[9] 予：明蓝格钞本《甲乙经》作"与"。

[10]《太素》无"之"。

[11] 不：詹本、医统本、吴本、藏本、赵本、朝鲜活字本、《太素》并作"下"，《讲义》改"不"为"下"，据改。

善呕[1]，呕有苦，长大息[2]，心中憺憺[3]，恐人将捕之，邪在胆，逆在胃，胆液泄则口苦，胃气[4]逆则呕苦，故曰呕胆。取三里以下胃气逆[5]，则[6]刺少阳血络以闭胆逆，却[7]调其虚实，（其）[以][8]去其邪。

【校注】

[1] 呕：《太素》作"欧"。下"呕"同，不复出校。

[2] 大息：赵本作"太息"。

[3] 憺憺：《太素》作"济济"，盖"澹澹"之误。

[4] 胃气：明蓝格钞本《甲乙经》作"胃风"。

[5] 胃气逆：《甲乙经》作"胃逆"。

[6]《太素》无"则"。

[7] 却：《太素》误作"部"。

[8] 其：詹本、医统本、吴本、藏本、赵本、朝鲜活字本、《太素》并作"以",《讲义》改"其"为"以"，据改。

饮食不下，膈[1]塞不通，邪在胃脘[2]。在上脘，则刺[3]抑而下之[4]；在下脘，则散而去之。

【校注】

[1] 膈：《太素》《甲乙经》作"鬲"。

[2] 胃脘：《太素》、明蓝格钞本《甲乙经》作"胃管"。下"脘"字同，不复出校。

[3]《甲乙经》无"刺"。

[4]《太素》无"之"。

小腹[1]痛肿[2]，不得小便，邪在三焦约。取之太阳大络[3]，视其络脉[4]与厥阴小络结[5]而血者；肿上及胃脘，取三里。

【校注】

[1] 小腹：《太素》作"少腹"。

[2] 痛肿：《甲乙经》作"肿痛",《太素》"痛"作"病"。

[3] 取之太阳大络：《太素》《甲乙经》作"取之足太阳大络"。

[4] 视其络脉：《甲乙经》作"视其结络脉"。

[5] 小络结：《甲乙经》作"小结络"。

睹其色，察其（以）[目][1]，知其散复[2]者，视其目色以[3]知病之存亡也[4]。一[5]其形，听其动静者，持气口人迎以[6]视其脉：坚且盛且滑者，病日进；脉软[7]者，病将下；诸经实者，病三日已。气口候阴，人迎候阳也[8]。

【校注】

[1] 以：《灵枢·九针十二原》《灵枢·小针解》并作"目"。"目"与"以"之隶古定形近，因误为"以"。刘校谓应据改，《讲义》改"以"为"目"，据改。

[2] 散复：消散与加重。复，读若"腹"，厚盛。

[3] 以：《太素》作"而"。

[4] 《太素》无"也"。

[5] 一：《太素》作"壹"。

[6] 《太素》无"以"。

[7] 软：《太素》作"濡"。

[8] 《太素》无"也"。

黄帝内经灵枢卷第八

音释

营气第十六

浊者一本作淖，滑利也。入骶氐。

脉度第十七

跷脉渠略切，又音乔。经隧遂。

四时气第（四）[1]十九

风痹尸类切。箭同。著痹上直略切，下音闭。锐针上余惠切，芒也。

【校注】

[1] "四"字衍。

黄帝内经灵枢卷第九

五邪第二十

按：本篇论述了邪在肺、邪在肝、邪在脾胃、邪在肾、邪在心诸病刺法，故名。篇中分别叙述了邪气侵袭肺、肝、脾胃、肾、心的病证、针刺治疗方法。

全篇见于《太素》卷22《五藏刺》，又见于《甲乙经》卷9第4。《脉经》6-1-16、6-3-19、6-5-24、6-7-16、6-9-14有与本篇相关内容。

邪在肺，则病皮肤痛，寒热[1]，上气，喘，汗出，欬动肩背。取之膺中外腧[2]，背三节[3]、五（藏）[颗][4]之傍，以手疾按之，快然，乃刺之，取之[5]缺盆中以越[6]之。

【校注】

[1] 寒热：《甲乙经》作"发寒热"。

[2] 腧：《甲乙经》作"俞"。下或同，不复出校。

[3] 节：《太素》《甲乙经》作"椎"。

[4] 五藏：原本"藏"下有小字校语云：一本作五颗（颗，原本作"颧"，据文意及卷后《音释》改）又五节。《太素》作"五椎"，据改。《甲乙经》无"五藏"及校语。

[5] 《甲乙经》无"之"。

[6] 越 : 散。

邪在肝，则[1]两胁中痛，寒中，恶血在内，行善掣节[2]，时脚肿[3]。取之[4]行间以引胁下，补三里以温胃中，取血脉以散恶血，取耳间青脉以去其掣[5]。

【校注】

[1] 则 :《甲乙经》作"则病"。
[2] 行善掣节 :《太素》作"行者善瘛节"。
[3] 时脚肿 :《太素》作"时肿"，无"脚"。
[4]《甲乙经》无"之"。
[5] 掣 :《甲乙经》作"瘈"，《太素》误作"痹"。

邪在脾胃，则病肌肉痛；阳气有馀，阴气不足，则热中善饥；阳气不足，阴气有馀，则寒中肠鸣腹痛；阴阳俱有馀，若俱不足，则有寒有热。皆调于[1]三里。

【校注】

[1] 于 :《甲乙经》作"其"。

邪在肾，则病骨痛，阴痹。阴痹者，按之而不得[1]，腹胀，腰痛，大便难，肩背颈项痛[2]，时眩。取之涌泉、崑崙，视有血者，尽取之。

【校注】

[1] 按之而不得 :《太素》作"按如不得"。
[2] 痛 :《甲乙经》作"强痛"。

邪在心，则病心痛，喜[1]悲，时眩仆。视有馀不足而调之[2]其输也[3]。

【校注】

[1] 喜：《甲乙经》作"善"。

[2] 《甲乙经》无"之"。

[3] 《太素》《甲乙经》无"也"。

寒热病第二十一

按：本篇开篇部分讨论"皮寒热""肌寒热""骨寒热"证治，故名。论述了以下内容："皮寒热""肌寒热""骨寒热"的证候及针刺治疗；骨痹、体惰、厥痹的证候及针刺之法；天牖五部（人迎、扶突、天牖、天柱、天府五穴）的部位及所治之病；手足阳明、足太阳与齿、目的关系及口齿疾病（龋齿）、头目疾病（头目痛）刺法；睛明（目锐眦）为阴阳二跷之所交，阳气盛则瞋目，阴气盛则瞑目；寒厥、热厥刺法；舌纵涎下烦闷刺法；振寒为病刺法；刺虚、刺实之法；四时各有所刺，各以时为剂，络脉、分腠、气口、经输、骨髓各有所治；痈疽生于五部者，死；病始手臂、病始头首、病始足胫者各有先刺之法；臂太阴、足阳明两经皆可以发汗，若汗出甚者，亦有止之之法；刺害有二（中而不去、不中而去）。

全篇见于《太素》卷26《寒热杂说》，部分又见于卷10《阴阳乔脉》。又本篇分别见于《甲乙经》卷8第1上、卷10第2下、卷10第1下、卷9第1、卷12第7、卷12第6、卷12第4、卷7第3、卷5第1上、卷11第9下、卷7第1中、卷5第4。

皮寒热者[1]，不可附席[2]，毛发焦，鼻槁[3]腊[4]，不得汗。取三阳之络，以[5]补手太阴[6]。

【校注】

[1] 《太素》《甲乙经》无"者"。

[2] 不可附席：《太素》《甲乙经》作"皮不可附席"。

[3] 槁：《太素》作"稿"，《甲乙经》作"藁"。
[4] 槁腊 xī：干燥。
[5]《太素》《甲乙经》无"以"。
[6] 手太阴：《甲乙经》误作"手太阳"。

肌寒热者[1]，肌痛[2]，毛发焦而唇槁[3]腊，不得汗。取三阳于下，以去其血者，补足太阴[4]，以出[5]其汗。

【校注】

[1]《太素》《甲乙经》无"者"。
[2] 肌痛：《甲乙经》作"病肌痛"。
[3] 槁：《太素》作"稿"。
[4]《太素》《甲乙经》作"补太阴"，无"足"。
[5] 出：《甲乙经》作"去"。

骨寒热者[1]，病[2]无[3]所安，汗注不休。齿未[4]槁[5]，取其少阴于阴股之络；齿已[6]槁[7]，死，不治。骨厥亦然。

【校注】

[1] 骨寒热者：《甲乙经》作"骨寒骨热者"，《太素》无"者"。
[2] 病：《甲乙经》作"痛"。
[3] 无：《太素》作"毋"。
[4] 未：明蓝格钞本《甲乙经》作"本"。
[5] 槁：《太素》作"稿"。
[6] 已：《甲乙经》作"色"。
[7] 槁：《太素》作"稿"，《甲乙经》作"藁"。

骨痹，举[1]节不用而痛，汗注，烦心。取三阴[2]之经，补之。

【校注】

[1] 举：凡；所有的。

[2] 原本卷后《音释》注："一本作三阳。"

身有所伤，血出[1]多，及中风寒，若有所堕坠[2]，四支[3]懈惰[4]不收，名曰体惰[5]。取其[6]小腹[7]脐[8]下三结交。三结交者，阳明大阴也，脐下三寸关元也。

【校注】

[1] 血出：《甲乙经》作"出血"。

[2] 堕坠：《甲乙经》作"坠堕"。

[3] 支：詹本、《甲乙经》作"肢"。

[4] 懈惰：《太素》、《甲乙经》、明蓝格钞本《甲乙经》作"解㑊"。

[5] 体惰：《太素》作"体解"。

[6] 《甲乙经》、明蓝格钞本《甲乙经》无"其"。

[7] 小腹：《太素》《甲乙经》作"少腹"。

[8] 脐：《太素》作"齐"。

厥痹者，厥气上及腹。取阴阳之络，视主病也[1]，写阳补阴经也[2]。

【校注】

[1] 视主病也：《甲乙经》作"视主病者"。

[2] 《太素》无"也"。

颈侧之动脉，人迎。人迎，足阳明也，在[1]婴筋之前。婴筋之后，手阳明也，名曰扶突。次脉，足少阳脉也，名曰天牖。次脉，足大阳也，名曰天柱。腋[2]下动脉，臂大阴也，名曰天府。

【校注】

[1]《太素》无"在"。

[2] 腋：《太素》作"掖"。

阳迎[1]头痛，胸满不得息，取之[2]人迎。

【校注】
[1] 阳迎：《太素》《甲乙经》作"阳逆"。
[2]《太素》《甲乙经》无"之"。

暴瘖气鞕[1]，取[2]扶突与舌本出血。

【校注】
[1] 鞕：同"鞕"，坚固，这里是梗塞、不通畅的意思。詹本、周本、藏本同，元本、熊本、医统本、吴本、赵本、朝鲜活字本并作"鞕"，《甲乙经》作"硬"，《太素》作"鲠"，《讲义》改"鞕"为"鞭"。按，"鞕""鞕""硬""鲠"声同义通，不烦改字。
[2] 取：《甲乙经》作"刺"。

暴聋气蒙，耳目不明，取天牖。
暴挛、痫、眩[1]，足不任身，取天柱[2]。

【校注】
[1] 眩：读若"炫"，掉炫。
[2]《甲乙经》作"取天柱主之"。

暴瘅内逆，肝肺相搏[1]，血溢鼻口，取天府。

【校注】
[1] 搏：《太素》《甲乙经》作"薄"。

此为天牖五部[1]。

【校注】

[1] 此为大腧五部：《太素》作"此为大输五部"，《甲乙经》作"此为胃之大腧五部也"，赵本"大腧"作"天腧"。

臂阳明[1]有入頄[2]徧[3]齿者，名曰大迎[4]。下齿齲，取之臂，恶寒补之，不恶寒[5]写之。

【校注】

[1] 臂阳明：《甲乙经》作"臂之阳明"。
[2] 頄：《太素》《甲乙经》作"䪼"。
[3] 徧：当作"偏"。俗书彳、亻混用。《甲乙经》无"徧"。
[4] 大迎：《太素》作"人迎"。
[5] 《甲乙经》无"寒"。

足太阳[1]有入頄[2]徧[3]齿者，（多）[名][4]曰角孙。上齿齲取之，在鼻与頄[5]前。方病之时，其脉盛，盛[6]则写之，虚则补之。一曰取之出鼻外[7]。

【校注】

[1] 足太阳：《太素》作"足之太阳"，《甲乙经》作"手太阳"。
[2] 頄：《太素》作"颊"。
[3] 徧：《太素》《甲乙经》作"偏"。
[4] 多：熊本、藏本、赵本、朝鲜活字本、《太素》、《甲乙经》并作"名"，《讲义》改"多"为"名"，据改。
[5] 頄：《太素》《甲乙经》作"䪼"，《甲乙经》夹注："一作頄。"
[6] 《太素》不重"盛"。
[7] 鼻外：《太素》《甲乙经》作"眉外"，"眉外"下有"方病之时，盛写虚补"。

足阳明有挟[1]鼻入于面者，名曰悬颅，属口，对入系目本[2]，视有过者取之，损有馀，益[3]不足，反者益（其）[甚][4]。

【校注】

[1] 挟：《太素》《甲乙经》作"侠"。

[2] 对入系目本：《甲乙经》、明蓝格钞本《甲乙经》此句下有"头痛引颔取之"。

[3] 益：《甲乙经》作"补"。

[4] 其：《太素》、《甲乙经》、明蓝格钞本《甲乙经》作"甚"，《讲义》改"其"为"甚"，据改。

足大阳有通项入于脑者，正属目本，名曰眼系。头目苦[1]痛取之，在项中[2]两筋间，入脑，乃别阴跷[3]阳跷，阴阳相交[4]，阳入阴，阴出阳，交于目（锐）[内]眦[5]。阳气盛则瞋目[6]，阴气盛则瞑目[7]。

【校注】

[1] 苦：《太素》作"固"。

[2] 项中：詹本作"项下"。

[3] 跷：《太素》作"乔"。下"阳跷"同，不复出校。

[4] 交：《太素》误作"支"。

[5] 目锐眦：《太素》作"兑眦"。按，太阳经自项入脑，乃别属阴跷、阳跷，而交合于目内眦之睛明穴。"目锐眦"当作"目内眦"。《灵枢·癫狂病第二十二》："目眦：外决（裂开）于面者，为锐眦；在内近鼻者，为内眦。"《灵枢·脉度第十七》篇："跷脉属目内眦，合于太阳。"《灵枢·热病第二十三》篇："目中赤痛，从内眦始，取之阴跷。"据文意校改。

[6] 阳气盛则瞋目：《甲乙经》作"阳气绝则瞑目"。

[7] 阴气盛则瞑目：《甲乙经》作"阴气盛则眠"。

热厥，取足大阴、少阳，皆留之[1]；寒厥，取足阳明[2]、少阴于足，皆[3]留之。

【校注】

[1]《太素》《甲乙经》无"皆留之"。

[2] 取足阳明：《甲乙经》作"取阳明"。
[3]《太素》《甲乙经》无"皆"。

舌纵[1]涎下，烦悗[2]，取足少阴。

【校注】

[1] 舌纵：《甲乙经》作"舌缓"。
[2] 烦悗：《太素》作"烦惌"，明蓝格钞本《甲乙经》作"烦闷"。

振寒，洒洒鼓颔[1]，不得汗出，腹胀烦悗[2]，取手太阴。

【校注】

[1] 颔：《太素》作"颌"。
[2] 悗：《甲乙经》、明蓝格钞本《甲乙经》作"闷"。

刺虚者，刺其去也；刺实者，刺其来也。
春取络脉，夏取分腠，秋取气口，冬取经输。凡此四时，各以时[1]为齐。络脉治皮肤，分腠治肌肉，气口治筋脉，经输治骨髓、五藏。

【校注】

[1]《太素》无"时"。

身有[1]五部：伏兔[2]，一；腓，二，腓者，腨[3]也；背，三；五藏之腧[4]，四；项，五。此[5]五部有痈疽者，死[6]。

【校注】

[1]《甲乙经》无"有"。
[2] 伏兔：《甲乙经》作"伏菟"。
[3] 腨：《太素》作"踹"。
[4] 腧：《太素》作"输"，《甲乙经》、明蓝格钞本《甲乙经》作"俞"。

后或同，不复出校。

[5]《太素》无"此"。

[6] 五部有痈疽者，死：《甲乙经》作"五部有疽，死也"。

病始手臂者[1]，先[2]取[3]手阳明、太阴而汗出[4]；病[5]始头首者，先[6]取[7]项太阳而汗出[8]；病[9]始[10]足胫[11]者，先[12]取[13]足阳明而汗出。

【校注】

[1]《素问·刺热论篇第三十二》《太素》无"者"。
[2]《素问·刺热论篇第三十二》《太素》无"先"。
[3] 取：《素问·刺热论篇第三十二》《太素》作"刺"。
[4] 汗出：《素问·刺热论篇第三十二》作"汗出止"。
[5] 病：《素问·刺热论篇第三十二》《太素》作"热病"。
[6]《素问·刺热论篇第三十二》《太素》无"先"。
[7] 取：《素问·刺热论篇第三十二》《太素》作"刺"。
[8] 汗出：《素问·刺热论篇第三十二》作"汗出止"。
[9] 病：《素问·刺热论篇第三十二》《太素》作"热病"。
[10] 始：《素问·刺热论篇第三十二》《太素》作"始于"。
[11] 胫：《太素》作"胻"。
[12]《素问·刺热论篇第三十二》《太素》无"先"。
[13] 取：《素问·刺热论篇第三十二》作"刺"。

臂太阴[1]可汗出[2]，足阳明可汗出[3]，故[4]取阴而汗出甚者，止之于阳[5]；取阳而汗出甚者，止之于阴[6]。

【校注】

[1] 臂太阴：《甲乙经》、明蓝格钞本《甲乙经》夹注："阴，《灵枢》作阳。"
[2] 汗出：《太素》《甲乙经》作"出汗"。
[3] 汗出：《太素》《甲乙经》作"出汗"。

[4]《甲乙经》无"故"。

[5] 止之于阳：明蓝格钞本《甲乙经》作"止之于阳也"。

[6] 止之于阴：明蓝格钞本《甲乙经》作"止之于阴也"。

凡刺之害：中而不去，则精泄；不中而去，则致气。精泄，则病甚而[1]恇；致气，则生为痈疽也[2]。

【校注】

[1]《太素》无"而"。

[2] 则生为痈疽也：《太素》作"则生为痈疡"。

癫狂病第二十二

按：本篇主要论述癫、狂的刺法，故名。论述了以下内容：目眦分为内外而又各统其上下；癫疾诸证及刺法；骨、筋、脉诸癫疾可治及其所取之穴与不可治之证；狂疾诸证及刺法；有风逆者，当验其证取其络脉；刺厥逆、不得溲、气逆、少气、短气之法。

自"目眦外决于面者"至"下为内眦"，见于《太素》卷30《目痛》，自"癫疾始生先不乐"至"疾发如狂者死不治"，见于《太素》卷30《癫疾》，自"狂始生先自悲也"至"灸骨骶二十壮"，见于《太素》卷30《惊狂》，自"风逆暴四肢肿"至"骨清取井经也"，见于《太素》卷30《风逆》，自"厥逆为病也"至"甚，取少阴、阳明动者之经也"，见于《太素》卷30《厥逆》，自"少气身漯漯也"至"补足少阴去血络也"，见于《太素》卷30《少气》。又本篇分别见于《甲乙经》卷12第4、卷1第2、卷11第2、卷10第2下、卷7第3、卷9第10。

目眦：外决[1]于面者，为锐[2]眦；在内近鼻者，为内眦[3]；上为外眦，下为内眦。

【校注】

[1] 决：《甲乙经》夹注："一作次。"

[2] 锐：《太素》《甲乙经》作"兑"。

[3]《太素》《甲乙经》无"为内眦"。

癫疾始生，先不乐，头重痛，视举[1]目赤，（甚）[其][2]作极已而烦心，候之于颜，取手太阳、阳明[3]、太阴，血变而止。

【校注】

[1] 视举：《甲乙经》作"直视"。

[2] 甚：《太素》作"其"，刘校谓应据改，据改。

[3]《甲乙经》无"阳明"。

癫疾始（传）[作][1]，而引口，啼呼[2]，喘悸[3]者[4]，候之手阳明、太阳。左强[5]者，攻其右[6]；右强[7]者，攻其左[8]，血变而止[9]。

【校注】

[1] 传：元本、熊本、詹本、周本、医统本、吴本、藏本、赵本、朝鲜活字本、《太素》并作"作"，《讲义》改"传"为"作"，据改。明蓝格钞本《甲乙经》无"始作"。

[2] 明蓝格钞本《甲乙经》无"啼呼"。

[3] 喘悸：同义连用，喘息。

[4] 明蓝格钞本《甲乙经》夹注："《九墟》作啼呼，《太素》作啼呼喘悸者。"

[5] 左强：《太素》作"右僵"。

[6] 攻其右：《甲乙经》、明蓝格钞本《甲乙经》夹注："一本作左。"

[7] 右强：《太素》作"左僵"。

[8] 攻其左：《甲乙经》、明蓝格钞本《甲乙经》夹注："一本作右。"

[9] 血变而止：《太素》作"血变而止也"。

癫疾始作，先反僵[1]，因而脊痛，候之足太阳、阳明、太阴[2]、手大阳[3]，血变而止。

【校注】

[1] 先反僵：《太素》作"而反僵"。

[2] 《太素》无"太阴"。

[3] 手大阳：医统本、吴本作"手大阴"。

治癫疾者，常与之居，察[1]其所当取之处。病至，视之有过者，写之[2]。

【校注】

[1] 察：赵本作"祭"。

[2] 写之：《太素》《甲乙经》作"即写之"。

置其血于瓠壶之中。至其发时，血独动矣。不动，灸穷骨二十[1]壮。穷骨者，骶骨[2]也。

【校注】

[1] 二十：《太素》作"二十五"，《甲乙经》作"三十"。

[2] 骶骨：《甲乙经》作"尾骶"。骶，《太素》换"肉"旁作"胝"。

骨癫疾者，颇[1]齿诸腧分肉皆满，而骨居[2]，汗出，烦悗[3]。呕[4]多沃沫[5]，气下泄，不治。

【校注】

[1] 颇：《太素》作"颔"，《甲乙经》作"颔"。

[2] 而骨居：《甲乙经》作"而骨居强直"。

[3] 悗：《甲乙经》作"闷"。

[4] 呕：《太素》作"欧"。

[5] 沃沫：白沫。《甲乙经》作"涎沫"。

筋癫疾者[1]，身倦[2]挛急，大[3]，刺项大经之[4]大杼脉[5]。呕[6]多沃沫[7]，气下泄，不治。

【校注】

[1]《太素》无"者"。

[2]倦：《太素》《甲乙经》作"卷"。

[3]大：《甲乙经》作"脉大"。

[4]之：明蓝格钞本《甲乙经》作"即"。

[5]《甲乙经》无"脉"。

[6]呕：《太素》作"欧"。

[7]沃沫：《太素》作"液沫"，《甲乙经》作"涎沫"。

脉癫疾者[1]，暴仆，四肢[2]之脉皆胀而纵[3]。脉满，尽刺之出血；不满，灸之挟项太阳[4]，灸[5]带脉[6]于腰相去三寸诸分肉本输。呕[7]吐沃沫[8]，气下泄，不治。

【校注】

[1]《太素》无"者"。

[2]肢：《太素》《甲乙经》作"支"。

[3]纵：《甲乙经》作"从"。

[4]灸之挟项太阳：《太素》作"侠灸项太阳"。

[5]灸：《甲乙经》作"又灸"。

[6]带脉：明蓝格钞本《甲乙经》作"太脉"。

[7]呕：《太素》作"欧"。

[8]沃沫：《甲乙经》作"涎沫"。

癫疾者[1]，疾发[2]如狂[3]者，死，不治。

【校注】

[1]癫疾者：《太素》作"治癫疾者"。

[2] 疾发：《太素》作"病发"，藏本作"暴发"。
[3] 如狂：《太素》作"喜狂"。

狂始生[1]，先自悲也[2]，喜[3]忘、苦[4]怒、善[5]恐者，得之忧饥。治之：取[6]手太阴[7]、阳明，血变而止，及取足太阴、阳明。

【校注】
[1] 狂始生：《太素》作"治狂始生"，《甲乙经》作"狂之始生"。
[2]《太素》无"也"。
[3] 喜：易。《甲乙经》作"善"。
[4] 苦：《太素》、《甲乙经》、明蓝格钞本《甲乙经》作"喜"，义长。
[5] 善：易。《太素》作"喜"。
[6] 取：《甲乙经》作"先取"。
[7] 手太阴：医统本作"手太阳"。

狂始发，少卧不饥，自高贤也，自辩[1]智也，自尊贵也[2]，善[3]骂詈，日夜不休。治之：取手阳明、太阳、太阴[4]、舌下、少阴，视[5]之盛者，皆取之，不盛[6]，释之也[7]。

【校注】
[1] 辩：明蓝格钞本《甲乙经》作"辨"。
[2] 明蓝格钞本《甲乙经》无"自尊贵也"。
[3] 善：《太素》作"喜"。
[4] 明蓝格钞本《甲乙经》无"太阴"。
[5] 视：《甲乙经》作"视脉"。
[6] 不盛：《太素》《甲乙经》作"不盛者"。
[7]《太素》《甲乙经》无"也"。

狂，（言）[善][1]惊、善笑、好歌乐、妄行不休者，得之大恐。治之：取手阳明、太阳、太阴。

【校注】

[1] 言：《太素》作"喜"，《甲乙经》作"善"，义长，据上下文辞例，从《甲乙经》改"善"。

狂，目妄见，耳妄闻，善[1]呼者，少气之所生也。治之：取手太阳、太阴、阳明、足太阴、头、两顑[2]。

【校注】

[1] 善：《太素》作"喜"。
[2] 足太阴、头、两顑：《甲乙经》作"足太阳及头、两颔"，《太素》"顑"作"颔"。

狂者[1]，多食，善[2]见鬼神，善[3]笑而不发于外者，得之有所大喜。治之：取足太阴、太阳、阳明[4]，后取手太阴、太阳、阳明[5]。

【校注】

[1]《甲乙经》无"者"。
[2] 善：《太素》作"喜"。
[3] 善：《太素》作"喜"。
[4] 太阳、阳明：《太素》《甲乙经》作"阳明、太阳"。
[5] 太阳、阳明：《太素》《甲乙经》作"阳明、太阳"。

狂而新发，未应如此者，先取曲泉左右动脉，及盛者见血，有顷[1]已，不已，以法取之，灸骨骶[2]二十壮。

【校注】

[1] 有顷：《太素》作"食顷"。
[2] 骨骶：《太素》《甲乙经》作"骶骨"。

风逆，暴四肢[1]肿，身漯漯，唏[2]然时寒，饥则烦，饱则善[3]变，取手太阴表里、足少阴阳明之经,肉清[4]取荥,骨清取井、经[5]也。

【校注】

[1] 肢:《太素》、明蓝格钞本《甲乙经》作"支"。

[2] 唏:读若"洒"。希、西微、脂音近。明蓝格钞本《甲乙经》作"睎"。

[3] 善:《太素》作"喜"。

[4] 清:寒凉。周本、医统本、吴本、朝鲜活字本、《太素》、《甲乙经》作"清"。俗书氵、冫相乱。下"清"字同,不复出校。

[5]《太素》无"经"。

厥逆为病也[1],足暴清,胸[2]若将裂[3],(肠)[腹][4]若将以刀[5]切之,烦[6]而不能[7]食,脉大小[8]皆涩[9]。暖[10],取足少阴;清,取足阳明。清则补之,温则写之。

【校注】

[1]《甲乙经》无"也"。

[2] 胸:《甲乙经》作"胸中"。

[3] 裂:《太素》作"别"。

[4] 肠:《太素》作"腹",刘校谓应据改,据改。

[5] 刀:《太素》末笔加"丶"作"刃",乃"刀"之俗字。

[6] 烦:《甲乙经》作"膜"。

[7] 不能:《甲乙经》作"不"。

[8] 大小:《太素》作"小大",《甲乙经》无"小"。

[9] 涩:《太素》误作"清"。

[10] 暖:周本、《太素》、《甲乙经》误作"缓"。

厥逆腹胀满,肠鸣,胸满不得息,取之下胸二[1](胁)[肋][2](劾)[欬][3]而动手[4]者,与背腧以手[5]按之立快者是也[6]。

【校注】

[1] 二：《甲乙经》作"三"。

[2] 胁：《太素》作"肋"，刘校谓应据改，据改。

[3] 刻：元本、熊本、詹本、医统本、吴本、藏本、赵本、朝鲜活字本、《太素》、《甲乙经》并作"欬"，《讲义》改"刻"为"欬"，据改。

[4] 动手：《甲乙经》作"动应手"。

[5] 手：《甲乙经》作"指"。

[6]《甲乙经》无"者是也"。

内闭不得溲，刺足少阴、太阳与骶[1]上，以长针。气逆，则[2]取其太阴、阳明，厥（阴）[3]甚，取少阴[4]、阳明动者之经也[5]。

【校注】

[1] 骶：《太素》作"胝"。

[2]《太素》《甲乙经》无"则"。

[3] 厥阴：《太素》、《甲乙经》、明蓝格钞本《甲乙经》并无"阴"，"厥"属下读，义长，据删。

[4] 少阴：《甲乙经》作"太阴"。

[5]《太素》《甲乙经》无"也"。

少气，身漯漯也，言吸吸[1]也，骨痠体重，懈惰[2]不能动，补足[3]少阴。短气，息短不属，动作气索，补足少阴，去血络也[4]。

【校注】

[1] 吸吸：读若"歙歙"，收敛貌，这里形容声音低的样子。

[2] 懈惰：《太素》作"懈"。

[3]《太素》、明蓝格钞本《甲乙经》无"足"。

[4]《太素》《甲乙经》无"也"。

热病第二十三

按：本篇主要论述热病的刺法与治疗原则，故名。论述了以下内容：刺偏枯、痱病之法；热病诸证治、预后、治疗禁忌；热病之邪在皮、脉、肉、筋、骨者诸证及刺法；热病，不可治者；厥热诸证治法；热病在胃者，当取之胃，所以去其邪气；热病在肾脾诸证及治法；热病，汗可出则出之，可止则止之；热病汗后脉躁者，死，反是则生；热病脉盛而不得汗者，死，反是则生；热病不可刺的9种情况；热病所刺五十九穴；气、心疝、喉痹、目中赤痛、风痉、癃、男女胀郁诸杂证及其刺法。

自"偏枯身偏不用而痛"至"凡六痏巅上一"，见于《太素》卷25《热病说》，自"气满胸中喘息"至"热则疾之气下乃止"，见于《太素》卷30《气逆满》，"心疝暴痛取足太阴厥阴，尽刺去其血络"，见于《太素》卷26《厥心痛》，自"喉痹舌卷口中干"至"取手小指次指爪甲下去端如韭叶"，见于《太素》卷30《喉痹嗌干》，"目中赤痛从内眦始取之阴蹻"，见于《太素》卷30《目痛》，自"风痉身反折"至"中有寒取三里"，见于《太素》卷30《风痉》，"癃取之阴蹻及三毛上及血络出血"，见于《太素》卷30《癃泄》，自"男子如蛊"至"视跗上盛者尽见血也"，见于《太素》卷30《如蛊如姐病》。又本篇分别见于《甲乙经》卷10第2下、卷7第1中、卷9第2、卷7第4。《脉经》7-12-1、7-13-12～7-13-23、7-18-3～7-18-5、7-18-28、7-20-2～7-20-3有与本篇相关内容。

偏枯，身偏不用而痛，言不变，志[1]不乱，病在分腠[2]之间，巨针取之，益其不足，损其有馀，乃可复也。

【校注】

[1] 志：《甲乙经》作"智"，明蓝格钞本《甲乙经》作"知"。
[2] 腠：《甲乙经》、明蓝格钞本《甲乙经》作"凑"。

痱之[1]为病也，身无痛者，四肢[2]不收，智[3]乱不甚，其言微知，可治；甚则不能言，不可治也。病先起于阳，复入于阴者[4]，先取其阳，后取其阴，浮而取之[5]。

【校注】

[1]《太素》无"之"。
[2] 肢：《太素》、明蓝格钞本《甲乙经》作"支"。
[3] 智：藏本作"志"，《太素》、明蓝格钞本《甲乙经》作"知"。
[4] 明蓝格钞本《甲乙经》无"者"。
[5] 浮而取之：《甲乙经》作"必审其气之浮沉而取之"。

热病三日，而[1]气口静、人迎[2]躁者，取之诸阳，五十九刺，以写其热，而出其汗，实其阴，以补其不足者[3]。身热甚，阴阳皆静者，勿刺也[4]；其可刺者，急取之，不汗出[5]则泄。所谓勿刺者[6]，有死征也[7]。

【校注】

[1]《甲乙经》、明蓝格钞本《甲乙经》无"而"。
[2] 迎：明蓝格钞本《甲乙经》作"逆"。按，"迎""逆"同源，"逆"即"迎"之方言转语。
[3]《甲乙经》、明蓝格钞本《甲乙经》无"者"。
[4] 勿刺也：《甲乙经》、明蓝格钞本《甲乙经》作"勿刺之"。
[5] 不汗出：《太素》、《甲乙经》、明蓝格钞本《甲乙经》作"不汗"。
[6] 者：《甲乙经》、明蓝格钞本《甲乙经》作"皆"，属下读。
[7] 明蓝格钞本《甲乙经》无"也"。

热病七日八日[1]，脉口动喘而短[2]者，急刺之，汗且自出。浅刺手大[3]指间。

【校注】

[1] 七日八日：《太素》作"七八日"。

[2] 短：原本下有小字校语云："一本作弦。"《太素》、《甲乙经》、明蓝格钞本《甲乙经》作"眩"。

[3] 大：《太素》无"大"。按，下文"五十九刺"有"五指间各一，凡八痏。"无"大"义长。

热病七日八日[1]，脉微小，病者溲血，口中干，一日半而死。脉代者，一日死。

【校注】

[1] 七日八日：《太素》作"七八日"。

热病已得汗出[1]，而脉尚躁[2]，喘且复热，勿（刺肤）[庸刺][3]，喘甚[4]者死[5]。

【校注】

[1] 得汗出：《甲乙经》、明蓝格钞本《甲乙经》作"得汗"，无"出"。

[2] 而脉尚躁：《甲乙经》夹注："一本作盛。"

[3] 勿刺肤：《太素》《甲乙经》作"勿庸刺"，刘校谓应据改，据改。

[4] 甚：《甲乙经》、明蓝格钞本《甲乙经》作"盛"。

[5] 死：《甲乙经》作"必死"。

热病七日八日[1]，脉不躁，躁[2]不散数[3]，后三日中有汗；三日不汗，四日死。未曾汗者[4]，勿（腠）[庸]刺[5]之[6]。

【校注】

[1] 七日八日：《太素》作"七八日"。

[2] 《甲乙经》、明蓝格钞本《甲乙经》不重"躁"。

[3] 不散数：《太素》作"不数数"。

[4] 未曾汗者：《太素》作"未曾刺者"，《甲乙经》、明蓝格钞本《甲乙

经》作"未汗"。

[5] 勿腠刺：《太素》、《甲乙经》、明蓝格钞本《甲乙经》作"勿庸刺"，刘校谓应据改，据改。

[6]《甲乙经》、明蓝格钞本《甲乙经》无"之"。

热病，先肤痛，窒鼻，充面，取之皮，以第一针，五十九[1]。苛轸鼻[2]。索皮于肺[3]，不得索之火。火者，心也。

【校注】

[1] 五十九：《甲乙经》、明蓝格钞本《甲乙经》作"五十九刺"。

[2] 苛轸鼻：严重的鼻塞。苛，程度特别严重；轸，不顺畅；轸鼻，鼻轸。上古汉语语法遗存，谓语动词往往在前，主语在后。如甲骨卜辞中称头部疾病为"疾首"。（胡厚宣．殷人疾病考．见：甲骨学商史论丛初集，石家庄：河北教育出版社，2000，第1版：306.）《诗·小雅·小弁》："心之忧矣，疢如疾首。"孔颖达《正义》："疾首，谓头痛也。"出土楚简望山一号墓简38，天星观卜筮简，葛陵简甲三233、190有"心悗"之疾，望山一号墓简9，葛陵简甲三22、59及291-2则作"悗心"。《素问》恒言"腹胀"，新蔡葛陵简乙一31、25则称"张腹"。[张光裕，陈伟武．战国楚简所见病名辑证．见：中国文字学会《中国文字学报》编辑部编．中国文字学报（第一辑），北京：商务印书馆，2006，第1版：84-85.]《素问·脉解第四十九》云："所谓强上引背者，阳气大上而争，故强上也。"王注云："强上，谓颈（金本作头）项噤（元本作禁）强也。"《素问·评热病论篇第三十三》："使人强上冥视。"《后汉书卷八十四·杨震列传第四十四》："卿强项，真杨震子孙。""强项"就是项强（脖子硬）。上文："窒鼻充面"，即"鼻窒面充"。下文："干唇口嗌"，即"唇口嗌干"。《甲乙经》、明蓝格钞本《甲乙经》"轸鼻"作"鼻干"，《甲乙经》夹注："《灵枢》作诊鼻干"，明蓝格钞本《甲乙经》夹注："《灵枢》作颊鼻干。"

[3] 索皮于肺：《甲乙经》、明蓝格钞本《甲乙经》作"索于皮肺"。

热病，先身涩，倚而热[1]，烦悗[2]，干唇口嗌[3]，取之皮[4]，以第一针，五十九[5]。

【校注】

[1] 倚而热：《甲乙经》作"烦而热"，《太素》无"而热"。
[2] 悗：《甲乙经》、明蓝格钞本《甲乙经》作"闷"。
[3] 干唇口嗌：《甲乙经》作"唇嗌干"，《太素》作"干唇嗌"。
[4]《太素》无"皮"，"取之"属下读。
[5] 五十九：《太素》《甲乙经》作"五十九刺"。

肤胀[1]，口干，寒，汗出[2]。索脉于心，不得索之水。水者，肾也[3]。

【校注】

[1] 肤胀：《甲乙经》、明蓝格钞本《甲乙经》"肤胀"上有"热病"。
[2]《太素》无"出"。
[3]《太素》无以上"索脉于心，不得索之水。水者，肾也"十三字。

热病，嗌干，多饮，善惊，卧不能起[1]，取之肤肉，以第六针，五十九[2]。目眦青[3]。索肉于脾，不得索之木[4]。木者[5]，肝也。

【校注】

[1] 卧不能起：《太素》作"卧不能定"，《甲乙经》、明蓝格钞本《甲乙经》作"卧不能安"。
[2]《甲乙经》作"五十九刺"。
[3] 青：《甲乙经》作"赤"，夹注："《灵枢》作青。"
[4] 不得索之木：《甲乙经》作"不得索之于木"。
[5]《太素》、明蓝格钞本《甲乙经》无"者"。

热病，面青，脑痛[1]，手足躁，取之筋间，以第四针。于[2]四逆，筋躄[3]，目浸。索筋于肝，不得索之金[4]。金者[5]，肺也。

【校注】

[1] 面青，脑痛：《太素》《甲乙经》作"而胸胁痛"，《甲乙经》夹注："《灵枢》作面青，胸痛。"

[2] 于：为。《素问·水热穴论篇第六十一》："传为胕肿。""为"，元本、熊本、吴悌本、詹本、朝鲜活字本、朝鲜小字本并作"於"，周本无"于"，《甲乙经》"于"上重"针"。

[3] 躄：《太素》作"辟"，明蓝格钞本《甲乙经》夹注："一作臂。"

[4] 索之金：《甲乙经》、明蓝格钞本《甲乙经》作"索之于金"。

[5] 《太素》无"者"。

热病，数惊，瘛瘲[1]而狂，取之脉，以第四针，急写有馀者。癫疾毛发去。索血于心，不得索之水[2]。水者，肾也[3]。

【校注】

[1] 瘛瘲：赵本作"瘛瘲"。

[2] 索之水：《甲乙经》、明蓝格钞本《甲乙经》作"索之于肾"。

[3] 水者，肾也：《太素》作"水，肾也"，《甲乙经》作"肾者，水也"。

热病，身重骨痛，耳聋而[1]好瞑，取之骨，以第[2]四针，五十九刺[3]。骨病，不食，啮齿[4]，耳青[5]。索骨于肾，不得索之土[6]。土者[7]，脾也[8]。

【校注】

[1] 《甲乙经》无"而"。

[2] 第：《太素》作"弟"。

[3] 《甲乙经》无"刺"。

[4] 不食，啮齿：《太素》、明蓝格钞本《甲乙经》作"食啮齿"，无"不"，"食"属下读。

[5] 耳青：《甲乙经》作"耳青赤"。

[6] 不得索之土：《甲乙经》、明蓝格钞本《甲乙经》作"不得索之于土"。

[7] 《太素》、明蓝格钞本《甲乙经》无"者"。

[8]《太素》"脾也"下有"一云脊强"。

热病，不知所痛[1]，耳聋[2]，不能自收，口干，阳热甚，阴颇有寒者，热在髓[3]，死，不可治[4]。

【校注】

[1] 痛：《甲乙经》作"病"。

[2]《太素》无"耳聋"。

[3] 热在髓：《甲乙经》作"热在髓也"。

[4] 不可治：《太素》《甲乙经》作"不治"。

热病，头痛，颞颥、目瘈[1]脉痛[2]，善衄，厥热病[3]也，取之[4]以第三针，视有馀不足。寒热痔[5]。

【校注】

[1] 瘈：《太素》作"瘲"。

[2]《太素》无"痛"。

[3]《太素》无"病"。

[4]《太素》无"之"。

[5] 痔：《甲乙经》、明蓝格钞本《甲乙经》夹注："一作痛。"

热病，体重，肠中热，取之：以第[1]四针于其腧及下诸指间。索气于胃胳[2]，得气也[3]。

【校注】

[1] 第：《太素》作"弟"。

[2] 胳："络"的俗字。《太素》凡"络脉""经络"字并作"胳"。《甲乙经》作"络"。

[3]《太素》无"也"。

热病，挟[1]脐[2]急痛[3]，胸胁[4]满，取之涌泉与阴陵泉，取[5]以第四针，针嗌里[6]。

【校注】

[1] 挟：《太素》《甲乙经》作"侠"。
[2] 脐：《太素》作"齐"。
[3] 急痛：《太素》作"痛急"。
[4] 胸胁：《太素》作"胁胸"。
[5]《太素》《甲乙经》无"取"。
[6]《太素》无"里"。

热病，而[1]汗且出，及脉顺可汗者，取之[2]鱼际、大渊、大都、太白，写之则热去，补之则汗出，汗出大甚，取内[3]踝上横[4]脉以止[5]之。

【校注】

[1]《太素》无"而"。
[2] 明蓝格钞本《甲乙经》无"之"。
[3]《太素》无"内"。
[4] 横：读若"穬"，充盈。
[5]《太素》无"止"。

热病，已得汗而脉尚[1]躁盛[2]，此阴脉之极也，死；其得汗而脉静者，生。

【校注】

[1] 尚：《太素》作"常"。
[2] 躁盛：《甲乙经》、明蓝格钞本《甲乙经》作"躁盛者"。

热病者[1]，脉尚[2]盛躁[3]而不得汗者，此阳[4]脉之极也，死；脉[5]盛躁[6]得汗静者[7]，生。

【校注】

[1]《甲乙经》、明蓝格钞本《甲乙经》无"者"。

[2] 尚：《太素》、《甲乙经》、明蓝格钞本《甲乙经》作"常"。

[3] 盛躁：《甲乙经》、明蓝格钞本《甲乙经》作"躁盛"。

[4] 阳：明蓝格钞本《甲乙经》作"阴"。

[5] 脉：明蓝格钞本《甲乙经》作"其脉"。

[6] 盛躁：《甲乙经》、明蓝格钞本《甲乙经》作"躁盛"。

[7] 得汗静者：《甲乙经》作"得汗而脉者"。

热病不可刺者[1]有九：一曰汗不出，大颧发赤，哕者，死[2]；二曰泄而腹满甚者，死；三曰目不明，热不已者，死；四曰老人婴儿热而腹满者，死；五曰汗不出，呕下血[3]者，死；六曰舌本烂，热不已者，死；七曰咳而衄，汗不出[4]，出不至足者，死；八曰髓热者，死；九曰热而痉[5]者，死，腰折瘛疭[6]，齿噤䶌也。凡此九者，不可刺也。

【校注】

[1] 热病不可刺者：《甲乙经》作"热病死候"。

[2] 死：《甲乙经》、明蓝格钞本《甲乙经》下有夹注："《太素》云：汗不出，大颧发赤者，必部反而死。"

[3] 呕下血：《甲乙经》作"呕血"，夹注："《灵枢》作呕下血。"《太素》"呕"作"欧"。

[4] 汗不出：《甲乙经》作"汗出"。

[5] 痉：《太素》、《甲乙经》、明蓝格钞本《甲乙经》作"痓"，为"痉"的俗字。下或同，不复出校。

[6]《太素》《甲乙经》"腰折瘛疭"上有"热而痉者"。

所谓五十九刺者：两手外内[1]侧各三，凡十二痏；五指间各一，凡八痏，足亦如是；头入发一寸[2]旁三分各三，凡六痏；更入发[3]三寸边五，凡十痏；耳前后口下[4]者各一，项中一，凡六痏；巅[5]上一，囟会[6]一，发际一，廉泉一，风池二，天柱二。

【校注】

[1] 外内：《甲乙经》作"内外"。

[2] 一寸：朝鲜活字本作"二寸"。

[3] 更入发：《甲乙经》、明蓝格钞本《甲乙经》作"更入发际"。

[4] 耳前后口下：《甲乙经》、明蓝格钞本《甲乙经》下有夹注："《灵枢》作区下。"

[5] 巅：《太素》、《甲乙经》、明蓝格钞本《甲乙经》作"颠"。

[6] 囟会：明蓝格钞本《甲乙经》作"囟"。

气满胸中[1]，喘息[2]，取足太阴大指之端，去爪甲如薤[3]叶，寒则留[4]之，热则疾之，气下乃止。

【校注】

[1]《太素》"气满胸中"前有小标题"气逆满"。

[2] 喘息：《太素》作"息喘"。

[3] 薤：詹本作"韭"，《太素》作"韮"，为"韭"之俗。《素问·缪刺论篇第六十三》："邪客於手阳明之络，令人气满胸中，喘息而支胠，胸中热，刺手大指次指爪甲上去端如韭叶各一痏，左取右，右取左，如食顷已。"

[4] 留：周本作"溜"。

心疝暴痛，取足太阴、厥阴，尽刺去其血络。

喉痹舌卷，口中干，烦心，心痛，臂（内）[外]廉[1]痛不可及头，取手小指次指爪甲下去端如韭[2]叶。

【校注】

[1] 臂内廉：当作"臂外廉"。《灵枢·经脉第十》："三焦手少阳之脉……是主气所生病者，……臂外皆痛。"《素问·缪刺论篇第六十三》："邪客於手少阳之络，令人喉痹、舌卷、口乾、心烦、臂外廉痛，手不及头。刺手中指次指爪甲上去端如韭叶各一痏。"据改。

[2] 韭：《太素》作"韮"。

目中赤痛，从内眦始，取之阴跷[1]。

【校注】
[1] 跷：《太素》作"乔"。

风痉，身反折，先取足[1]太阳及腘中，及血络出血[2]。中有寒[3]，取三里。

【校注】
[1]《甲乙经》无"足"。
[2]《太素》无"出血"。
[3] 中有寒：《甲乙经》、明蓝格钞本《甲乙经》作"痉，中有寒"。

癃[1]，取之阴跷[2]及三毛上，及血络出血。

【校注】
[1] 癃：《甲乙经》、明蓝格钞本《甲乙经》作"痉"。
[2] 跷：《太素》作"乔"。

男子如蛊[1]，女子如怚[2]，身体腰脊如解，不欲饮食[3]，先取涌泉见血，视跗上盛者，尽见血也[4]。

【校注】
[1] 蛊：一种害人的巫术。这里指被施蛊术。
[2] 怚：读若"诅"，一种巫术，这里指被施诅术。《太素》作"姐"，《甲乙经》、明蓝格钞本《甲乙经》作"阻"。
[3] 不欲饮食：《甲乙经》作"不欲食"。
[4] 尽见血也：《太素》无"也"，《甲乙经》作"尽出血"。

黄帝内经灵枢卷第(五)[九][1]

音释

五邪第二十

顑音椎。

寒热病第二十一

槁腊下思亦切。取三阴一本作三阳。龋丘禹切，齿蠹也。頄逵、仇二音，面颧也。悗音闷。腓音肥。

癫狂第二十二

倦挛上音权。顲口感切，饥黄起行。唏许几切，笑也。

热病第二十三

腓音肥。痉巨(并)[井][2]，切。噤巨禁切。龂音介。

【校注】

[1] 五：当作"九"，据文意改。

[2] 并：元本、熊本、詹本、医统本、吴本、藏本、赵本、朝鲜活字本并作"井"，《广韵》上声静韵："痉，巨郢切。"作"井"是，据改。

黄帝内经灵枢卷第十

厥病第二十四

按：本篇主要论述"厥头痛""厥心痛"的症状及其刺法，故名。包括以下内容：头痛有厥痛有真痛，心痛有厥痛有真痛，皆有刺之之法及禁刺原则；刺耳病诸证之法；足髀不能举者，有当取之穴，当用之针；下血者，有当刺之穴；风痹不出三年死之诸证。

自"厥头痛面若肿起而烦心"至"后取足少阳阳明"，见于《太素》卷26《厥头痛》，自"厥心痛与背相控"至"怵腹憹痛形中上者"，见于《太素》卷26《厥心痛》，自"耳聋无闻取耳中"至"先取手后取足"，见于《太素》卷30《耳聋》，自"足髀不可举"至"以员利针大针不可刺"，见于《太素》卷30《髀疾》，"刺病注下血，取曲泉"见于《太素》卷30《癃泄》，自"风痹淫泺"至"不出三年死也"，见于《太素》卷28《痹论》。又本篇分别见于《甲乙经》卷9第1、卷9第2、卷12第5。

厥头痛，面若肿起而烦心，取之[1]足阳明、太阴[2]。

【校注】

[1]《太素》《甲乙经》无"之"。
[2] 太阴：《太素》作"太阳"。

厥头痛，头[1]脉痛，心悲，善[2]泣，视头动脉反盛者，刺[3]尽去[4]血，后调足厥阴。

【校注】

[1]《甲乙经》无"头"。

[2]善：《甲乙经》作"喜"。

[3]刺：《甲乙经》作"刺之"。

[4]去：詹本作"出"。

厥头痛，贞贞[1]头重[2]而痛，写头上五行，行五，先取手少阴，后取足少阴。

【校注】

[1]贞贞：《甲乙经》作"员员"。

[2]头重：《甲乙经》无"头重"，夹注云："《灵枢》作贞贞头重。"

厥头痛，意[1]善[2]忘，按之不得，取头面左右动脉，后取足太阴[3]。

【校注】

[1]意：《甲乙经》作"噫"，夹注："《九墟》作意。"

[2]善：《太素》作"喜"。

[3]足太阴：《甲乙经》作"足太阳"，夹注："一作阴。"

厥[1]头痛，项先[2]痛，腰脊为应，先[3]取天柱，后取足太阳。

【校注】

[1]《甲乙经》无"厥"。

[2]《甲乙经》无"先"。

[3]《甲乙经》无"先"。

厥头痛，头[1]痛甚，耳前后脉涌有[2]热[3]，写出[4]其血，后取足少阳[5]。

【校注】

[1]《甲乙经》无"头"。

[2]《甲乙经》无"有"。

[3] 有热：原本下有小字校语云：一本云有动脉。

[4]《甲乙经》无"出"。

[5] 足少阳：《甲乙经》作"足太阳少阴"，"阴"下夹注云"一本亦作阳"。又，《甲乙经》此下重上一节，文字小有不同："厥头痛，痛甚，耳前后脉涌，有血，写其血，后取足少阳。"盖钞录别本异文而衍入正文者。

真[1]头痛，头[2]痛甚，脑尽痛，手足寒至节，死，不治。

【校注】

[1] 真：医统本、吴本作"贞"。

[2]《甲乙经》无"头"。

头痛不可取于腧者，有所击堕[1]，恶血在于[2]内，若（肉）[内][3]伤痛[4]未已，可则[5]刺[6]，不可远取也[7]。

【校注】

[1] 堕：《甲乙经》作"坠"。

[2]《甲乙经》无"于"。

[3] 肉：《太素》《甲乙经》作"内"，刘校谓应据改，据改。

[4]《甲乙经》"痛"下重"痛"。

[5] 则：即。《太素》《甲乙》作"即"。

[6] 刺：《甲乙经》作"刺之"。

[7]《甲乙经》无"也"。

头痛不可刺者，大痹，为恶[1]。日作者，可令少愈，不可已。

【校注】

[1] 为恶：《甲乙经》作"为恶风"。

头半[1]寒痛，先取手少阳、阳明，后取足少阳、阳明。

【校注】

[1]《甲乙经》无"半"。

厥心痛，与背相控[1]，善瘈[2]，如从后触其心，伛偻者[3]，肾心痛也，先取京骨、崑崙，发针[4]，不已，取然谷。

【校注】

[1] 控：《甲乙经》作"引"。
[2] 瘈：赵本作"瘛"。《太素》无"善瘈"。
[3] 伛偻者：《甲乙经》作"身伛偻者"。
[4] 发针：赵本误作"发狂"。

厥心痛，腹胀[1]胸[2]满，心尤痛甚[3]，胃心痛也，取之[4]大都、大[5]白。

【校注】

[1] 腹胀：《甲乙经》作"暴泄腹胀"。
[2]《甲乙经》无"胸"。
[3] 心尤痛甚：《甲乙经》作"心痛尤甚者"。
[4]《甲乙经》无"之"。
[5] 大：詹本、《甲乙经》作"太"。

厥心痛，痛[1]如以锥针[2]刺其心，心痛甚者，脾心痛也，取之[3]然谷、太溪。

【校注】

[1]《甲乙经》无"痛"。

[2] 如以锥针：《甲乙经》作"如锥"，明蓝格钞本《甲乙经》作"如以针"。

[3]《甲乙经》无"之"。

厥心痛，色苍苍[1]如死状，终日不得大[2]息[3]，肝心痛也，取之[4]行间、大冲。

【校注】

[1] 苍苍：《太素》作"仓仓"。

[2] 大：元本、赵本、《太素》作"太"。

[3] 大息：《甲乙经》作"太息者"。

[4]《甲乙经》无"之"。

厥心痛，卧若徒居，心痛间；动作[1]，痛益甚，色不变[2]，肺心痛也，取之[3]鱼际、大渊。

【校注】

[1] 作：《甲乙经》作"行"。

[2] 色不变：《甲乙经》作"色不变者"。

[3]《甲乙经》无"之"。

真心痛，手足青[1]至节，心痛甚，旦发夕死，夕发旦死。

【校注】

[1] 青：读若"清"，寒冷。赵本作"清"，是。詹本、医统本、吴本、《太素》作"清"，俗误。

心痛不可刺者，中有盛聚，不可取于腧。

肠中有虫瘕及蛟蚘[1]，皆[2]不可取以[3]小针。心（肠）[腹][4]痛憹作痛[5]，肿聚，往来上下行，痛有休止，腹[6]热，喜渴涎出[7]者，是蛟蚘[8]也，以手聚按而坚持之，无令得移，以大针刺之，久持之，虫不动，乃出针也[9]。恈[10]腹憹痛，形中上者[11]。

【校注】

[1] 及蛟蚘：《甲乙经》作"有蚘蛟"。

[2]《甲乙经》无"皆"。

[3]《太素》无"以"。

[4] 肠：《太素》、《甲乙经》、明蓝格钞本《甲乙经》作"腹"，刘校谓应据改，据改。

[5]《甲乙经》无"痛"，属下读。

[6] 腹：《甲乙经》作"腹中"。

[7] 喜渴涎出：《甲乙经》作"渴美"，《太素》"喜"作"善"，《甲乙经》无"喜"。

[8] 蛟蚘：《甲乙经》作"蚘蛟"，藏本"蚘"误作"痌"。

[9]《甲乙经》无"也"。

[10] 恈：刘校："详文义疑是'并心'二字误合为一"。钱熙祚："此八字费解，《甲乙经》无之。"杨上善："恈，普耕反，满也。谓虫聚心腹满如肿聚高起，故曰形中上者也。"

[11]《甲乙经》无"恈腹憹痛，形中上者"八字。

耳聋无闻，取耳中[1]；耳鸣，取耳前动脉；耳痛不可刺者，耳中有脓，若有干耵聍[2]，耳无闻也。耳聋，取手小[3]指次指爪甲上与肉交者，先取手，后取足。耳鸣，取手中指爪甲上，左取右，右取左，先取手，后取足。

【校注】

[1] 耳中：周本作"其中"。

[2] 耵聍：《太素》《甲乙经》作"擿抵"。"擿抵""耵聍"声转义通。

[3] 小：《甲乙经》作"少"。

足骱不可举[1]，侧而取之，在枢合[2]中，以员利针，大针不可刺[3]。

【校注】

[1]《太素》无"足"。

[2]合：读若"窅āo"，凹。

[3]《太素》无"刺"。

病注[1]下血，取曲泉[2]。

【校注】

[1]病注：《太素》作"病洩"。

[2]取曲泉：《甲乙经》作"取曲泉五里"。

风痹淫泺[1]，病不可已者，足如履冰，时如入汤中[2]。股[3]胫淫泺，烦心头痛，时呕[4]时悗[5]，眩已[6]汗出，久则目眩，悲以喜恐[7]，短气，不乐，不出三年，死也[8]。

【校注】

[1]淫泺：《甲乙经》作"注病"，夹注："《灵枢》作淫泺"；《太素》无"泺"。按，淫，读若"沉"；泺，读若"䘏xuè"，酸也。淫泺，沉酸。

[2]入汤中：《太素》作"汤入腹中"。

[3]股：《甲乙经》作"肢"，《太素》误作"胀"。

[4]呕：《太素》作"欧"。

[5]悗：《太素》作"窓"，《甲乙经》作"闷"。

[6]已：《太素》、明蓝格钞本《甲乙经》作"以"。以，而也。

[7]恐：《甲乙经》作"怒"。

[8]《太素》《甲乙经》无"也"。

病本第二十五

按：本篇主要论述了一般的疾病皆当先治其本，故名。论述了以下内容：凡病皆当先治其本，唯中满及大小便不利者，则不分为本为标，当先治之。

全篇见于《素问·标本病传论篇第六十五》、《甲乙经》卷6第2。今传本《太素》未见。

先病而后逆者，治其本；先逆而后病者，治其本；先寒而后生病者，治其本；先病而后生寒者，治其本；先热而后生病者，治其本[1]。先泄而后生他病者，治其本，必且[2]调之，乃治其他病。先病[3]而后中满[4]者，治其标；先病后泄者[5]，治其本；先中满而后烦心者，治其本。

【校注】

[1]《甲乙经》、明蓝格钞本《甲乙经》"先热而后生病者，治其本"下有"先病而后生热者，治其本"。

[2] 且：《甲乙经》、明蓝格钞本《甲乙经》作"先"。

[3] 先病：《素问·标本病传论篇第六十五》、明蓝格钞本《甲乙经》作"先热"。

[4] 中满：《素问·标本病传论篇第六十五》《甲乙经》作"生中满"。

[5]《素问·标本病传论篇第六十五》作"先病而后泄者"，《甲乙经》、明蓝格钞本《甲乙经》同。《讲义》据补"而"。

有客气，有[1]（同）[固][2]气。大小便[3]不利，治其标；大小便利[4]，治其本。

【校注】

[1]《甲乙经》无"有"。

[2]同：《素问·标本病传论篇第六十五》新校正云：按：全元起本"同"作"固"。《甲乙经》夹注："同，一作固。"据改。

[3]大小便：《素问·标本病传论篇第六十五》、《甲乙经》、明蓝格钞本《甲乙经》作"小大"。

[4]大小便利：《素问·标本病传论篇第六十五》、明蓝格钞本《甲乙经》作"小大利"。

病发而有馀，本而标之，先治其本，后治其标；病发而不足，标而本之，先治其标，后治其本。谨详[1]察间甚，以意[2]调之，间者并行，甚为[3]独行。先[4]小大便[5]不利而后生他[6]病者，治其本也[7]。

【校注】

[1]《太素》《甲乙经》无"详"。

[2]以意：《甲乙经》作"而"，连上读。

[3]为：《素问·标本病传论篇第六十五》、《甲乙经》、明蓝格钞本《甲乙经》作"者"。

[4]《甲乙经》无"先"。

[5]小大便：周本作"小便大便"。《素问·标本病传论篇第六十五》、《甲乙经》、明蓝格钞本《甲乙经》作"小大"。

[6]《素问·标本病传论篇第六十五》无"他"。

[7]《素问·标本病传论篇第六十五》、《甲乙经》、明蓝格钞本《甲乙经》无"也"。

杂病第二十六

按：本篇言杂病刺法，故名。论述了以下内容：刺厥病诸证之法；刺嗌干口热之法；膝痛者有当刺之处、当用之针；喉痹者，当审其能言不能言而分经以刺之；疟证者，当审其渴与不渴、间日作或日作而分经以刺之；齿痛者，当审其恶冷饮不恶冷饮而分经以刺之；衄血者，当审其血之多寡、病之难易而分经以刺之；腰痛者，当审其痛处之冷热及不可以俯仰而分经以刺之；刺热喘之法；善怒者，当审其欲食不食、难言多言而分经以刺之；刺顑痛之法；项痛者，当审其不可俯仰、不可顾而分经以刺之；小大腹满者，当审其诸证而分经以刺之；心痛者，当审其诸证而分经以刺之；刺颔痛之法；刺气逆之法；腹痛者，当刺足阳明胃经天枢穴，如不已，又刺本经之气冲；刺痿厥病在四末者之法；治哕之法。

　　自"厥挟脊而痛者至顶"至"便溲难取足太阴"，见于《太素》卷26《厥头痛》，"嗌干口中热如胶取足少阴"，见于《太素》卷30《喉痹嗌干》，自"膝中痛取犊鼻"至"刺膝无疑"，见于《太素》卷30《膝痛》，"喉痹不能言取足阳明能言取手阳明"，见于《太素》卷30《喉痹嗌干》，自"疟不渴间日而作"至"渴而日作取手阳明"，见于《太素》卷30《刺疟节度》，自"齿痛不恶清饮"至"恶清饮取手阳明"，见于《太素》卷30《头齿痛》，自"聋而不痛者"至"聋而痛者取手阳明"，见于《太素》卷30《耳聋》，自"衄而不止衃"至"不已刺腘中出血"，见于《太素》卷30《衄血》，自"腰痛痛上寒"至"取足少阴腘中血络"，见于《太素》卷30《腰痛》，自"喜怒而不欲食"至"怒而多言刺足少阳"，见于《太素》卷30《喜怒》，"顑痛刺手阳明与顑之盛脉出血"，见于《太素》卷30《颔痛》，自"项痛不可俯仰"至"不可以顾刺手大阳也"，见于《太素》卷30《项痛》，自"小腹满大上走胃至心"至"不能大便取足大阴"，见于《太素》卷30《刺腹满数》，自"心痛引腰脊"至"上下求之得之立已"，见于《太素》卷26《厥心痛》，自"顑痛刺足阳明曲周动脉见血"至"按人迎于经立已"，见于《太素》卷30《颔痛》，"气逆上刺膺中陷者与下胸动脉"，见于《太素》卷30《气逆满》，自"腹痛刺脐左右动脉"至"已刺按之立已"，见于《太素》卷30《刺腹满数》，自"痿厥为四末束悗"至"无休病已止"，见于《太素》卷30《痿厥》，自"岁以草刺鼻"至"大惊之亦可已"，见于《太素》卷30《疗哕》。又本篇分别见于《甲乙经》卷7第3、卷7第1中、卷7第5、卷12第1、卷9第5、卷9第9、卷9第7、卷9第1。

厥[1]，挟[2]脊而痛者[3]至顶[4]，头[5]沉沉[6]然[7]，目䀮䀮[8]然，腰脊强[9]，取足太阳腘[10]中血络[11]。

【校注】

[1] 厥：《素问·刺腰痛篇第四十一》作"腰痛"。

[2] 挟：《素问·刺腰痛篇第四十一》《太素》《甲乙经》作"侠"。

[3]《素问·刺腰痛篇第四十一》《太素》《甲乙经》无"者"。

[4] 至顶：《素问·刺腰痛篇第四十一》无"顶"，"至"与下"头"属读。《太素》"顶"作"项"，刘校谓应据改。

[5] 头：谓头项。《甲乙经》"头"与上"顶"属读，"至顶头"作"主头项"。

[6] 沉沉：沉音潭。《素问·刺腰痛论篇第四十一》作"几几然"。"沉沉"与"几几"声转义通，本为威武尊严的样子。《史记·陈胜传》："陈胜王凡六月，已为王王陈。其故人尝与佣耕者闻之，之陈，扣宫门曰：吾欲见涉。宫门令欲缚之，自辨数，乃置，不肯为通。陈王出，遮道而呼涉。陈王闻之，乃召见，载与俱归。入宫，见殿屋帷帐，客曰：伙颐，涉之为王沉沉者！"黄生《义府》卷下云："沈读为潭。潭潭，尊严之意。伙颐，甚辞也。意谓涉与我故等夷尔，今其为王，何太尊严之甚。"（清·黄生撰，清·黄承吉合按，包殿淑点校.字诂义府合校，北京：中华书局，1984，第1版：197.）威武尊严必须全身绷紧，呈强直貌。说详拙著《黄帝内经素问校补》该条。

[7]《甲乙经》无"然"。

[8] 䀮䀮：同"盲盲"。《太素》作"盱盱"，元本、金刻本《素问·刺腰痛篇第四十一》作"䀮䀮"，藏本、明蓝格钞本《甲乙经》作"䀮䀮"，并声同义通。

[9] 腰脊强：《素问·刺腰痛篇第四十一》作"欲僵仆"，《太素》作"欲僵"。

[10] 腘：《素问·刺腰痛篇第四十一》作"郄"。

[11] 血络：《素问·刺腰痛篇第四十一》作"出血"。

厥，胸满面肿[1]，唇漯漯[2]然[3]，暴言难，甚则不能言，取足阳明。

【校注】

[1] 面肿：《甲乙经》作"面肿者"。
[2] 漯漯：同"湿湿"，盛貌，这里形容肿起的样子。《太素》作"思思"。
[3] 医统本、吴本无"然"。

厥，气走喉而不能[1]言，手足[2]青[3]，大便不利，取足少阴。

【校注】

[1]《甲乙经》无"能"。
[2] 手足：《甲乙经》作"手足微满"。
[3] 青：读若"清"，寒凉。赵本作"清"。

厥而腹嚮嚮然[1]，多寒气，腹中榖榖[2]，便溲难，取足太阴。

【校注】

[1] 嚮嚮然：《甲乙经》、明蓝格钞本《甲乙经》作"彭彭"，腹满的样子。下文："腹满食不化，腹嚮嚮然，不能大便，取足大阴。"《脉经》卷第二《平三关病候并治宜第三》："关脉牢，脾胃气塞，盛热，即腹满响响，宜服紫菀圆、泻脾圆，针灸胃管，泻之。""嚮嚮"同"响响"，均为腹满的样子。按，中古舌根声母和双唇声母字在上古文献中常有交替现象。如："闻"字，战国文字作从"耳"，"昏"声，或更换声符作"闻"，从"门"声；"享""饗"同源；"饗"与"烹"通用；古亯字后分化为亨、享、烹三字，古籍多通用。"嚮嚮""响响"与"彭彭""膨膨"声转义通。"嚮""响"之转"彭"，犹"享"之通"烹"、"饗"之通"烹"。"贲响""嚮嚮"与"响响"并同，为形容腹满的貌词，或声转为"彭亨""贲嚮"。《六书故》："彭，借为彭亨之彭，腹张貌也。"《易》："匪其彭。"王弼注引干宝云："彭亨，盛满貌。"《灵枢·经脉第十》："胃足阳明之脉，……是动，则病……欲上高而歌，弃衣而走，贲嚮腹胀，是为骭厥。"《灵枢·百病始生第六十六》："是故

虚邪之中人也，……留而不去，传舍于肠胃。在肠胃之时，贲嚮腹胀，多寒则肠鸣飧泄，食不化，多热则溏出糜。"《备急千金要方卷十六·胃腑·呕吐哕逆第五》："前胡汤，主寒热呕逆少气，心下结聚彭亨满不得食，寒热消渴。"又《卷十九·肾臟·补腰第八》："又方：治五劳七伤，小腹急，脐下彭亨，两胁胀满……"又《卷二十六·食治·序论第一》："若贪味多餐，临盘大饱，食讫觉腹中彭亨，短气，或致暴疾。"例多不备举。

[2] 毂毂：当作"硜硜"，同"硁硁"kēng，坚紧的样子。《太素》作"荣荣"，盖"荥荥"之误。《甲乙经》夹注："《九墟》作荣。"詹本、周本误作"毂"。

嗌干，口中热[1]如胶[2]，取足少阴[3]。

【校注】

[1] 口中热：《甲乙经》作"口热"。
[2] 如胶：胶，读若"熮"liǔ，烧灼。
[3] 足少阴：《甲乙经》作"足少阳"。

膝中痛，取犊鼻，以员利针，发而间之[1]。针大如氂[2]，刺膝无疑。

【校注】

[1] 发而间之：《太素》《甲乙经》作"针发而间之"。
[2] 氂：明蓝格钞本《甲乙经》作"毫"。

喉痹，不能言，取足[1]阳明；能言，取手阳明。

【校注】

[1]《太素》无"足"。

疟，不渴，间日而作，取足阳明；渴而日作，取手阳明。
齿痛，不恶清[1]饮，取足阳明；恶清饮，取手阳明。

【校注】

[1] 清：当作"凊"，寒凉。俗书冫、氵相乱。赵本作"凊"。下"清饮"同，不复出校。

聋而不痛者[1]，取足少阳；聋而痛者[2]，取手阳明。

【校注】

[1]《甲乙经》无"者"。
[2]《太素》《甲乙经》无"者"。

衄而不止[1]，衃血流，取足太阳；衃血[2]，取手太阳。不已，刺宛[3]骨下；不已，刺腘中出血。

【校注】

[1]《太素》无"止"。
[2]《太素》无"血"。《甲乙经》"衃血"上有"大衄"。
[3] 宛：《太素》作"腕"。

腰痛，痛上寒，取足太阳、阳明[1]；痛上热，取足厥阴；不可以俯仰，取足少阳。中热而喘，取足少阴、腘中血络。

【校注】

[1]《太素》无"阳明"。

喜怒而不欲食，言益[1]小[2]，刺足太阴；怒而多言，刺足少阳。

【校注】

[1] 益：渐渐。
[2] 小：《太素》作"少"。

䪼[1]痛，刺手阳明与䪼[2]之盛脉出血。

【校注】

[1] 䪼 kǎn：口车骨上一直到颅骨以下的部位，对应面部两侧上部。《太素》作"颔"，《甲乙经》作"领"。

[2] 䪼：《太素》作"颔"，《甲乙经》作"领"。

项痛[1]不可俯仰，刺足太阳；不可以[2]顾，刺手大阳也[3]。

【校注】

[1]《甲乙经》无"痛"。

[2] 不可以：《太素》《甲乙经》作"不可"，无"以"。

[3] 刺手大阳也：《甲乙经》无"也"，夹注云："一云手阳明。"

小腹[1]满大，上走胃[2]，至心，淅淅[3]身时寒热，小便不利，取足厥阴。

【校注】

[1] 小腹：《太素》《甲乙经》作"少腹"。

[2] 胃：《甲乙经》误作"胸"。

[3] "淅淅""洒洒"并同"瘁瘁"，寒貌。《太素》作"沂沂"，为"淅淅"的俗省。医统本、吴本作"浙浙"，为"淅淅"之俗误，俗书木、才相乱。《甲乙经》作"索索然"，明蓝格钞本《甲乙经》作"索索"。

腹满，大便不利，腹大，亦[1]上走胸嗌，喘息[2]喝喝[3]然，取足少阴[4]。

【校注】

[1]《甲乙经》无"亦"。

[2]《甲乙经》无"喘息"，夹注："《灵枢》下有喘息二字。"

[3] 喝喝：与"吩吩"声转义通，气息不通畅的样子。

[4] 足少阴：《甲乙经》作"足少阳"。

腹满食不化，腹[1]嚣嚣然，不能大便[2]，取足大阴[3]。

【校注】
[1]《甲乙经》无"腹"。
[2] 不能大便：《甲乙经》作"不得大便"，《太素》作"不便"。
[3] 足大阴：《甲乙经》作"足大阳"。

心痛引腰脊，欲呕[1]，取足少阴。

【校注】
[1] 呕：《太素》作"欧"。

心痛，腹胀，啬啬[1]然，大便不利，取足大阴。

【校注】
[1] 啬啬：同"瑟瑟"，畏寒貌。《甲乙经》作"濇濇"。

心痛引背，不得息，刺足少阴；不已，取手少阳[1]。

【校注】
[1] 手少阳：《甲乙经》作"手少阴"。

心痛引[1]小腹[2]满，上下无[3]常处，便溲[4]难，刺足厥阴。

【校注】
[1]《太素》无"引"。
[2] 小腹：《甲乙经》作"少腹"。
[3] 无：《太素》作"毋"。

[4] 便溲：《甲乙经》作"溲便"。

心痛，但短气不足以息，刺手大阴。
心痛，当九节次[1]之，按已[2]刺，按之[3]，立已；不已，上下求之，得之立已。

【校注】
[1] 次：读若"刺"。元本、赵本、朝鲜活字本、《太素》、《甲乙经》并作"刺"。
[2] 按已：《太素》作"不已"。
[3] 已刺，按之：四字盖"按"之旁注衍入正文者。

顑[1]痛，刺足[2]阳明曲周[3]动脉[4]见血，立已；不已，按人迎于经[5]，立已。

【校注】
[1] 顑：《太素》作"颊"，《甲乙经》作"颔"。
[2] 《太素》无"足"。
[3] 曲周：顾校谓"周"当作"角"，耳前骨上起者形曲，故曰曲角。诸书并误作"曲周"，惟《素问·气府论》注不误，当依改。
[4] 脉：医统本、吴本误作"膝"。
[5] 按人迎于经：《甲乙经》作"按经刺人迎"，明蓝格钞本《甲乙经》作"按经于人迎"。

气逆上，刺膺中陷者与下胸[1]动脉。

【校注】
[1] 下胸：《甲乙经》作"胁下"。

腹痛，刺脐[1]左右动脉。已刺，按之，立已；不已，刺气街；已刺[2]，按之，立已。

【校注】

[1] 脐：《太素》作"齐"。

[2]《甲乙经》无"已刺"。

痿厥，为四末[1]束悗[2]，乃疾解之，日二。不仁者，十日而知。无[3]休，病已，止。

【校注】

[1]《太素》无"末"。

[2] 悗：《太素》作"怨"。

[3] 无：《太素》作"毋"。

岁[1]，以草刺鼻[2]，嚏，嚏[3]而已；无息而疾迎[4]引之，立已；大惊之，亦可已[5]。

【校注】

[1] 岁：《太素》作"哕"，《讲义》改"岁"为"哕"。按，"岁"，读若"哕"，不烦改字。

[2] 刺鼻：《甲乙经》作"刺其鼻"。

[3]《甲乙经》不重"嚏"。

[4] 迎：读若"仰"。《太素》无"迎"。

[5]《太素》无"已"。

周痹第二十七

按：本篇论述了周痹的病状、产生原因、得名之由及刺之之法，故名。包括以下内容：众痹与周痹；周痹的病状，产生原因，得名之由及刺之之法。

全篇见于《太素》卷28《痹论》，又见于《甲乙经》卷10第1上。

黄帝问于歧伯曰：周痹之在身也，上下移徒，随脉其[1]上下左右相应，间不容空。愿闻此痛在[2]血脉之中邪[3]？将在分肉之间乎？何以致是？其痛之移[4]也，间不及下针，其憯[5]痛之时，不及定治，而痛已止矣，何道使然？愿闻其故[6]？歧伯苔[7]曰：此众痹也，非周痹也。

【校注】

[1] 脉其：《甲乙经》作"其脉"。《太素》无"其"。

[2] 在：《太素》作"之在"。

[3] 邪：《甲乙经》作"耶"。"耶"者，"邪"之俗。

[4] 移：明蓝格钞本《甲乙经》作"形"。

[5] 憯 xù：兴起。詹本作"搐"，《太素》《甲乙经》作"蓄"。

[6] 《甲乙经》无"愿闻其故"。

[7] 苔：《太素》作"对"。

黄帝曰：愿闻众痹。歧伯对曰[1]：此各在其处，更发更止，更居更起，以右应左，以左应右[2]，非能周也，更发更休也[3]。黄帝曰：善。刺之奈何？歧伯对曰[4]：刺此者，痛虽已止，必刺其处，勿令复[5]起。

【校注】

[1] 《甲乙经》无以上十一字。

[2] 以右应左，以左应右：《甲乙经》作"以左应右，以右应左"。

[3] 《太素》《甲乙经》无"也"。

[4] 《甲乙经》无以上十二字。

[5] 复：明蓝格钞本《甲乙经》作"覆"。

帝曰：善。愿闻[1]周痹何如？歧伯对曰：周痹者[2]，在于[3]血脉之中，随脉以上，随[4]脉以下，不能左右，各当其所。黄帝曰：刺之奈何？歧伯对曰[5]：痛从上下者，先刺其下以过[6]之，后刺其上以脱之。痛从下上者，先刺其上以过之，后刺其下以脱之。

【校注】

[1]《甲乙经》无"善愿闻"三字。

[2]《甲乙经》无"者"，属下读。

[3]《太素》无"于"。

[4] 随：《太素》《甲乙经》作"循"。

[5]《甲乙经》无以上十一字。

[6] 过：原本"过"下有小字校语云："一作遇，下同。"按，《太素》作"遇"。《甲乙经》作"通"，夹注："一作过。"明蓝格钞本《甲乙经》作"通"，夹注："一作过。"

黄帝曰：善。此痛[1]安生？何因而有名[2]？歧伯对曰：风寒湿气[3]客于外[4]分肉之间，迫切而为沫，沫得[5]寒则聚，聚则[6]排分肉而分裂[7]也[8]，分裂则痛，痛则神归之，神归之则热，热则痛解，痛解则厥，厥则他痹发，发[9]则如是。帝曰：善。余已得其意矣[10]。此内不在藏，而[11]外未发于皮，独居分肉之间，真气不能周，故命[12]曰周痹。故刺痹者，必先切循[13]其下[14]之六经[15]，视其虚实，及大络之血结而不通[16]，及虚而脉陷空者而[17]调之，熨而通之[18]，其瘛坚转[19]，引而行之。黄帝曰：善。余已[20]得其意矣，亦[21]得其事也。九者[22]，经巽[23]之理，十二经脉阴阳之病也。

【校注】

[1] 痛：《甲乙经》作"病"。

[2] 何因而有名：《甲乙经》作"因何有名"。

[3] 湿气：医统本、吴本作"湿寒"。

[4]《太素》《甲乙经》无"外"。

[5]《甲乙经》无"得"。

[6]《太素》无"则"。

[7] 分裂：《太素》作"裂分"。

[8] 《甲乙经》无"也"。

[9] 《太素》不重"发"。

[10] 得其意矣：周本作"得其意也"。

[11] 《太素》无"而"。

[12] 命：《甲乙经》作"名"。

[13] 切循：《甲乙经》作"循切"，明蓝格钞本《甲乙经》无"切"。

[14] 下：《甲乙经》作"上下"。

[15] 六经：《甲乙经》作"大经"。

[16] 及大络之血结而不通：《太素》作"及大络之血而结不通"，《甲乙经》作"及大络之血结而不通者"。

[17] 《太素》无"而"。

[18] 《太素》无"之"。

[19] 其瘛坚转：《太素》作"其瘛紧转"，《甲乙经》作"其瘛紧者转"，"转"属下读。

[20] 已：《太素》作"以"。

[21] 亦：《太素》作"又"。

[22] 《太素》作"人九者"，"人"字疑误。

[23] 经巽：恒常周遍。巽，读若"选"，周遍。

口问第二十八

按：本篇篇首有"愿得口问"语，故名。论述了以下内容：夫百病之始生也，皆生于风雨寒暑、阴阳、喜怒、饮食、居处；欠、哕、唏、振寒、噫、嚏、軃、泣涕、太息、涎下、耳鸣、啮舌、啮颊、啮唇等产生的原因，以及刺之之法；邪之所在，皆为不足。

全篇见于《太素》卷27《十二邪》，又见于《甲乙经》卷12第1。

黄帝间[1]居，辟[2]左右而问于[3]歧伯曰：余已[4]闻九针之经论阴阳逆顺，六经已毕，愿得口问。歧伯避席再拜曰[5]：善乎哉问也！此先师之所口传也。黄帝曰：愿闻口传。歧伯答[6]曰：夫百病之始生也，皆生于风雨寒暑、阴阳喜怒、饮食居处。大惊卒恐，则[7]血气分离，阴阳破散[8]，经络厥[9]绝，脉道不通，阴阳相逆，卫气稽留，经脉虚空[10]，血气不次，乃失其常。论不在经者，请道其方。

【校注】

[1] 间：元本、詹本、医统本、吴本、朝鲜活字本、《太素》作"闲"。
[2] 辟：《太素》作"避"。
[3] 《太素》无"于"。
[4] 已：《太素》作"以"。
[5] 曰：《太素》作"对曰"。
[6] 《太素》无"答"。
[7] 《太素》无"则"。
[8] 散：元本、詹本、赵本、朝鲜活字本作"败"。
[9] 《甲乙经》无"厥"。
[10] 虚空：《太素》作"空虚"。

黄帝曰：人之欠者，何气使然？歧伯答[1]曰：卫气昼日[2]行于阳，夜半[3]则[4]行于阴。阴者[5]主夜，夜者[6]卧。阳者[7]主上，阴者[8]主下，故阴气积于下，阳气未尽，阳引而上，阴引而下，阴阳相引，故数欠。阳气尽，阴气盛，则目瞑；阴气尽而[9]阳气盛，则寤矣[10]。写足少阴[11]，补足大阳。

【校注】

[1]《太素》无"答"。
[2]《甲乙经》无"日"。
[3]《太素》《甲乙经》无"半"。
[4]《甲乙经》无"则"。

[5]《甲乙经》无"者"。

[6]《甲乙经》无"者"。

[7]《甲乙经》无"者"。

[8]《甲乙经》无"者"。

[9]《甲乙经》无"而"。

[10] 则寤矣：《甲乙经》无"矣"，明蓝格钞本《甲乙经》作"则寤也"。

[11] 写足少阴：《甲乙经》作"肾主吹故，写足少阴"，"吹"乃"欠"之加旁俗字，明蓝格钞本《甲乙经》"吹"作"欠"。

黄帝曰：人之哕[1]者，何气使然？歧伯[2]曰：谷入于[3]胃，胃气上注于肺。今有故寒气与[4]新谷气俱还入于胃，新故相乱，真[5]邪相攻，气并[6]相逆，复出[7]于胃，故为哕。补手太阴[8]，写足少阴[9]。

【校注】

[1] 哕：《太素》作"岁"。

[2]《甲乙经》无"气使然歧伯"五字。

[3]《甲乙经》无"于"。

[4] 与：明蓝格钞本《甲乙经》作"于"。

[5] 真：医统本、吴本作"贞"。

[6]《太素》无"气"，《甲乙经》无"气并"。

[7]《太素》无"出"。

[8]《甲乙经》"补手太阴"上有"肺主哕故"。

[9]《甲乙经》"写足少阴"下有"亦可以草刺其鼻，嚏而已。无息而疾引之，立已。大惊之，亦可已"。

黄帝曰：人之唏者，何气使然？歧伯[1]曰：此阴气盛而阳气虚，阴气疾而阳气徐，阴气盛而[2]阳气绝，故为唏[3]。补足太阳[4]，写足少阴。

【校注】

[1]《甲乙经》无"气使然歧伯"五字。

[2]《太素》无"而"。
[3] 故为嚏:《甲乙经》作"故为嚏者"。
[4] 补足太阳:《甲乙经》作"阴盛阳绝，故补足太阳"。

黄帝曰：人之振寒者，何气使然？歧伯[1]曰：寒气客于皮肤，阴气盛，阳气虚，故为振寒寒慄，补诸阳。

【校注】
[1]《甲乙经》无"气使然歧伯"五字。

黄帝曰：人之噫者，何气使然？歧伯曰：寒气客于胃，厥逆从下上散，复出于胃，故为噫。补足大阴、阳明。一曰补眉本也[1]。

【校注】
[1] 一曰补眉本也:《甲乙经》作"一云补眉本"，小字夹注。

黄帝曰：人之嚏者，何气使然？歧伯[1]曰：阳气和利，满于心，出于鼻，故为嚏。补足大阳荣眉本。一曰眉上也[2]。

【校注】
[1]《甲乙经》无"气使然歧伯"五字。
[2]《甲乙经》无"一曰眉上也"，夹注云："一云眉上。"《太素》无"也"。

黄帝曰：人之軃[1]者，何气使然？歧伯[2]曰：胃不实，则诸脉虚；诸脉虚，则筋脉[3]懈惰；筋脉[4]懈惰，则[5]行阴用力，气不能复，故为軃。因其所在[6]，补分肉间。

【校注】
[1] 軃 duǒ:《太素》作"挿"，《甲乙经》左从"身"。下"軃"同，不

复出校。按，軃，肌肉无力。与"疼 tuō""瘅 dàn""𢘓""瘫"声转义通。《素问·平人气象论篇第十八》："尺脉缓涩，谓之解𢘓。"按，"𢘓"即"疼""瘅"的转语，今通用表不敬、怠慢之"惰"字。或换声符作"癉"，或用假借字"嘽""𤺄""惰"，俗作"瘫"。《说文》有"伿"，段玉裁谓即"疼"之转语，字亦作"𢘓"。比较"移"从"多"声，"𢘓"从"亦"声，音转轨迹正同。

[2]《甲乙经》无"气使然歧伯"五字。

[3] 筋脉：《太素》作"筋肉"。

[4] 筋脉：《太素》作"筋肉"。

[5]《太素》无"则"。

[6]《太素》无"因其所在"。

黄帝曰：人之哀而泣涕[1]出[2]者，何气使然？歧伯[3]曰：心者，五藏六府之主也；目者，宗脉之所聚也[4]，上液之道也；口鼻者，气之门户也。故悲哀愁忧则心动，心动则五藏六府皆摇，摇则宗脉感[5]，宗脉感则液道开，液道开，故泣涕[6]出焉。液者，所以灌精[7]濡空窍者也，故上液之道开则泣[8]，泣不止[9]则液竭，液竭则精不灌，精不灌则目无所见矣，故命曰夺精。补天柱经侠[10]颈[11]。

【校注】

[1] 泣涕：《太素》作"涕泣"。

[2]《甲乙经》无"出"。

[3]《甲乙经》无"气使然歧伯"五字。

[4]《太素》无"也"。

[5] 感：《太素》误作"盛"，杨注"动摇"，作"感"是。下"宗脉感"同，不复出校。

[6] 泣涕：《太素》《甲乙经》作"涕泣"。

[7] 精：读若"睛"。《灵枢·大惑论第八十》："五藏六府之精气，皆上注于目而为之精。"《太素》"灌精"下有"而"，连下句读。

[8]《灵枢略》无"则泣"。

[9] 泣不止：《太素》作"出不止"。

[10] 侠：周本、医统本作"挟"。

[11] 颈：《太素》作"项"。《甲乙经》"侠颈"下有"侠颈者，头中分也"。明蓝格钞本《甲乙经》无"侠颈"。

黄帝曰：人之大息者，何气使然？歧伯[1]曰：忧思则心系急，心系急则气道约，约则不利，故大息以伸[2]出之[3]。补手少阴、心主、足少阳，留之也[4]。

【校注】

[1]《甲乙经》无"气使然歧伯"五字。

[2] 伸：《太素》误作"中"，杨注作"申"，是。

[3]《太素》无"之"。

[4]《太素》《甲乙经》无"也"。

黄帝曰：人之涎[1]下者，何气使然？歧伯[2]曰：饮食者[3]，皆入于胃，胃中有热则[4]虫动，虫动则胃缓，胃缓则廉泉开，故涎[5]下。补足少阴。

【校注】

[1] 涎：《甲乙经》作"羡"。

[2]《甲乙经》无"气使然歧伯"五字。

[3]《甲乙经》无"者"。

[4]《太素》《甲乙经》"则"上重"热"。

[5] 涎：《甲乙经》作"羡"。

黄帝曰：人之耳中鸣者，何气使然？歧伯[1]曰：耳者，宗[2]脉之所聚也，故胃中空则[3]宗脉虚，虚则下，溜[4]脉有所竭者，故耳鸣。补客主人、手大指爪甲上[5]与肉交者也[6]。

【校注】

[1]《甲乙经》无"气使然歧伯"五字。

[2] 宗：读若"众"。

[3]《甲乙经》"则"上重"空"。

[4] 溜：读若"流"，分支。

[5] 爪甲上：《甲乙经》作"甲上"。

[6]《太素》《甲乙经》无"也"。

黄帝曰：人之自啮舌者，何气使然[1]？[歧伯曰：][2]此厥逆走上，脉气辈至也。少阴气至则[3]啮舌[4]，少阳气至则啮颊，阳明气至则啮唇矣。视主病者，则[5]补之。

【校注】

[1]《甲乙经》无"气使然"三字。

[2]《太素》"何气使然"下有"歧伯曰"，据补。《甲乙经》有"曰"。

[3]《甲乙经》无"则"。

[4] 啮舌：《甲乙经》作"自啮舌"。

[5]《甲乙经》无"则"。

凡此十二[1]邪者，皆奇邪之[2]走空窍者也。故邪之所在，皆为不足[3]。故上气不足，脑为之不满[4]，耳为之苦鸣[5]，头为之苦[6]倾，目为之鸣[7]；中气不足，溲（使）[便][8]为之变，肠为之苦鸣[9]；下气不足，则乃[10]为痿厥心悗[11]。补足外踝下[12]，留[13]之。

【校注】

[1] 十二：《甲乙经》作"十四"。

[2]《甲乙经》无"之"。

[3] 故邪之所在，皆为不足：《太素》作"故邪之所在，皆为之不足"。《甲乙经》无"故"。

[4] 满：朝鲜活字本误作"痛"。

[5] 苦鸣：《太素》《甲乙经》作"善鸣"。

[6] 《太素》《甲乙经》无"苦"。

[7] 鸣：医统本、吴本、藏本、赵本并作"眩"，《太素》《甲乙经》作"瞑"，《讲义》改"鸣"为"眩"。据《太素》《甲乙经》，"鸣"或读若"瞑"。《灵枢·决气第三十》："精脱者，耳聋；气脱者，目不明。"

[8] 使：元本、熊本、藏本、赵本并作"便"，《讲义》改"使"为"便"，据改。

[9] 苦鸣：《太素》作"喜鸣"，《甲乙经》作"善鸣"。

[10] 《太素》无"乃"。

[11] 悗：《太素》作"闷"。

[12] 补足外踝下：《甲乙经》作"补之足外踝下"，明蓝格钞本《甲乙经》作"补之足内踝下"。

[13] 留：藏本作"溜"。

黄帝曰：治之奈何？歧伯曰：肾主为欠，取足少阴；肺主为哕，取手太阴、足少阴；唏者，阴与阳绝，故补足太阳，写足少阴；振寒者[1]，补诸阳；噫者[2]，补足太阴、阳明；嚏者[3]，补足太阳、眉本；亸，因其所在，补分肉间；泣出，补天柱经侠颈[4]，侠颈[5]者，头中分也；大息，补手少阴、心主、足少阳，留[6]之；涎下，补足少阴；耳鸣，补客主人、手大指爪甲上与肉交者；自啮舌[7]，视主病者则补之。目眩[8]头倾[9]，补[10]足外踝下，留[11]之；痿厥心[12]悗[13]，刺足大指间上二寸，留[14]之，一曰足外踝下，留[15]之。

【校注】

[1]《太素》无"者"。

[2]《太素》无"者"。

[3]《太素》无"者"。

[4] 颈：《太素》作"项"。

[5] 颈：《太素》作"项"。

[6] 留：藏本作"溜"。

[7] 啮舌：《太素》作"啮颊"。

[8] 目眩：《太素》作"目瞑"。

[9] 头倾：《太素》作"项强"。

[10]《太素》无"补"。

[11] 留：藏本作"溜"。

[12] 心：《太素》作"足"。

[13] 悗：医统本、吴本误作"悦"。

[14] 留：藏本作"溜"。

[15] 留：藏本作"溜"。

黄帝内经灵枢卷第十

音释
厥病第二十四
贞贞都耕切。侬乃老切。悲音烹。耵聍上都领切，耳中垢也；下乃顶切。
杂病第二十六
嚮响。彀斛。
周痹第二十七
愶许六切。

黄帝内经灵枢卷第十一

师传第二十九

按：本文开篇有"余闻先师有所心藏……传于后世"语，故名。论述了以下内容：临病人问所便及便病人之法；肠胃等部位寒热诸病的征候；身形肢节可以候五脏六腑。

自"黄帝曰余闻先师有所心藏"至"乃不致邪僻也"，见于《太素》卷2《顺养》。又本篇见于《甲乙经》卷6第2、卷1第3。

黄帝曰：余闻先师有所心藏，弗着于方，余愿闻而藏之，则而行之，上以治民，下以治身，使百姓无病，上下和亲，德泽下流，子孙无忧，传于后世，无有终时，可得闻乎？歧伯曰：远乎哉问也[1]！夫治民与自治[2]，治彼与治此，治小与治大，治国与治家，未有逆而能治之也[3]，夫惟[4]顺而已矣。顺者，非独阴阳脉论气之逆顺也，百姓人民皆欲顺其志也。

【校注】

[1]《太素》无"也"。

[2] 自治：《太素》作"治自"。

[3] 能治之也：《甲乙经》作"能治者"。

[4] 惟：《太素》作"唯"。

黄帝曰：顺之奈何？岐伯曰：入国问俗[1]，入家问讳，上堂问礼，临病人问所便。

【校注】

[1]《甲乙经》作"故入国问其俗"。

黄帝曰：便病人[1]奈何？岐伯曰：夫[2]中热消瘅，则便寒；寒中之属，则便热。胃中热，则消谷，令人悬[3]心善饥。脐[4]以上[5]皮热，肠中热，则出黄如糜；脐[6]以[7]下皮寒，胃中寒，则腹[8]胀；肠中寒，则肠鸣飧泄。胃中寒，肠中热，则胀而[9]且泄；胃中热，肠中寒，则疾饥，小腹[10]痛胀[11]。

【校注】

[1]《甲乙经》无"人"。

[2]《甲乙经》无"夫"，《太素》"夫"作"人"。

[3]悬：熊本、詹本、医统本、吴本、赵本、《甲乙经》作"县"。

[4]脐：《太素》作"齐"。

[5]以上：明蓝格钞本《甲乙经》作"以下"。

[6]脐：《太素》作"齐"。

[7]以：《甲乙经》作"已"。

[8]腹：《太素》作"䐜"，《甲乙经》作"填"。

[9]《太素》《甲乙经》无"而"。

[10]小腹：《太素》《甲乙经》作"少腹"。

[11]《太素》无"胀"。

黄帝曰：胃欲寒（饮）[饮][1]，肠欲热饮，两者相逆，便之奈何？且夫王公大人血食之君，骄恣从欲轻人，而无能禁之，禁之则逆其志，顺之则加其病，便之奈何？治之何先？岐伯曰：人之情，莫不恶死而乐生，告之以其败[2]，语之以其善[3]，导之以其所便[4]，开之以其所苦，虽有无道之人，恶有不听[5]者乎？

【校注】

[1] 饥：《太素》《甲乙经》作"饮"，《讲义》改"饥"为"饮"，据改。

[2] 败：《太素》作"馭"。

[3] 语之以其善：《太素》作"语之以其道"。

[4] 导之以其所便：《太素》作"示以其所便"。

[5] 听：《太素》作"听令"。

黄帝曰：治之奈何？歧伯曰：春夏先治其标，后治其本；秋冬先治其本，后治其标。

黄帝曰：便其相逆者，奈何？歧伯曰：便此者，饮食[1]衣服，亦[2]欲适寒温，寒无凄怆[3]，暑无出汗[4]。食饮者，热无[5]灼灼，寒无[6]沧沧。寒温中适，故气将持[7]，乃不致邪僻也[8]。

【校注】

[1] 饮食：元本、熊本、詹本、医统本、吴本、藏本、赵本、朝鲜活字本、《太素》、《甲乙经》并作"食饮"。

[2]《甲乙经》无"亦"。

[3] 凄怆：《太素》作"凄凄"。

[4] 出汗：明蓝格钞本《甲乙经》作"汗出"。

[5] 无：《太素》作"毋"。

[6] 无：《太素》作"毋"。

[7] 将持：《甲乙经》作"搏持"。

[8]《太素》《甲乙经》无"也"。

黄帝曰：《本藏》以身形支节䐃肉候五藏六府之大小焉。今夫王公大人临朝即位之君而问焉，谁可扪循之而后荅乎？歧伯曰：身形支节者，藏府之盖也，非面部之阅[1]也。

【校注】

[1] 阅：监也；察也。谓可供逐一审察。

黄帝曰：五藏之气阅于面者，余已知之矣，以支[1]节知而阅之，奈何？歧伯曰：五藏六府[2]者，肺为之盖，巨肩陷咽，候[3]见其外[4]。黄帝曰：善。

【校注】

[1] 支：元本、熊本、詹本、医统本、吴本、藏本、赵本、朝鲜活字本作"肢"。

[2]《甲乙经》无"六府"。

[3] 候：《甲乙经》作"喉"，连上读。

[4] 见其外：《甲乙经》作"见于外"。

歧伯曰：五藏六府，心为之主，缺盆为之道，骷[1]骨有馀以候䯏骬[2]。黄帝曰：善。

【校注】

[1] 骷：赵本误作"骷"。

[2] 䯏骬：《甲乙经》作"内䯏骬"。

歧伯曰：肝者，主为将[1]，使之候外，欲知坚固，视目小大[2]。黄帝曰：善。

【校注】

[1] 肝者，主为将：《甲乙经》作"肝为之主将"，正统本《甲乙经》作"肝者之主为将"。

[2] 小大：《甲乙经》作"大小"。

歧伯曰：脾者，主为卫[1]，使之迎粮，视唇舌好恶，以知吉凶。黄帝曰：善。

【校注】

[1]脾者，主为卫：《甲乙经》作"脾主为胃"，夹注："《九墟》《太素》作卫。"

歧伯曰：肾者，主为外，使之远听，视耳好恶，以知其性。

黄帝曰：善。愿闻六府之候。歧伯曰：六府者，胃为之海，广骸、大颈、张胸，五谷乃容；鼻隧以长[1]，以候大肠；唇厚、人中长，以候小肠[2]；目下果大，其胆乃横；鼻孔在外，膀胱漏泄；鼻柱中央起，三焦乃约。此所以候六府者[3]也。上下三等，藏安且[4]良矣。

【校注】

[1]鼻隧以长：鼻的深度与长度。隧：读若"邃"，深，谓深度。以，与。长，谓长度。明蓝格钞本《甲乙经》"隧"作"遂"。

[2]小肠：正统本《甲乙经》作"少肠"。

[3]《甲乙经》无"者"。

[4]且：明蓝格钞本《甲乙经》误作"旦"。

决气第三十

按：决，分也。本篇主要论述一气分为精、气、津、液、血、脉六气，六气之义，六气之脱各有其候，六气各有部主，故名。包括以下内容：一气分为精、气、津、液、血、脉六气；六气之义；六气之脱，各有其候；六气部主；五谷与胃为气之大海。

全篇见于《太素》卷2《六气》，又见于《甲乙经》卷1第12。

黄帝曰：余闻人有精、气、津、液、血、脉[1]，余意以为一气耳，今乃辨为六名，余不知其[2]所以然[3]。歧伯曰：两神相（抟）[搏][4]，合而成形，常先身生，是谓精。

【校注】

[1]《甲乙经》"脉"下有"何谓也"。

[2]《灵枢略》无"其"。

[3]《太素》《灵枢略》无"然"。

[4] 搏：当作"搏"，俗书二字相混。元本、熊本、周本、藏本、赵本、朝鲜活字本并作"搏"，据录正。《灵枢·本神第八》："两精相搏谓之神"作"搏"，《太素》作"薄"，《讲义》改"搏"为"搏"，据改。

何谓气？歧伯曰：上焦[1]开发，宣五谷味，熏[2]肤、充身、泽毛，若雾[3]露之溉，是谓气。

【校注】

[1] 焦：《灵枢略》作"膲"。

[2] 熏：《灵枢略》作"薰"。

[3]《灵枢略》无"雾"。

何谓津？歧伯曰：腠理发泄，汗出溱溱[1]，是谓津。

【校注】

[1] 溱溱：《太素》《甲乙经》作"腠理"，《甲乙经》夹注："一作溱溱。"

何谓液？歧伯曰：谷入[1]气满，淖泽注于骨，骨属屈伸，泄泽[2]，补益脑髓，皮肤润泽，是谓液。

【校注】

[1]《太素》无"入"。

[2] 泄泽：《太素》作"光泽"，《灵枢略》作"以泽"，《甲乙经》作"出泄"。

何谓血？歧伯曰：中焦[1]受气，取汁[2]，变化而赤，是谓血。

【校注】

[1] 焦：《灵枢略》作"膲"。

[2] 受气，取汁：《太素》《灵枢略》作"受血于汁"，《甲乙经》作"受汁"。

何谓脉？歧伯曰：壅[1]遏营[2]气，令无[3]所避，是谓脉[4]。

【校注】

[1] 壅：《甲乙经》《灵枢略》作"拥"。

[2] 营：《灵枢略》作"荣"。

[3] 无：《太素》作"毋"。

[4]《甲乙经》《灵枢略》"脉"下有"也"。周本"脉"误作"肺"。

黄帝曰：六气者，有馀不足、气之多少、脑髓之虚实、血脉之清浊，何以知之？歧伯曰：精脱者，耳聋；气脱者，目不明；津脱者，腠理开，汗大泄；液脱者，骨属[1]屈伸不利，色夭，脑髓消，胫[2]痠，耳数鸣；血脱者，色白，夭然不泽，其脉空虚[3]。此其候也。

【校注】

[1] 属：《甲乙经》作"痹"。

[2] 胫：《太素》《甲乙经》作"腑"。

[3]《甲乙经》"其脉空虚"上有"脉脱者"。

黄帝曰：六气者[1]，贵贱何如？歧伯曰：六气者，各有部主也，其贵贱善恶可为常主，然五谷与胃为大海也[2]。

【校注】

[1]《甲乙经》无"者"。

[2]《太素》无"也"。

肠胃第三十一

按：本篇论述了肠胃从所入到所出的度数。

全篇见于《太素》卷13《肠度》，又见于《甲乙经》卷2第7。

黄帝问于伯高曰：余愿闻六府传谷者，肠胃之小大[1]长短、受谷之多少奈何[2]？伯高曰[3]：请尽言之。谷[4]所从出入、浅深、远近、长短之度：唇至齿，长九分；口[5]广二寸半；齿以后至会厌，深三寸半，大容五合；舌重十两，长七寸，广二寸半[6]；咽门重十两，广二寸半，至胃长一尺六寸[7]；胃纡曲屈，伸之，长二尺六寸，大一尺五寸[8]，径五寸，大容三斗五升[9]；小肠后附[10]脊，左环回周叠[11]积，其注于回肠者，外附[12]于脐[13]上，回运环[14]十六曲，大二寸半，径八分分之少半，长三丈三尺[15]。回肠当脐[16]左环，回周葉[17]积而下，回运还反[18]十六曲，大四寸，径一寸寸之少半[19]，长二丈一尺；广肠（传）[傅][20]脊，以受回肠，左环葉脊[21]，上下辟[22]，大八寸，径二寸寸之太半[23]，长二尺八寸。肠胃所入至所出，长六丈四寸四分，回曲环反，三十二曲也[24]。

【校注】

[1] 小大：《甲乙经》作"大小"。

[2] 明蓝格钞本《甲乙经》无"奈何"。

[3] 伯高曰：《太素》作"伯高答曰"。

[4] 谷：《甲乙经》作"谷之"。

[5]《甲乙经》无"口"。

[6]《太素》无"舌重十两，长七寸，广二寸半"。

[7] 咽门重十两，广二寸半，至胃长一尺六寸：《太素》作"咽大二寸半，长六寸"，"六寸"上盖夺"尺"。杨注："咽，会厌后下食孔也，下至胃长一尺六寸。"赵本"广二寸半"作"广一寸半"。

[8] 大一尺五寸：《太素》作"大五寸"，夺"尺"。

[9] 大容三斗五升：《太素》作"大容三斗"。

[10] 附：《太素》作"傅"。

[11] 叠：《太素》《甲乙经》作"葉"，《甲乙经》夹注："一作叠。"

[12] 附：《太素》作"傅"。

[13] 脐：《太素》作"齐"。

[14] 环：《太素》作"环反"。

[15] 长三丈三尺：赵本、《太素》作"长三丈二尺"。

[16] 脐：《太素》作"齐"。

[17] 葉：读若"叠"，正统残本《甲乙经》作"叠"。

[18] 反：《甲乙经》误作"及"。

[19] 径一寸寸之少半：《太素》作"径一寸少半"。

[20] 传：当作"傅"，俗书二字相混。元本、《太素》、明蓝格钞本《甲乙经》、正统本《甲乙经》作"傅"，据录正。

[21] 葉脊：叠积。葉，读若"叠"；正统残本《甲乙经》作"叠"。脊，读若"积"；《甲乙经》作"积"，夹注："一作脊。"

[22] 辟：读若"襞"，叠积。

[23] 径二寸寸之太半：《太素》作"径二寸太半"。

[24] 《太素》《甲乙经》无"也"。

平人绝谷第三十二

按：本篇开篇论平人绝谷不食七日则死及原因，故名。包括以下内容：平人绝谷不食七日则死的原因；肠胃受谷度数；肠胃更虚更满；神者，水谷之精气。

全篇见于《太素》卷13《肠度》，又见于《甲乙经》卷2第7。

黄帝曰：愿闻人之[1]不食，七日而死，何也[2]？伯高曰：臣请言其故：

胃大一尺五寸[3]，径五寸，长二尺六寸，横屈受水谷三斗五升[4]，其中之谷常留二斗，水一斗五升[5]而满。上焦泄气，出其精微，慓悍滑疾，下焦下溉诸肠[6]。小肠大二寸半，径八分分之少半，长三丈二尺，受谷二斗四升[7]，水六升三合合之大半[8]。回肠大四寸，径一寸寸之少半[9]，长二丈一尺，受谷一斗，水七升半[10]。广肠大八寸，径二寸寸之大半[11]，长二尺八寸，受谷九升三合八分合之一。肠胃之长，凡五丈八尺四寸[12]，受水谷九斗二升一合合之大半[13]，此肠胃所受水谷之数也[14]。平人则不然，胃满则肠虚，肠满则胃虚，更虚更满[15]，故[16]气得上下，五藏安定，血脉和（则）[利][17]，精神乃居。故神者，水谷之精气也[18]。故肠胃之中，当[19]留谷二斗[20]，水一斗五升[21]。故平人日再后[22]，后二升半，一日中五升，七日[23]五七三斗五升，而留水谷尽矣。故平人不食饮[24]七日而死者，水谷精气津液皆尽[25]故也[26]。

【校注】

[1]《甲乙经》无"之"。

[2] 何也：《太素》作"其故何也"。

[3] 一尺五寸：《太素》作"尺五寸"。

[4] 受水谷三斗五升：《太素》作"受三斗"。

[5] 一斗五升：《太素》作"一斗"。

[6] 下溉诸肠：《甲乙经》作"下溉诸小肠"。

[7] 二斗四升：《太素》作"一斗四升"。

[8] 六升三合合之大半：《太素》作"六升二合合之大半"。

[9] 一寸寸之少半：《太素》作"一寸少半"。

[10] 受谷一斗，水七升半：《太素》作"受一斗七升半"。

[11] 二寸寸之大半：《太素》无"二寸大半"。

[12] 五丈八尺四寸：《太素》作"六丈四寸四分"。

[13] 受水谷九斗二升一合合之大半：《太素》作"受水谷六斗六升六合八分合之一"。

[14]《太素》无"也"。

[15] 更虚更满：《太素》《甲乙经》作"更满更虚"。

[16]《灵枢略》无"故"。

[17] 则：元本、熊本、詹本、医统本、吴本、藏本、赵本、朝鲜活字本、《太素》、《甲乙经》并作"利"。《讲义》改"则"为"利"，据改。

[18]《太素》无"也"。

[19] 当：读若"常"。《太素》《甲乙经》作"常"。

[20] 二斗：《太素》《甲乙经》作"二斗四升"。

[21] 一斗五升：《太素》作"一斗一升"。

[22] 故平人日再后：《甲乙经》作"故人一日再至后"。

[23] 明蓝格钞本《甲乙经》无"七日"。

[24] 不食饮：《甲乙经》作"不饮不食"。

[25] 皆尽：《太素》作"皆尽矣"。

[26] 故也：《太素》作"故七日而死也"，《甲乙经》作"故七日死"，明蓝格钞本《甲乙经》作"故七日而死"。

海论第三十三

按：本篇主要论述"人有髓海，有血海，有气海，有水谷之海"，故名。包括以下内容：人有髓海，血海，气海，水谷之海等四海；四海得顺者生，得逆者败，知调者利，不知调者害；四海有余不足逆顺之候；调四海虚实逆顺之法。

全篇见于《太素》卷5《四海合》，又见于《甲乙经》卷1第8。

黄帝问于歧伯曰：余闻刺法于夫子，夫子之所言，不离于营卫血气。夫十二经脉者，内属于府藏，外络于肢节[1]，夫[2]子乃[3]合之于四海乎[4]？歧伯荅[5]曰：人亦[6]有四海、十二经水。经水者[7]，皆注于海，海有东西南北，命曰四海。

【校注】

[1] 肢节：《太素》"肢"作"支"，义长。支节，由经脉分出的支脉；

络脉。

[2]《太素》无"夫"。

[3]乃：若。

[4]合之于四海乎：《太素》作"合之于四海何乎"，义长。

[5]《太素》无"答"。

[6]《甲乙经》无"亦"。

[7]《甲乙经》不重"经水"，"者"属上读。

黄帝曰：以人应之，奈何[1]？歧伯曰：人有髓海，有血海，有气海，有水谷之海。凡此四者，以应四海也[2]。

【校注】

[1]《太素》"奈何"下有"歧伯曰：人亦有四海。黄帝曰：请闻人之四海"。

[2]以应四海也：《太素》作"以应四海者也"。

黄帝曰：远乎哉！夫子之合人、天地四海也。愿闻应之奈何？歧伯答[1]曰：必先明知阴阳表里荥[2]输所在，四海定矣。

【校注】

[1]《太素》无"答"。

[2]荥：《太素》作"营"。

黄帝曰：定之奈何？歧伯曰：胃者，水谷之海[1]，其输[2]上在气街，下至三里；冲脉者，为十二经之海，其输上在于大杼，下出于巨虚之上下廉[3]；膻中者，为气之海，其输上在于[4]柱骨之上下，前在于[5]人迎；脑[6]为髓之海，其输上在于[7]其盖，下在风府[8]。

【校注】

[1]水谷之海：《太素》《甲乙经》作"为水谷之海"。

[2] 输：《甲乙经》作"腧"。下同，不复出校。

[3] 巨虚之上下廉：《甲乙经》作"巨虚上廉"。

[4] 《太素》《甲乙经》无"于"。

[5] 《甲乙经》无"于"。

[6] 脑：《甲乙经》作"脑者"。

[7] 《太素》《甲乙经》无"于"。

[8] 下在风府：明蓝格钞本《甲乙经》作"下在于风府"。

黄帝曰：凡此四海者，何利何害？何生何败？岐伯曰：得顺者生，得逆者败；知调者利，不知调者害。

黄帝曰：四海之逆顺奈何？岐伯曰：气海有馀者[1]，气满胸中，悗[2]息，面赤；气海[3]不足，则气少不足以言。血海有馀，则常想其身大拂[4]然，不知其所病；血海[5]不足，亦[6]常想其身小狭然，不知其所病。水谷之海有馀，则腹满[7]；水谷之海[8]不足，则饥不受谷食。髓海有馀，则轻劲多力，自过其度；髓海[9]不足，则脑转耳鸣，胫[10]痠眩冒[11]，目无所见，懈怠[12]安卧。

【校注】

[1] 者：《甲乙经》作"则"，属下读。

[2] 悗：《太素》《甲乙经》作"急"。

[3] 《甲乙经》无"气海"。

[4] 拂：读若"奔 fú"，大也。

[5] 《甲乙经》无"血海"。

[6] 亦：《太素》《甲乙经》作"则"。

[7] 腹满：《太素》作"腹满胀"。

[8] 《甲乙经》无"水谷之海"。

[9] 《甲乙经》无"髓海"。

[10] 胫：《太素》作"脐"。

[11] 冒：《太素》作"瞀"。

[12] 懈怠：《太素》作"懈殆"。

黄帝曰：余已[1]闻逆顺，调之奈何？歧伯曰：审守其输，而调其虚实，无[2]犯其害，顺者得复，逆者必败。黄帝曰：善。

【校注】

[1] 已：《太素》作"以"。

[2] 无：《太素》作"毋"。

五乱第三十四

按：本篇主要论述五种一时血气错乱的病证及刺法，故名。包括以下内容：五行有序，四时有分，相顺则治，相逆则乱；五乱及所见诸证；刺五乱之穴；治五乱者惟以导气，不与补泻有余不足者同法。

全篇见于《太素》卷12《营卫气行》，又见于《甲乙经》卷6第4。

黄帝曰：经脉十二者，别为五行，分为四时，何失而乱？何得而治？歧伯曰：五行有序，四时有分，相顺则[1]治，相逆则[2]乱。

【校注】

[1] 则：《甲乙经》作"而"。

[2] 则：《甲乙经》作"而"。

黄帝曰：何谓相顺[1]？歧伯曰：经脉十二者[2]，以应十二月。十二月者，分为四时。四时者，春秋冬夏[3]，其气各异。营卫相随，阴阳已和[4]，清浊不相干，如是则顺之[5]而治。

【校注】

[1] 何谓相顺：《甲乙经》作"何谓相顺而治"。

[2] 《甲乙经》无"者"。

[3] 春秋冬夏：《甲乙经》作"春夏秋冬"。

[4] 已和：《甲乙经》作"相合"，明蓝格钞本《甲乙经》作"以和"。

[5]《太素》《甲乙经》无"之"。

黄帝曰：何为逆而乱？歧伯曰：清气在阴，浊气在阳，营气顺[1]脉，卫气逆行，清浊相干，乱于胸中，是谓大悗[2]。故气乱于心，则烦心，密嘿[3]，俯首静伏；乱于肺，则俯仰喘喝，接[4]手以呼；乱于肠胃，是为霍乱；乱于臂胫，则为四厥；乱于头，则为厥逆，头重[5]眩仆。

【校注】

[1] 顺：医统本"顺"受"脉"影响，左类化从"月"。

[2] 悗：《太素》作上下结构，《甲乙经》误作"悦"。

[3] 嘿：《甲乙经》作"默"。

[4] 接：交也。《甲乙经》误作"按"。

[5] 头重：《甲乙经》作"头痛"，明蓝格钞本《甲乙经》作"头痛重"。

黄帝曰：五乱者，刺之有道乎？歧伯曰：有道以来，有道以去，审知其道，是谓身宝。

黄帝曰：善。愿闻其道。歧伯曰：气在于[1]心者，取之手少阴、心主之[2]输[3]。气在于肺者，取之手太阴荥[4]、足少阴输。气在于肠胃者，取之足太阴、阳明；不[5]下者，取之[6]三里。气在于头者[7]，取之天柱、大[8]杼；不知，取足[9]太阳荥[10]输。气在于臂足[11]，取之[12]先去[13]血脉，后取其阳明、少阳之荥[14]输。

【校注】

[1]《甲乙经》无"于"。

[2]《太素》无"之"。

[3] 输：《甲乙经》作"俞"。下或同，不复出校。

[4] 荥：明蓝格钞本《甲乙经》误作"荣"。

[5]《太素》无"不"。

[6]《太素》无"之"。

[7]《太素》无"者"。

[8] 大：《甲乙经》作"太"。

[9] 取足：《甲乙经》下有夹注："《灵枢》作手。"

[10] 荥：周本误作"荣"。

[11] 臂足：《甲乙经》作"臂足者"。

[12]《甲乙经》无"取之"。

[13] 先去：《甲乙经》作"先去于"。"去"，"盖"的古字，读若"合"，诊也。

[14] 荥：周本误作"荣"。

黄帝曰：补写奈何？歧伯曰：徐入徐出，谓[1]之导气。补写[2]无形，谓之同精。是非有馀不足也，乱气之相逆也。黄帝曰：允[3]乎哉道！明乎哉论！请著[4]之玉版，命曰《治乱》也[5]。

【校注】

[1] 谓：明蓝格钞本《甲乙经》作"是谓"。

[2] 写：明蓝格钞本《甲乙经》作"泻"。

[3] 允：《太素》误作"光"。

[4] 著：藏本误作"者"。

[5]《太素》无"也"。

胀论第三十五

按：本篇主要论述"胀"（水肿）病的脉、诊、病状病形、治法、病因、预后，故名。包括以下内容：胀病脉象，胀病产生的原因；据脉之阴阳，以知胀之属脏属腑；胀之所舍、病机（胀不在于血脉之中，亦不在于脏腑之内，乃在于脏腑之外、胸胁之内，排其脏腑而以胸胁为郭，其皮肤亦为之胀）；五脏六腑，各有畔界，其病各有形状；胀成于卫气之逆，治胀之法在于刺三里而急除之；五脏之胀病形；六腑之胀病形；治胀之法，在知逆顺补泻；胀必中气穴。

全篇见于《太素》卷29《胀论》，又见于《甲乙经》卷8第3。《脉经》6-1-10、6-2-2、6-3-12、6-5-17、6-6-5、6-7-9、6-8-4、6-9-7、6-10-2、6-11-3有与本篇相关内容。

黄帝曰：脉之应于寸口，如何而胀？歧伯曰：其脉[1]大坚[2]以涩者，胀也[3]。

【校注】

[1] 其脉：《太素》《甲乙经》作"其至"。

[2] 大坚：《甲乙经》作"大坚直"。

[3] 《太素》无"也"。

黄帝曰：何以知藏府[1]之胀也。歧伯曰：阴为藏，阳为府[2]。

【校注】

[1] 藏府：明蓝格钞本《甲乙经》作"府藏"。

[2] 阳为府：《太素》"而阳为府"，《甲乙经》作"而阳为府也"。

黄帝曰：夫气之令人胀也，在于血脉之中耶？藏府之内乎[1]？歧伯曰：三[2]者皆存[3]焉，然非胀之舍也。

【校注】

[1] 藏府之内乎：《甲乙经》作"抑藏府之内乎"，明蓝格钞本《甲乙经》"藏府"作"府藏"。

[2] 原文"三"下有小字校语云："一云二字。"《太素》《甲乙经》作"二"。

[3] 存：《甲乙经》作"在"。

黄帝曰：愿闻胀之[1]舍。歧伯曰：夫胀者，皆在于藏府[2]之外，排藏府而郭[3]胸胁，胀皮肤，故命曰胀。

【校注】

[1]《太素》《甲乙经》无"之"。

[2]藏府：《太素》《甲乙经》作"府藏"。

[3]郭：《甲乙经》作"廓"。

黄帝曰：藏府之在胸胁腹里之[1]内也，若匣匮之藏禁器也，各有次舍，异名而同处一域之中，其气各异[2]，愿闻其故。黄帝曰未解其意，再问[3]。歧伯曰：夫胸腹[4]，藏府之郭也[5]；膻中者，心主之宫城[6]也；胃者，大[7]仓也；咽喉、小肠[8]者，传送[9]也；胃之五窍者，闾里门户也[10]；廉泉、玉英者，津液之道[11]也。故五藏六府者[12]，各有畔界，其病各有形状。营气循脉，卫气逆[13]，为脉胀；卫气并脉[14]循分[15]，为肤胀。三里而写[16]。近者一，下；远者三，下。无[17]问虚实，工在疾写[18]。

【校注】

[1]《甲乙经》无"胸胁腹里之"。

[2]各异：熊本、詹本、周本、医统本、吴本、藏本作"大异"。

[3]《太素》无"黄帝曰未解其意，再问"。

[4]夫胸腹：《太素》《甲乙经》作"夫胸腹者"。

[5]藏府之郭也：《太素》作"藏府之城郭也"，《甲乙经》作"藏府之城廓"。

[6]宫城：《太素》无"城"，《甲乙经》作"中宫"。

[7]大：元本、赵本、朝鲜活字本、《太素》、《甲乙经》作"太"。

[8]小肠：《甲乙经》误作"少腹"。

[9]传送：《太素》《甲乙经》作"传道"。

[10]闾里门户也：《甲乙经》作"闾里之门户也"。

[11]道：《甲乙经》作"道路"。

[12]《甲乙经》无"者"。

[13] 卫气逆：《太素》无此三字。《甲乙经》"为肤胀"下有夹注云："《灵枢》作营气循脉，为脉胀；卫气并脉，循分肉，为肤胀。"亦无此三字。盖下文"卫气并脉循分，为肤胀"旁注误衍。古人行文之例，假设复句往往省去条件句。此"为脉胀"前省"营气逆"，"为肤胀"前省"卫气逆"者也。

[14] 脉：明蓝格钞本《甲乙经》作"血脉"。

[15] 循分：《甲乙经》、明蓝格钞本《甲乙经》作"循分肉"。《甲乙经》夹注引《灵枢》亦作"分肉"。

[16] 三里而写：《甲乙经》作"三里写之"。

[17] 无：《太素》作"毋"。

[18] 工在疾写：《甲乙经》作"工在疾写也"。

黄帝曰：愿闻胀形。歧伯曰：夫[1]心胀者，烦心短气，卧不安[2]；肺胀者，虚满而喘咳；肝胀者，胁下满而痛引小腹[3]；脾胀者，善[4]哕，四肢[5]烦悗[6]，体重不能胜衣[7]，卧不安[8]；肾胀者，腹满引背，央央[9]然腰髀[10]痛。六府胀[11]：胃胀者[12]，腹满，胃脘[13]痛，鼻闻焦臭，妨于食，大便难；大肠胀者，肠鸣而痛濯濯，冬日重感[14]于寒，则飧泄[15]不化；小肠胀者，少腹[16]䐜胀[17]，引腰而痛；膀胱胀者，少腹[18]满而气癃；三焦胀者，气满于皮肤中，轻轻[19]然而不坚；胆胀者，胁下痛胀，口中苦[20]，善[21]大息。凡此诸胀者[22]，其道在一。明知逆顺，针数不失。写虚补实，神去其室，致邪失正，真不可定，粗之[23]所败，谓之夭[24]命；补虚写实，神归其室，久塞[25]其空，谓之良工。

【校注】

[1]《甲乙经》无"夫"。

[2] 不安：《甲乙经》作"不得安"。

[3] 小腹：《太素》《甲乙经》作"少腹"。

[4] 善：《太素》作"喜"，《甲乙经》作"苦"。

[5] 肢：《太素》作"支"。

[6] 悗：《甲乙经》作"闷"。

[7] 不能胜衣：《太素》《甲乙经》并无"胜"。能，读若"耐"。

[8] 卧不安：《太素》《甲乙经》并无"卧不安"。

[9] 怏怏：读若"怏 yǎng 怏"。怏怏，不能正常俯仰的样子。《玉篇·人部》："怏，体不伸也。"《集韵·养韵》："怏，偃怏，不能俯貌。"《太素》作"怏 yàng"，不重。杨上善注："不畅之也。"《甲乙经》作"怏怏"。

[10] 髀：《甲乙经》误作"髓"。

[11]《甲乙经》无"六府胀"。

[12]《太素》无"者"。

[13] 胃脘：《太素》作"胃管"。

[14] 感：《太素》作"咸"。

[15] 飧泄：《太素》作"洩食"，明蓝格本《甲乙经》作"泄食"。《甲乙经》"飧泄"互乙，"飧"左从"冫"。

[16] 少腹：藏本、《甲乙经》作"小腹"。

[17] 膜胀：《甲乙经》作"胀膜"。

[18] 少腹：藏本、《甲乙经》作"小腹"。

[19] 輕輕：读若"䃂（音空）䃂"，中空物体的叩击声，这里谓中空。《太素》《甲乙经》作"𣪊𣪊"，为"䃂䃂"的阴声转语。《灵枢·水胀第五十七》："肤胀者，寒气客于皮肤之间，䃂䃂然不坚。"

[20]《甲乙经》作"口苦"。

[21] 善：《太素》《甲乙经》作"好"。

[22]《太素》《甲乙经》无"者"。

[23] 粗之：《甲乙经》作"粗工"。

[24] 夭：医统本、朝鲜活字本、《甲乙经》误作"天"。

[25] 久塞：同义连用。久，塞也，平声。

黄帝曰：胀者焉生？何因而有[1]？歧伯曰：卫气之在身也常然[2]：并脉[3]，循分肉[4]，行有逆顺，阴阳相随，乃得天和，五藏更始[5]，四时有序[6]，五谷乃化。然后[7]厥气在下，营卫留止，寒气逆上，真邪相攻，两气相搏[8]，乃合[9]为胀也[10]。

【校注】

[1] 何因而有：《甲乙经》作"何因而有名"。

[2]《太素》《甲乙经》无"然"。

[3] 脉：《甲乙经》误作"服"。

[4] 分肉：明蓝格钞本《甲乙经》作"肉分"。

[5] 五藏更始：《太素》作"五藏更治"，《甲乙经》作"五藏皆治"。

[6] 有序：赵本作"循序"，《甲乙经》作"皆叙"。

[7] 然后：《甲乙经》、明蓝格钞本《甲乙经》作"然而"。

[8] 搏：《太素》《甲乙经》作"薄"。

[9] 合：《甲乙经》作"舍"。

[10]《甲乙经》无"也"。

黄帝曰：善。何以解惑？歧伯曰：合之于真，三合而得。帝曰：善。

黄帝问于[1]歧伯曰：《胀论》言：无[2]问虚实，工在疾写。近者一，下；远者三，下。今有其[3]三而不下者[4]，其过焉在？歧伯对[5]曰：此言陷于肉肓[6]而中气穴者也，不中气穴，则[7]气内闭，针[8]不陷肓，则气不行，上越中肉，则卫气相乱，阴阳相逐[9]。其于胀也，当写不写[10]，气故[11]不下。三而不下[12]，必更其道，气下乃止，不下复始[13]，可以万全，乌[14]有殆者乎？其于胀也，必审其胗[15]，当写则写，当补则补，如鼓应桴[16]，恶有不下者乎？

【校注】

[1]《太素》无"于"。

[2] 无：《太素》作"毋"。

[3]《甲乙经》无"其"。

[4]《甲乙经》无"者"。

[5]《太素》无"对"。

[6] 肉肓：明蓝格钞本《甲乙经》无"肉"，"肓"误作"育"。

[7] 则：《甲乙经》作"而"。

[8] 针：《甲乙经》误作"藏"。

[9] 相逐：《太素》"逐"误作"遂"，《甲乙经》作"相逆"。
[10] 当写不写：《甲乙经》作"当写而不写"。
[11] 气故：《甲乙经》作"故气"。
[12]《甲乙经》无"三而不下"。
[13] 不下复始：《甲乙经》作"不下复起"。
[14] 乌：《太素》《甲乙经》作"恶"。
[15] 胗："胗"读若"诊"。《太素》《甲乙经》作"诊"。
[16] 如鼓应桴：《太素》《甲乙经》作"如鼓之应桴"。

黄帝内经灵枢卷第十一

音释
师传第二十九
便平声。
决气第三十
溱音臻。

黄帝内经灵枢卷第十二

五癃津液别第三十六

按：本篇论述了以下内容：溺、气、汗、泣、唾五液之别及所别之由；津液五别之逆顺（顺则各走其道，逆则或有馀或不足，发为腰背痛而胫瘦、水胀等疾病）。

全篇见于《太素》卷29《津液》，又见于《甲乙经》卷1第13。

黄帝问于[1]歧伯曰：水谷入于口，输于肠胃，其液别为五：天寒衣薄，则为溺与气；天热[2]衣厚，则为汗；悲哀气并，则为泣；中热胃缓，则为唾。邪气内逆，则气为之闭塞而不行，不行则为水胀，余知其然也，不知其何由生，愿闻其道[3]。

【校注】

[1]《太素》无"于"。
[2] 天热：《甲乙经》作"天暑"。
[3] 其道：《太素》作"其说"。

歧伯曰[1]：水谷皆入于口，其味有五，各[2]注其海，津液各走其道。故三焦[3]出气，以温肌肉，充皮肤，为其津[4]；其流[5]而不行者为液。

【校注】

[1] 歧伯曰：《太素》作"歧伯答曰"。

[2] 各：《甲乙经》作"分"。

[3] 三焦：《太素》作"上膲"。

[4] 为其津：《甲乙经》作"为津"。

[5] 流：《太素》《甲乙经》作"留"。

天暑衣厚，则腠理开，故[1]汗出；寒留[2]于分肉之间，聚沫[3]，则为痛。

【校注】

[1] 故：若。

[2] 留：藏本作"溜"。

[3] 聚沫：《太素》作"沫聚"。

天寒则腠理闭，气湿[1]不行，水下留[2]于膀胱，则为溺与气。

【校注】

[1] 湿：污下潮湿；低沉；下沉。《太素》《甲乙经》作"涩"。《素问·脉要精微论篇第十七》："伤恐者，声如从室中言，是中气之湿也。"

[2] 留：藏本、《太素》作"溜"，《甲乙经》作"流"。

五藏六府，心为之主，耳为之听，目为之候，肺为之相，肝为之将，脾为之卫，肾为之主外[1]。故[2]五藏六府之津液尽上渗于目，心悲气并则心系急，心系[3]急则肺举[4]，肺[5]举则液上溢。夫心系与[6]肺，不能常举[7]，乍上乍下，故咳而泣出矣[8]。

【校注】

[1] 外：《太素》作"水"。

[2] 故：犹"夫"。

[3]《太素》《甲乙经》不重"心系"。

[4]肺举：《太素》《甲乙经》作"肺叶举"。

[5]《太素》《甲乙经》无"肺"。

[6]与：《太素》作"举"，《甲乙经》作"急"，"肺"属下读。

[7]举：医统本、吴本、朝鲜活字本作"与"，《太素》无"举"。

[8]《太素》无"乍上乍下，故咳而泣出矣"，《甲乙经》"泣"作"涎"。

中热则胃中消谷，消谷[1]，则虫上下作[2]，肠胃充郭，故胃[3]缓，胃[4]缓则气逆，故唾出[5]。

【校注】

[1]消谷：《太素》作"谷消"。

[2]上下作：《甲乙经》作"上下作矣"。

[3]《太素》无"胃"。

[4]《太素》《甲乙经》无"胃"。

[5]故唾出：《甲乙经》作"故唾出矣"。

五谷之精[1]液，和合而为高[2]者，内渗入于骨空，补益脑髓，而下流于阴股[3]。阴阳不和，则使[4]液溢而下流于阴，髓液皆减而下，下过度则虚，虚，故[5]腰背[6]痛而胫[7]瘦。

【校注】

[1]精：周本同，元本、熊本、詹本、医统本、吴本、藏本、赵本、朝鲜活字本并作"津"。

[2]高：读若"膏"。医统本、吴本、赵本、《太素》《甲乙经》作"膏"，《讲义》改"高"为"膏"。按，"高""膏"声同通用，不烦改字。

[3]《太素》无"股"。

[4]则使：《太素》误倒作"使则"。

[5]故：《甲乙经》作"则"。

[6]背：《太素》《甲乙经》作"脊"。

[7] 胫：《太素》《甲乙经》作"腑"。

阴阳气道不通，四海闭塞[1]，三焦（下）[不][2]写[3]，津液不化。水谷并于[4]肠胃之中，别于回肠。留于下焦，不得渗膀胱[5]，则下焦胀，水溢则为水胀。

【校注】

[1] 闭塞：医统本、吴本作"塞闭"。

[2] 下：周本同，元本、熊本、詹本、医统本、吴本、藏本、赵本、朝鲜活字本并作"不"，据改。

[3] 写：转移输送。《甲乙经》作"泻"。

[4] 于：周本、《太素》、《甲乙经》同，元本、熊本、詹本、医统本、吴本、藏本、赵本、朝鲜活字本并作"行"。

[5] 渗膀胱：《甲乙经》作"渗于膀胱"。

此津液五别之逆顺[1]也[2]。

【校注】

[1] 逆顺：《甲乙经》作"顺逆"。

[2] 《太素》无"也"。

五阅五使第三十七

按：本篇论述了以下内容：五官为五脏之外阅，五色尤验于明堂；五色虽决于明堂，而凡诸部博大者，寿必高而病易已，诸部狭小者必危殆；五官之所在；五官可以候五脏之病；面部之左右上下，各如脏腑在体内之次舍，所以可观五色于明堂。

本篇今传本《太素》未见，见于《甲乙经》卷1第4。

黄帝问于歧伯曰：余闻刺有五官五阅，以观五气。五气者，五藏之使也，五时之副也。愿闻其五使当安出？歧伯曰：五官者，五藏之阅也。

黄帝曰：愿闻其所出，令可为常。歧伯曰：脉出于气口，色见于明堂。五色更出，以应五时，各如其常。经气入藏，必当治里。

帝曰：善。五色独决于明堂乎？歧伯曰：五官已[1]辨[2]，阙庭必张，乃立明堂，明堂广大，蕃蔽见外，方壁[3]高基，引垂居外，五色乃治。平博广大，寿中百岁。见此者，刺之必已。如是之人者，血气有馀，肌肉坚緻，故可苦已[4]针。

【校注】

[1] 已：医统本、吴本作"以"。

[2] 辨：藏本作"辩"。

[3] 壁：周本、詹本作"璧"。

[4]《讲义》改"已"为"以"。按，"已""以"通用，不烦改字。

黄帝曰：愿闻五官。歧伯曰：鼻者，肺之官也[1]；目者，肝之官也[2]；口唇者，脾之官也[3]；舌者，心之官也[4]；耳者，肾之官也[5]。

【校注】

[1]《甲乙经》无"也"。

[2]《甲乙经》无"也"。

[3]《甲乙经》无"也"。

[4]《甲乙经》无"也"。

[5]《甲乙经》无"也"。

黄帝曰：以官何候？歧伯曰：以候五藏[1]。故[2]肺病者，喘息鼻张[3]；肝病者，眦青；脾病者，唇黄；心病者，舌卷短[4]，颧赤；肾病者，颧[5]与颜黑。

【校注】

[1]《甲乙经》"以候五藏"上无"黄帝曰：以官何候？歧伯曰"，有"凡五官者"。

[2]《甲乙经》无"故"。

[3] 张：熊本、藏本、赵本作"胀"。

[4]《甲乙经》无"短"。

[5] 颧：正统本《甲乙经》作"观"。

黄帝曰：五脉安出？五色安见？其常色殆者如何？歧伯曰：五官不辨[1]，阙庭不张，小其明堂，蕃蔽不见，又埤其墙，墙下无基，垂角去外，如是者，虽平常殆，况加疾哉！

【校注】

[1] 辨：藏本作"辩"。

黄帝曰：五色之见于明堂，以观五藏之气，左右高下，各有形乎？歧伯曰：藏府之在中也，各以次舍，左右上下，各如其度也。

逆顺肥瘦第三十八

按：本篇主要论述肥瘦逆顺之刺，故名。包括以下内容：针道有法度、标准；刺肥人、瘦人、常人、壮士真骨、婴儿之法度；以临深决水、循掘决冲为喻，说明驱邪气、通经脉之义；脉行逆顺；冲脉者，五脏六腑之海也，五脏六腑皆禀焉；其上者，出于颃颡，渗诸阳，灌诸精；其下者，注少阴之大络，并于少阴之经，渗三阴，其前者，伏行出跗属，下循跗，入大指间，渗诸络而温肌肉；切验素所必动之脉（如冲阳、太溪、太冲等脉），然后乃可明逆顺之行。

自"黄帝问于歧伯曰余闻针道于夫子"至"疾写之则经可通也"，见于

《太素》卷22《刺法》，自"黄帝曰脉行之逆顺奈何"至"孰能道之也"，见于《太素》卷10《冲脉》。又本篇分别见于《甲乙经》卷5第6、卷2第2。

黄帝问于[1]歧伯曰：余闻针道于夫子，众多毕悉[2]矣。夫子之道[3]，应若失，而据未有坚然者也[4]。夫子之问学熟乎？将审察于物而心生之[5]乎？歧伯曰[6]：圣人之为道者，上合于天，下合于地，中合于人事，必有明法以起度数。法式检押[7]，乃后可传焉。故匠人不能释尺寸而意短长，废绳墨而起平水[8]也，工人不能置规而为员[9]，去矩而为方。知用此者，固自然之物，易用之教，逆顺之常也[10]。

【校注】

[1]《太素》无"于"。

[2] 悉：医统本、吴本误作"息"。

[3]《太素》无"道"。

[4]《太素》无"也"。

[5]《太素》无"之"。

[6] 歧伯曰：《太素》作"歧伯答曰"。

[7] 检押：同义连用，法度。《玉篇·手部》："押jiǎ，检也。"

[8] 平水：《太素》作"水平"，赵本误作"平木"。

[9] 员：赵本作"圆"。

[10]《太素》无"也"。

黄帝曰：愿闻自然奈何[1]？歧伯曰[2]：临深决水，不用功力，而水可竭也；循掘决冲[3]，而经可通也。此言气之滑涩，血水清浊，行之逆顺也[4]。

【校注】

[1] 愿闻自然奈何：《甲乙经》作"愿闻针道自然"。

[2]《甲乙经》"歧伯曰"下有"用自然者"。

[3]《甲乙经》"循掘决冲"下有"不顾坚密"，明蓝格钞本《甲乙经》作"不顾坚蜜"。

[4]《太素》无"也"。

黄帝曰：愿闻人之白黑[1]、肥瘦、小长[2]各有数乎？歧伯曰：年质壮大，血气充盈[3]，肤革[4]坚固，因加以邪，刺此者，深而留之，此肥人也[5]。广肩、腋、项，肉薄厚皮[6]而黑色，唇临临[7]然，其血黑以[8]浊，其气涩以迟[9]，其为人也[10]贪于取与[11]，刺此者，深而留之，多益其数也[12]。

【校注】

[1] 白黑：《甲乙经》作"黑白"。

[2] 小长：《甲乙经》作"少长"。

[3] 充盈：《甲乙经》作"充盛"。

[4] 肤革：《甲乙经》作"皮肤"。

[5] 此肥人也：《太素》为注文，作"此为肥人"。

[6] 厚皮：《太素》作"皮厚"。

[7] 临临：读若"隆隆"。大；厚重。

[8] 以：《太素》作"而"。

[9]《太素》无"以迟"。

[10]《甲乙经》无"为人也"。

[11] 与：《甲乙经》作"予"。

[12]《甲乙经》无"也"。

黄帝曰：刺瘦人奈何？歧伯曰：瘦人者[1]，皮薄[2]色少，肉廉廉然，薄唇轻言，其血清气滑，易脱于气，易损于血，刺此者，浅而疾之。

【校注】

[1] 瘦人者：《太素》作"刺瘦人者"。

[2] 皮薄：《太素》作"薄皮"。

黄帝曰：刺常人奈何？歧伯曰：视其白黑[1]，各为调之。其端正敦厚[2]者，其血气和调，刺此者，无失[3]常数也[4]。

【校注】

[1] 白黑:《甲乙经》作"黑白"。

[2] 敦厚:《太素》作"屯厚",《甲乙经》作"纯厚"。

[3] 无失:《甲乙经》作"无失其"。

[4] 常数也:《甲乙经》作"常数";《太素》作"常数之","之"盖"也"之俗误。

黄帝曰:刺壮士真骨者,奈何?歧伯曰:刺壮士真骨,坚肉缓[1]节,监监[2]然,此人重则气涩血浊,刺此者,深而留之,多益其数;劲则气滑血清,刺此者,浅而疾之。

【校注】

[1] 缓:《太素》作"纵"。

[2] 监监:硕大貌;壮实的样子。《甲乙经》作"验验",夹注:"一作监监。"

黄帝曰:刺婴儿奈何?歧伯曰:婴儿者,其肉脆,血少气弱,刺此者,以毫[1]刺[2],浅刺而疾发针,日再可也。

【校注】

[1] 毫:元本、熊本、詹本、医统本、吴本、藏本、赵本、《太素》作"豪"。

[2] 刺:医统本、吴本、藏本、《甲乙经》、明蓝格钞本《甲乙经》并作"针",《讲义》改"刺"为"针"。按,上古动词、名词共用一字,"针刺""针"动词、名词义相引申,不烦改字。《希麟音义》卷七"棘刺"注引郭璞云:"草刺针也。"字亦作"莿"。《广韵·寘韵》:"莿,草木针也。"

黄帝曰:临深决水奈何?歧伯曰:血清气浊[1],疾写之,则气竭焉[2]。

【校注】

[1] 浊：读若"趉zhú"，滑利。《太素》作"滑"。
[2] 则气竭焉：《甲乙经》作"则气竭矣"。

黄帝曰：循掘决冲奈何？歧伯曰：血浊[1]气涩，疾写之，则经可通[2]也。

【校注】

[1] 血浊：明蓝格钞本《甲乙经》作"气浊"。
[2] 经可通：《甲乙经》作"气可通"。

黄帝曰：脉行之逆顺奈何？歧伯曰：手之三阴，从藏走手；手之三阳，从手走[1]头；足之三阳，从头走足；足之三阴，从足走腹。

【校注】

[1] 走：《太素》作"行"。

黄帝曰：少阴之脉独下行，何也？歧伯曰：不然[1]。夫[2]冲脉者，五藏六府之海也[3]，五藏六府皆禀焉。其上者，出于颃颡，渗诸阳，灌诸精[4]；其下者，注少阴之大络，出于气街[5]，循阴股内廉，入[6]腘中，伏行骭骨[7]内，下至内踝之后属而别；其下者，并于[8]少阴之经，渗三阴；其前者，伏行出跗属[9]，下循跗，入大指间[10]，渗诸络而温肌肉。故别络结则跗上不动，不动[11]则厥，厥则寒矣。

【校注】

[1]《甲乙经》无"不然"。
[2]《甲乙经》无"夫"。
[3]《甲乙经》无"也"。
[4] 灌诸精：《甲乙经》作"灌诸阴"。
[5] 气街：《甲乙经》作"气冲"。

[6] 入：《甲乙经》作"邪入"。

[7] 骭骨：《太素》作"胻骨"，《甲乙经》误作"髀骨"。

[8] 并于：《甲乙经》作"至于"。

[9] 蹄属：《甲乙经》倒作"属蹄"，正统本《甲乙经》不倒。

[10] 间：明蓝格钞本《甲乙经》作"之间"。

[11] 不动：明蓝格钞本《甲乙经》作"之"，盖重文符号误作"之"字。

黄帝曰：何以明之？歧伯曰：以言导[1]之，切而验之，其非必动，然后乃可[2]明逆顺之行也。黄帝曰：窘乎哉！圣人之为道也，明于日月，微[3]于毫[4]厘，其非夫子，孰能道[5]之也[6]！

【校注】

[1] 导：《太素》作从"道"从"口"，为言说之"道"的加旁俗字。《甲乙经》作"道"。

[2] 乃可：《甲乙经》作"可以"，无"乃"。

[3] 微：《太素》作"彻"。

[4] 毫：《太素》作"豪"。

[5] 道：《太素》作从"道"从"口"。

[6] 《太素》无"也"。

血络论第三十九

按：本篇论述了以下内容：奇邪而不在经者，血络是也；刺血络而其应不同，及不同的缘由；诊视血络及刺之之法；针入而肉著坚紧的原因。

全篇见于《太素》卷23《量络刺》，又见于《甲乙经》卷1第14。

黄帝曰：愿闻其[1]奇邪而不在经者[2]。歧伯曰：血络是也。

【校注】

[1]《太素》无"其"。

[2]《甲乙经》"不在经者"下有"何也"。

黄帝曰：刺血络而仆者，何也？血出而射者，何也？血少[1]黑而浊者，何也[2]？血出[3]清而[4]半为汁者，何也？发针而肿者，何也？血出若多若少而面色苍苍[5]者，何也？发针而[6]面色不变而烦悗[7]者，何也？多出血[8]而不动摇者，何也？愿闻其故。歧伯曰：脉气盛[9]而血虚者，刺之则脱气，脱气则仆。血气俱盛而阴[10]气多者，其血滑[11]，刺之则射[12]；阳气畜积[13]，久留而不写[14]者，其血黑以浊，故不能射。新饮而液渗于络，而未合和[15]于[16]血也[17]，故血出而汁别焉；其不新饮者，身中有水，久则为肿。阴气积于阳，其气因于络，故刺之血未出而气先行，故肿。阴阳之气，其[18]新相得而未和合，因而写[19]之[20]，则阴阳俱脱，表里相离，故脱色而苍苍然[21]。刺之血出多[22]，色[23]不变而[24]烦悗[25]者，刺络而[26]虚经[27]，虚经[28]之属于阴者，阴脱[29]，故烦闷[30]。阴阳相得而合为痹者，此为内溢于经，外注于络，如是者[31]，阴阳俱[32]有馀，虽多出血，而[33]弗能虚也。

【校注】

[1] 血少：《太素》《甲乙经》作"血出"。

[2]《甲乙经》无"何也"。

[3]《太素》无"出"。

[4]《太素》无"而"。

[5] 苍苍：《太素》《甲乙经》作"苍苍然"。

[6]《太素》无"而"。

[7] 悗：《太素》《甲乙经》作"闷"。

[8] 多出血：《甲乙经》作"出血多"。

[9] 盛：医统本、吴本、《甲乙经》作"甚"，正统本《甲乙经》仍作"盛"。

[10] 阴：《太素》同，杨上善校云："阳气多者，其血滑，刺之血射；此为阴气多者，阴多为涩，故阴字错也。"

[11] 滑：明蓝格钞本《甲乙经》误作"清"。

[12] 刺之则射：《太素》作"刺之则射之"。

[13] 畜积：《太素》作"蓄积"，《甲乙经》作"积蓄"。

[14] 写：明蓝格钞本《甲乙经》作"泻"。

[15] 合和：《甲乙经》作"和合"。

[16]《太素》无"于"。

[17]《甲乙经》无"也"。

[18]《太素》无"其"。

[19] 写：《甲乙经》作"泻"。

[20]《太素》无"之"。

[21] 苍苍然：《太素》作"苍然"，《甲乙经》作"苍苍然也"。

[22]《甲乙经》无"血出多"。

[23]《甲乙经》无"色"。

[24] 而：医统本、吴本误作"不"。

[25] 悗：周本、《太素》、《甲乙经》作"闷"。

[26] 刺络而：《太素》作"刺胳中"，无"而"。

[27] 虚经：明蓝格钞本《甲乙经》作"经虚"。

[28] 虚经：明蓝格钞本《甲乙经》作"经虚"。

[29] 阴脱：《甲乙经》作"阴气脱"。

[30] 闷：元本、藏本、赵本作"悗"。

[31]《甲乙经》无"者"。

[32] 俱：《甲乙经》作"皆"。

[33]《太素》《甲乙经》无"而"。

黄帝曰：相之奈何？歧伯曰：血脉者盛[1]，坚横以赤，上下无常[2]处，小者如针，大者如筋[3]，则[4]而写之，万全也[5]，故[6]无失数矣[7]。失数而反[8]，各如其度。

【校注】

[1] 血脉者盛：《太素》作"血脉盛者"，《甲乙经》无"者"。

[2]《太素》无"常"。

[3] 䇹：《太素》、明蓝格钞本《甲乙经》作从"木"从"著"。

[4] 则：《太素》作"即"，《甲乙经》作"刺"。

[5]《太素》《甲乙经》无"也"。

[6] 故：《太素》误作"地"。

[7]《太素》《甲乙经》无"矣"。

[8] 反：《甲乙经》作"返"。

黄帝曰：针入而[1]肉著者[2]，何也？岐伯曰：热气因于针则针[3]热，热则内著于[4]针，故坚焉。

【校注】

[1] 而：《太素》作"如"。

[2]《甲乙经》无"者"。

[3]《甲乙经》无"针"。

[4]《太素》无"于"。

阴阳清浊第四十

按：本篇主要讨论"阴阳十二经脉之气清浊"，故名。论述了以下内容：人气有清浊之别；清浊之气各有所受（受谷者浊，受气者清）、所注（清者注阴，浊者注阳）（清者上注于肺，浊者下走于胃；胃之清气，上出于口；肺之浊气，下注于经，内积于海）、所行之道（浊而清者，上出于咽；清而浊者，则下行）；阴阳十二经脉所行有清有浊；清浊相干，命曰乱气；刺清浊者，必分气之滑涩，以法度而调之。

全篇见于《太素》卷12《营卫气行》，又见于《甲乙经》卷1第12。

黄帝曰：余闻十二经脉以应十二经水者[1]，其五色各异，清浊不同，人之血气若一，应之奈何？歧伯曰：人之血气，苟能若一，则天下为一矣，恶有乱者乎？

【校注】
[1]《太素》"者"上重"十二经水"。

黄帝曰：余问一人，非问天下之众。歧伯曰：夫一人者，亦有乱气[1]，天下之众，亦有乱人[2]，其合为一耳。

【校注】
[1] 乱气：医统本作"乱人"。
[2] 乱人：《太素》作"乱气"。

黄帝曰：愿闻人气之清浊[1]。歧伯曰：受谷者浊，受气者清。清者注阴，浊者注阳。浊而清者，上出于咽；清而浊者，则[2]下行。清浊相干，命[3]曰乱气。

【校注】
[1] 愿闻人气之清浊：《甲乙经》作"愿闻人气之清浊者何也"。
[2]《甲乙经》无"则"。
[3] 命：《甲乙经》作"名"。

黄帝曰：夫阴清而阳浊，浊者有清[1]，清者有浊[2]，清浊[3]别之奈何？歧伯曰：气之大别：清者上注于肺，浊者下走于胃[4]；胃之清气，上出于口；肺之浊气，下注于经[5]，内积于海。

【校注】
[1] 浊者有清：《甲乙经》作"浊中有清"。
[2] 清者有浊：《甲乙经》作"清中有浊"。
[3]《甲乙经》无"清浊"。

[4] 走于胃：《太素》《甲乙经》作"流于胃"。

[5] 下注于经：医统本作"下注外经"。

黄帝曰：诸阳皆浊，何阳[1]浊[2]甚乎[3]？歧伯曰：手太阳独受阳之浊，手太阴独受阴之清，其清者上走空窍[4]，其浊者下行诸经。诸阴皆清，足太阴独受其浊。

【校注】

[1] 阳：周本作"太阳"。

[2] 浊：《太素》《甲乙经》作"独"，《讲义》改"浊"为"独"。按，"浊""独"声同通用，不烦改字。

[3] 《甲乙经》无"乎"。

[4] 空窍：《甲乙经》作"九窍"。

黄帝曰：治之奈何？歧伯曰：清者其气滑，浊者其气涩，此气之常也。故刺（阴）[阳][1]者，深而留之；刺（阳）[阴][2]者，浅而疾之[3]；清浊相干者，以数调之也[4]。

【校注】

[1] 阴：《太素》作"阳"，刘校谓应据改。按，上文云："阴清而阳浊""浊者其气涩"，作"阳"义长，据改。

[2] 阳：《太素》作"阴"，刘校谓应据改。按，上文云："阴清而阳浊""清者其气滑"，作"阴"义长，据改。

[3] 疾之：《甲乙经》作"疾取之"。

[4] 《太素》无"也"。

黄帝内经灵枢卷第十二

音释
五阅五使第三十七

緻他利切，密也。
阴阳清浊第四十
悗音闷。空音孔。

黄帝内经灵枢卷第十三

阴阳系日月第四十一

按：本篇论天与人之阴阳相合，而足经应月，手经应日，故名。包括以下内容：人身之阴阳合于天之阴阳；足之十二经合十二月之十二支者，以其皆为阴；手之十指合十日之十干者，以其皆为阳；手足所属之干支，左右各有阴阳少太；足之十二经应十二月，其左右足各有阴阳所属，刺之者当知所慎；阴阳之义至赜而不可穷，十二经脉的阴阳与四时五行之阴阳名称不相同。

全篇见于《太素》卷5《阴阳合》，又见于《甲乙经》卷5第1上。

黄帝曰：余闻天为阳，地为阴，日为阳，月为阴，其合之于人，奈何？歧伯曰：腰以上为天，腰以下为地，故天为阳，地为阴，故[1]足之十二经脉[2]，以应为十二月，月生于水，故在下者为阴；手之十指，以应十日，日主火[3]，故在上者为阳。

【校注】

[1]《太素》无"故"。

[2] 十二经脉：《太素》作"十二脉"。

[3] 日主火：《太素》作"日生于火"。

黄帝曰：合之于脉，奈何？歧伯曰：寅者，正月之[1]生阳也[2]，主左足之少阳；未者，六月，主右足之少阳。卯者，二月，主左足之太阳；午者，五月，主右足之太[3]阳。辰者，三月，主左足之阳明；巳者，四月，主右足之阳明。此两阳合于前，故曰阳明。申者，七月之[4]生阴也，主右足之少阴；丑者，十二月，主左足之少阴。酉者，八月，主右足之太阴；子者，十一月，主左足之太阴。戌者，九月，主右足之厥阴；亥者，十月，主左足之厥阴。此两阴交尽，故曰厥阴。

【校注】

[1]《太素》无"之"。

[2] 吴本无"也"。

[3] 太：吴本作"大"。下同，不复出校。

[4]《太素》无"之"。

甲主左手之少阳，己主右手之少阳；乙主左手之太阳，戊主右手之太阳；丙主左手之阳明，丁主右手之阳明。此两火并合，故为阳明。庚主右手之少阴，癸主左手之少阴；辛主右手之太阴，壬主左手之太阴。

故足之阳者，阴中之少阳也；足之阴者，阴中之太阴也。手之阳者，阳中之太阳也；手之阴者，阳中之少阴也。腰以上者为阳，腰以下者为阴。

其于五藏也：心为阳中之太阳，肺为阴中之少阴[1]，肝为（阴）[阳]中之少阳[2]，脾为阴中之至阴，肾为阴中之太阴。

【校注】

[1] 肺为阴中之少阴：《太素》误作"肺为阳中之少阴"，《讲义》据改，误。

[2] 肝为阴中之少阳：《素问·六节藏象论篇第九》作"肝为阳中之少阳"，不误，据改。《汉书》卷二十一上《律历志第一上》："以阴阳言之：太阴者，北方。太阳者，南方。少阴者，西方。少阳者，东方。中央者，阴阳之内，四方之中，经纬通达，乃能端直，于时为四季。"按：肝心于时应春夏，位居东南，为阳，而肝为阳中之少阳，心为阳中之太阳；肺肾于时应秋

冬，位居西北，为阴，而肺为阴中之少阴，肾为阴中之太阴。

黄帝曰：以治奈何[1]？歧伯曰：正月二月三月，人气在左，无刺左足之阳；四月五月六月，人气在右，无刺右足之阳。七月八月九月，人气在右，无刺右足之阴；十月十一月十二月，人气在左[2]，无刺左足之阴。

【校注】

[1] 以治奈何：赵本作"以治之奈何"。

[2] 人气在左：赵本作"人气在足"。

黄帝曰：五行以东方为甲乙木，主春[1]。春者，苍[2]色，主肝。肝者，足厥阴也[3]。今乃以甲为左手之少阳，不合于数，何也？歧伯曰：此天地之阴阳也，非四时五行之以次行也。且夫阴阳者，有名而无形，故数之可十，离之可百，散之可千，推之可万，此之谓也。

【校注】

[1] 主春：《太素》、周本同，赵本作"王春"。

[2] 苍：《太素》作"仓"。

[3] 足厥阴也：《太素》作"主足厥阴也"。

病传第四十二

按：本篇中有论"诸病以次相传"者，故名。包括以下内容：古书上所记载的导引行气、按摩、灸熨、刺焫、饮药等是古代流传下来的各种治病方书，是众人所撰之方书，不是一人全都运用过的，临床使用时当因人而施；只有遵行道术，明于阴阳，医术才能达到最高境界；诸病以次相传，如是者，皆有死期，不可刺也；间一藏止，及至三、四藏者，乃可刺也。

今传本《太素》未见，见于《甲乙经》卷6第10。《脉经》6-1-3、

6-3-3、6-5-4、6-6-7、6-7-3、6-9-3、6-10-3有与本篇相关内容。

黄帝曰：余受九针于夫子，而私览于诸方，或有导引行气，乔摩[1]、炙[2]熨[3]、刺（炳）[焫][4]、饮药之[5]一者，可独守耶？将尽行之乎？歧伯曰：诸方[6]者，众人之方也，非一人之所尽行也。

【校注】

[1] 乔摩：《甲乙经》作"按摩"。

[2] 炙：用火烤。赵本作"炙"，《讲义》改"炙"为"灸"。

[3] 熨：《甲乙经》作"慰"。

[4] 炳：元本、熊本、詹本、医统本、吴本、藏本、赵本、朝鲜活字本并作"焫"，据改。《甲乙经》作"燕"。

[5]《甲乙经》无"之"。

[6] 诸方：《甲乙经》作"诸人"。

黄帝曰：此乃所谓守一勿失，万物毕者也。今余已闻阴阳之要、虚实之理、倾移[1]之过、可治之属，愿闻病之变化淫传，绝败而不可治者，可得闻乎？歧伯曰：要乎哉问！道，昭乎其如（且）[旦][2]醒，窘乎其如夜瞑，能被而服之[3]，神与[4]俱成，毕[5]将服之，神自得之。生神之理，可著于竹帛，不可传[6]于子孙。

【校注】

[1] 倾移：崩垮。移，读若"䅳 duò""堕"，崩垮，这里指误治致人死亡。

[2] 且：当作"旦"，俗书二字相混，詹本、《甲乙经》、明蓝格钞本《甲乙经》作"旦"，据录正。下"且醒"同，不复出校。

[3] 被而服之：受而行之。被，受；服，行。《老子·四十一章》："上士闻道，勤而行之。"

[4] 与：明蓝格钞本《甲乙经》作"与之"。

[5] 毕：读若"必"。

[6] 传：《甲乙经》作"传之"。

黄帝曰：何谓（且）[旦][1]醒？岐伯曰：明于阴阳，如惑之解，如醉之醒。

【校注】

[1] 俗书"且""旦"同形，此据文意录正。《甲乙经》、明蓝格钞本《甲乙经》作"旦"。

黄帝曰：何谓夜瞑？岐伯曰：（瘖）[瘖][1]乎其无声，漠乎其无形，折毛发理，正气横倾，淫邪泮衍，血脉传溜[2]，大气入藏，腹痛下淫，可以致死，不可以致生。

【校注】

[1] 瘖：元本、熊本、詹本、医统本、吴本、藏本、赵本、朝鲜活字本并作"瘖"。《讲义》改"瘖"为"瘖"，据改。
[2] 溜：吴本、《甲乙经》作"留"。

黄帝曰：大气入藏奈何？岐伯曰：病先发于心，一日[1]而[2]之肺[3]，三日而[4]之肝[5]，五日而[6]之脾[7]。三日不已，死，冬夜半，夏日中。

【校注】

[1] 一日：詹本作"二日"。
[2]《甲乙经》无"而"。
[3]《甲乙经》"之肺"下有"而咳"。
[4]《甲乙经》无"而"。
[5]《甲乙经》"之肝"下有"胁支满"，明蓝格钞本《甲乙经》作"胁支痛"。
[6]《甲乙经》无"而"。
[7]《甲乙经》"之脾"下有"闭塞不通，身体重"。

病先发于肺[1]，三日而[2]之肝[3]，一日而[4]之脾[5]，五日而[6]之胃[7]。十日不已，死，冬日入，夏日出。

【校注】

[1]《甲乙经》"发于肺"下有"喘咳"。

[2]《甲乙经》无"而"。

[3]《甲乙经》"之肝"下有"胁支满"。

[4]《甲乙经》无"而"。

[5]《甲乙经》"之脾"下有"而身体痛"。

[6]《甲乙经》无"而"。

[7]《甲乙经》"之胃"下有"而胀"。

病先发于肝[1]，三日[2]而[3]之脾[4]，五日而[5]之胃[6]，三日而[7]之肾[8]。三日不已，死，冬日入，夏蚤[9]食。

【校注】

[1]《甲乙经》"发于肝"下有"头痛目眩，胁多满"。

[2] 三日：《甲乙经》作"一日"。

[3]《甲乙经》无"而"。

[4]《甲乙经》"之脾"下有"而身体痛"。

[5]《甲乙经》无"而"。

[6]《甲乙经》"之胃"下有"而腹胀"。

[7]《甲乙经》无"而"。

[8]《甲乙经》"之肾"下有"腰脊少腹痛，胫痠"。

[9] 蚤：《甲乙经》作"早"。

病先发于脾[1]，一日而[2]之胃[3]，二日[4]而[5]之肾[6]，三日而[7]之膂[8]、膀胱[9]。十日不已，死，冬人定，夏晏食。

【校注】

[1]《甲乙经》"发于脾"下有"而身痛体重"。

[2]《甲乙经》无"而"。

[3]《甲乙经》"之胃"下有"而胀"。

[4]二日：朝鲜活字本作"三日"。

[5]《甲乙经》无"而"。

[6]《甲乙经》"之肾"下有"少腹腰脊痛，胻痠"。

[7]《甲乙经》无"而"。

[8]《甲乙经》无"膂"。

[9]《甲乙经》"膀胱"下有"背膂筋痛，小便闭"。

病先发于胃[1]，五日而[2]之肾[3]，三日而[4]之膂[5]、膀胱[6]，五日而[7]上之心[8]。二日[9]不已，死，冬夜半，夏日昳。

【校注】

[1]《甲乙经》"发于胃"下有"胀满"。

[2]《甲乙经》无"而"。

[3]《甲乙经》"之肾"下有"少腹腰脊痛，胻痠"。

[4]《甲乙经》无"而"。

[5]《甲乙经》无"膂"。

[6]《甲乙经》"膀胱"下有"背膂筋痛，小便闭"。

[7]《甲乙经》无"而"。

[8]《甲乙经》"之心"下有"身重"。

[9]二日：《甲乙经》作"六日"。

病先发于肾[1]，三日而[2]之膂[3]、膀胱[4]，三日而[5]上之心[6]，三日而[7]之小肠[8]。三日不已，死，冬大晨，夏早[9]晡[10]。

【校注】

[1]《甲乙经》"发于肾"下有"少腹腰脊痛，胻痠"。

[2]《甲乙经》无"而"。

[3]《甲乙经》无"脊"。

[4]《甲乙经》"膀胱"下有"背脊筋痛，小便闭"。

[5]《甲乙经》无"而"。

[6]《甲乙经》"之心"下有"心胀"。

[7]《甲乙经》无"而"。

[8]《甲乙经》"之小肠"下有"两胁支痛"。

[9] 早：《甲乙经》作"晏"。

[10]《甲乙经》、明蓝格钞本《甲乙经》"夏早晡"下均有校语，明蓝格钞本《甲乙经》校语云："按，《灵枢》《素问》云三日而上之小肠，此云三日而上之心。详此传病之文，乃皇甫士安合《素问》《灵枢》为此篇文也。"

病先发于膀胱，五日而[1]之肾[2]，一日而[3]之小肠[4]，一日而之心[5]。二日不已，死，冬鸡鸣，夏下晡。

【校注】

[1]《甲乙经》无"而"。

[2]《甲乙经》"之肾"下有"少腹胀，腰脊痛，胻痠"。

[3]《甲乙经》无"而"。

[4]《甲乙经》"之小肠"下有"而肠胀"，"肠"盖"腹"之误。

[5] 一日而之心：《甲乙经》作"二日之脾而身体痛"。

诸病以次相传，如是者，皆有死期，不可刺也；间一藏 [止] 及（二）[至] 三、四藏者[1]，乃可刺也。

【校注】

[1] 间一藏及二、三、四藏者：《素问·标本病传论篇第六十五》作"间一藏止，及至三、四藏者，乃可刺也。"据校改。

淫邪发梦第四十三

按：本篇主要论述以下内容：淫邪泮衍是卧不得安而喜梦的原因；淫邪泮衍为梦，有十二盛、十五不足者，所发之梦各不相同，刺之各异。

今传本《太素》未见，见于《甲乙经》卷6第8。《脉经》6-1-1、6-2-3、6-3-1、6-4-6、6-5-2、6-6-11、6-7-1、6-8-5、6-9-1、6-10-4，《素问·脉要精微论篇第十七》有与本篇相关内容。

黄帝曰：愿闻淫邪泮衍，奈何？歧伯曰：正邪从外袭内，而[1]未有定舍[2]，反[3]淫于藏，不得定处，与营[4]卫俱行，而与[5]魂魄飞扬，使人卧不得[6]安而喜[7]梦。气淫于府[8]，则有馀[9]于外，不足于内；气淫于藏，则有馀[10]于内，不足于外。

【校注】

[1]《甲乙经》无"而"。

[2] 未有定舍：明蓝格钞本《甲乙经》作"未有定舍也"。

[3] 反：刘校："《千金》卷一第四作'及'"。按，《灵枢略》亦作"及"。

[4] 营：明蓝格钞本《甲乙经》、《灵枢略》作"荣"，《甲乙经》误作"荥"。

[5]《灵枢略》无"与"。

[6]《灵枢略》无"得"。

[7] 喜：《灵枢略》作"善"。

[8] 气淫于府：《甲乙经》作"凡气淫于府"。

[9] 则有馀：《甲乙经》作"则梦有馀"。

[10] 则有馀：《甲乙经》作"则梦有馀"。

黄帝曰：有馀不足[1]有形乎？歧伯曰：阴气盛[2]，则梦涉大水而[3]恐惧；阳气盛[4]，则梦大火而[5]燔焫[6]；阴阳俱盛，则梦相杀[7]。上盛则梦飞，下甚[8]则梦[9]堕。甚饥则梦取，甚饱则梦予。肝气盛，则梦怒；肺气盛，则梦恐惧、哭泣、飞扬[10]；心气盛，则梦善笑、恐畏[11]；脾气盛，则梦歌乐、身体重[12]不举[13]；肾气盛，则梦腰脊两解不属[14]。凡此十二盛者，至而写[15]之，立已。

【校注】

[1] 不足：明蓝格钞本《甲乙经》作"不及"。

[2] 阴气盛：《甲乙经》作"阴盛"。

[3]《素问·脉要精微论篇第十七》无"而"。

[4] 阳气盛：《素问·脉要精微论篇第十七》《甲乙经》作"阳盛"。

[5]《素问·脉要精微论篇第十七》无"而"。

[6] 焫：《素问·脉要精微论篇第十七》作"灼"，明蓝格钞本《甲乙经》作"爇"。

[7] 则梦相杀：《素问·脉要精微论篇第十七》《甲乙经》作"则梦相杀毁伤"。

[8] 甚：元本、熊本、詹本、周本、医统本、吴本、藏本、赵本、朝鲜活字本并作"盛"。

[9] 吴本无"梦"。

[10] 则梦恐惧、哭泣、飞扬：《太素》《素问·脉要精微论篇第十七》作"则梦哭"，《甲乙经》作"则梦哭泣、恐惧、飞扬"，明蓝格钞本《甲乙经》作"则梦哭泣"。

[11] 则梦善笑、恐畏：《甲乙经》作"则梦喜笑及恐怖"。

[12] 身体重：《甲乙经》作"体重"。

[13] 不举：明蓝格钞本《甲乙经》作"手足不举"。

[14] 不属：《甲乙经》作"而不属"。

[15] 写：明蓝格钞本《甲乙经》作"泻"。

厥气[1]客于心，则梦见丘山烟火；客于肺，则梦飞扬、见金铁之奇物[2]；客于肝[3]，则梦[4]山林树木；客于脾[5]，则梦见丘陵大泽、坏屋风雨；客于肾[6]，则梦临渊、没居水中；客于膀胱，则梦游行；客于胃，则梦饮食；客于大肠，则梦[7]田野；客于小肠，则梦[8]聚邑冲衢[9]；客于胆，则梦[10]斗讼自刳；客于阴器，则梦接内；客于项，则梦斩首；客于胫[11]，则梦行走而不能前，及居深地窌[12]苑中；客于股肱，则梦礼节拜起[13]；客于胞䐈，则梦泄便[14]。凡此十五不足[15]者，至而补之，立已也[16]。

【校注】

[1] 厥气：其气，承上文言，谓邪气。

[2] 见金铁之奇物：《甲乙经》作"见金铁之器及奇物"。

[3] 客于肝：明蓝格钞本《甲乙经》作"客气于肝"。

[4] 梦：《甲乙经》作"梦见"。

[5] 客于脾：明蓝格钞本《甲乙经》作"客气于脾"。

[6] 客于肾：明蓝格钞本《甲乙经》作"客气于肾"。

[7] 梦：《甲乙经》作"梦见"。

[8] 梦：《甲乙经》作"梦见"。

[9] 冲衢：《甲乙经》作"行街"，夹注："一作冲衢"。

[10] 梦：《甲乙经》作"梦见"。

[11] 胫：《甲乙经》作"胕"。

[12] 窌 jiào：窖。

[13] 拜起：《甲乙经》作"拜跪"。

[14] 泄便：周本同，元本、熊本、詹本、医统本、吴本、藏本、赵本、朝鲜活字本并作"溲便"，《甲乙经》作"便利"。

[15] 十五不足：医统本、吴本、藏本作"有数不足"。

[16] 立已也：《甲乙经》作"立已"，明蓝格钞本《甲乙经》作"立已矣"。

顺气一日分为四时第四十四

按：本篇论述了以下内容：百病皆旦慧、昼安、夕加、夜甚的原因；病有不应旦慧、昼安、夕加、夜甚之由；治病当顺天之时；五脏有五变，五变主五输；六腑之原穴不应五时而以经合之。

自"余闻刺有五变以主五输"至"是谓五变也"，见于《太素》卷11《变输》。本篇又见于《甲乙经》卷6第6、卷1第2。

黄帝曰：夫百病之所始生者，必起于燥湿寒暑风雨，阴阳，喜怒，饮食，居处，气合而有形，得藏而有名，余知其然也。夫百病者，多以旦慧、昼安、夕加、夜甚[1]，何也？歧伯曰：四时之气使然。

【校注】

[1] 旦慧、昼安、夕加、夜甚：《甲乙经》作"旦慧、昼安、夕加、夜甚者"。

黄帝曰：愿闻四时之气。歧伯曰：春生，夏长，秋收，冬藏，是气之常也，人亦应之。以一日[1]分为四时[2]：朝则[3]为春，日中为夏，日入为秋，夜半[4]为冬。朝则人气始[5]生，病气衰，故旦慧；日中[6]人气长，长则胜邪，故安；夕则人气始衰，邪气始生，故加；夜半人气入藏，邪气独居于身，故甚也[7]。

【校注】

[1] 一日：《甲乙经》作"一日一夜"。

[2] 四时：《甲乙经》作"四时之气"。

[3]《甲乙经》无"则"。

[4] 夜半：《甲乙经》作"夜"。

[5] 明蓝格钞本《甲乙经》无"始"。

[6] 日中：《甲乙经》作"日中则"。

[7]《甲乙经》无"也"。

黄帝曰：其时有反者，何也？歧伯曰：是不应四时之气，藏独主[1]（甚）[其][2]病者[3]，是必以藏气之所不胜时者甚，以其所胜时者起也。

【校注】

[1] 主：周本作"生"。

[2] 甚：元本、熊本、詹本、医统本、吴本、藏本、赵本、朝鲜活字本并作"其"。《讲义》改"甚"为"其"，据改。

[3] 明蓝格钞本《甲乙经》无"者"。

黄帝曰：治之奈何？歧伯曰：顺天之时，而病可与期。顺者为工，逆者为粗。

黄帝曰：善。余闻刺有五变，以主五输，愿闻其数。歧伯曰：人有五藏，五藏[1]有五变，五变[2]有五输，故五五二十五输，以应五时。

【校注】

[1] 五藏：《甲乙经》作"藏"，《太素》作重文符号。按，古人抄书之例，有用一个重文符号代替一个成辞，甚至一条熟语者。《太素》重文符号盖代替"五藏"成辞。下"五变"同例。

[2] 五变：《甲乙经》作"变"，《太素》作重文符号，盖代替"五变"。

黄帝曰：愿闻五变。歧伯曰：肝为牡藏，其色青，其时春，其音角，其味酸，其日甲乙；心为牡藏，其色赤，其时夏，其日丙丁，其音徵，其味苦；脾为牝[1]藏，其色黄，其时长夏，其日戊己，其音宫，其味甘；肺为牝藏，其色白，其音商，其时秋，其日庚辛，其味辛；肾为牝[2]藏，其色黑，其时冬，其日壬癸，其音羽，其味咸。是为[3]五变。

【校注】

[1] 牝：医统本、吴本、《甲乙经》作"牡"。

[2] 牝：明蓝格钞本《甲乙经》误作"牡"。

[3] 是为：《甲乙经》作"是谓"。

黄帝曰：以主五输，奈何？藏主冬[1]，冬刺井；色主春，春刺荥[2]；时主夏，夏刺输[3]；音主长夏，长夏刺经；味主秋，秋刺合。是谓五变，以主五输。

【校注】

[1]《太素》"藏主冬"上有"歧伯曰",义长。

[2] 荥：詹本、《甲乙经》误作"荣"。

[3] 输：《甲乙经》作"腧",明蓝格钞本《甲乙经》作"输"。下同,不复出校。

黄帝曰：诸原安合以致六输[1]？歧伯曰：原独不应五时,以经合之,以应其数,故六六三十六输。

【校注】

[1] 六输：《甲乙经》作"五腧"。

黄帝曰：何谓藏主冬、时主夏、音主长夏、味主秋、色主春？愿闻其故。歧伯曰：病在藏者,取之井；病变于色者,取之荥[1]；病时间时甚者,取之输；病变于音[2]者[3],取之[4]经；经[5]满而血者,病在胃[6]及以饮食不节得病者,取之于[7]合,故命曰味主合。是谓五变[8]也[9]。

【校注】

[1] 荥：《甲乙经》误作"营",明蓝格钞本《甲乙经》误作"荣"。

[2] 音：吴本误作"阴"。

[3] 明蓝格钞本《甲乙经》无"者"。

[4] 明蓝格钞本《甲乙经》无"之"。

[5] 经：明蓝格钞本《甲乙经》下夹注："一作络。"

[6] 胃：《甲乙经》下夹注："一作胸。"按,明蓝格钞本《甲乙经》作"胸"。

[7]《甲乙经》无"于"。

[8] 五变：周本作"五病"。

[9]《太素》《甲乙经》无"也"。

外揣第四十五

按：本篇论述了以下内容：九针之道合于天道、人事、四时之变，可以用道将其一以贯之；犹如日月的光明不会错失事物的影子、水与镜子的明净不会错失事物的形状、响声与击鼓互相呼应，身体内在的变化与外现的征候互相符合，不会错失其阴阳之性；如果外见五音不彰、五色不明，则内应五脏波荡不安；综合诊察各种外现的征候，或司外揣内，或司内揣外，可以推知体内脏腑病变或脏腑病变的外在表现。

全篇见于《太素》卷19《知要道》，又见于《甲乙经》卷5第7。

黄帝曰：余闻九针九篇，余亲授[1]其调[2]，颇得其意。（天）[夫][3]九针者，始于一而终于九，然未得其要道也。夫九针者[4]，小之[5]则无内，大之[6]则无外，深不可为下，高不可为盖，恍惚[7]无穷，流溢无[8]极，余知其合于天道人事四时之变也，然[9]余愿杂之毫[10]毛浑束[11]为一，可乎？歧伯曰：明乎哉问也！非独针道[12]焉，夫治国亦然。

【校注】

[1] 授：读若"受"，《太素》作"受"。

[2] 调：言辞，谓面授讲解。

[3] 天：元本、熊本、詹本、周本、医统本、吴本、藏本、赵本、朝鲜活字本并作"夫"。《讲义》改"天"为"夫"，据改。

[4]《甲乙经》无"夫九针者"。

[5] 小之：《甲乙经》作"少"。

[6] 大之：《甲乙经》作"大"。

[7] 恍惚：《太素》作"怳惚"。

[8] 无：《太素》作"亡"。

[9]《甲乙经》无"然"。

[10] 毫：《太素》作"豪"。

[11] 束：《甲乙经》误作"求"。

[12]《太素》无"道"。

黄帝曰：余愿[1]闻针道，非国事也。歧伯曰：夫治国者，(夫)[亦][2]惟[3]道焉，非道，何可小大[4]深浅[5]杂[6]合而[7]为一乎[8]？

【校注】

[1]《太素》无"愿"。

[2] 夫：当作"亦"，二字古文形近。上文云："非独针道焉，夫治国亦然"，可证，据文意改。

[3] 惟：《太素》《甲乙经》作"唯"。

[4] 小大：《甲乙经》作"大小"。

[5] 深浅：《甲乙经》作"浅深"。

[6] 杂：《甲乙经》作"离"。

[7] 医统本、吴本、《甲乙经》无"而"。

[8] 而为一乎：《太素》《甲乙经》作"而为一乎哉"。

黄帝曰：愿卒闻之。歧伯曰：日与月焉，水与镜焉，鼓与响焉。夫日月之明，不失其影[1]；水镜之察，不失其形；鼓响之应，不后其声：动摇则应和，尽得其情。

【校注】

[1] 影：《太素》作"彰"。

黄帝曰：窘乎哉！昭昭[1]之明不可蔽[2]，其不可蔽[3]，不失阴阳也。合而察之，切而验之，见而得之，若清水明镜之[4]不失其形也。五音不彰，五色不明，五藏波荡，若是则内外[5]相袭，若鼓之[6]应桴，响之应声，影之似形[7]。故远者，司外揣内；近者，司内揣外。是谓阴阳之极，天地之盖，请藏之灵兰之室，弗敢使泄也[8]。

【校注】

[1] 昭昭：《太素》作"照照"。

[2] 不可蔽：《太素》作"不可蔽也"。

[3] 其不可蔽：《太素》作"其不可蔽者"。

[4]《太素》无"之"。

[5] 内外：元本、熊本、詹本、医统本、吴本、藏本、朝鲜活字本、《太素》并作"外内"。

[6]《太素》无"之"。

[7] 影之似形：《太素》作"影之似形也"。

[8]《太素》无"也"。

黄帝内经灵枢卷第十三

音释

病传第四十二

黄帝内经灵枢卷第十四

五变第四十六

　　按：本篇论述了以下内容：百疾生于风雨寒暑；人之感邪相同而或病或否，病或不同，非天有偏私，犯者得之，避者无殆；人之感邪成病者，以骨节皮肤腠理不坚固；善病风厥漉汗者，以其肉不坚腠理疏；善病消瘅者，以其心刚强而五脏与肌肉柔弱；善病寒热者，以其骨小肉弱色疲髓枯；善病痹者，其人理粗肉脆；痹之所成，其高下各视乎分部；病肠中积聚者，以其肠胃之恶；欲知何时易生何病，当明年月节候与气候、疾病发生的对应规律（五运六气）。

　　今传本《太素》未见，见于《甲乙经》卷1第2上、卷11第6、卷8第1上。

　　黄帝问于少俞曰：余闻百疾之始期[1]也，必生于风雨寒暑，循毫毛而入腠理，或复还，或留止，或为风肿汗出，或为消瘅，或为寒热，或为留痹[2]，或为积聚……奇邪[3]淫溢，不可胜数，愿闻其故。夫同时得病，或病此，或病彼，意者天之为人生风乎？何其异也？少俞曰：夫天之生[4]风者，非以私百姓也，其行公平正直，犯者得之，避者得无殆，非求人而人自犯之。

【校注】

[1] 始期：始。期，读若"基"。二字同义复用。

[2] 痹：赵本作"痱"。

[3] 奇jī邪：谓在奇邪之脉。"奇邪"同义连用，非正也。奇邪者，在支节络脉，不在十二正经。

[4] 医统本、吴本无"生"。

黄帝曰：一时遇风，同时得病，其病各异，愿闻其故。少俞曰：善乎其问！请论以比匠人：匠人磨斧斤砺刀，削斫材木，木之阴阳，尚有坚脆，坚者不入，脆者皮弛，至其交节，而缺斤斧焉。夫一木之中，坚脆不同，坚者则刚，脆者易伤，况其材木[1]之不同，皮之厚薄，汁之多少，而各异耶？夫木之蚤花先生叶者，遇春霜烈风，则花落而叶萎；久曝大旱，则脆木薄皮者枝条汁少而叶萎；久阴淫雨，则薄皮多汁者皮溃而漉；卒风暴起，则刚脆之木枝折扤[2]伤；秋霜疾风，则刚脆之木根摇而叶落。凡此五者，各有所伤，况于人乎！

【校注】

[1] 木：赵本、朝鲜活字本作"本"。

[2] 扤：赵本作"杌"。

黄帝曰：以人应木奈何？少俞答曰：木之所伤也，皆伤其枝，枝之刚脆而坚，未成伤也。人之有常病也，亦因其骨节皮肤腠理之不坚固者，邪之所舍也，故常为病也。

黄帝曰：人之善病风厥漉汗[1]者，何以候之？少俞答曰：肉不坚，腠理疏[2]，则[3]善病风。

【校注】

[1] 风厥漉汗：明蓝格钞本《甲乙经》作"风灑灑汗出"，《甲乙经》作"风漉漉汗出"。

[2] 腠理疏：《甲乙经》作"腠理疏者"。

[3]《甲乙经》无"则"。

黄帝曰：何以候肉之不坚也？少俞答曰：(䐃)[䐜][1]肉不坚，而无分理(理)[2]者，粗理[3]；粗理[4]而皮不缴者，腠理疏。此言其浑然者。

【校注】

[1] 䐃：《甲乙经》作"䐜"，刘校谓应据改，从改。

[2]《甲乙经》无下"理"字，《讲义》删下"理"字，据删。

[3] 粗理：《甲乙经》作"肉不坚，肤粗"。

[4]《甲乙经》不重"粗理"。

黄帝曰：人之善病消瘅者，何以候之？少俞答曰[1]：五藏皆柔弱者[2]，善病消瘅。黄帝曰：何以知五藏之柔弱也？少俞答曰：夫柔弱者，必有[3]刚强，刚强多怒，柔者易伤也。

【校注】

[1] 少俞答曰：《甲乙经》作"歧伯答曰"。

[2] 柔弱者：明蓝格钞本《甲乙经》作"柔弱之"。

[3]《甲乙经》无"有"。

黄帝曰：何以候柔弱之与刚强？少俞答曰：此人薄皮肤，而目坚固以深者，长(冲)[衡][1]直扬[2]，其心刚，刚则多怒，怒则气上逆，胸中畜积，血气逆留[3]，䐜[4]皮充肌[5]，血脉不行，转[6]而为热，热则消肌肤[7]，故为消瘅。此言其人[8]暴刚[9]而肌肉弱[10]者也。

【校注】

[1] 冲：《论勇第五十》、《甲乙经》、明蓝格钞本《甲乙经》并作"衡"，据改。衡，瞪视。长衡者，怒目而视之貌。吾乡称用眼瞪人为"衡"。

[2] 直扬：瞪大眼睛直视。直，直视；扬，张大。《礼记·檀弓下》有饿者"扬其目而视之"语，"扬其目"即瞪大眼睛，怒目而视。明蓝格钞本《甲乙经》"扬"作"阳"。

[3] 留：明蓝格钞本《甲乙经》作"流"，《甲乙经》、明蓝格钞本《甲乙

经》夹注:"《太素》作留积。"

[4] 䐈:读若"宽"。"䐈"盖"宽"的加旁俗字。使胀大。

[5] 肌:《甲乙经》作"胀",夹注:"《太素》作䐈皮充肌";明蓝格钞本《甲乙经》夹注:"《太素》作宽皮充肌。"

[6] 转:读若"抟",结聚。

[7]《甲乙经》无"肤"。

[8]《甲乙经》无"人"。

[9] 暴刚:《甲乙经》作"刚暴"。

[10] 肌肉弱:《甲乙经》作"及皮弱"。

黄帝曰:人之[1]善病寒热者,何以候之?少俞答曰:小骨弱肉者,善病寒热。黄帝曰:何以候骨之小大、肉之坚脆、色之不一也?少俞答曰:颧骨者,骨之本也。颧大则骨大,颧小则骨小。皮肤薄而其[2]肉[3]无䐈,其臂懦懦[4]然,其地色殆然[5],不与其天[6]同色,污然独异,此其候也。然后[7]臂薄者,其髓不满,故善病寒热也[8]。

【校注】

[1] 人之:《甲乙经》作"人有"。

[2]《甲乙经》无"其"。

[3] 肉:《甲乙经》作"肉弱"。

[4] 懦懦:《甲乙经》作"需需"。

[5] 殆然:疲困的样子。《甲乙经》"殆"作"怡"。

[6] 天:《甲乙经》作"天地"。

[7] 然后:《甲乙经》、明蓝格钞本《甲乙经》均作"然",无"后"字。

[8]《甲乙经》无"也"。

黄帝曰:何以候人之善病痹者?少俞答曰:粗理而肉不坚者,善病痹。黄帝曰:痹之高下有处乎?少俞答曰:[欲知]其高下者[1],各[2]视其部[3]。

【校注】

[1] 欲知其高下者：原本"其高下者"上空二字位，元本、赵本作"欲知"，据补。《甲乙经》无"者"。

[2]《甲乙经》无"各"。

[3] 其部：《甲乙经》作"其三部"。

黄帝曰：人之善病肠中积聚[1]者，何以候之？少俞答曰：皮肤[2]薄而不泽，肉不坚而淖泽，如此则[3]肠胃恶，恶[4]则邪气留止，积聚乃[5]伤[6]。脾[7]胃之间[8]，寒温不次，邪气稍至[9]，稸[10]积留[11]止，大聚乃起。

【校注】

[1] 积聚：《甲乙经》作"积"。

[2] 皮肤：《甲乙经》作"皮"。

[3] 医统本无"则"。

[4]《甲乙经》不重"恶"。

[5] 乃：《甲乙经》作"乃作"。

[6] 伤：《甲乙经》作"肠"，连下"胃"读。

[7]《甲乙经》无"脾"，吴本误作"皮"。

[8] 之间：《甲乙经》作"之积"。

[9] 稍至：《甲乙经》作"乃止"，夹注云："乃，一本作稍"；明蓝格钞本《甲乙经》夹注作"一本作积"。

[10] 稸：《甲乙经》作"畜"，藏本误作"穑"。

[11]《甲乙经》无"留"。

黄帝曰：余闻病形，已知之矣，愿闻其时。少俞答曰：先立其年，以知其时。时高则起，时下则殆，虽不陷下，当年有冲通，其病必起。是谓因形而生病，五变之纪也。

本藏第四十七

按：本篇论述了以下内容：人之血气精神、经脉、卫气、志意、五脏、六腑的正常功能及正常之象；人之易感于邪，是因为五脏有小大、高下、坚脆、端正、偏倾，六腑有小大、长短、厚薄、结直、缓急，凡此二十五种不同，或善或恶，或吉或凶；心、肺、肝、脾、肾之善恶吉凶；欲知心之善恶吉凶，当验之色理与髃骭；欲知肺之善恶吉凶，当验之色理肩背膺腋喉胁；欲知肝之善恶吉凶，当验之色理胸胁膺腹；欲知脾之善恶吉凶，当验之色理与唇；欲知肾之善恶吉凶，当验之色理与耳；凡此二十五变，持则安，减则病；人有病有不病者，以五脏之有善恶吉凶；五脏与六腑相合，而亦有知六腑之法；欲知大肠，当验之皮；欲知小肠，当验之脉，而脉又当验之于皮；欲知胃者，当验之肉；欲知胆者，当验之爪；欲知三焦膀胱者，当验之皮毫腠理；视其外之所应，而可以知内之所病。

自"黄帝问于歧伯曰人之血气精神者"至"不可以为人平反覆言语也"，见于《太素》卷6《五藏命分》，自"黄帝曰愿闻六府之应"至"以知其内藏则知所病矣"，见于《太素》卷6《藏府应候》。本篇又见于《甲乙经》卷1第5。

黄帝问于歧伯曰：人之血气精神者，所以奉[1]生而周[2]于性命者也；经脉者，所以行血气而营[3]阴阳，濡筋骨，利关节者也[4]；卫气者，所以温分肉，充皮肤，肥腠理，司关[5]阖者也；志意者，所以御精神，收魂魄，适寒温，和喜怒者也。是故血和则经脉流行，营覆[6]阴阳，筋骨劲[7]强，关节清利[8]矣；卫气和，则分肉[9]解利[10]，皮肤调柔，腠理致密矣；志意和，则精神专直[11]，魂魄不散，悔怒[12]不起[13]，五藏不受邪[14]矣；寒温和，则六府化谷，风痹不作，经脉通利，肢[15]节得安[16]矣。此人之常平[17]也。五藏者，所以藏精神血气[18]魂魄者[19]也；六府者，所以化水谷[20]而行津液[21]者[22]也。此人之所以具受于天也[23]，无愚智贤不肖，无[24]以相倚也。然有其独尽(天)[天][25]寿而无邪僻之病，百年不衰，虽犯风雨卒寒大暑犹有弗[26]能害也；有其不离屏蔽[27]室内，无[28]怵惕之恐，然犹不免于病[29]，何也？愿闻其故。

【校注】

[1] 奉：《灵枢略》作"奉于"。

[2] 周：读若"赒"，供给。

[3] 营：《灵枢略》作"营卫"。

[4] 利关节者也：《灵枢略》作"而利关节者也"。周本无"也"。

[5] 关：《太素》作"开"，《讲义》改"关"为"开"。

[6] 营覆：周行往来。覆，读若"復"。《灵枢略》作"荣卫"。

[7] 劲：医统本误作"访"。

[8] 清利：《太素》《灵枢略》作"滑利"。

[9] 《太素》《灵枢略》无"肉"。

[10] 利：《太素》作"滑利"，《灵枢略》作"筋滑和"，"和"盖"利"之误。

[11] 专直：端正。专、耑音同通用。专，读若"端"。精神专直，谓气的运行节律端正。

[12] 怒：《灵枢略》作"忿"。

[13] 不起：《灵枢略》作"不至"。

[14] 邪：《灵枢略》作"邪气"。

[15] 肢：《太素》作"支"，《灵枢略》作"胑"。

[16] 得安：《太素》作"得"，《灵枢略》无"得安"。

[17] 常平：医统本、吴本作"平常"。

[18] 《甲乙经》无"血气"。

[19] 《灵枢略》无"者"。

[20] 化水谷：《甲乙经》作"受水谷"。

[21] 行津液：《甲乙经》作"化物"。

[22] 《灵枢略》无"者"。

[23] 具受于天也：《灵枢略》作"具受于天矣"。

[24] 无：《太素》作"毋"。

[25] 天：元本、熊本、詹本、医统本、吴本、藏本、赵本、朝鲜活字本并作"夭"。《讲义》改"夭"为"天"，据改。

[26] 弗：《太素》作"不"。

[27] 蔽：《太素》作从"艹"从"弊"。

[28] 无：《太素》作"毋"。

[29] 不免于病：《太素》作"不免于病者"。

歧伯对[1]曰：窘乎哉问也！五藏者，所以参[2]天地，副阴阳，而连四时，化五节者也。五藏者，固[3]有小大[4]、高下、坚脆、端正、偏倾者，六府亦有小大[5]、长短[6]、厚薄、结直、缓急[7]。凡此二十五者，各不同，或善或恶，或吉或凶[8]。请言其方。

【校注】

[1] 吴本无"对"。

[2] 参：当作"齐"，俗书形近而误。

[3] 固：吴本作"故"，明蓝格钞本《甲乙经》误作"因"。

[4] 小大：《甲乙经》作"大小"。

[5] 小大：《甲乙经》作"大小"。

[6] 小大、长短：《太素》作"长短、小大"。

[7] 《太素》《甲乙经》"缓急"下有"者"。

[8] 或吉或凶：《甲乙经》作"或吉或凶也"。

心小，则安，邪弗能伤[1]，易伤以[2]忧；心大，则忧不[3]能伤，易伤于邪[4]。心高，则满于肺中，悗[5]而善忘，难开以言；心下，则藏外，易伤于寒，易恐以言。心坚，则藏安守固[6]；心脆，则善[7]病消瘅热中。心端正，则和利难伤[8]；心偏倾，则[9]操持不一[10]，无守司也。

【校注】

[1]《甲乙经》下有校语云："《太素》云：外邪不能伤。"

[2] 以：《甲乙经》作"于"。

[3] 不：《甲乙经》作"弗"。

[4]《甲乙经》下有校语云："《太素》亦作外邪。"

[5] 悗：《太素》作上下结构，《甲乙经》作"闷"。

[6] 明蓝格钞本《甲乙经》无"固"。

[7] 善：《太素》作"喜"。

[8] 伤：詹本误作"荡"。

[9]《太素》无"则"。

[10] 一：《太素》作"壹"。

肺小，则少饮，不病喘喝[1]；肺大，则多饮[2]，善[3]病胸痹、喉痹[4]、逆气。肺高，则上气，肩息[5]，咳[6]；肺下，则居[7]。贲迫肺[8]，善胁[9]下[10]痛。肺坚，则不病咳[11]上气；肺脆，则苦病消瘅[12]，易伤[13]。肺端正，则和利难伤[14]；肺偏[15]倾，则胸[16]偏痛也[17]。

【校注】

[1] 喘喝：《甲乙经》作"喘"，夹注："一作喘喝。"

[2]《太素》无"多饮"。

[3] 善：《太素》作"喜"。

[4]《甲乙经》无"喉痹"。

[5] 肩息：《甲乙经》作"喘息"。

[6] 咳：《太素》作"欲咳"，《甲乙经》作"咳逆"。

[7] 居：蓄积。医统本《甲乙经》作"逼"，正统本《甲乙经》作"若"，"若"盖"苦"之误。

[8] 肺：《太素》作"肝"，二字俗书形近。

[9] 胁：吴本误作"血"。

[10] 下：周本误作"不"。

[11] 咳：《甲乙经》作"咳逆"。

[12] 苦病消瘅：《甲乙经》作"善病消瘅"。

[13] 易伤：《甲乙经》作"易伤也"。

[14] 难伤：《太素》作"难伤也"。

[15] 偏：《太素》作"徧"，俗书二字相乱。

[16] 胸：《甲乙经》作"胸胁"。

[17] 《甲乙经》无"也"。

肝小，则藏[1]安，无胁下之病；肝大，则逼胃迫咽，迫咽则苦[2]膈[3]中，且胁下痛。肝高，则上支贲切[4]，胁悗[5]，为息贲；肝下，则逼[6]胃，胁下空，胁下空[7]则易受邪。肝坚，则藏安难伤；肝脆，则善病消瘅，易伤。肝端正，则和利难伤[8]；肝偏倾，则胁下痛也[9]。

【校注】

[1]《甲乙经》无"藏"。

[2] 苦：《太素》《甲乙经》作"喜"，《甲乙经》夹注："一作苦。"

[3] 膈：《太素》作"鬲"。

[4] 切：《甲乙经》作"加"，明蓝格钞本《甲乙经》夹注："一作切。"

[5] 悗：《太素》《甲乙经》作"急"，詹本作"俛"。

[6] 逼：《太素》作"安"。

[7] 胁下空：《太素》作重文符号，《甲乙经》作"空"。

[8] 难伤：《太素》、明蓝格钞本《甲乙经》作"难伤也"。

[9] 则胁下痛也：《甲乙经》作"则胁下偏痛"。

脾小，则藏[1]安，难伤于邪也[2]；脾大，则苦[3]凑[4]眇而痛，不能疾行。脾高，则眇引季胁而痛；脾下，则下加于大肠，下加于大肠，则藏苦受邪[5]。脾坚，则藏安难伤[6]；脾[7]脆，则善[8]病消瘅，易伤[9]。脾端正，则和利难伤[10]；脾偏倾，则善满[11]善胀也[12]。

【校注】

[1]《太素》《甲乙经》无"藏"。

[2]《甲乙经》无"也"。

[3] 苦：《太素》作"喜"。

[4] 凑：《甲乙经》作"腠"，正统本《甲乙经》作"凑"。

[5] 苦受邪：《太素》作"外喜受邪"，《甲乙经》作"外易受邪"。

[6] 难伤：《太素》《甲乙经》作"难伤也"。

[7] 脾：医统本、吴本误作"痹"。

[8] 善：《太素》作"喜"。

[9] 易伤：《太素》《甲乙经》作"易伤也"。

[10] 难伤：《太素》《甲乙经》作"难伤也"。

[11] 善满：《太素》《甲乙经》作"喜瘦"。

[12] 善胀也：《太素》作"喜胀"，《甲乙经》作"善胀"。

肾小，则藏[1]安难伤[2]；肾大，则[3]善[4]病腰痛，不可以俯仰，易伤以[5]邪[6]。肾高，则苦[7]背膂痛，不可以[8]俯仰；肾下，则腰尻痛，不可以俯仰，为狐疝。肾坚[9]，则不病腰背[10]痛；肾脆，则善[11]病消瘅，易[12]伤[13]。肾端正，则和利难伤[14]；肾偏倾，则苦[15]腰尻痛也[16]。

【校注】

[1]《太素》《甲乙经》无"藏"。

[2] 难伤：《太素》《甲乙经》作"难伤也"。

[3]《甲乙经》"则"下夹注："一本云耳聋或鸣汁出"，明蓝格钞本《甲乙经》"汁"作"汗"。

[4] 善：《太素》作"喜"。

[5] 以：《甲乙经》作"于"。

[6] 邪：《太素》《甲乙经》作"邪也"。

[7] 苦：《太素》作"善"，《甲乙经》作"善病"。

[8] 不可以：《甲乙经》作"不可"。

[9]《甲乙经》夺"肾坚"。

[10] 腰背：《甲乙经》作"腰"。

[11] 善：《太素》作"喜"。

[12] 易：《甲乙经》作"善"。

[13] 易伤：明蓝格钞本《甲乙经》作"易伤也"。

[14] 难伤：《太素》、明蓝格钞本《甲乙经》作"难伤也"。

[15] 苦：《太素》作"喜"，《甲乙经》作"善"。

[16] 腰尻痛也：《太素》作"腰尻偏痛"，《甲乙经》无"也"。

凡此二十五变者，人之所[1]苦[2]常病[3]。

【校注】

[1] 所：《太素》《甲乙经》作"所以"。

[2] 苦：《太素》作"喜"，《甲乙经》作"善"。

[3] 常病：《太素》《甲乙经》作"常病也"。

黄帝曰：何以知其然也[1]？歧伯曰：赤色小理者，心小；粗理者，心大。无髑骬者，心高；髑骬小短举者，心下。髑骬长者，心下坚；髑骬弱小[2]以薄者，心脆。髑骬直下不举者，心端正；髑骬倚一方者，心偏倾也[3]。

【校注】

[1]《甲乙经》无"也"。

[2] 弱小：《太素》作"弱"。

[3]《甲乙经》无"也"。

白色小理者，肺小；粗理者，肺大。巨肩反[1]膺陷喉者，肺高；合[2]腋[3]张胁者，肺下。好肩背厚者，肺坚；肩背薄者，肺脆。背膺厚[4]者，肺端正；胁偏（疎）[竦][5]者，肺偏倾也[6]。

【校注】

[1] 反：《甲乙经》"反"下夹注："一作大。"按，正统本《甲乙经》"反"作"大"。

[2] 合：读若"翕 xī"。敛。

[3] 腋：《太素》作"掖"。

[4] 背膺厚：《太素》作"好肩膺"。

[5] 竦：《太素》《甲乙经》作"疎"。按，疎，偏疎，偏上；偏高。《甲乙经》下夹注："一作欹"，欹亦偏也。盖本作"竦"，因"竦"有"企立"义，或改从"足"旁，与"疎"俗字（从足）同形。《玄应音义》卷十二"森竦"注："竦，古文疎。"《春秋繁露·天辨人在》："亦何以竦阳而夏养长。"凌署注："竦，他本作'疏'。"刘校谓应据改，据改。

[6]《甲乙经》无"也"。

青色小理者，肝小；粗理者，肝大。广胸反骹[1]者，肝高；合胁兔[2]骹者，肝下。胸胁好者，肝坚；胁骨弱者，肝脆。膺腹好相得者[3]，肝端正；胁骨偏举者，肝偏倾也[4]。

【校注】

[1] 反骹 qiāo：反，向外凸起。骹，肋骨与胸椎相交之处。明蓝格钞本《甲乙经》"反"误作"及"。

[2] 兔：伏兔的省称，其状中央部分向内凹陷。《太素》作"菟"，《甲乙经》误作"脆"。

[3] 膺腹好相得者：《太素》"好"下有重文符号，读作"膺腹好。好，相得者。""好，相得者"盖"好"的注释语。《甲乙经》"膺腹"作"膺胁腹"。

[4]《甲乙经》无"也"。

黄色小理者，脾小；粗理者，脾大。揭唇[1]者，脾高；唇下纵者，脾下。唇坚者，脾坚[2]；唇大而不坚者，脾脆。唇上下好者，脾端正；唇偏举者，脾偏倾也[3]。

【校注】

[1] 揭唇：唇上举。揭，举。明蓝格钞本《甲乙经》作"揭唇口"。

[2] 脾坚：《太素》作"则脾坚"。

[3]《甲乙经》无"也"。

黑色小理者，肾小；粗理者，肾大。高耳[1]者，肾高；耳后陷者，肾下。耳坚者，肾坚；耳薄而不坚者，肾脆。耳好前居牙车者，肾端正；耳偏高者，肾偏倾也[2]。

【校注】

[1] 高耳：《甲乙经》作"耳高"。

[2]《甲乙经》无"也"。

　　凡此诸变者，持则安，减则病也[1]。

【校注】

[1]《太素》无"也"。

　　帝曰[1]：善[2]，然非余之所问也。愿闻人之有不可病者，至尽天寿，虽有深忧大恐怵惕之志，犹不[3]能减[4]也，甚寒大热[5]，不[6]能伤也；其有不离屏蔽室内，又无怵惕之恐，然不免于病者，何也？愿闻其故。歧伯[7]曰：五藏六府[8]，邪之舍也，请言其故[9]。五藏皆小者，少病，苦[10]燋[11]心大[12]愁忧；五藏皆大者，缓于事，难使以[13]忧。五藏皆高者，好高举措；五藏皆下者，好出人下。五藏皆坚者，无病[14]；五藏皆脆者，不离于病。五藏皆端正者，和利得人心[15]；五藏皆偏倾者，邪心而[16]善盗，不可以为人平[17]，反覆[18]言语也。

【校注】

[1]《太素》作"黄帝曰"。

[2]《太素》作"善哉"。

[3] 不：《甲乙经》作"弗"。

[4] 减：《太素》《甲乙经》作"感"。

[5] 甚寒大热：《甲乙经》作"大寒甚热"。

[6] 不：《太素》《甲乙经》作"弗"。

[7]《甲乙经》无"愿闻其故歧伯"六字。

[8] 五藏六府：《太素》作"五藏六府者"。

[9]《甲乙经》无"请言其故"。

[10] 苦：《太素》《甲乙经》作"善"。

[11] 燋：《甲乙经》作"焦"。

[12]《太素》无"大"，《甲乙经》"大"作"人"。

[13]《太素》、明蓝格钞本《甲乙经》无"以"。

[14] 无病：明蓝格钞本《甲乙经》作"无病也"。

[15]《太素》无"心"。

[16]《太素》《甲乙经》无"而"。

[17] 平：《甲乙经》误作"卒"，夹注："《太素》卒作平。"

[18] 反覆：《甲乙经》作"反复"。

黄帝曰[1]：愿闻六府之应。歧伯答曰：肺合大肠，大肠者，(支)[皮][2]其应[3]；心合小肠，小肠者，脉其[4]应[5]；肝合胆，胆者，筋其应[6]；脾合胃，胃者，肉其应[7]；肾合三焦膀胱[8]，三焦膀胱[9]者，腠理毫毛[10]其应[11]。

【校注】

[1] 黄帝曰：《太素》作"黄帝问曰"。

[2] 支：元本、熊本、詹本、医统本、吴本、藏本、赵本、朝鲜活字本并作"皮"。《讲义》改"支"为"皮"，据改。

[3] 其应：《太素》《甲乙经》作"其应也"。

[4] 其：明蓝格钞本《甲乙经》作"之"。

[5] 脉其应：《太素》《甲乙经》作"脉其应也"。

[6] 筋其应：《太素》《甲乙经》作"筋其应也"。

[7] 肉其应：《太素》《甲乙经》作"肉其应也"。

[8] 吴本无"膀胱"。

[9] 医统本"胱"误作"胱"。

[10] 毫毛：《太素》作"豪毛"。

[11] 其应《太素》《甲乙经》作"其应也"。

黄帝曰：应之奈何？歧伯曰[1]：肺应皮。皮厚者，大肠厚；皮薄者，大肠薄。皮[2]缓，腹[3]（里）[裹][4]大者，大肠大而长[5]；皮急者，大肠急而短。皮滑者，大肠直；皮肉不相离者，大肠结。

【校注】

[1] 歧伯曰：《太素》作"歧伯答曰"。

[2] 皮：吴本作"脾"；医统本亦作"脾"，但错入"大肠薄"之"薄"上。

[3]《太素》"腹"下有一重文符号，盖承前"缓"字而省书。

[4] 里：《太素》作"果"，明蓝格钞本《甲乙经》作"裹"，据改。

[5] 大而长：《甲乙经》作"缓而长"。

心应脉。皮厚者，脉厚，脉厚者，小肠厚；皮薄[1]者，脉薄，脉薄者，小肠薄。皮缓者，脉缓，脉缓者，小肠大而长；皮薄而脉冲小[2]者，小肠小而短。诸阳经脉皆多纡屈者，小肠结。

【校注】

[1] 薄：周本误作"厚"。

[2] 冲小：同义复用，小。

脾应（内）[肉][1]。肉䐃坚大者，胃厚；肉䐃麽[2]者，胃薄。肉䐃小而麽者，胃不坚；肉䐃不称身[3]者，胃下，胃下者，下管[4]约不利。肉䐃不坚者，胃缓；肉䐃无小（里）[裹][5]累者，胃急。肉䐃多少[6]（里）[裹][7]累者，胃结，胃结[8]者，上管[9]约不利也[10]。

【校注】

[1] 内：元本、熊本、詹本、周本、医统本、吴本、藏本、赵本、朝鲜活字本并作"肉"。《讲义》改"内"为"肉"，据改。

[2] 麽 mó：弱小。《太素》误作"縻"，下"肉䐃小而麽者"句"麽"字不误。

[3] 称身：《太素》作"称其身"。

[4] 下管：《甲乙经》"下"误作"小"，"管"作"脘"。

[5] 里累：《太素》作"果累"，明蓝格钞本《甲乙经》作"果枲"。《讲义》改"里"为"裹"，据改。"裹累""裹枲""果累""果枲""螺蠃"一声之转，谓圆形结节，参程瑶田《"果蠃"转语考》。下"里累"同，不复出校。又，《甲乙经》"裹累"下有"标紧"，夹注："一本作无小裹累。"

[6] 少：《太素》作"小"。

[7] 里累：《太素》作"果累"；《甲乙经》作"裹枲"，下有夹注："一本亦作累字。"

[8]《太素》"胃结"下作一个重文符号，代"胃结"。此用一个重文符号代一组词语之例。

[9] 上管：《太素》作"胃上管"，《甲乙经》"管"作"脘"。

[10]《太素》《甲乙经》无"也"。

肝应爪[1]。爪厚色黄者，胆厚；爪薄色红[2]者，胆薄。爪坚色青[3]者，胆急；爪濡[4]色赤[5]者，胆缓。爪直色白无约[6]者，胆直；爪恶色黑多纹者[7]，胆结也[8]。

【校注】

[1] 肝应爪：《甲乙经》作"肝应筋"。

[2]《太素》无"色红"。

[3]《太素》无"色青"，吴本"青"误作"素"。

[4] 濡：读若"偄ruǎn"，柔。《太素》旁注"奭"。

[5]《太素》无"色赤"。

[6] 爪直色白无约：《太素》作"爪无弱"，杨上善注："无弱，强也。爪强胆直也。"刘校谓"约"字"形近而误，应据下文改为'纹'。"

[7] 爪恶色黑多纹者：《太素》作"爪恶色多败者"，《甲乙经》"纹"作"文"。

[8]《太素》《甲乙经》无"也"。

肾应骨。密理厚皮[1]者,三焦膀胱厚;粗理薄皮者,三焦膀胱薄。疏腠理[2]者,三焦膀胱缓;皮急[3]而无毫毛[4]者,三焦膀胱急。毫毛美而粗者,三焦膀胱直;稀[5]毫毛者,三焦膀胱结也[6]。

【校注】

[1] 厚皮：明蓝格钞本《甲乙经》作"皮厚"。

[2] 疏腠理：《太素》《甲乙经》作"腠理疏"。

[3] 皮急：《太素》作"急皮"。

[4] 毫毛：《太素》作"豪毛",下"毫毛"同,不复出校。

[5] 稀：《太素》作"希"。

[6]《太素》《甲乙经》无"也"。

黄帝曰：厚薄美恶皆有形,愿闻其所病。歧伯荅[1]曰：视其外应[2],以知其内藏,则知所病矣。

【校注】

[1]《太素》无"荅"。

[2] 视其外应：《太素》作"视其所外应"。

黄帝内经灵枢卷第十四

音释

五变第四十六

髋宽。杌兀。漉（漉）[鹿][1]。懦儒。

本藏第四十七

尻枯槁切。骹敲。髑结。骭于。

【校注】

[1] 漉：赵本作"音鹿",据改。

黄帝内经灵枢卷第十五

禁服第四十八

按：本篇论述了以下内容：上古禁方传统；秘密传道授业之仪轨；寸口主中，人迎主外，两者相应，俱往俱来；寸口人迎之脉各有所主，而合四时者为无病；人迎大于寸口之脉，可以验足手六阳经之病而治之；寸口大于人迎之脉，可以验足手六阴经之病而治之。

全篇见于《太素》卷14《人迎脉口诊》，又见于《甲乙经》卷4第1上。

雷公问于黄帝曰：细子得受业，通于九针六十篇，旦暮勤服之，近者编绝，久者简垢，然尚讽诵弗置，未尽解于意矣。《外揣》言[1]"浑束为一"，未知所谓也[2]。夫大则无外，小则无内，大小无极，高下无度，束之奈何？士之才力，或有厚薄、智虑褊浅、不能博大深奥、自强于学若[3]细子，细子恐其散于后世，绝于子孙。敢问约之奈何？黄帝曰[4]：善乎哉问也！此先师之[5]所禁，坐私传之也，割臂歃血之盟[6]也，子若欲得之，何不斋[7]乎？

【校注】

[1] 言：周本作"其言"。

[2] 未知所谓也：《太素》作"未知其所谓也"，《甲乙经》作"未知其所谓"。

[3] 若：《太素》作"未若"。

[4]《太素》作"黄帝答曰"。

[5]《太素》无"之"。

[6] 之盟：《太素》作"为盟"。

[7] 斋：《太素》作"齐"。

雷公再拜而起，曰：请闻命[1]于是也[2]。乃斋[3]宿三日而请曰：敢问今日正阳[4]，细子愿以受盟。黄帝乃与俱入斋[5]室[6]，割臂歃血。黄帝亲[7]祝曰：今日正阳，歃血传方，有[8]敢背此言者，反受其殃。雷公再拜曰：（乎）[细]子[9]受之。黄帝乃左握其手，右授之书，曰：慎之！慎之！吾为子言之。凡刺之理，经脉为始，营其所行，知其度量，内刺[10]五藏，外刺六府[11]，审察卫气，为百病母，调其虚实[12]，虚实乃止[13]，写其血络，血[14]尽不殆矣[15]。

【校注】

[1] 请闻命：《太素》作"请闻命矣"。

[2] 于是也：《太素》无"也"，"于是"连下句读。

[3] 斋：《太素》作"齐"。

[4] 正阳：日中；午时。

[5] 斋：《太素》作"齐"。

[6] 室：詹本作"宿"。

[7]《太素》无"亲"。

[8]《太素》无"有"。

[9] 乎子：元本、熊本、詹本、周本、医统本、吴本、藏本、赵本、朝鲜活字本并作"细子"。《讲义》改"乎"为"细"，据改。

[10] 刺：读若"次"，叙也。《太素》作"次"。

[11] 外刺六府：《太素》作"别其六府"。

[12] 调其虚实：医统本、吴本作"调诸虚实"。

[13] 止：詹本作"一"。

[14] 血：《太素》作"血胳"。

[15]《太素》无"矣"。

雷公曰：此皆细子之所以[1]通[2]，未知其所约也。黄帝曰：夫约方者，犹约囊也，囊[3]满而弗约[4]，则输泄，方成弗约，则神与弗俱[5]。雷公曰：愿为下材者弗[6]满而约之。黄帝曰：未满而知约之以为工，不可以为天下师[7]。

【校注】

[1] 以：已。

[2] 通：知。

[3] 医统本无"囊"。

[4] 而弗约：《太素》作"不约"。

[5] 神与弗俱：《太素》作"神弗俱与"。与，赞许；俱，齐同。"俱与"近义复用，谓帮助。

[6] 弗：元本、熊本、詹本、医统本、吴本、藏本、赵本、朝鲜活字本、《太素》《甲乙经》作"勿"。

[7] 为天下师：《太素》作"天下师焉"。

雷公曰：愿闻为工。黄帝曰：寸口主中[1]，人迎主外，两者相应，俱往俱来，若引绳大小[2]齐等。春夏人迎微大，秋冬寸口微大，如是者，名曰平人[3]。

【校注】

[1] 中：《甲乙经》作"内"。

[2] 大小：明蓝格钞本《甲乙经》作"小大"。

[3] 名曰平人：明蓝格钞本《甲乙经》作"故名曰平人"。

人迎大一倍于寸口，病在足[1]少阳；一倍而躁，在手少阳[2]。人迎二倍[3]，病在足[4]太阳；二倍而躁，病在手太阳[5]。人迎三倍，病在足[6]阳明；三倍而躁，病在手阳明[7]。盛则为热，虚则为寒，紧则为痛痹，代则乍甚乍间。盛则写[8]之，虚则补之，紧痛则取之分肉，代则取血络，（其）[且][9]饮药[10]，陷下则灸之[11]，不盛不虚，以经取之，名曰[12]经刺。人迎四倍者，且大且数[13]，名曰溢阳，溢阳为外格[14]，死，不治。必审按其本末，察其寒热，以验其藏府之病。

【校注】

[1]《太素》《甲乙经》无"足"。

[2]《太素》无"一倍而躁，在手少阳"。

[3] 二倍：《甲乙经》作"再倍"。

[4]《太素》《甲乙经》无"足"。

[5]《太素》无"二倍而躁，病在手太阳"。

[6]《太素》《甲乙经》无"足"。

[7]《太素》无"三倍而躁，病在手阳明"。

[8] 写：《甲乙经》作"泻"。

[9] 其：赵本、《太素》、《甲乙经》作"且"。《讲义》改"其"为"且"，据改。元本、熊本、詹本、周本、医统本、吴本、藏本、朝鲜活字本并作"具"。

[10] 饮药：《甲乙经》作"饮以药"。

[11] 灸之：《甲乙经》作"从而灸之"。

[12] 名曰：《太素》作"名之曰"。

[13]《甲乙经》"且大且数"在下"溢阳为外格"下。

[14] 名曰溢阳，溢阳为外格：《太素》作"名曰外格"；《甲乙经》"外格"下有"外格者，且大且数，则"，"则"字属下读。

寸口大于人迎一倍[1]，病在足[2]厥阴；一倍而躁，在手心主[3]。寸口二倍[4]，病在足[5]少阴；二倍而躁，在手少阴[6]。寸口三倍，病在足[7]太阴；三倍而躁，在手太阴[8]。盛则胀满寒中[9]，食不化；虚则热中，出麋[10]，少气，溺[11]色变；紧则痛痹[12]，代则乍痛乍止[13]。盛则写[14]之，虚则补之，紧则先刺[15]而后灸之，代则取血络而后调之[16]，陷下则徒[17]灸之，陷下者，脉血结于中[18]，中有著血，血寒，故宜灸之[19]，不盛不虚，以经取之。寸口四倍者[20]，名曰内关，内关者，且大且数，死[21]，不治。必审察其本末之寒温[22]，以验其藏府之病。通其营[23]输[24]，乃可传于大数。大数曰：盛则徒[25]写[26]之，虚则徒补之[27]，紧则灸刺[28]，且饮药，陷下[29]则徒[30]灸之[31]，不盛不虚，以经取之，所谓经治者。饮药，亦曰[32]灸刺。脉[33]急则引，脉大以弱[34]，则欲安静，用力无劳也[35]。

【校注】

[1] 寸口大于人迎一倍：《甲乙经》作"寸口大一倍于人迎"。

[2]《太素》无"足"。

[3]《太素》无"一倍而躁，在手心主"。

[4] 二倍：《甲乙经》作"再倍"。

[5]《太素》无"足"。

[6]《太素》无"二倍而躁，在手少阴"。

[7]《太素》无"足"。

[8]《太素》无"三倍而躁，在手太阴"。

[9] 中：《甲乙经》作"则"，属下读。

[10] 糜：读若"靡"，谓大便稀溏。藏本、《太素》、《甲乙经》作"靡"。

[11] 溺：藏本作"弱"。

[12] 痛痹：《甲乙经》作"为痛痹"，《太素》作"为痹"。

[13] 乍痛乍止：《甲乙经》作"乍寒乍热，下热上寒"，夹注："《太素》作代则乍痛乍止。"

[14] 写：《甲乙经》作"泻"。

[15] 刺：《甲乙经》作"刺之"。

[16] 而后调之：《太素》作"而洩之"，《甲乙经》下夹注："《太素》作泄字。"

[17] 徒：《甲乙经》作"从"。

[18] 脉血结于中：《甲乙经》作"其脉血结于中"。

[19] 故宜灸之：《太素》无"之"，《甲乙经》作"则故宜灸"。

[20]《太素》《甲乙经》无"者"。

[21] 死：《甲乙经》作"则死"。

[22] 必审察其本末之寒温：《甲乙经》作"必审按其本末，察其寒热"。

[23] 营：明蓝格钞本《甲乙经》作"荣"，《太素》《甲乙经》误作"荥"。

[24] 输：《甲乙经》作"俞"。

[25] 徒：《甲乙经》作"从"。

[26] 写：《甲乙经》作"泻"。

[27] 虚则徒补之：《甲乙经》作"小曰虚，则从补"，《太素》无"之"。

[28] 紧则灸刺：《甲乙经》作"紧则从灸刺之"。

[29] 陷下：明蓝格钞本《甲乙经》作"陷下者"。

[30] 徒：《甲乙经》作"从"。

[31] 明蓝格钞本《甲乙经》无"之"。

[32] 亦曰：《甲乙经》、明蓝格钞本《甲乙经》作"亦用"。

[33] 脉：周本误作"肺"。

[34] 脉大以弱：大，读若"代"。《太素》《甲乙经》作"脉代以弱"，《甲乙经》夹注："一本作脉大以弱。"

[35] 用力无劳也：《甲乙经》作"无劳用力"，《太素》作"无劳用力也"。

五色第四十九

按：本篇论面部五官望诊，故名。包括以下内容：面部划分为明堂（鼻）、阙（眉间）、庭（颜）、蕃（颊侧）、蔽（耳门）五官，五官端正宽阔，寿得百岁；五官五脏六腑在面部上的对应分布情况；五色之见，各出其色部；病之间甚内外，可切人迎脉口以知之；病之间甚内外，可即色以知之，且有治病之法；病有风有厥有痹者，候之面部可知其病，审之五色，可分其脏；病之间甚内外，可切人迎、脉口以知之；人有不病而卒死者，有病虽小愈而卒死者，有其缘由与征验；五脏六腑肢节之各有部分；审察部分之泽夭者，可以悉知其病；五色之散者，其气虽痛而聚则未成；病有先克之色，所以受克者为必病；部分之色，当分男女以知其病；部分之色，当分左右以知其邪；五色各有别乡，其色粗者其病久；五色上锐则上向，下锐则下向，左右亦然；五色属于五脏，而五脏各有所合，为视色之总诀。

自"雷公曰病之益甚与其方衰"至"气口盛坚者伤于食"，见于《太素》

卷14《人迎脉口诊》。又本篇分别见于《甲乙经》卷1第15、卷4第1上。《脉经》1-15-1有与本篇相关内容。

雷公问于黄帝曰：五色独决于明堂乎，小子未知其所谓也。黄帝曰：明堂者，鼻也；阙者，眉间也；庭者，颜也；蕃者，颊侧也；蔽者，耳门也。其间欲方大，去之十步，皆见于外，如是者寿，必中百岁。

雷公曰：五官之辨[1]奈何？黄帝曰：明堂骨高以起，平[2]以直，五藏次于中央，六府挟其两侧，首面上于[3]阙庭，王宫在于下极。五藏安于胸中，真色以致，病色不见，明堂润泽以清。五官恶得无辨[4]乎？

【校注】

[1] 辨：吴本、藏本作"辩"。

[2] 平：藏本误作"乎"。

[3] 詹本无"于"。

[4] 辨：藏本作"辩"。

雷公曰：其不辨[1]者，可得闻乎？黄帝曰：五色之见也[2]，各出其色部[3]。部骨陷者[4]，必不免于病矣[5]。其色部[6]乘袭者，虽病甚，不死矣[7]。

【校注】

[1] 辨：藏本作"辩"。

[2] 五色之见也：《甲乙经》作"五藏五色之见者"。

[3] 各出其色部：《甲乙经》作"皆出其色部也"，周本"色"误作"邪"。

[4] 部骨陷者：《甲乙经》作"其部骨陷者"。

[5] 必不免于病矣：《甲乙经》作"必不免于病也"。

[6] 其色部：《甲乙经》作"其部色"，明蓝格钞本《甲乙经》作"其部色气"。

[7] 不死矣：《甲乙经》作"不死也"。

雷公曰：官五色奈何[1]？黄帝曰：青、黑为痛，黄、赤为热，白为寒，是谓五官。

【校注】

[1] 官五色奈何：《甲乙经》作"五官具五色何也"。

雷公曰[1]：病之益甚与其方衰，如何[2]？黄帝曰[3]：外内皆在焉。切其脉口滑小紧以沉者，病益甚[4]，在中；人迎气大紧以浮者，其病益甚，在外。其脉口浮滑[5]者，病日（进）[损][6]；人迎沉而滑者，病日损[7]。其脉口滑以沉[8]者，病日进[9]，在内；其人迎脉滑盛以浮者，其[10]病日进，在外。脉之浮沉及人迎与寸口[11]气小大等者，病难已[12]。病之[13]在藏，沉而大者，易已[14]，小为逆[15]；病在府[16]，浮而大者，其病易已。人迎盛坚[17]者，伤于寒；气口[18]盛[19]坚[20]者，伤于食[21]。

【校注】

[1]《甲乙经》作"黄帝问曰"。
[2] 如何：《太素》《甲乙经》作"何如"。
[3]《甲乙经》作"歧伯曰"。
[4] 甚：詹本作"盛"。
[5] 浮滑：《太素》、明蓝格钞本《甲乙经》作"滑而浮"，《甲乙经》作"浮而滑"。
[6] 病日进：《太素》作"病日损"，杨上善注："滑浮皆阳，在于阴位（脉口）而得二阳，其气以和，故日病日瘳损。"《脉经卷第一·辨脉阴阳大法第九》："浮者阳也，沈者阴也"。据改。
[7] 人迎沉而滑者，病日损：《脉经卷第一·辨脉阴阳大法第九》作"阴病见阳脉者，顺也，主生"。
[8] 滑以沉：《甲乙经》作"滑而沉"。
[9] 病日进：《太素》作"其病日进"。
[10]《甲乙经》无"其"。
[11] 寸口：《甲乙经》作"气口"。
[12] 病难已：《甲乙经》作"其病难已"。

[13]《甲乙经》无"之"。

[14] 易已：《甲乙经》作"其病易已"。

[15] 小为逆：《甲乙经》作"以小为逆"。

[16] 病在府：《太素》作"病之在府"，《甲乙经》"府"作"腑"。

[17] 坚：《甲乙经》作"紧"。

[18] 气口：《太素》《甲乙经》作"脉口"。

[19] 盛：吴本、朝鲜活字本作"甚"。

[20] 坚：《甲乙经》作"紧"。

[21] 食：《太素》作"食饮"。

雷公曰：以色言病之间甚，奈何？黄帝曰：其色粗以明，沉夭[1]者，为甚。其色上行者，病益[2]甚；其色下行，如云彻散者，病方已[3]。五色各有藏部[4]，有外部，有内部也[5]。色从外部走内部者，其病从外走内；其色从内走外[6]者，其病从内走外。病生于内者，先治其阴，后治其阳，反者益甚。其病生于阳[7]者，先治其外[8]，后治其内[9]，反者益甚。其脉滑大以代而长者，病从外来，目有所见，志有所恶，此阳气之并也，可变而已。

【校注】

[1] 夭：读若"沃"，白色。《甲乙经》作"垩"，夹注："一作夭，下同。"赵本误作"大"。

[2] 益：《甲乙经》作"亦"。

[3] 已：周本、《甲乙经》同；元本、熊本、詹本、医统本、吴本、藏本、赵本、朝鲜活字本并作"以"。

[4] 藏部：詹本作"病部"。

[5]《甲乙经》无"也"。

[6] 从内走外：《甲乙经》作"从内部走外部"。

[7] 其病生于阳：《甲乙经》作"其病生于外"。

[8] 先治其外：《甲乙经》作"先治其阳"。

[9] 后治其内：《甲乙经》作"后治其阴"，夹注："《太素》云：'病生于阳者，先治其外，后治其内。'与此文异义同。"

雷公曰：小子闻"风者，百病之始也"，"厥逆者[1]，寒湿之起也"，别之奈何？黄帝曰：常[2]候阙中[3]：薄泽，为风；冲浊，为痹；在地，为厥。此其常也。各以其色言其病[4]。

【校注】

[1]《甲乙经》无"者"。

[2] 常：《甲乙经》作"当"。

[3] 阙中：医统本、吴本误作"关中"。

[4] 言其病：《甲乙经》作"言其病也"。

雷公曰：人[1]不病卒死，何以知之？黄帝曰：大气入[2]于藏府者，不病而卒死矣。

【校注】

[1] 人：《甲乙经》作"人有"。

[2] 入：赵本误作"人"。

雷公曰：病[1]小愈[2]而卒死者，何以知之？黄帝曰：赤色出[3]两颧[4]，大如母指[5]者，病虽小愈[6]，必卒死。黑色出于庭[7]，大如母指[8]，必不病而卒死[9]。

【校注】

[1] 病：《甲乙经》作"凡病"。

[2] 小愈：《甲乙经》作"少愈"。

[3] 出：《甲乙经》作"出于"。

[4] 颧：正统本《甲乙经》作"观"。

[5] 母指：《甲乙经》作"拇指"。下"母指"同，不复出校。

[6] 小愈：《甲乙经》作"少愈"。

[7] 庭：《甲乙经》作"颜"，夹注："《太素》作庭。"

[8] 大如母指：正统本《甲乙经》作"大如母指者"。

[9] 必不病而卒死：《甲乙经》作"不病亦必卒死矣"。

雷公再拜曰：善哉[1]！其死有期乎？黄帝曰：察色以言其时。

【校注】

[1] 善哉：詹本作"善"。

雷公曰：善乎！愿卒闻之。黄帝曰：庭者，首面也；阙上[1]者，咽喉也；阙中[2]者，肺也；下极者，心也；直下者，肝也；肝左者，胆也；下者，脾也；方[3]上者，胃也；中央者，大肠也；挟大肠者[4]，肾也；当肾者，脐也；面王[5]以上者，小肠也；面王以下者，膀胱[6]子处也；颧者，肩也；颧后[7]者，臂也；臂下[8]者，手也；目内眦上者，膺乳也；挟[9]绳而上者，背也；循牙车以下[10]者，股也；中央者，膝也；膝以下者，胫[11]也；当胫[12]以下者，足也；巨分者，股里也；巨屈[13]者，膝膑也。此五藏六府肢[14]节[15]之部也，各有部分。有部分，用阴和阳，用阳和阴，当明[16]部分，万举万当。能别左右，是谓大道。男女异位，故曰阴阳。审察泽夭[17]，谓之良工。

【校注】

[1] 阙上：《甲乙经》作"眉间以上"，夹注："《太素》眉间以上作阙上。"

[2] 阙中：《甲乙经》作"眉间以中"，夹注："《太素》亦作阙中。"

[3] 方：读若"傍"。

[4] 挟大肠者：《甲乙经》作"侠傍者"。

[5] 王：《甲乙经》夹注："古本作壬字。"按，明蓝格钞本《甲乙经》作"壬"。

[6] 《甲乙经》"膀胱"下有"字"。

[7] 颧后：《甲乙经》作"后颧"。

[8] 臂下：《甲乙经》作"臂以下"。

[9] 挟：《甲乙经》作"侠"。

[10] 以下：《甲乙经》作"以上"。

[11] 胫：《甲乙经》作"腑"。

[12] 胫：《甲乙经》作"腑"。

[13] 巨屈：周本作"巨曲"。

[14] 肢：《甲乙经》作"支"。

[15] 节：《甲乙经》作"局"，夹注："一作节。"

[16] 当明：《甲乙经》作"审明"。

[17] 泽夭：《甲乙经》作"泽垩"。

沉浊为内，浮泽[1]为外。黄赤为风，青黑[2]为痛，白为寒[3]，黄而膏润[4]为脓，赤[5]甚者为血。痛甚[6]为挛，寒甚[7]为皮不仁。五色[8]各见其部，察其浮沉，以知浅深；察其泽夭[9]，以观成败；察其散抟[10]，以知远近[11]；视色上下，以知病处；积神于心，以知往今。故相气不微，不知是非，属意勿去，乃知新故。色明不粗[12]，沉夭[13]为甚；不明不泽[14]，其病不甚。其色散，驹驹[15]然未有聚，其病散而气痛，聚未成也。肾乘心，心先病，肾为应。色皆[16]如是。

【校注】

[1] 浮泽：《甲乙经》作"浮清"。

[2] 青黑：医统本作"青赤"。

[3] 黄赤为风，青黑为痛，白为寒：《甲乙经》作"五官具五色何也？青黑为痛，黄赤为热，白为寒，是谓五官。"

[4] 膏润：《甲乙经》作"膏泽者"。

[5] 赤：詹本、医统本、吴本、朝鲜活字本误作"亦"。

[6] 痛甚：《甲乙经》作"痛甚者"。

[7] 寒甚：《甲乙经》作"寒甚者"。

[8] 《甲乙经》无"五色"。

[9] 泽夭：《甲乙经》作"泽垩"。

[10] 抟：疑当作"搏"，团聚。周本、詹本作"搏"，《甲乙经》作"浮"。

[11] 远近：《甲乙经》作"近远"。

[12] 色明不粗：疑"不"当作"而"。上文："其色粗以明，沉夭者，为甚。"《素问·玉版论要篇第十五》："容色见上下左右，各在其要：其色见浅者，汤液主治，十日已；其见深者，必齐主治，二十一日已；其见大深者，醪酒主治，百日已。色夭面脱，不治，百日尽已。"

[13] 夭：赵本误作"大"。

[14] 不明不泽：疑"不"当作"而"。泽为阳气充养之象。泽者阳气充盛，故病不甚。《素问·玉机真藏论篇第十九》："色夭不泽，谓之难已。"

[15] 駒 xū 駒：与"姁 xū 姁""煦煦""区区"声转义通，面色和悦的样子。这里指开散的样子。

[16] 皆：《甲乙经》作"其"，夹注："一作皆。"

男子色在于[1]面王[2]，为小腹[3]痛；下，为卵痛；其圜[4]直，为茎[5]痛，高为本[6]，下为首，狐疝㿉阴[7]之属也。女子在于[8]面王，为膀胱[9]子处之[10]病，散为痛，搏[11]为聚，方圆[12]左右，各如其色形。其随而下至胝[13]，为淫，有润如膏状，为暴食、不洁。

【校注】

[1]《甲乙经》无"于"。

[2] 王：明蓝格钞本《甲乙经》作"壬"。下同，不复出校。

[3] 小腹：《甲乙经》作"少腹"。

[4] 圜：正统本《甲乙经》作"圆"，明蓝格钞本《甲乙经》作"茎"。

[5] 茎：詹本作"巠"。

[6] 本：医统本误作"木"。

[7] 㿉阴：《甲乙经》作"阴病"。

[8] 在于：《甲乙经》作"色在"，无"于"。

[9]《甲乙经》"膀胱"下有"字"。

[10]《甲乙经》无"之"。

[11] 搏：疑当作"搏"，《甲乙经》作"薄"。

[12] 圆：詹本、吴本、赵本、朝鲜活字本作"员"，《甲乙经》作"圜"。

[13] 胝："根氐"之"氐"的俗字，面王的根氐。《甲乙经》作"骶"。

左为左[1]，右为右[2]。其色有邪，聚散[3]而不端，面色所指者也。色者，青黑赤白黄皆端满有别乡，别乡[4]赤者，其色亦[赤][5]，大如榆荚，在面（主）[王][6]，为不日[7]。其色上锐，首空[8]上向，下锐[9]下向，在左右如法。

【校注】

[1] 左为左：《甲乙经》作"左为右"，夹注："一作左。"

[2] 右为右：《甲乙经》作"右为左"，夹注："一作右。"

[3] 聚散：《甲乙经》作"聚空满"。

[4] 乡：詹本作"卿"，周本作"目"。

[5] 其色亦：《甲乙经》作"其色亦赤"，据补"赤"。

[6] 主：元本、熊本、詹本、医统本、吴本、藏本、赵本、朝鲜活字本并作"王"。《讲义》改"主"为"王"，据改。

[7] 不日：《甲乙经》作"不月"。

[8] 首空：朝向高处。首，朝向；空，读若"穹"，高处。

[9] 锐：明蓝格钞本《甲乙经》作"兑"。

以五色命藏：青为肝，赤为心，白为肺，黄为脾，黑为肾。肝合筋[1]，心合脉[2]，肺合（脾）[皮][3]，脾合肉[4]，肾合骨也[5]。

【校注】

[1] 肝合筋：《甲乙经》作"肝合筋，青当筋"。

[2] 心合脉：《甲乙经》作"心合脉，赤当脉"。

[3] 肺合脾：朝鲜活字本"脾"作"皮"。《讲义》改"脾"为"皮"，据改。《甲乙经》作"肺合皮，白当皮"。

[4] 脾合肉：《甲乙经》作"脾合肉，黄当脾"。

[5] 肾合骨也：《甲乙经》作"肾合骨，黑当骨"。

论勇第五十

按：本篇论述了以下内容：人之受邪，有病有不病，以其色有不一，皮有厚薄，肉有坚脆；人之忍痛与不忍痛，以其皮肉不同，非由勇怯；人之或勇或怯的原因；怯士得酒而不避勇士之故。

今传本《太素》未见，见于《甲乙经》卷6第5。

黄帝问于少俞曰：有人于此，并行并立，其年之长少等也，衣之厚薄均也，卒然遇烈风暴雨[1]，或病或不病，或皆病[2]，或皆不病[3]，其故何也？少俞曰：帝问何急？黄帝曰：愿尽闻之。少俞曰：春青风[4]，夏阳风，秋凉风，冬寒风。凡此四时之风者，其所病各不同形。

【校注】

[1] 暴雨：《甲乙经》作"疾雨"。

[2] 或皆病：《甲乙经》作"或皆死"。

[3]《甲乙经》无"或皆不病"，夹注："《灵枢》有或皆不病一句。"

[4] 青风：《甲乙经》作"温风"。

黄帝曰：四时之风，病人如何？少俞曰：黄色薄皮弱肉者，不胜春[1]之虚风；白色[2]薄皮弱肉者，不胜夏之虚风；青色薄皮弱肉[3]，不胜秋之虚风；赤色薄皮弱肉[4]，不胜冬之虚风也[5]。

【校注】

[1] 春：吴本误作"夏"。

[2] 白色：吴本误作"青色"。

[3] 青色薄皮弱肉：《甲乙经》作"青色薄皮弱肉者"。

[4] 赤色薄皮弱肉：《甲乙经》作"赤色薄皮弱肉者"。

[5]《甲乙经》无"也"。

黄帝曰：黑色不病乎？少俞曰：黑色而皮厚肉坚，固不[1]伤于四时之风。其皮薄而肉不坚、色不一者，长夏至而有虚风者，病矣；其皮厚而肌肉坚者，长夏至而有[2]虚风[3]，不[4]病矣。其皮厚而肌肉坚者，必重感于寒，外内[5]皆然，乃病[6]。黄帝曰：善。

【校注】

[1] 不：《甲乙经》作"不能"。

[2] 有：医统本误作"言"。

[3] 有虚风：医统本、吴本、《甲乙经》作"有虚风者"。

[4] 医统本、吴本夺"不"。

[5] 外内：《甲乙经》作"内外"。

[6] 乃病：《甲乙经》作"乃病也"。

黄帝曰：夫人之忍痛与不忍痛，非勇怯之分也。夫勇士之不忍痛者，见难则前，见痛则止[1]；夫怯士之忍痛者，闻难则恐，遇痛不动。夫勇士之忍痛者，见难不恐，遇痛不动；夫怯士之不忍痛者，见难与痛，目转面盻[2]，恐不能言，失气惊[3]，颜色变化[4]，乍死乍生。余见（不）[其]然[5]也，不知其何由，愿闻其故。少俞曰：夫忍痛与不忍痛者，皮肤之薄厚，肌肉之坚脆缓急之分也，非勇怯之谓也。

【校注】

[1] 止：医统本误作"正"。

[2] 面盻 xì：不敢正视。面，不敢正视。盻，斜视。

[3] 惊：周本作"惊悸"，作双行小字，盖挖改补刻。

[4] 变化：周本作"变更"。

[5] 余见不然：元本、熊本、詹本、医统本、吴本、藏本、赵本、朝鲜活字本"不"并作"其"。《讲义》改"不"为"其"，据改。

黄帝曰：愿闻勇怯之所由然。少俞曰：勇士者，目深以固，长衡直扬，三焦理横，其心端直，其肝大以坚，其胆满以傍[1]，怒则气盛而胸张，肝举而胆横，眦裂而目扬，毛起而面苍，此勇士之由然者也。

【校注】

[1] 傍：大。

黄帝曰：愿闻怯士之所由然。少俞曰：怯士者，目大而不减[1]，阴阳相失，其焦[2]理纵，髃骬短而小，肝系缓，其胆不满而纵，肠胃挺，胁下空，虽方大怒，气不能满其胸，肝肺虽举，气衰复下，故不能久怒，此怯士之所由然者也。

【校注】

[1] 减：读若"涵"，敛藏。
[2] 其焦：周本作"三焦"，无"其"。

黄帝曰：怯士之得酒，怒不避[1]勇士者，何藏使然？少俞曰：酒者，水谷之精，熟谷之液也，其气慓悍，其入于胃中，则胃胀[2]，气上逆，满于胸中，肝浮胆横[3]。当是之时，固比于勇士，气衰则悔。与勇士同类，不知避之[4]，名曰酒悖也。

【校注】

[1] 避：周本误作"闭"。
[2] 胀：詹本作"张"。
[3] 横：充盈。
[4] 不知避之：医统本作"不知为之"。

背腧第[1]五十一

按：本篇论述了五脏之腧；五脏之腧可灸不可刺；五脏之腧补泻之法。全篇见于《太素》卷11《气穴》，又见于《甲乙经》卷3第8。

【校注】
[1] 第：詹本作"弟"。

黄帝问于歧伯曰：愿闻五藏之腧[1]出于背者。歧伯曰[2]：胸中大腧，在杼骨之端；肺腧，在三（焦）[椎][3]之间；心腧，在五（焦）[椎]之间；膈[4]腧，在七（焦）[椎]之间；肝腧，在九（焦）[椎]之间；脾腧，在十一（焦）[椎]之间；肾腧，在十四（焦）[椎]之间：皆[5]挟[6]脊相去三寸所。则欲得[7]而验之，按其处，应在[8]中而痛解，乃其腧也。灸之则可，刺之则不[9]可。气[10]盛则写[11]之，虚则补之。以火补[12]者，毋[13]吹其火，须自灭也；以火写者[14]，疾吹其火，（传）[傅][15]其艾，须其火灭也。

【校注】
[1] 五藏之腧：《甲乙经》作"凡五藏之腧"。《太素》"腧"作"输"，下同，不复出校。
[2] 歧伯曰：《太素》作"歧伯对曰"。
[3] 焦：《太素》作"椎"，据改。椎，本字作"顀"，从页，隹声。下同，不复出校。
[4] 膈：《太素》作"鬲"。
[5] 皆：赵本误作"背"。
[6] 挟：《太素》作"侠"。
[7]《太素》无"得"。
[8]《太素》无"在"。

[9]《太素》无"不"。

[10]《甲乙经》无"气"。

[11] 写：《甲乙经》作"泻"。

[12] 补：《甲乙经》作"补之"。

[13] 毋：《甲乙经》作"无"。

[14] 写者：《甲乙经》作"泻之者"。

[15] 传：詹本、《太素》作"傅"，俗书传、傅二字相混。杨上善云："傅，音付，以手拥付其艾，吹之使火气不散也。"据改。《甲乙经》作"拊"。

黄帝内经灵枢卷第十五

音释

禁服第四十八

龂楚洽切。

论勇第五十

胃挺下古梗切。

黄帝内经灵枢卷第十六

卫气第五十二

按：本篇论述了以下内容：五脏所以藏精神魂魄，六腑所以受水谷而化行物，其气入于五脏而外络支节；其浮气之不循经者，为卫气，其精气之行于经者，为营气，阴阳相随，外内相贯，如环之无端；脏腑营卫别为阴阳十二经，皆有标本虚实所离之处；能知六经标本者，可以无惑于天下；足六经与手六经之标本；诊候治疗手足六经标本虚实诸病之法；气行有街，其止有所，刺之有法及所治之病。

全篇见于《太素》卷10《经脉标本》，又见于《甲乙经》卷2第4。

黄帝曰：五藏者，所以藏精神魂魄者[1]也；六府者，所以受水谷而化行物者也[2]，其气内[入][3]（干）[于][4]五藏，而外络肢节[5]。其浮气之不循[6]经者，为卫气；其精气之行于经者，为营气。阴阳相随，外内相贯，如环之[7]无[8]端。亭亭淳淳乎[9]，孰能穷之！然其分别阴阳，皆有标本虚实所离[10]之处。能别阴阳十二经者，知病之所生；候[11]虚实之所在者，能得病之高下；知六府之气街者，能知[12]解结契绍于门户[13]；能知虚石[14]之坚软[15]者，知补写[16]之所在；能知六经标本[17]者，可以无惑于天下[18]。

【校注】

[1]《太素》《甲乙经》无"者"。

[2] 化行物者也：周本同。《灵枢·经水第十二》："五藏者，合神气魂魄而藏之；六府者，受谷而行之，受气而扬之。"《灵枢·本藏第四十七》："五藏者，所以藏精神血气魂魄者也；六府者，所以化水谷而行津液者也。"元本、熊本、詹本、医统本、吴本、藏本、赵本、朝鲜活字本作"行化"。

[3] 其气内：《太素》作"其气内入"，据补。《甲乙经》作"其气内循"。

[4] 干：《太素》作"于"，据改。

[5] 肢节：《太素》《甲乙经》并作"支节"，指络脉，义长。

[6] 不循：《甲乙经》作"不循于"。

[7] 《甲乙经》无"之"。

[8] 无：《太素》作"毋"。

[9] 亭亭淳淳乎：《太素》作"混乎"。亭亭，高深莫测貌；淳淳，广大无边貌。

[10] 离：读若"丽"，附著。医统本误作"难"。

[11] 候：《太素》作"知候"。

[12] 《太素》、明蓝格钞本《甲乙经》无"知"。

[13] 解结契绍于门户：解开门户上的绳结，谓治愈各种复杂的疾病。契，断开。绍，约束，这里是名词，约束门户的绳子。《太素》"解"下有"经"，《太素》"契"作"挈"，《甲乙经》无"契"，正统本《甲乙经》"绍"作"纽"。

[14] 石：《太素》《甲乙经》作"实"。

[15] 软：《太素》作"耎"，《甲乙经》作"濡"。

[16] 写：《甲乙经》作"泻"。

[17] 六经标本：医统本作"六经之标本"。

[18] 无惑于天下：《太素》作"无惑于天下也"。

歧伯曰：博哉！圣帝之论。臣请尽意[1]悉言之。足太阳之本，在跟[2]以[3]上五寸中；标，在两络[4]命门。命门者，目也。足少阳之本，在窍阴之间；标，在窗笼之前。窗笼者，耳[5]也。足少阴之本，在内踝下上三寸[6]中；标，在背腧[7]与舌下两脉也[8]。足厥阴之本，在行间上五寸所；标，在背腧也[9]。足阳明之本，在厉兑；标，在人迎颊[10]挟颃颡也[11]。足太阴之本，在中封前上四寸之中；标，在背腧与舌本也[12]。

【校注】

[1]《甲乙经》无"尽意"。

[2] 跟：明蓝格钞本《甲乙经》作"根"。

[3]《甲乙经》无"以"。

[4] 两络：《太素》作"两缓"。按，"两络"盖旁注衍入正文者。

[5] 耳：正统本《甲乙经》作"耳前"。

[6] 内踝下上三寸：《太素》作"内踝下二寸"。

[7] 腧：《太素》作"输"。下同，不复出校。

[8]《太素》《甲乙经》无"也"。

[9]《太素》《甲乙经》无"也"。

[10] 颊：《太素》作"颊下"，《甲乙经》作"上颊"。

[11] 挟颃颡也：《太素》作"上侠颃颡"。

[12]《太素》《甲乙经》无"也"。

手太阳之本，在外踝之后；标，在命门之上一寸[1]也[2]。手少阳之本，在小指次指[3]之间上二寸[4]；标，在耳后上[5]角下外眦也[6]。手阳明之本，在肘骨中，上至别阳；标，在颜下[7]合[8]钳上也[9]。手太阴之本，在寸口之中；标，在腋[10]内动[11]也[12]。手少阴之本，在锐[13]骨之端；标，在背腧也[14]。手心主之本，在掌后两筋之间二寸中[15]；标，在腋[16]下下[17]三寸也[18]。

【校注】

[1] 一寸：《太素》作"三寸"。

[2]《甲乙经》无"也"，夹注："《千金》云：命门在心上一寸。"

[3] 明蓝格钞本《甲乙经》无"次指"。

[4] 二寸：《甲乙经》作"三寸"，夹注："一作二寸。"

[5] 明蓝格钞本《甲乙经》无"后上"。

[6]《太素》《甲乙经》无"也"。

[7] 颜下：《太素》"颜"作"频"，杨上善注："末在频下一寸，人迎后、扶突上，名为钳。钳，颈铁也。当此铁处，名为钳上。"詹本"颜"作"颧"。

[8] 合：《太素》作"合于"。

[9] 《太素》《甲乙经》无"也"。

[10] 掖：《太素》作"掖"，吴本作"液"。

[11] 动：《太素》作"动脉"，《甲乙经》作"动脉是"。

[12] 《太素》无"也"。

[13] 锐：《太素》《甲乙经》作"兑"。

[14] 《太素》无"也"。

[15] 二寸中：藏本"二寸"作"一寸"，《甲乙经》无"二寸中"。

[16] 掖：医统本、吴本、《太素》作"掖"。

[17] 《太素》《甲乙经》不重"下"。

[18] 《太素》《甲乙经》无"也"。

凡候此者，下虚则厥，下盛则热[1]；上虚则眩，上盛则热痛。故石[2]者，绝而止之；虚者，引而起之。

【校注】

[1] 热：《太素》作"热痛"。

[2] 石：《太素》《甲乙经》作"实"。

请言气街：胸气有街，腹气有街，头气有街，胫[1]气有街。故气在头者，止[2]之于脑；气[3]在胸[4]者，止之[5]膺与背腧；气在腹者，止之[6]背腧与冲脉于脐[7]左右之动脉[8]者；气在胫[9]者，止之于[10]气街与承山、踝上以下[11]。取此者，用毫[12]针，必先按而在[13]，久[14]，应于手，乃刺而予[15]之。所治[16]者，头痛眩仆[17]，腹痛中满[18]暴胀，及有新积。痛[19]可移者，易已也；积不痛[20]，难已也。

【校注】

[1] 胻：《太素》作"腨"，《甲乙经》作"骭"。

[2] 止：《甲乙经》作"上"，夹注："一作止。下同。"

[3] 《甲乙经》无"气"。

[4] 胸：《甲乙经》作"胸中"。

[5] 止之：明蓝格钞本《甲乙经》作"止之于"。

[6] 止之：《太素》《甲乙经》作"止之于"。

[7] 脐：《太素》作"齐"。

[8] 《太素》无"脉"。

[9] 胻：《太素》作"腨"，《甲乙经》作"骭"。

[10] 《甲乙经》无"于"。

[11] 踝上以下：《太素》作"踝上下"。以，与也。杨上善注："气街并与承山至踝上下以为脐气之街。若脐有气，取此三处之也。"

[12] 毫：《太素》作"豪"。

[13] 在：察。《甲乙经》无"在"。

[14] 久：周本误作"九"。

[15] 予：读若"除"。

[16] 所治：《甲乙经》作"所刺"。

[17] 头痛眩仆：《太素》作"谓头痛眩仆"。

[18] 腹痛中满：《太素》、明蓝格钞本《甲乙经》作"腹中痛满"。

[19] 《甲乙经》无"痛"。

[20] 积不痛：《太素》《甲乙经》作"积不痛者"。

论痛第[1]五十三

按：本篇论述了以下内容：人于针石火焫有耐痛与不耐痛之异；人有同病而有易已难已之分，与阳气盛衰相关；人于毒药有胜与不胜之异。

今传本《太素》未见，见于《甲乙经》卷6第11。

【校注】

[1] 第：詹本作"弟"。

黄帝问于少俞曰：筋骨之强弱、肌肉之坚脆、皮肤之厚薄、腠理之疏密各不同，其于针石火焫之痛何如？肠胃之厚薄坚脆亦不等，其于毒药何如？愿尽闻之。少俞曰：人之骨强筋弱[1]肉缓皮肤厚者，耐痛，其于针石之痛、火焫（已）[亦][2]然。

【校注】

[1] 筋弱：《甲乙经》作"筋劲"。
[2] 已：元本、熊本、詹本、医统本、吴本、藏本、赵本、朝鲜活字本并作"亦"，下文"于火焫亦然"。《讲义》改"已"为"亦"，据改。

黄帝曰：其耐火焫者，何以知之？少俞答曰：加以[1]黑色而美骨者，耐火焫。黄帝曰：其不耐针石之痛者，何以知之？少俞曰：坚肉薄皮者，不耐针石之痛，于火焫亦然。

【校注】

[1] 加以：假若。加，读若"假"；以，若。

黄帝曰：人之病或同时而伤，或易已，或难已，其故何如？少俞曰：同时而伤，其身多热者，易已[1]；多寒者，难已。

【校注】

[1] 易已：吴本误作"易也"。

黄帝曰：人之胜毒，何以知之？少俞曰：胃（寒）[厚][1]色黑大骨及肥[2]者，皆胜毒；故[3]其瘦而薄胃[4]者，皆不胜毒也[5]。

【校注】

[1] 寒：元本、熊本、詹本、医统本、吴本、藏本、赵本、朝鲜活字本并作"厚"。《讲义》改"寒"为"厚"，据改。

[2] 及肥：《甲乙经》作"肉肥"。

[3]《甲乙经》无"故"。

[4]《甲乙经》无"胃"。

[5] 明蓝格钞本《甲乙经》无"也"。

天年第五十四

按：本篇论述了以下内容：人有生死之故；人之所以得神则生；人有寿夭生死之殊，当观其寿者，而可以推夭者之反是；人百岁而终者之由；人之十岁至于三十以渐而盛，四十至于百岁以渐而衰；人之中寿而尽者，以其内虚而外盛。

自"黄帝曰人之寿夭各不同"至"故中寿而尽也"，见于《太素》卷2《寿限》。本篇又见于《甲乙经》卷6第12。

黄帝问于歧伯曰：愿闻人之始生，何气[1]筑为基？何立而[2]为楯[3]？何失而死？何得而生？歧伯曰：以母为基，以父为楯[4]。失神者死，得神者生也。

【校注】

[1]《灵枢略》无"气"。

[2]《灵枢略》无"而"。

[3] 楯：詹本作"揗"，俗书扌、木相乱。医统本作"循"，《灵枢略》作"顺"。

[4] 楯：《灵枢略》作"顺"。

黄帝曰：何者为神？歧伯曰：血气已和[1]，荣卫已通，五藏已成，神气舍心，魂魄毕具，乃成为人[2]。

【校注】

[1] 已和：《灵枢略》作"和合"。

[2] 乃成为人：《灵枢略》作"乃成人也"。

黄帝曰：人之寿夭[1]各不同，或夭寿[2]，或卒死，或病久，愿闻其道。歧伯曰：五藏坚固，血脉和调，肌肉解利，皮肤致[3]密，营[4]卫之行，不失其常，呼吸微徐，气以度行，六府化谷，津液布扬，各如其常，故能长久[5]。

【校注】

[1] 寿夭：《太素》作"夭寿"。

[2] 或夭寿：《太素》作"或夭或寿"。

[3] 致：元本、熊本、詹本、医统本、吴本、藏本、赵本、朝鲜活字本、《太素》、《甲乙经》并作"緻"。

[4] 营：《灵枢略》作"荣"。

[5] 长久：《太素》作"久长"，合韵，义长。

黄帝曰：人之寿百岁而死[1]，何以致之？歧伯曰：使道队[2]以长，基墙高以方，通调营卫，三部、三里起，骨高肉满，百岁乃得终[3]。

【校注】

[1] 死：《太素》作"死者"。

[2] 队：读若"随"，通畅。元本、熊本、詹本、医统本、吴本、藏本、赵本、朝鲜活字本并作"隧"；《太素》作"坠"，旁注"音遂"。

[3] 终：《太素》作"终也"。

黄帝曰：其[1]气之盛衰，以至其死[2]，可得闻乎？歧伯曰：人生[3]十岁[4]，五藏始定，血气已通，其气在下，故好走；二十岁，血气始盛，肌肉方长[5]，故好趋；三十岁，五藏大定，肌肉坚固，血脉盛满，故好步；四十岁，五藏六府十二经脉皆大盛以[6]平定，腠理始[7]疏[8]，荣华颓落[9]，发颇班白[10]，平盛不摇，故好坐；五十岁，肝气始衰，肝叶始薄，胆汁始灭[11]，目始不明；六十岁，心气始衰，善[12]忧悲，血气懈惰[13]，故好卧；七十岁，脾气虚，皮肤枯[14]；八十岁，肺气衰，魄离[15]，故言善误[16]；九十岁，肾气焦，四藏[17]经脉空虚；百岁[18]，五藏皆虚[19]，神气皆去，形骸独居而终[20]矣。

【校注】

[1]《甲乙经》无"其"。

[2]《甲乙经》无"以至其死"。

[3] 人生：《甲乙经》作"人年"。

[4] 十岁：《甲乙经》夹注："一作十六岁。"按，明蓝格钞本《甲乙经》作"十六"。

[5] 肌肉方长：明蓝格钞本《甲乙经》作"肥身长"。

[6]《甲乙经》无"以"。

[7] 始：医统本、吴本误作"治"。

[8] 疏：《甲乙经》作"开"。

[9] 颓落：《甲乙经》作"剥落"。

[10] 发颇班白：《甲乙经》作"鬓发颁白"，赵本"班"作"斑"。

[11] 灭：减少。《淮南子·原道》："而天理灭矣。"高诱注："灭，犹衰也。"詹本、周本、《太素》《甲乙经》并作"减"。《讲义》改"灭"为"减"。

[12] 善：元本、熊本、詹本、医统本、吴本、藏本、赵本、朝鲜活字本并作"苦"，《甲乙经》作"乃善"。

[13] 懈惰：《甲乙经》作"懈㑆"。

[14] 皮肤枯：《甲乙经》作"皮肤始枯"，下有"故四肢不举"。

[15] 魄离：《甲乙经》作"魄离散"。

[16] 善误：《甲乙经》作"差误"。

[17] 四藏：《甲乙经》作"藏萎枯"。

[18] 百岁：《甲乙经》作"至百岁"。

[19] 皆虚：吴本作"空虚"。

[20] 终：《甲乙经》作"终尽"。

黄帝曰：其不能终寿而死者，何如？歧伯曰：其五藏皆不坚，使道不长，空外以张，喘息暴疾，又（毕）[卑][1]基墙[2]薄，脉少血，其肉不石[3]。数中风寒，血气虚[4]，脉不通[5]。真邪相攻，乱而相引，故中寿而尽也[6]。

【校注】

[1] 毕：元本、熊本、詹本、医统本、吴本、藏本、赵本、朝鲜活字本并作"卑"。《讲义》改"毕"为"卑"，据改。

[2] 墙：詹本左从"肉"旁。

[3] 石：《太素》作"实"。

[4] 血气虚：《太素》无"虚"，连下句"不通"读。

[5] 脉不通：《太素》无"脉"，连上句"血气"读。

[6] 故中寿而尽也：《太素》作"故中年而寿尽矣"。

逆顺第五十五

按：本篇论述了以下内容：刺有逆顺，脉有盛衰，刺有大约；病有逆而不可刺者；医分上工至下工四等，上工治未病，其次治已病，下工治其形之盛者与其病之与脉相逆者。

全篇见于《太素》卷23《量顺刺》，又见于《甲乙经》卷5第1上。《脉经》7-12-1有与本篇相关内容。

黄帝问于伯高曰：余闻气有逆顺，脉有盛衰，刺有大[1]约，可得闻乎？伯高曰[2]：气之逆顺者，所以应天地[3]阴阳四时五行也；脉之盛衰者，所以候血气之虚实有馀不足；刺之大约者，必明知病之可刺，与其未可刺，与其已不可刺也。

【校注】

[1] 大：《太素》作"太"。

[2] 伯高曰：《太素》作"伯高对曰"。

[3] 天地：《太素》作"天下"。

黄帝曰：候之奈何？伯高曰：兵法曰：无迎逢逢[1]之气，无击堂堂之阵[2]。刺法曰：无刺熇熇[3]之热，无刺漉漉[4]之汗，无刺浑浑[5]之脉，无刺病与脉相逆者。

【校注】

[1] 逢 péng 逢：盛大貌。《诗·大雅·灵台》："鼍鼓逢逢。"《正义》："逢，薄红反。"《埤苍》云："鼓声也。字作韸。徐音丰。"《太素》作"逄逄"。

[2] 无击堂堂之阵：典出《孙子·军争第七》。堂堂，盛大之貌。《太素》"阵"作"陈"。

[3] 熇熇：典出《诗·大雅·板》。熇 hè 熇，热气炽盛貌。

[4] 漉漉：汗大出貌。

[5] 浑浑：与"混混""滚滚"声转义通，盛大貌。

黄帝曰：候其可刺，奈何？伯高曰：上工，刺其未生者也；其次，刺其未盛[1]者也；其次，刺其已衰者也[2]；下工[3]，刺其方袭者[4]也[5]，与其形之盛者也[6]，与其病之与脉相逆者也。故曰：方其盛也，勿敢毁伤；刺其已衰，事必大昌。故曰上工治未病[7]不治已病，此之谓也。

【校注】

[1] 盛：《甲乙经》作"成"，成、盛同源通用。

[2] 《太素》无"也"。

[3] 下工：医统本作"上工"。

[4]《太素》无"者"。

[5]《甲乙经》无"也"。

[6]《甲乙经》无"也"。

[7] 未病:《太素》作"不病"。

五味第五十六

按:本篇论述了以下内容:五味各先走其所喜(肝喜酸、心喜苦、脾喜甘、肺喜辛、肾喜咸);水谷所化精微之气,以为营气卫气;谷入于胃,其精微者,先出于胃,之两焦,以溉五藏;别出两,行营卫之道;其大气之抟而不行者,积于胸中,命曰气海,出于肺,循喉咽,故呼则出,吸则入;天地之精气,其大数常出三入一,故谷不入,半日则气衰,一日则气少矣;五谷五果五畜五菜各有五味;五色与五味相宜,而五脏之病,各有所当用;五脏之味有五禁,皆五行之相克者;五脏之气过盛有宜食之味,或用其所苦之味,或用其所不胜之味调治之。

全篇见于《太素》卷2《调食》,又见于《甲乙经》卷6第9。

黄帝曰:愿闻谷气有五味,其入五藏[1],分别奈何?伯高曰[2]:胃者,五藏六府之海也[3],水谷[4]皆入于胃,五藏六府,皆禀气[5]于胃。五味各走其所喜:谷味酸[6],先走肝;谷味[7]苦,先走心;谷味[8]甘,先走脾;谷味[9]辛,先走肺;谷味[10]咸,先走肾。谷气津液已行,营卫大通,乃化糟粕,以次传下。

【校注】

[1] 其入五藏:《甲乙经》作"其入藏"。

[2]《甲乙经》作"歧伯曰"。

[3]《甲乙经》无"也"。

[4]《甲乙经》无"水谷"。

[5]《太素》《甲乙经》无"气"。

[6]《甲乙经》"谷味酸"上有"故"。

[7] 谷味：周本"味"误作"胃"，《甲乙经》无"谷味"。

[8]《甲乙经》无"谷味"。

[9]《甲乙经》无"谷味"。

[10]《甲乙经》无"谷味"。

黄帝曰：营卫之行[1]奈何？伯高曰：谷始入于胃，其精微者，先出于胃，之两焦，以溉五藏。别出两[2]，行[3]营卫之道[4]。其大气之搏[5]而不行者，积于胸中，命[6]曰气海，出于肺，循喉咽[7]。故呼则出，吸则入。天地[8]之精气，其大[9]数常出三入一[10]，故谷不入，半日则气衰，一日则气少矣。

【校注】

[1] 之行：《甲乙经》作"俱行"。

[2] 别出两：《甲乙经》作"别出两焦"。

[3] 行：《太素》《甲乙经》作"行于"。

[4] 别出两，行营卫之道：盖"之两焦"的旁注衍入正文者。

[5] 搏：赵本作"抟"，义长。抟，抟聚。

[6] 命：《甲乙经》作"名"。

[7] 喉咽：《太素》《甲乙经》作"喉咙"。

[8]《太素》《灵枢略》无"地"。

[9] 大：詹本误作"天"。

[10] 入一：《甲乙经》《灵枢略》作"而入一"。

黄帝曰：谷之五味，可得闻乎？伯高曰：请尽言之。五谷：秔米[1]甘，麻[2]酸，大豆咸，麦苦，黄黍辛。五菓[3]：枣甘，李酸，栗咸，杏苦，桃辛。五畜：牛[4]甘，犬[5]酸，猪[6]咸，羊[7]苦，鸡[8]辛。五菜：葵甘，韭[9]酸，藿咸，薤苦，葱辛。

【校注】

[1] 秔米：《太素》作"粳米饭"，《甲乙经》作"粳米"。

[2] 麻：《甲乙经》夹注："《素问》作小豆。"

[3] 菓："果"的加旁俗字。熊本、詹本、医统本、吴本、藏本、赵本、《甲乙经》作"果"。

[4] 牛：《甲乙经》作"牛肉"。

[5] 犬：熊本误作"大"，《甲乙经》作"犬肉"。

[6] 猪：《甲乙经》作"豕肉"。

[7] 羊：《甲乙经》作"羊肉"。

[8] 鸡：《甲乙经》作"鸡肉"。

[9] 韭：《太素》《甲乙经》作"韮"。

五色[1]：黄色[2]宜甘，青色宜酸，黑色宜咸，赤色宜苦，白色宜辛。凡此五者，各有所宜[3]。所言五色[4]者：脾病者，宜食秔米饭[5]、牛肉、枣、葵[6]；心病者，宜食麦、羊肉、杏、薤[7]；肾病者，宜食大豆黄卷[8]、猪肉[9]、栗、藿[10]；肝病者，宜食麻、犬肉[11]、李、韭[12]；肺病者，宜食黄黍[13]、鸡肉、桃、葱[14]。

【校注】

[1]《甲乙经》无"五色"。

[2]《甲乙经》无"色"。下同此例，不复出校。

[3] 元本、熊本、詹本、医统本、吴本、藏本、赵本、朝鲜活字本"所宜"下有"五宜"。

[4] 五色：《太素》作"五宜"，义长。

[5] 秔米饭：《太素》作"粳米饭"，《甲乙经》作"粳米"。

[6]《甲乙经》下有"甘者入脾用之"。

[7]《甲乙经》下有"苦者入心用之"。

[8]《甲乙经》无"黄卷"。

[9] 猪肉：《甲乙经》作"豕肉"。

[10]《甲乙经》下有"咸者入肾用之"。

[11] 麻、犬肉：明蓝格钞本《甲乙经》作"犬肉、麻"。

[12] 韭：《甲乙经》作"韮"，下有"酸者入肝用之"。

[13] 黄黍：《甲乙经》作"黍"。

[14]《甲乙经》下有"辛者入肺用之"。

五禁[1]：肝病[2]禁辛，心病[3]禁咸，脾病[4]禁酸，肾病禁甘，肺病禁苦[5]。

【校注】

[1]《甲乙经》无"五禁"。

[2] 肝病：明蓝格钞本《甲乙经》作"肝病者"。

[3] 心病：明蓝格钞本《甲乙经》作"心病者"。

[4] 脾病：明蓝格钞本《甲乙经》作"脾病者"。

[5] 肾病禁甘，肺病禁苦：《甲乙经》作"肺病禁苦，肾病禁甘"，明蓝格钞本《甲乙经》作"肺病者禁苦，肾病者禁甘"。

肝色青，宜食甘，秔米饭[1]、牛肉、枣、葵[2]皆甘。心色赤，宜食酸，犬[3]肉、麻、李、韭[4]皆酸。脾黄色，宜食咸，大豆、豕肉、栗、藿[5]皆咸。肺白色，宜食苦，麦、羊肉、杏、薤[6]皆苦。肾色黑，宜食辛，黄黍、鸡肉、桃、葱[7]皆辛。

【校注】

[1] 秔米饭：《太素》作"粳米饭"。

[2]《太素》无"葵"。

[3] 犬：赵本误作"大"。

[4] 麻李韭：《太素》作"李"，无"麻""韭"。

[5]《太素》无"藿"。

[6]《太素》无"薤"。

[7]《太素》无"葱"。

黄帝内经灵枢卷第十六

音释
卫气第五十二
钳音钤。
逆顺第五十五
逢蒲蒙切。熇呼木切。

黄帝内经灵枢卷第十七

水胀第五十七

按：本篇论述了水证与肤胀、鼓胀、肠覃、石瘕、石水的区别。包括以下内容：水证方起与已成之候；肤胀之候；鼓胀之候；肠覃之候；石瘕之候；刺肤胀、鼓胀之法。

全篇见于《太素》卷29《胀论》，又见于《甲乙经》卷8第4。

黄帝问于歧伯曰：水与肤胀、鼓胀、肠覃、石瘕、石水[1]，何以别之[2]？歧伯答曰[3]：水[4]始起也，目窠[5]上微肿[6]，如新卧起[7]之状，其[8]颈脉动，时咳，阴股间寒，足胫[9]瘇[10]，腹乃大，其水已成矣[11]。以手按其腹，随手而起，如裹水之状，此其候也。

【校注】

[1]《甲乙经》无"石水"。

[2]《太素》无"之"。

[3]《太素》《甲乙经》作"歧伯曰"。

[4] 水：《太素》作"水之"。

[5] 窠：《太素》作"果"。

[6] 肿：《太素》作"癕"，明蓝格钞本《甲乙经》作"痈"。

[7] 如新卧起：《太素》作"如卧新起"。

[8]《太素》《甲乙经》无"其"。

[9] 胻：《太素》作"胕"，藏本误作"颈"。

[10] 瘇：《太素》作"癃"。

[11] 其水已成矣：《太素》《甲乙经》作"其水已成也"。

黄帝曰：肤胀何以候之？歧伯曰：肤胀者，寒气客于皮肤之间，𪔀𪔀[1]然不坚，腹大，身尽肿，皮[2]厚，按其腹，窅而不起[3]，腹色不变，此其候也。

【校注】

[1] 𪔀𪔀：《甲乙经》作"壳壳"。

[2] 皮：《甲乙经》作"皮肤"。

[3] 窅而不起：《甲乙经》作"腹陷而不起"。窅 yǎo，目深陷，这里泛指深陷。

鼓胀[1]何如？歧伯曰[2]：腹胀，身皆大[3]，大与[4]肤胀等也[5]，色[6]苍[7]黄，腹筋[8]起，此其候也。

【校注】

[1] 鼓胀：《甲乙经》作"鼓胀者"。

[2]《甲乙经》无"何如歧伯曰"五字。

[3] 腹胀，身皆大：《太素》作"腹身皆大"，《甲乙经》作"腹身皆肿"。

[4] 大与：《甲乙经》作"大如"。

[5]《甲乙经》无"也"。

[6] 色：《甲乙经》作"其色"。

[7] 苍：《太素》作"仓"。

[8] 筋：《甲乙经》夹注："一作脉。"《太素》、明蓝格钞本《甲乙经》作"脉"。按，《素问》《灵枢》之"筋"有四义：筋骨之"筋"、筋膜之"筋"、筋肉之"筋"（肌肉）、筋脉之"筋"。此指筋脉之"筋"，是人体静脉系统。

肠覃[1]何如？歧伯曰[2]：寒气客于肠外，与卫气相搏[3]，气不得荣[4]，因有所系，癖[5]而内着[6]，恶气乃起，瘜[7]肉乃生。其始生[8]也，大如鸡卵，稍以益大，至其成，如怀子之[9]状，久者离[10]岁[11]，按之则坚，推之则移，月事以[12]时下，此其候也。

【校注】

[1] 肠覃：《甲乙经》作"肠覃者"。

[2]《甲乙经》无"何如歧伯曰"五字。

[3] 相搏：《太素》作"相薄"。

[4] 气不得荣：《甲乙经》、明蓝格钞本《甲乙经》作"正气不得营"。医统本、吴本、《太素》"荣"作"营"。

[5] 癖：《太素》《甲乙经》作"瘕"。

[6] 着：赵本作"著"。

[7] 瘜：《太素》《甲乙经》作"息"。

[8]《太素》、明蓝格钞本《甲乙经》无"生"。

[9]《甲乙经》无"之"。

[10] 离：读若"历"，经历。

[11] 岁：周本挖改作"脏"，《甲乙经》作"岁月"。

[12]《甲乙经》无"以"。

石瘕[1]何如？歧伯曰[2]：石瘕生于胞中，寒气[3]客于子门，子门闭塞，气不得通[4]，恶血当写不写，衃以留止[5]，日以益大，状如怀子，月事不以时下，皆生于女[6]子，可导而下[7]。

【校注】

[1] 石瘕：《甲乙经》作"石瘕者"。

[2]《甲乙经》无"何如歧伯曰"五字。

[3]《甲乙经》无"气"。

[4] 气不得通：《太素》《甲乙经》作"气不通"。

[5] 衃以留止：《甲乙经》作"血衃乃以留止"。

[6] 女：《甲乙经》误作"安"。

[7] 下：《甲乙经》作"下之"。

黄帝曰：肤胀、鼓胀可刺邪[1]？歧伯曰：先写[2]其胀[3]之血络，后调其经。刺去其血络也[4]。

【校注】

[1] 邪：《甲乙经》作"耶"。

[2] 先写：《甲乙经》作"先刺"。

[3] 胀：《太素》《甲乙经》作"腹"。

[4] 刺去其血络也：《太素》《甲乙经》作"亦刺去其血脉"。按，此句盖"先写其腹之血络"旁注衍入正文者。

贼风第五十八

按：本篇论述了以下内容：人有伤于湿气，久留而不去，或有所堕坠，恶血在内而不去，虽不必有贼风邪气之甚，或因卒然喜怒不节，饮食不适，寒温不时加身，亦足以发病；有故邪而复动于情，血气内乱，两气相搏，故病似鬼神而非鬼神；病之所以祝由而已者，非病之由于鬼神，因为古代的医者知百病之胜。

全篇见于《太素》卷28《诸风杂病》，又见于《甲乙经》卷6第5。

黄帝曰：夫子言贼风邪气之伤人也，令人病焉，今有其[1]不离屏蔽，不出室穴[2]之中，卒然病者[3]，非（不）[必][4]离[5]贼风邪气[6]，其故何也？歧伯曰：此皆尝有所伤于湿[7]气，藏[8]于血脉之中、分[9]肉之间，久留而不去；若有所堕坠[10]，恶血在内而不去，卒然喜怒不节，饮食不适，寒温不时，腠理闭而[11]不通。其开[12]而遇风寒[13]，则[14]血气凝结，与故邪相袭，则为寒痹[15]。其有热，则汗出，汗出则受风，虽不遇贼风邪气，必有因加而发焉[16]。

【校注】

[1]《甲乙经》无"其"。

[2] 室穴：《太素》、明蓝格钞本《甲乙经》作"室内"，赵本误作"空穴"。

[3] 卒然病者：《甲乙经》作"卒然而病者"。

[4] 不：《太素》作"必"。非必，不一定。刘校谓应据改，据改。

[5] 离：读若"丽"，接触；触犯。

[6]《甲乙经》无"非不离贼风邪气"。

[7] 湿：明蓝格钞本《甲乙经》误作"温"。

[8] 藏：明蓝格钞本《甲乙经》作"脏"，盖回改而误。

[9] 分：《甲乙经》误作"外"。

[10] 堕坠：《太素》作"憻坠"，《甲乙经》作"坠堕"，明蓝格钞本《甲乙经》作"坠隧"。

[11] 明蓝格钞本《甲乙经》无"而"。

[12]《甲乙经》无"其开"，夹注："《素》下有其开二字。"

[13] 而遇风寒：《甲乙经》作"而适遇风寒"。

[14] 则：《太素》作"时"。

[15] 痹：明蓝格钞本《甲乙经》作"脾"。

[16] 而发焉：《甲乙经》作"而发矣"。

黄帝曰：今[1]夫子之所言者[2]，皆[3]病人之[4]所自知也[5]。其毋[6]所[7]遇邪气[8]，又毋[9]怵惕之所[10]志，卒然而病者[11]，其故何也？唯有因[12]鬼神之事乎？歧伯曰：此亦有故邪留而未发[13]，因而志有所恶及有所慕[14]，血气内乱，两气相搏[15]。其所从来者微，视之不见，听而[16]不闻[17]，故似鬼神。

【校注】

[1] 今：詹本误作"令"。

[2]《甲乙经》无"者"。

[3] 明蓝格钞本《甲乙经》无"皆"。

[4]《甲乙经》无"之"。

[5] 明蓝格钞本《甲乙经》无"也"。

[6] 毋：《甲乙经》作"无"。

[7]《甲乙经》无"所"。

[8] 邪气：《甲乙经》作"邪风"。

[9] 毋：《甲乙经》作"无"。

[10]《太素》《甲乙经》无"所"。

[11]《甲乙经》无"者"。

[12]《太素》无"因"。

[13] 而未发：《太素》《甲乙经》作"而未发也"。

[14] 有所慕：《太素》作"有所梦慕"。

[15] 搏：《太素》《甲乙经》作"薄"。

[16] 听而：《甲乙经》作"听之"。

[17] 不闻：明蓝格钞本《甲乙经》作"不闻也"。

黄帝曰：其祝[1]而已者，其故何也？岐伯曰：先巫者，因[2]知百病之胜，先知其病[3]之所从生[4]者，可祝[5]而已也[6]。

【校注】

[1] 其祝：《甲乙经》作"其有祝由"。

[2] 因：《太素》作"固"。

[3] 其病：《甲乙经》作"百病"。

[4]《甲乙经》无"生"。

[5] 祝：《甲乙经》作"祝由"，詹本误作"视"。

[6] 而已也：周本、明蓝格钞本《甲乙经》作"而已矣"，《太素》无"也"。

卫气失[1]常第五十九

按：本篇论述了以下内容：卫气积于体内，有当刺之处及不可刺之时；皮肉气血筋骨之病，皆有可验之处；皮有部，肉有柱，血气有输，骨有属；夫病变化，浮沉深浅，不可胜穷，各在其处，病间者浅之，甚者深之，间者小之，甚者众之，随变而调气，故曰上工；人身有肥瘦大小寒温、老壮少小之别；人有肥、有膏、有肉及三者之别；膏者、细理者、脂者寒温之别；膏者、肉者、脂者肥瘦大小之别；膏者、肉者、脂者之气血多少之别；膏人、肉人、脂人三者治之奈何。

今传本《太素》未见，分别见于《甲乙经》卷9第4、卷6第6。

【校注】

[1] 失：赵本误作"夫"。

黄帝曰：卫气之[1]留于腹[2]中，搐[3]积不行，苑[4]蕴不得常所，使人[5]肢[6]胁、胃[7]中满，喘呼逆息者，何以去之？伯高曰：其气积于胸中[8]者，上取之；积于腹中者，下取之；上下皆满者，傍取之。

【校注】

[1]《甲乙经》无"之"。

[2] 腹：《甲乙经》作"脉"，夹注："《太素》作腹。"

[3] 搐：读若"蓄"。明蓝格钞本《甲乙经》作"畜"，《甲乙经》左从"木"。

[4] 苑 yùn：蕴结。

[5]《甲乙经》无"使人"，夹注："《灵枢》下有使人二字。"

[6] 肢：当作"支"。《甲乙经》作"楮"。

[7]《甲乙经》无"胃"。

[8] 周本无"中"。

黄帝曰：取之奈何？伯高对曰：积于上[1]，写大迎[2]、天突、喉中；积于下者，写三里与气街；上下皆满者，上下取之[3]，与季胁[4]之下一寸[5]；重者，鸡足取之。诊视其脉大而弦急[6]，及绝不至者，及[7]腹皮急[8]甚者，不可刺也。黄帝曰：善。

【校注】

[1] 积于上：《甲乙经》作"积于上者"。
[2] 大迎：元本、熊本、詹本、医统本、吴本、藏本、赵本、朝鲜活字本并作"人迎"。
[3] 上下取之：《甲乙经》作"上下皆下之"。
[4] 季胁：明蓝格钞本《甲乙经》作"胁"。
[5] 原文下有小字校语云："一本云季胁之下深一寸。"按，《甲乙经》、明蓝格钞本《甲乙经》作"深一寸"。
[6] 弦急：《甲乙经》作"强急"。
[7] 《甲乙经》无"及"。
[8] 急：《甲乙经》作"绞"。

黄帝问于伯高曰：何以知[1]皮肉气血[2]筋骨之病也？伯高曰：色起两眉[3]薄泽者，病在皮；唇色青黄赤白黑者，病在肌肉[4]；营气濡然[5]者，病在血气[6]；目色青黄赤白黑者，病在筋；耳焦枯受[7]尘垢[8]，病在骨。

【校注】

[1] 知：《甲乙经》作"知其"。
[2] 气血：《甲乙经》作"血气"。
[3] 两眉：《甲乙经》作"两眉间"。
[4] 肉：熊本、詹本误作"内"。下或同，不复出校。
[5] 营气濡然：面色晦暗不明的样子。营，读若"荣"，荣华。濡，读若"沛"，晦暗。元本、熊本、詹本、医统本、吴本、藏本、赵本、朝鲜活字本

"嚅"作"濡"。

[6]《甲乙经》"气"下有夹注:"《千金方》作脉。"

[7] 受:读若"侜",等同。

[8] 尘垢:《甲乙经》作"尘垢者"。

黄帝曰:病形[1]何如?取之奈何?伯高曰:夫百病变化,不可胜数,然皮有部[2],肉有柱,血气[3]有输[4],骨有属[5]。黄帝曰:愿闻其故。伯高曰:皮之部,输于[6]四末;肉之柱,在臂胫[7]诸阳分肉之间[8],与足少阴分间;血气[9]之输,输于[10]诸络[11]。气血留居,则盛而起,筋部无阴无阳,无左无右,候病所在;骨之属者[12],骨空[13]之所以受益[14]而益[15]脑髓者也。

【校注】

[1] 病形:《甲乙经》作"形病"。

[2] 有部:明蓝格钞本《甲乙经》作"有节"。

[3] 血气:《甲乙经》作"气血"。

[4] 输:《甲乙经》作"俞",下注:"《千金翼》下有筋有结。"明蓝格钞本《甲乙经》夹注:"《千金翼》下又曰'有筋有结'。"

[5] 属:读若"注",灌注之道。下文:"骨之属者,骨空(腔)之所以受益(溢)而益(溢)脑髓者也。"

[6] 输于:《甲乙经》作"俞在于"。

[7] 胫:《甲乙经》作"脐"。

[8] 分肉之间:《甲乙经》作"肉分间"。

[9] 血气:《甲乙经》作"气血"。

[10] 输于:《甲乙经》作"俞在于"。

[11] 络:明蓝格钞本《甲乙经》作"络脉"。

[12] 明蓝格钞本《甲乙经》无"者"。

[13] 空:读若"腔"。

[14] 益:读若"溢",谓所溢出之液。《甲乙经》作"液"。

[15] 益:读若"溢"。《甲乙经》作"溢"。

黄帝曰：取之奈何？伯高曰：夫病变化[1]，浮沉深浅[2]，不可胜究，各在其处，病间者浅之，甚者深之，间者小[3]之，甚者众之，随变而调气，故曰上工[4]。

【校注】

[1] 夫病变化：《甲乙经》作"夫病之变化"。

[2] 深浅：《甲乙经》作"浅深"。

[3] 小：《甲乙经》作"少"。

[4] 故曰上工：《甲乙经》作"故曰上工也"。

黄帝问于伯高曰[1]：人之肥瘦大小[2]寒温，有老壮少小，别之[3]奈何？伯高对曰：人[4]年五十已[5]上为老，二十已[6]上为壮，十八已[7]上为少，六岁已[8]上为小。

【校注】

[1] 赵本误作"黄帝问于歧伯曰"。

[2] 大小：《甲乙经》作"小大"。

[3] 别之：《甲乙经》作"之别"，属上读。

[4] 明蓝格钞本《甲乙经》无"人"。

[5] 已：明蓝格钞本《甲乙经》作"以"。

[6] 已：明蓝格钞本《甲乙经》作"以"。

[7] 已：元本、詹本、朝鲜活字本、明蓝格钞本《甲乙经》作"以"。

[8] 已：詹本、明蓝格钞本《甲乙经》作"以"。

黄帝曰：何以度之[1]其肥瘦？伯高曰：人有肥[2]、有膏、有肉[3]。黄帝曰：别此奈何？伯高曰：䐃肉[4]坚，皮满者，肥[5]；䐃肉不坚，皮缓者，膏；皮肉[6]不相离者，肉。

【校注】

[1] 之：赵本作"知"，《甲乙经》无"之"。

[2] 肥：《甲乙经》作"脂"。

[3] 肉：赵本误作"内"。

[4] 䐃肉：原文下有小字校语云："一本作䐃肉。"按，《甲乙经》作"䐃肉"，下"䐃肉"同。赵本作"䐃内"，下同，不复出校。

[5] 肥：《甲乙经》作"脂"。

[6] 肉：赵本误作"内"。

黄帝曰：身之寒温何如[1]？伯高曰：膏者，其肉淖而粗理者，身寒；细理者，身热。脂者，其肉坚，细理者热[2]，粗理者寒[3]。

【校注】

[1] 何如：明蓝格钞本《甲乙经》作"如何"。

[2] 热：《甲乙经》作"和"，夹注："《灵》作热。"

[3] 粗理者寒：明蓝格钞本《甲乙经》作"粗理者寒也"。《甲乙经》下有夹注："少肉者寒温之症未详。"

黄帝曰：其肥瘦大小奈何？伯高曰：膏者，多气而皮纵缓，故能纵腹垂腴；肉者，身体容大；脂者，其身收小。

黄帝曰：三者之气血多少何如？伯高曰：膏者，多气，多气者热，热者耐寒[1]。肉者，多血，则充形[2]，充形[3]，则平[4]。脂者，其血清，气滑少，故不能大。此别于众人者[5]也。

【校注】

[1] 热者耐寒：《甲乙经》作"热者耐寒也"。

[2] 则充形：《甲乙经》作"多血者则形充"。

[3] 充形：《甲乙经》作"形充者"。

[4] 则平：《甲乙经》作"则平也"。

[5] 《甲乙经》无"者"。

黄帝曰：众人奈何[1]？伯高曰：众人[2]皮肉脂膏不能相加也，血与气不能相多[3]，故其形不小不大，各自称其身[4]，命[5]曰众人。

【校注】

[1] 奈何：《甲乙经》作"如何"。

[2] 众人：明蓝格钞本《甲乙经》作"众人之"。

[3] 相多：《甲乙经》作"相多也"。

[4] 身：医统本、吴本作"形"。

[5] 命：《甲乙经》作"名"。

黄帝曰：善。治之奈何？伯高曰：必[1]先别其三形[2]、血之多少、气之清浊，而后调之，治无失常经。是故膏人[3]，纵腹垂腴；肉人者，上下容大；脂人者，虽脂，不能大者[4]。

【校注】

[1] 必：明蓝格钞本《甲乙经》作"似"。

[2] 三形：《甲乙经》作"五形"。

[3] 膏人：《甲乙经》作"膏人者"，医统本、吴本"膏"作"高"。

[4] 不能大者：明蓝格钞本《甲乙经》作"不能大也"。

玉版第六十

按：本篇论述了以下内容：小针合于天地人，较五兵功用尤大；痈疽生于积微，圣人治未病，而愚者治已病；因为圣人不是每个病人都能及时遇到，故明为良方，著之竹帛，使能者踵而传之后世，无有终时；痈疽已成脓血者，当审其病情，正确施治（治之以砭石、铍针、锋针）；痈疽有逆顺及五逆之征；针者，能杀生人，不能起死者也；诸病皆有逆顺死生，有五逆之半月而死者，有五逆不可治之一时而死者，医工当知决死生，不可逆而治之；胃者，水谷气血之海，经隧之气源于胃，是五脏六腑之大络，针刺经隧不可过度，而使人脏腑之气虚脱；针刺上下之数。

自"黄帝曰余以小针为细物也"至"除此五者为顺矣"，见于《太素》卷23《痈疽逆顺刺》。又本篇分别见于《甲乙经》卷11第9下、卷4第1下、卷5第1下。

黄帝曰：余以小[1]针为细物也，夫子乃言[2]上合之于[3]天，下合之于地，中合之于人，余以为过针之意矣，愿闻其故[4]。歧伯曰：何物大于天乎[5]？夫大于针者，惟[6]五兵者焉。五兵者，死之[7]备也，非生之具[8]。且夫人者，天地之镇塞[9]也，其不[10]可不参[11]乎！夫治民[12]者，亦唯针焉。夫针之与五兵，其孰小乎？

【校注】

[1] 小：《太素》作"少"。

[2]《太素》无"言"。

[3] 之于：《太素》倒作"于之"。

[4] 故：《太素》作"说之"，"之"盖"也"之俗误。

[5] 何物大于天乎：《太素》作"何物大于针者乎"，义长。

[6] 惟：《太素》作"唯"。

[7]《太素》无"之"。

[8] 非生之具：《太素》作"非生之备也"。

[9] 镇塞：同义复用，安定，此谓安定者。元本、熊本、詹本、医统本、吴本、藏本、赵本、朝鲜活字本无"塞"。

[10]《太素》无"不"。

[11] 参：谋。

[12] 民：《太素》作"人"，盖避唐讳。

黄帝曰：病之生时[1]，有喜怒不测[2]，饮食不节，阴气不足，阳气有馀，营气不行，乃发为痈疽。阴阳不通，两[3]热相搏[4]，乃化为脓，小针[5]能取之乎？歧伯曰：圣人不能使化者，为之邪[6]不可留也。故两军相当，旗帜相望，白刃陈于中野者，（非此）[此非][7]一日之谋也；能使其民[8]令行禁止，士卒无白刃之难[9]者，非一日之教[10]也，须臾之得也[11]。夫至[12]使身被痈疽之病[13]，脓血之聚者，不亦离道[14]远乎？夫痈疽之生[15]，脓血之成也，不从天下，不从地出，积微[16]之所生也[17]。故圣人自治于未有形也[18]，愚者[19]遭其已[20]成也。

【校注】

[1] 病之生时：《太素》作"病生之时"。

[2] 测：明蓝格钞本《甲乙经》作"侧"。

[3] 两：《甲乙经》作"而"。

[4] 搏：《太素》《甲乙经》作"薄"。

[5] 小针：《太素》倒作"针小"。

[6] 之邪：《太素》作"邪之"。

[7] 非此：周本同，元本、熊本、詹本、医统本、吴本、藏本、赵本、朝鲜活字本并作"此非"。《讲义》改"非此"为"此非"，据改。

[8] 民：《太素》作"人"。

[9] 难：读若"戁"，畏惧。

[10] 教：《太素》作"务"。

[11] 须臾之得也：《太素》作"须久之方得也"。

[12] 至：《甲乙经》作"致"。

[13] 病：《甲乙经》作"疾"。

[14] 道：谓教导而转变之，即前"使化"之"化"。

[15] 夫痈疽之生：《太素》作"夫痈疽之生也"。

[16] 积微：《甲乙经》作"积聚"。

[17]《甲乙经》无"也"。

[18] 故圣人自治于未有形也：《太素》作"故圣人之治自于未有形也"，《甲乙经》"未有形"作"未形"。

[19] 愚者：明蓝格钞本《甲乙经》作"过者"。

[20] 已：《太素》作"以"。

黄帝曰：其以[1]形[2]，不予遭[3]；脓已[4]成，不（予）[子]见[5]；为之奈何？歧伯曰：脓已[6]成，十死一生。故圣人弗[7]使以[8]成，而明为良方，著之竹帛，使能者踵而[9]传之后世，无有终时者，为其不予遭[10]也。

【校注】

[1] 以：周本、《太素》同，元本、熊本、詹本、医统本、吴本、藏本、赵本、朝鲜活字本并作"已"。

[2] 形：《太素》《甲乙经》作"有形"。

[3] 不予遭：《甲乙经》无"不予遭"，《太素》作"不工遭"。

[4] 已：《太素》作"以"。

[5] 不予见：《太素》"予"作"子"，据改。《甲乙经》无"不予见"。

[6] 已：《太素》作"以"。

[7] 弗：《太素》作"不"。

[8] 以：周本、《太素》同，元本、熊本、詹本、医统本、吴本、藏本、赵本、朝鲜活字本并作"已"。

[9] 而：《太素》作"之"。

[10] 不予遭：《太素》作"不遭予"。

黄帝曰：其已[1]有脓血而后遭乎[2]，不道乎以小针治乎[3]？歧伯曰：以小治小者，其功小，以大治大者[4]，多害[5]，故其已[6]成脓血[7]者，其唯[8]砭石铍[9]锋之所取也。

【校注】

[1] 已：《太素》作"以"，《甲乙经》作"已成"。

[2] 遭乎：《太素》"遭子"。

[3] 不道乎以小针治乎：《太素》作"可造以小针治乎"。元本、熊本、詹本、医统本、吴本、藏本、赵本、朝鲜活字本"道乎"并作"导之"。《甲乙经》"小针"作"少针"。《讲义》改"乎"为"之"。

[4] 以大治大者：《甲乙经》下有"其功大，以小治大者"，义长，当据补。

[5] 多害：明蓝格钞本《甲乙经》作"多害大"。

[6] 已：《太素》作"以"。

[7] 脓血：《太素》《甲乙经》作"脓"。

[8] 唯：《甲乙经》作"惟"。

[9] 铍：《太素》《甲乙经》作"鈚"。

黄帝曰：多害者，其不可全乎？歧伯曰：其在逆顺焉[1]。

【校注】

[1] 其在逆顺焉：《甲乙经》作"在逆顺焉耳"。

黄帝曰：愿闻逆顺[1]。歧伯曰：以[2]为伤者，其白眼[3]青，黑眼小，是一逆也；内药而呕[4]者[5]，是二逆也；腹[6]痛渴甚，是三逆也；肩项[7]中不便，是四逆也；音嘶色脱，是五逆也。除此五者，为顺矣。

【校注】

[1] 逆顺：《甲乙经》作"顺逆"。

[2] 以：《甲乙经》作"已"。

[3] 眼：《甲乙经》作"睛"。

[4] 呕：《太素》作"欧"。

[5] 《太素》《甲乙经》无"者"。

[6] 腹：明蓝格钞本《甲乙经》作"伤"。

[7] 肩项：詹本作"有头"。

黄帝曰：诸病皆有逆顺，可得闻乎？歧伯曰：腹胀，身热，脉大[1]，是一逆也[2]；腹鸣而[3]满，四肢清，泄，其[4]脉大，是二逆也；衄而不止[5]，脉大[6]，是三逆也；咳且溲血，脱形，其脉小劲[7]，是四逆也[8]；咳，脱形，身热，脉小以疾[9]，是谓[10]五逆也[11]。如是者，不过十五日而[12]死矣。其[13]腹大胀，四末清[14]，脱形，泄甚，是一逆也[15]；腹胀便血，其脉大，时绝[16]，是二逆也[17]；咳，溲血[18]，形肉[19]脱，脉搏[20]，是三逆也[21]；呕血，胸满引背[22]，脉小而[23]疾，是四逆也[24]；咳，呕，腹胀且飧泄，其脉绝，是五逆也[25]。如是者，不及一时而死矣。工不察此者[26]而刺之，是谓逆治。

【校注】

[1] 大：《甲乙经》夹注："一作小。"

[2] 明蓝格钞本《甲乙经》无"也"。

[3] 明蓝格钞本《甲乙经》无"而"。

[4] 《甲乙经》无"其"。

[5] 衄而不止：《甲乙经》作"血衄不止"。

[6] 脉大：《甲乙经》作"脉大者"。

[7] 其脉小劲：《甲乙经》作"脉小而劲者"。

[8] 明蓝格钞本《甲乙经》无"也"。

[9] 脉小以疾：《甲乙经》作"脉小而疾者"。

[10] 《甲乙经》无"谓"。

[11] 明蓝格钞本《甲乙经》无"也"。

[12] 《甲乙经》无"而"。

[13] 《甲乙经》无"其"。

[14] 明蓝格钞本《甲乙经》"清"下夹注："一作精。"

[15] 《甲乙经》无"也"。

[16] 时绝：明蓝格钞本《甲乙经》作"而绝"，属上读。

[17] 是二逆也：《甲乙经》作"是二绝"。

[18] 咳，溲血：明蓝格钞本《甲乙经》作"咳嗽血"。

[19] 肉：赵本误作"内"。

[20] 脉搏：《甲乙经》作"喘"，无"脉搏"。

[21] 明蓝格钞本《甲乙经》无"也"。

[22] 引背：明蓝格钞本《甲乙经》作"引肩背"。

[23] 而：明蓝格钞本《甲乙经》作"以"。

[24] 明蓝格钞本《甲乙经》无"也"。

[25] 明蓝格钞本《甲乙经》无"也"。

[26] 明蓝格钞本《甲乙经》无"者"。

黄帝曰：夫子之言针甚骏[1]，以配天地，上数天文，下度地纪，内别五藏，外次六府，经脉二十八会，尽有周纪，能杀生人[2]，不能起死者[3]，子能反之乎[4]？歧伯曰[5]：能杀生人，不能起死者也。黄帝曰：余闻之，则为不仁，然愿闻其道，弗行于人。歧伯曰：是明道也，其必然也，其如刀剑之可以杀人，如饮酒使人醉也，虽勿诊，犹可知矣。

【校注】

[1] 骏：高大。

[2] 能杀生人：《甲乙经》作"针能杀生人"。

[3] 死者：《甲乙经》作"死人"。

[4] 《甲乙经》无"子能反之乎"。

[5] 《甲乙经》无"歧伯曰"。

黄帝曰：愿卒闻之。歧伯曰：人之[1]所受气者[2]，谷也[3]；谷之所注者，胃也；胃者，水谷气血之海也。海之所行云气者，天下也[4]；胃之所出气血者，经隧也[5]。经隧者，五藏六府之大络也，迎[6]而夺之而已矣。

【校注】

[1] 《灵枢略》无"之"。

[2] 《甲乙经》无"者"。

[3] 《甲乙经》无"也"。

[4] 海之所行云气者，天下也：《灵枢略》作"海之所出者雾露而布太虚也"，《甲乙经》"云气"作"云雨"。

[5] 胃之所出气血者，经隧也：《灵枢略》作"胃之所出者气血而行经隧也"。

[6] 迎：《甲乙经》作"逆"。

黄帝曰：上下有数乎？歧伯曰：迎之五里，中道而止。五至[1]而已。五往[2]，而藏之气尽矣。故五五二十五，而竭其输矣。所谓夺其天气者也[3]，非能[4]绝其命而倾[5]其寿者也。

【校注】

[1] 五至：《甲乙经》作"五里"。

[2] 往：《甲乙经》夹注："一作注。"

[3] 《甲乙经》无"者也"。

[4] 能：乃。

[5] 倾：周本作"顷"。

黄帝曰：愿卒闻之。歧伯曰：阙[1]门而刺之者，死于家中；入门而刺之者，死于堂上[2]。黄帝曰：善乎方！明哉道！请著之玉版，以为重宝，传之后世，以为刺禁，令民勿敢犯也。

【校注】

[1] 阙：明蓝格钞本《甲乙经》作"闱"。

[2] 堂上：《甲乙经》作"堂"。

五禁第六十一

按：本篇包括以下内容：刺家有五禁、五夺、五过、五逆、九宜之分，及五禁、五夺、五逆的具体内容。

今传本《太素》未见，分别见于《甲乙经》卷5第1下、卷4第1下。

黄帝问于歧伯曰：余闻刺有五禁，何谓五禁？歧伯曰：禁其不可刺也。
黄帝曰：余闻刺有五夺。歧伯曰：无写其不可夺者也。
黄帝曰：余闻刺有五过。歧伯曰：补写[1]无过其度[2]。

【校注】

[1] 写：明蓝格钞本《甲乙经》作"泻"。

[2] 无过其度：明蓝格钞本《甲乙经》作"无过其度焉"。

黄帝曰：余闻刺有五逆。歧伯曰：病与脉相逆[1]，命曰五逆。

【校注】

[1] 病与脉相逆：《甲乙经》作"病与脉相逆者无刺"。

黄帝曰：余闻刺有九宜。歧伯曰：明知九针之论，是谓九宜。

黄帝曰：何谓五禁？愿闻其不可刺之时。歧伯曰：甲乙日自乘[1]，无刺头，无发矇于耳内；丙丁日自乘，无振埃于肩喉廉泉；戊己日自乘四季，无刺腹去爪写水；庚辛日自乘，无刺关节于股膝；壬癸日自乘，无刺足胫。是谓五禁。

【校注】

[1] 自乘：如果针刺。自，若；乘，进攻，这里指用针治疗。

黄帝曰：何谓五夺？歧伯曰：形肉已夺，是一夺也；大夺血之后，是二夺也；大汗出[1]之后，是三夺也；大泄之后，是四夺也；新产及大血之后[2]，是五夺也。此皆不可写[3]。

【校注】

[1] 大汗出：《甲乙经》作"大夺汗"。
[2] 大血之后：《甲乙经》作"大下血"。
[3] 写：《甲乙经》作"泻也"。

黄帝曰：何谓五逆？歧伯曰：热病脉静[1]，汗已[2]出，脉盛躁，是一逆也[3]；病泄，脉洪大，是二逆也[4]；著痹不移，䐃[5]肉破，身热，脉偏绝，是三逆也[6]；淫而夺形[7]，身热，色夭然白，及后下血衃[8]，血衃[9]笃重[10]，是谓[11]四逆也[12]；寒热，夺形，脉坚搏[13]，是谓五逆也。

【校注】

[1] 热病脉静：《甲乙经》作"治热病脉静"。

[2] 巳：明蓝格钞本《甲乙经》作"以"。

[3] 明蓝格钞本《甲乙经》无"也"。

[4]《甲乙经》无"也"。

[5] 腘：《甲乙经》误作"䐃"。

[6]《甲乙经》无"也"。

[7] 淫而夺形：明蓝格钞本《甲乙经》作"婬而脉夺"。

[8] 血衃：明蓝格钞本《甲乙经》作"衃"。

[9]《甲乙经》不重"血衃"。

[10] 明蓝格钞本《甲乙经》无"笃重"。

[11]《甲乙经》无"谓"。

[12] 明蓝格钞本《甲乙经》无"也"。

[13] 搏：明蓝格钞本《甲乙经》作"揣"。揣，扗也。俗书搏、扗相乱，因有此误。

黄帝内经灵枢卷第十七

音释
水胀第五十七
罄枯公切。窅杳。
卫气第五十九
腴容朱切。
玉版第六十
嘶西。
五禁第六十一
衃普回切。

黄帝内经灵枢卷第十八

动输第六十二

按：本篇论述了以下内容：手太阴之脉独动不休的原因；气之过于寸口也，上出而息，下入而伏的原因；足阳明之脉独动不休的原因；阴阳上下，其动也若一，故阳病而阳脉小者，为逆；阴病而阴脉大者，为逆，故阴阳俱静俱动，若引绳相倾者，病；足少阴之脉独动不休的原因；卒然遇邪气，及逢大寒，其脉阴阳之道、相输之会的经气仍能相输如环的原因。

全篇见于《太素》卷9《脉行同异》，又见于《甲乙经》卷2第1下。

黄帝曰：经脉十二，而手太阴、足少阴、阳明独动不休[1]，何也？歧伯曰：(是明)[足阳明][2]，胃脉也。胃为[3]五藏六府之海[4]，其清[5]气上注于肺，肺[6]气从太阴而行之，其行也，以息往来。故人一呼，脉再动[7]，一吸，脉亦再动，呼吸不已，故动而不止。

【校注】

[1] 而手太阴、足少阴、阳明独动不休：《甲乙经》作"而手太阴之脉独动不休"。

[2] 是明：《太素》《甲经乙》作"足阳明"，义长，据改。

[3] 胃为：《甲乙经》作"胃者"。

[4] 五藏六府之海：《太素》作"五藏六府之海也"。

[5] 清：明蓝格钞本《甲乙经》作"积"，盖"精"之俗误。

[6]《太素》不重"肺"。

[7] 故人一呼，脉再动：《甲乙经》作"故人脉一呼再动"。

黄帝曰：气之过于寸口也，上（十）焉息？下（八）焉伏[1]？何道从还？不知其极[2]。歧伯曰：气之离[3]藏也，卒然[4]如弓[5]弩之发，如水之下岸[6]，上于鱼以反衰，其馀气[7]衰散以逆上，故其行[8]微[9]。

【校注】

[1] 上十焉息？下八焉伏：《太素》作"上焉息？下焉伏？"上谓上出，下谓下入，言进退之势也。据校改。《甲乙经》作"上出焉息？下出焉伏"。

[2] 不知其极：《甲乙经》作"不知其极也"。

[3] 离：《太素》《甲乙经》作"离于"。

[4]《太素》、明蓝格钞本《甲乙经》无"然"。

[5] 明蓝格钞本《甲乙经》无"弓"。

[6] 如水之下岸：《太素》"岸"作"崖"，《甲乙经》"水之下岸"倒作"水岸之下"。

[7]《太素》无"气"。

[8] 其行：明蓝格钞本《甲乙经》倒作"行其"。

[9] 微：《甲乙经》作"微也"。

黄帝曰：足之[1]阳明何因[2]而动？歧伯曰：胃气上注于肺，其悍气上冲头者，循咽[3]，上走空窍，循眼系，入络脑，出顑[4]，下客主人，循牙车，合阳明，并下人迎，此胃气别[5]走于阳明者也。故阴阳上下，其动也若一。故阳病而阳脉小者，为逆；阴病而阴脉大者，为逆。故[6]阴阳俱静俱动[7]，若引绳相倾[8]者，病。

【校注】

[1]《甲乙经》无"之"。

[2] 何因：《甲乙经》作"因何"。

[3] 咽：《甲乙经》作"喉"。

[4] 颅：《太素》作"领"，《甲乙经》作"颔"。

[5]《甲乙经》无"别"。

[6] 故：明蓝格钞本《甲乙经》作"有"。

[7] 俱静俱动：明蓝格钞本《甲乙经》作"而俱静俱动"，《甲乙经》作"俱盛与俱动"。

[8] 倾：《太素》作"顿"，义长。

黄帝曰：足少阴何因[1]而动？歧伯曰：冲脉者，十二经[2]之海也，与少阴之大络[3]起于肾下，出于[4]气街，循阴股内廉，邪[5]入腘中，循胫[6]骨内廉，并[7]少阴之经，下入内踝之后，入[8]足下；其别[9]者，邪入踝[10]，出属跗[11]上，入大指之间，注诸络[12]，以温足胫[13]，此脉之常动者[14]也。

【校注】

[1] 何因：《甲乙经》作"因何"。

[2] 经：《甲乙经》作"经脉"。

[3] 大络：《甲乙经》作"络"。

[4] 明蓝格钞本《甲乙经》无"于"。

[5] 邪：《甲乙经》作"斜"。

[6] 胫：《甲乙经》作"腑"。

[7] 并：吴本误作"病"。

[8]《甲乙经》无"入"。

[9] 别：藏本误作"利"。

[10] 邪入踝：《甲乙经》作"斜入踝内"。

[11] 跗：周本作"附"。

[12] 注诸络：明蓝格钞本《甲乙经》、正统本《甲乙经》作"以注诸络"。

[13] 足胫：《甲乙经》作"足跗"，明蓝格钞本《甲乙经》作"足胕"。

[14] 明蓝格钞本《甲乙经》无"者"。

黄帝曰：营卫之行也，上下相贯，如环之[1]无[2]端。今有[3]其[4]卒然[5]

遇邪气，及逢大寒，手足懈惰[6]，其脉阴阳之道、相输[7]之会行相失也，气何由还[8]？歧伯曰：夫四末阴阳之会者[9]，此气之大络也；四街[10]者，气之径[11]路[12]也。故络绝则径[13]通，四末解则气从合[14]，相输如环。黄帝曰：善。此所谓如环无端[15]，莫知其纪，终而复始，此之谓也[16]。

【校注】

[1]《甲乙经》无"之"。

[2] 无：《太素》作"毋"。

[3] 有：明蓝格钞本《甲乙经》作"见"。

[4]《甲乙经》无"其"。

[5]《甲乙经》无"然"。

[6] 懈惰：《甲乙经》作"不随"。

[7] 输：《甲乙经》作"腧"。

[8] 还：《太素》作"得还"。

[9]《甲乙经》无"者"。

[10] 四街：《甲乙经》作"四冲"。

[11] 径：《甲乙经》作"经"，夹注："经，亦作径。"

[12]《太素》《甲乙经》无"路"。

[13] 径：《太素》《甲乙经》作"经"。

[14] 四末解则气从合：医统本、吴本作"四末阴阳气从合"，《甲乙经》作"四末之气从合"。

[15] 如环无端：《太素》作"如环之无端"。

[16] 此之谓也：《太素》无"此"，"之谓也"属上读。

五味论第六十三

按：本篇论述了以下内容：五味入口，各有所走，各有所病（酸走筋，多食之令人癃；咸走血，多食之令人渴；辛走气，多食之令人洞心；苦走骨，多食之令人变呕；甘走肉，多食之令人悗心）；五味所走、所病之由。

全篇见于《太素》卷2《调食》，又见于《甲乙经》卷6第9。

黄帝问于少俞曰：五味[1]入于口也，各有所走，各有所病：酸走筋，多食之，令人癃；咸走血，多食之，令人渴；辛走气，多食之，令人洞心；苦走骨，多食之，令人变呕；甘走肉，多食之，令人悗心[2]。余知其然也，不知其何由，愿闻其故。少俞答[3]曰：酸入于[4]胃，其气涩以收[5]，上之两焦[6]，弗[7]能出入也[8]，不出即留于胃中，胃中和温，则[9]下注膀胱[10]，膀胱之[11]胞薄以懦[12]，得酸则[13]缩绻[14]，约而不通，水道不行[15]，故癃。阴者，积筋之所终[16]也，故酸入[17]而走筋矣[18]。

【校注】

[1] 五味：《太素》作"五味之"。

[2] 悗心：《太素》作"心悗"。

[3] 答：《太素》作"对"。

[4]《甲乙经》无"于"。

[5]《甲乙经》无"以收"。

[6]《甲乙经》无"上之两焦"。

[7] 弗：《甲乙经》作"不"。

[8]《甲乙经》无"也"。

[9] 则：《太素》作"即"。

[10] 下注膀胱：《甲乙经》作"下注膀胱之胞"。

[11] 周本无"之"。

[12] 懦：《太素》作"濡"，《甲乙经》作"耎"。

[13] 则：《太素》作"即"。

[14] 绻：《太素》作"卷"。

[15] 不行：《太素》作"不通"。

[16] 终：《甲乙经》作"终聚"。

[17] 入：《甲乙经》作"入胃"。

[18] 而走筋矣：《太素》作"走筋"，《甲乙经》作"而走于筋"。

黄帝曰：咸走血，多食之，令人渴，何也？少俞曰：咸入于[1]胃；其气上走中焦，注于脉，则血气走之[2]，血与咸相得则凝[3]，凝[4]则胃中汁注[5]之，注之[6]则胃中竭，竭则咽路焦，故舌本干[7]而[8]善渴。血脉者，中焦之道也[9]，故咸入而走血矣。

【校注】

[1]《甲乙经》无"于"。

[2]则血气走之：《甲乙经》作"脉者血之所走也"。

[3]凝：《太素》《甲乙经》作"血凝"。

[4]凝：《甲乙经》作"血凝"。

[5]注：读若"属"，附著。

[6]注之：《太素》作一重文符号。

[7]舌本干：《甲乙经》作"舌干"。

[8]《太素》无"而"。

[9]《甲乙经》无"也"。

黄帝曰：辛走气，多食之，令人洞心，何也？少俞曰：辛入于[1]胃，其气走于上焦，上焦者，受气[2]而营[3]诸阳者也，姜韭[4]之气薰之[5]，营卫之气[6]不时受之，久留[7]心下，故洞[8]心。辛[9]与气俱行，故辛入[10]而[11]与汗俱出[12]。

【校注】

[1]《甲乙经》无"于"。

[2]受气：《甲乙经》作"受诸气"。

[3]营：《甲乙经》作"荣"。

[4]韭：藏本、《太素》、《甲乙经》作"韮"。

[5]薰之：《甲乙经》作"熏至营卫"。

[6]《甲乙经》无"之气"。

[7]久留：《甲乙经》作"久留于"。

[8]《甲乙经》"洞"下夹注："一本作熅。"

[9] 辛：《太素》《甲乙经》作"辛者"。

[10] 辛入：《甲乙经》作"辛入胃"。

[11] 而：《甲乙经》作"则"。

[12] 与汗俱出：《太素》《甲乙经》作"与汗俱出矣"。

黄帝曰：苦走骨，多食之，令人变呕[1]，何也？少俞曰：苦入于[2]胃，五谷之气皆不能胜苦，苦入下脘[3]，三焦之道[4]皆闭而不通，故变呕[5]。齿者，骨之所终[6]也，故苦入[7]而走骨，故[8]入而复出[9]，知其走骨也[10]。

【校注】

[1] 呕：《太素》作"欧"。

[2]《甲乙经》无"于"。

[3] 下脘：《太素》、明蓝格钞本《甲乙经》作"下管"。

[4] 道：《甲乙经》作"路"。

[5] 故变呕：《甲乙经》作"故气变呕也"，《太素》"呕"作"欧"。

[6] 终：《甲乙经》作"络"。

[7] 苦入：《甲乙经》作"苦入胃"。

[8]《甲乙经》无"故"。

[9]《甲乙经》"入而复出"下有"必蠚疏"。

[10] 知其走骨也：《甲乙经》作"是知其走骨也"，《太素》无"也"。

黄帝曰：甘走肉，多食之，令人悗心[1]，何也？少俞曰：甘入于胃[2]，其气弱小[3]，不能上至于[4]上焦，而与谷[5]留于胃中，[甘]者[6]，令人[7]柔润者也[8]，胃柔则缓，缓则（蛊）[虫][9]动，（蛊）[虫]动则令人悗心[10]。其气外[11]通于肉[12]，故甘走肉[13]。

【校注】

[1] 悗心：《太素》作"心悗"。

[2] 甘入于胃：《甲乙经》作"甘入脾"，明蓝格钞本《甲乙经》作"甘

入胃也"。

[3] 小：《太素》《甲乙经》作"少"。

[4] 不能上至于：《太素》作"不能上于"，《甲乙经》作"不能上至"。

[5] 而与谷：《甲乙经》作"而与谷俱"。

[6] 者：《太素》、《甲乙经》、明蓝格钞本《甲乙经》作"甘者"，义长，据补。

[7] 明蓝格钞本《甲乙经》无"人"。

[8] 《甲乙经》无"也"。

[9] 蛊：元本、熊本、詹本、医统本、吴本、藏本、赵本、朝鲜活字本并作"虫"。《讲义》改"蛊"为"虫"，据改。下"蛊动"同，不复出校。

[10] 悗心：《太素》作"心悗"。

[11] 《甲乙经》无"外"。

[12] 肉：《甲乙经》作"皮"。

[13] 故甘走肉：《太素》作"故甘入走肉矣"，《甲乙经》作"故曰甘走皮"，明蓝格钞本《甲乙经》作"故曰甘走皮矣"。

阴阳二十五人第六十四

按：本篇论述了以下内容：天地之理，都不外乎五行，人亦应之；木、火、土、金、水形之人亦各有五，二十五种人形身形动止性格各不相同，有全偏之分；五行之人有二十五等之异者，乃众人之难辨而易欺者；形色贵于相得，或有相胜者，若复加年忌，则轻者病而重者忧；足阳明、少阳、太阳，手阳明、少阳、太阳之体各有上下，气血多少亦必见于外形；举膀胱经一部外形，以验血气盛衰，察其形气有馀不足而调之，是乃行刺之约法；刺之约法，必先明知二十五人，以知血气之所在、病之左右上下、刺之补泻逆顺。

今传本《太素》未见，见于《甲乙经》卷6第16。

黄帝曰：余闻[1]阴阳之人何如，伯高曰[2]：天地之间，六合之内[3]，不离于五，人亦应之[4]。故五五二十五人之政[5]，而阴阳之人[6]不与[7]焉，其[8]态又[9]不合于众者五。余已知之矣。愿闻二十五人之形[10]、血气之所生、别[11]而以候[12]、从外知内，何如？

【校注】

[1] 闻：问。

[2] 余闻阴阳之人何如，伯高曰：《甲乙经》作"余闻阴阳之人于少师，少师曰"。

[3] 《甲乙经》无"六合之内"。

[4] 《甲乙经》无"人亦应之"。

[5] 政：法，谓分类标准。

[6] 阴阳之人：谓《通天第七十二》之"太阴之人，少阴之人，太阳之人，少阳之人，阴阳和平之人"。

[7] 与 yù：相关。

[8] 其：谓"阴阳之人"。

[9] 又：读若"有"。

[10] 形：谓外形特征。

[11] 别：谓别其外形特征。

[12] 以候：据此诊察。

歧伯曰：悉乎哉问也！此先师之秘也，虽伯高犹不能明之也。

黄帝避席遵循[1]而却[2]曰：余闻之：得其人弗教，是谓重失；得而泄之，天将厌[3]之。余愿得而明之，金柜[4]藏之，不敢扬[5]之。歧伯曰：先立五形金木水火土，别其五色，异[6]其五形之人[7]，而二十五人具矣[8]。

【校注】

[1] 遵循：逡巡；后退貌。

[2] 却：后退。

[3] 厌：抛弃。

[4] 柜：医统本、吴本作"匮"。

[5] 扬：声扬，谓外泄。

[6] 异：谓区分。

[7] 异其五形之人：《甲乙经》作"异其五声"，正统本《甲乙经》作"异其声"。

[8] 具矣：《甲乙经》作"具也"。

黄帝曰：愿卒闻之。歧伯曰：慎之！慎之！臣请言之。

木形之人[1]，比[2]于上角[3]，似于苍帝。其为人：苍色小头，长面，大肩背[4]，直身，小手足，好[5]有才[6]，劳心[7]，少[8]力，多忧劳于事。能[9]春夏不能[10]秋冬，感而病[11]生[12]，足厥阴，佗佗然[13]。大角[14]之人，比于左足少阳，少阳之上[15]，遗遗然[16]。左角[17]之人，比于右足少阳，少阳之下，随随然[18]。钛角[19]之人，比于右足少阳，少阳之上[20]推推然[21]。判[22]角之人，比于左足少阳，少阳之下栝栝然[23]。

【校注】

[1] 木形之人：总言禀木气之全者。

[2] 比：类。

[3] 角 jué：木音。比于上角，音比上角。

[4] 大肩背：《甲乙经》作"大肩平背"。

[5] 好：读若"孔"，非常。明蓝格钞本《甲乙经》无"好"。

[6] 有才：《甲乙经》作"有材"。

[7] 劳心：《甲乙经》作"好劳心"。

[8] 少：正统本《甲乙经》作"小"。

[9] 能：耐。《甲乙经》作"奈"。

[10] 能：《甲乙经》作"奈"。

[11] 病：《甲乙经》作"成病"。

[12] 据上下文例，"感而病生"上当重"秋冬"，盖原抄作"秋＝冬＝"，传抄脱去重文符号。《甲乙经》"生"作"主"，连下读。

[13] 佗 yí 佗然：明蓝格钞本《甲乙经》作"他他然"。佗佗，缓步徐行，

无拘无束之貌，如春天木之生发之象。张介宾云："凡此遗遗、随随、推推、栝栝者，皆所以表木形之象。""木曰敷和"，其象和缓从容。缓步徐行，无拘无束之貌与木之"敷和"之象正相符合。足厥阴肝为木，主春，木性升发，故曰佗佗然。按，《尔雅·释训》："委委、佗佗，美也。"郭璞注："皆佳丽美艳之貌。"邢昺《疏》引孙炎曰："佗佗，长之美。"是为一说。《诗经·鄘风·君子偕老》："委委佗佗，如山如河。"毛《传》："佗佗者，德平易也。"陆德明《释文》引《韩诗》："佗佗，德之美貌。"《释训》邢昺《疏》引李巡曰："佗佗，宽容之美也。"是为另一说。孔颖达《正义》不同意以上二说，认为"委委、佗佗，皆行步之美。"朱熹《集传》则谓"佗佗"为"雍容自得之貌。"衡之上下文，当以孔、朱之说为是。考"佗佗"，文献又作"蛇蛇""施施"等。《诗·小雅·巧言》："蛇蛇硕言，出自口矣。巧言如簧，颜之厚矣。"朱熹《集传》："今小人蛇蛇然徐为大言，徒出于其口，而已中无有也。"《诗·王风·丘中有麻》："彼留子嗟，将其来施施。"《笺》云："施施，舒行伺间，独来见已之貌。"《尔雅·释训》："施施，行也。"《孟子·离娄下》："其妻……与其妾讪其良人而相泣于中庭，而良人未之知也，施施从外来，骄其妻妾。"赵歧《章句》："施施，犹扁扁，喜悦之貌。"朱熹《集注》："施施，喜悦自得之貌。"又，《说文·日部》："暆，日行暆暆也。从日，施声。"段玉裁《说文解字注》："暆暆，迤逦徐行之意。"综合以上文献资料，"佗佗"当训作缓步徐行，无拘无束之貌。

[14] 大角：大，同"太"。《甲乙经》夹注："一曰作左角。"按，正统本《甲乙经》作"左角"。

[15] 上：行于上体者。盖"左足少阳"之旁注，谓比于足少阳之行于上体者。下同例。

[16] 遗 wèi 遗："遗遗""随随""推推"与"委委""佗佗"并音近义同。"栝栝"与"遗遗"亦音近义同。遗遗然，缓步随行，无拘无束的样子。《汉书·东方朔传》："遗蛇其迹，行步偊旅。"颜师古注："遗蛇，犹逶迤也。"《庄子·田子方》《释文》："遗，本又作逶。"《汉书·景十三王传·广川惠王刘越》："日崔隤，时不再。"颜注曰："崔隤，犹言蹉跎也。"《别雅》卷一："遗蛇、委壝，委蛇也。"《通雅》卷六《释诂·讄语》："逶迤，一作委佗、遗蛇，各异其字，连呼声义则一也。"《文选·郭璞〈江赋〉》："碧沙

漼溰而往来。"李善注："漼溰，沙石随水之貌。""漼溰""委佗"音转义通。《管子·枢言》："纷纷乎若乱丝，遗遗乎若有从治。""遗遗"与"纷纷"义反，是从容不迫的样子。《汉语大词典》："遗遗，逍遥自如、从容不迫貌。"与缓步徐行，无拘无束之貌义同。"推推"与"唯唯""遗遗""委委"亦声转义通。

[17] 左角：原本下有小字校语云：一曰少角。《甲乙经》夹注："一曰少角。"

[18] "随随"与"佗佗"亦声近义同。《广雅·释训》："诡随，小恶也。"王念孙《疏证》："随，古读若隋，隋音土禾反，字或作詑，又作沱。随，其假借字也。"《说文·女部》："委，委随也。"段玉裁《说文解字注》："《诗》之'委蛇'即'委随'，皆叠韵也。"桂馥《说文解字义证》："委随，或作委蛇、委佗、委虵、逶迤、逶随、祎隋。"《广雅·释训》："委蛇，窊邪也。"王念孙《疏证》：委蛇、委虵、逶迤、猗移、委移、逶蛇、逶移、逶虵、蜲蛇、委随、逶随、祎隋，"并字异而义同。"《别雅》卷一："遗蛇、祎隋，委蛇也。"《通雅》卷六《释诂·謰语》："逶迤，一作委佗、遗蛇、祎隋、委蜪，各异其字，连呼声义则一也。"又，"随随"与"遂遂""遗遗"亦声近义同。《说文·八部》："㒸，从意也。从八，豕声。"段《注》："随从字当作㒸。后世皆以遂为㒸矣。"《说文·㫃部》："旞，导车所载。全羽曰为允。允，进也。从㫃，遂声。旞，或从遗作。"《释名·释兵》："九旗之名，全羽为旞。"毕沅《疏证》："旞，《初学记》引作'旞'。"《诗·小雅·角弓》："莫肯下遗，式居娄骄。"郑《笺》："遗，读曰随。"《荀子·非相》引"遗"作"隧"。《山海经·南山经》："其南有谷，曰育遗。"郭璞注："遗，或作隧。"《汉书·严朱吾丘主父徐严终王贾传》："追奔电，逐遗风。"王念孙《读书杂志·汉书第十一》按："遗，读曰隧。"《礼记·祭仪》："及祭之后，陶陶遂遂，如将复入然。"郑注："陶陶遂遂，相随行之貌。"

[19] 釱角：釱，原本右从"犬"，明蓝格钞本《甲乙经》作"釱"，义长。俗字末笔加点与否甚随意，兹据文意录正。《讲义》亦改为"釱"。下同，不复出校。釱 dì，脚钳，这里代下。医统本、吴本下有小字校语云：音第。《广韵》去声霁韵特计切小韵下所收作"釱"。原本下有小字校语云："一曰右角。"《甲乙经》夹注："音太，一曰右角。"

[20] 少阳之上：《甲乙经》作"少阳之下"。

[21] 推推然：按，"推""唯""雁"并从"隹"声。《说文·手部》"推，排也。中手，隹声。"朱骏声《通训定声》："叚借为惟。"《诗·齐风·敝笱》："敝笱在梁，其鱼唯唯。"《释文》："唯唯，《韩诗》作'遗遗'，言不能制也。"郑《笺》："唯唯，行相随顺之貌。"陈奂《诗毛氏传疏》："唯唯，即遗遗之假借。"马瑞辰《毛诗传笺通释》："唯唯，又潿潿之叚借。"《玉篇·水部》："潿，潿潿，鱼行相随。"《集韵·旨韵》："潿，潿潿，鱼行相随皃。"《说文·木部》："椎，击也。齐谓之终葵。从木，隹声。"朱骏声《通训定声》："叚借为䝿。"《广雅·释诂二》："懥，忘也。"王念孙《疏证》："懥之言遗。"《玉篇·广部》："雁，或作䧹。"《左传》有"介子推"，《荆楚岁时记》引作"介子绥"。《说文·手部》："捼，推也。从手，委声。"《广韵·旨韵》："捼，俗作挼。"《糸部》："緌，系冠缨也。从糸，委声。"《礼记·檀弓上》："丧冠不緌。"《释文》："本又作绥。"《周礼·天官·夏采》："以乘车建绥复于四郊。"孙诒让《正义》："绥，当从故书作，即旞之叚字。"《别雅》卷一："遗蛇、委佗、委维、委壇，委蛇也。"《甲乙经》"推推"作"鸠鸠"，夹注："一曰推推然。"

[22] 判：半也。

[23] 栝 kuò 栝然：医统本、《甲乙经》作"括括然"。"栝栝"与"随随""迤迤""遗遗"亦声近义同。缓步徐行，无拘无束之貌。昏声、会声古音相同。《广雅·释诂一》："括，至也。"王念孙《疏证》："括、佸、会古声义并同。"《说文·木部》："栝，檃也。从木，昏声。一曰矢栝，檃弦处。"段《注》："《释名》曰：'矢末曰栝。栝，会也，与弦会也。'……矢栝字经传多用括，他书亦用筈。"《说文·言部》："话，会合善言也。从言，昏声。譮，籀文語从言、会。"段《注》："語、会叠韵。昏、会同在十五部，故桧亦作栝。"《说文·金部》："铦，断也。从金，昏声。"王筠《句读》："铦、剑音义同。"会声、贵声古亦同音。《说文·糸部》："绘，会五采绣也。《虞书》曰：山龙华虫作绘。《论语》曰：绘事后素。从糸，会声。"所引《论语》为《八佾》文。"绘事后素"，《释文》云："绘，本又作缋。"《说文·糸部》："缋，织馀也。一曰画也。从糸，贵声。"段《注》："缋之言遗也，故训为织馀。……《皋陶谟》：'日、月、星辰、山、龙、华虫作绘。'郑注曰：'绘，

读曰缋。'……郑司农注《周礼》引《论语》：'缋事后素'。"又，"遗""缋"并从"贵"声，与"遂"古音亦相近。《诗·小雅·小旻》："如彼筑室于道谋，是用不溃于成。"毛《传》："溃，遂也。"郑《笺》："如当路筑室，得人而与之谋，所为路人之意不同，故不得遂成也。"马瑞臣《毛诗传笺通释》："溃即遂之假借。溃、遂古声近通用。"《说文·水部》："溃，漏也。从水，贵声。"段《注》："《小雅》、《大雅》、毛《传》皆曰：'溃，遂也。'此皆谓假溃为遂。"上引"妥"声与"隹"声相通。《易·系辞下》："隤然示人简矣。"《释文》："隤，姚作妥。"是"桰桰"与"遂遂""推推"亦音转义通也。

火形之人，比于上徵，似于赤帝。其为人[1]：赤色，广䏖[2]，锐[3]面，小头，好[4]肩背髀腹，小手足，行安地，疾心，行摇，肩背肉满[5]，有气[6]，轻财，少信[7]，多虑，见事明[8]，好颜，急心[9]，不寿，暴死，能[10]春夏不能[11]秋冬，秋冬[12]感而病[13]生[14]。手少阴，（核核）[肱肱]然[15]。质徵[16]之人，比于左手太阳，太阳之上，肌肌然[17]。少徵之人，比于右手太阳，太阳之下，慆慆然[18]。右徵之人，比于右手太阳，太阳之上，鲛鲛然[19]。质判[20]之人，比于左手太阳，太阳之下[21]，支支[22]（颐颐）[颐颐]然[23]。

【校注】

[1] 吴本夺"人"。

[2] 广䏖 yīn：即下文"肩背肉满"。䏖，脊肉也。周本"䏖"作"䏖"。按，据文例，"广䏖"当移至下文"小头"后。

[3] 锐：周本、正统本《甲乙经》同，《甲乙经》作"兑"，元本、熊本、詹本、医统本、吴本、藏本、赵本、朝鲜活字本作"脱"。

[4] 好：相得者；谓比例协调；匀称。

[5] 肩背肉满：盖上文"广䏖"之旁注衍入正文者。

[6] 有气：谓有气势。

[7] 少信：明蓝格钞本《甲乙经》、正统本《甲乙经》同，医统本《甲乙经》作"必信"。

[8] 见事明：正统本《甲乙经》作"见事明了"。

[9] 急心：盖上文"疾心"之旁注衍入正文者。

[10] 能：《甲乙经》作"奈"。

[11] 能：《甲乙经》作"奈"。

[12]《甲乙经》无"秋冬"。

[13] 病：《甲乙经》作"生病"。

[14] 生：《甲乙经》作"主"，属下读。

[15] 核核然："核核"当作"拔hài拔"。俗书木、扌相乱，加之"拔"字罕见，故有此误。《甲乙经》作"窍窍然"，夹注："一曰核核然"，"窍"盖"窡"之形近误字。拔拔然，行走时身体手足摇动幅度很大的样子，有震撼人心的气势。按，《广雅·释诂一》："拔，动也。"《玉篇·手部》："拔，撼动也。"《集韵·末韵》："拔，动摇貌。"《玉篇·手部》："撼，摇也。"《慧琳音义》卷七十九"撼喜见城"注："撼，手摇动也。"又："撼，令震惊也。"《玉篇·多部》："奣，大也。"综合以上文献资料，"核核"当作"拔拔"，盖形容火形体质者行走时动作幅度大，有震撼人心的气势。

[16] 质徵：原本下有小字校语云："一曰质之人；一曰大徵。"《甲乙经》作"太徵"。按，质，谓居中不偏。

[17] 肌肌然："肌jī肌""几几"声转义通。威武庄严的样子，其状作昂首挺胸貌。按，《说文·肉部》："肌，肉也。从肉，几声。""肌肌"与"几几"音同义通。《广雅·释训》："几几，盛也。"本指气派、威武庄严的样子，其状作昂首挺胸貌。说详拙著《〈黄帝内经素问〉校补》"几几然"条。

[18] 慆慆然：居傲不敬的样子。按，《玉篇·心部》："慆，慢也。"又："慢，轻侮也。"《说文·心部》："慢，不畏也。"《文选·李密〈陈情表〉》："责臣逋慢。"李周翰注："慢，倨也。"《慧琳音义》卷六十"傲慢"注引《考声》云："慢，不敬。"《广韵·谏韵》："慢，倨也。"《楚辞·离骚》："椒专佞以慢慆兮，樧又欲充夫佩帏。""慢慆"同义连用。是"慆慆"为居傲不敬之貌。

[19] 原本下有小字校语云："一曰熊熊然。"熊熊，犹"雄雄"也。按，鲛鲛，通"狡狡"，不烦改字。鲛鲛然，行动勇敢，敏捷矫健的样子。《广雅·释轱二》："狡，健也。"《文选·左思〈吴都赋〉》："轻禽狡兽，周章夷犹。"刘良注："狡，勇也。"《广韵·巧韵》："狡，狂也。"《玉篇·犬部》：

"狡，疾也。"《文选·班固〈西都赋〉》："虽轻迅与僄狡，犹愕眙而不能阶。""僄狡"义近连用。《文选·枚乘〈七发〉》："逐狡兽，集轻禽。"吕向注："狡、轻，皆捷疾也。"是"鲛鲛"乃行动勇敢，敏捷矫健之貌。

[20] 质判：谓中半之徵。原本下有小字校语云："一曰质徵。"《甲乙经》作"判徵"。

[21] 太阳之下：明蓝格钞本《甲乙经》作"太阳之上"。

[22] 支支：读若"頍 kuǐ 頍"，头抬起的样子。《甲乙经》作"支支然"。

[23] 颐颐：当作"䀡 shěn 䀡"，张大眼睛视人的样子。《甲乙经》作"熙熙然"。支支颐颐，抬头张目视人之貌。按，"支支"通"頍頍"，抬起头的样子。《说文·页部》："頍，举头也。从页，支声。"《玉篇·页部》："頍，举头貌。"《说文·页部》："䀡（shěn），举目视人皃。从页，臣声。"白居易《汉高皇帝亲斩白蛇赋》："耸其身，形蜿蜿而莫犯；举其首，势矫矫而靡亢。勇夫闻之而挫锐，壮士睹之而摧刚。"即其象也。

土形之人，比于上宫，似于上古黄帝。其为人：黄色，圆面，大头[1]，美肩背，大腹，美[2]股胫，小手足，多肉，上下相称，行安[3]地，举足浮，安心，好利人，不喜权势，善附人也[4]，能[5]秋冬不能[6]春夏，春夏感而病[7]生[8]，足太阴，敦敦然[9]。太[10]宫之人，比于左足阳明，阳明之上，婉婉然[11]。加宫之人，比于左足阳明，阳明之下，坎坎然[12]。少宫之人，比于右足阳明，阳明之上，枢枢然[13]。左宫之人，比于右足阳明，阳明之下，兀兀然[14]。

【校注】

[1]《甲乙经》无"大头"。

[2] 美：《甲乙经》作"好"。

[3] 安：明蓝格钞本《甲乙经》作"安然"。

[4]《甲乙经》无"也"。

[5] 能：《甲乙经》作"奈"。

[6] 能：《甲乙经》作"奈"。

[7] 病：《甲乙经》作"生病"。

[8] 生：《甲乙经》作"主"，属下读。

[9] 敦敦然：脚步稳重、缓慢的样子。按，《诗·王风·大车》："大车啍啍，毳衣如璊。"毛《传》："啍啍，重迟之貌。"《正义》："啍啍，行之貌。"《汉书·五行志中之上》："赵孟将死矣，其语偷不似民主，且年未盈五十而谆谆焉如八九十者，弗能久矣。"颜师古曰："谆谆，重顿之貌也。"《集韵·獯韵》："迍，安步也。""敦敦""啍啍""谆谆"并声同义通。

[10] 太：赵本作"大"。

[11] 婉婉然：和顺之貌。明蓝格钞本《甲乙经》作"宛宛"。按，"婉婉"有二义。《说文·女部》："婉，顺也。从女，宛声。"重言之则为"婉婉"。《文选·谢瞻〈张子房诗〉》："婉婉幕中画，辉辉天业昌。"李善注："婉婉，和顺貌也。"为诸家之注所本。又《广雅·释训》："蜿蜿，动也。"《楚辞·大招》："山林险隘，虎豹蜿只。"王逸注云："蜿，虎行貌也。……葡匐蜿蜒，以候伺人也。"王念孙《广雅疏证》："行与动同义。重言之则为蜿蜿。《楚辞·离骚》：'驾八龙之蜿蜿兮'。宋玉《高唐赋》云：'振鳞奋翼，蟉蟉蜿蜿。'司马相如《封禅文》云：'宛宛黄龙，兴德而升。'并字异而义同。"谓蜿蜒屈伸而行。揣度上下文义，以后一义较近本文文义。"婉婉"者，行动谨慎、稳重之态。

[12] 坎坎然：原本下有小字校语云："一曰众之人。"《甲乙经》作"炫炫"，夹注："一曰坎坎然。"按，《说文·土部》："坎，陷也。从土，欠声。"古文字作"凵"，为卑下冲虚之象。"坎坎"与"钦钦""欿欿""欲欲""歉歉""谦谦"并音同义通，恭敬谦卑、虚心不自满足的样子。《史记·楚世家》："二十七年，若敖卒，子熊坎立，是为霄敖。"《索隐》："坎，又作钦。"《楚辞·九叹·离世》："哀仆夫之坎毒兮，屡离忧而逢患。"《补注》："坎，一作欿。"《方言》卷一："南楚江湘之间谓之欿。"钱绎《笺疏》："欿与歉声义并同。"《易·坎》《释文》："坎，京、刘作欿。"《广雅·释训》："欿欿、钦钦，声也。"王念孙《疏证》："《陈风·宛丘》篇：'坎其击鼓。'重言之则曰坎坎。《说文》：'竷，舞曲也。'引《小雅·伐木》篇：'竷竷舞我。'今本作'坎坎鼓我'。《魏风·伐檀》篇：'坎坎伐轮兮。'《汉石经》作'欿欿'。并字异而义同。钦钦犹坎坎也。《小雅·鼓钟》篇：'鼓钟钦钦。'"《说文·欠部》："钦，欠皃。从欠，金声。"段《注》："凡气不足而后欠。钦

者，倦而张口之皃也。引伸之，乃欿然如不足谓之钦。《诗·晨风》：'忧心钦钦。'《传》曰：'思望之心中钦钦然。'《小雅》：'鼓钟钦钦。'《传》曰：'钦钦，言使人乐进也。'皆言冲虚之意。《尚书》'钦哉'，皆令其惟恐失之也。《释诂》曰：'钦，敬也。'考《虞》《夏》《商书》言'钦'，《周书》则言'敬'。《虞》《夏》《商书》皆'钦''敬'错见，上曰'钦若昊天'，下曰'敬授民时'。又'钦哉'不曰'敬哉'，盖'钦'与'敬'意略同而词有别也。《周书》言'敬哉'，不言'钦哉'，惟《多方》曰：'有夏之民，叨懫日钦，劓割夏邑'；《立政》：'帝钦罚之'。'钦'字两见。某氏《传》皆训为敬。未知合书意否。钦、歆、欿、歉，皆双声叠韵字，皆谓虚而能受也。""坎坎""谦谦"古音亦相同，义并相通。《说文·言部》："谦，敬也。从言，兼声。"《玉篇·言部》："谦，让也。"《易·谦》："谦，亨，君子有终。"郑玄注："谦者，自贬损以下人。"《释文》："卑退为义，先人后己。"孔颖达《疏》："谦者，屈躬下物，先人后己。"是"坎坎"者，乃恭敬谦卑、虚心不自满足貌。

[13] 枢 xū 枢然："枢枢"与"呕呕"声同义通，面色和悦的样子。《集韵·遇韵》："呕，和悦皃。"《广雅·释诂二》："呕煦，色也。"王念孙《疏证》："呕煦者，《方言》：'呕，色也。'郭璞注云：'呕煦，好色貌。'《庄子·骈拇》篇：'煦俞仁义。'《释文》：'煦俞，本又作伛煦，谓煦喻颜色为仁义之貌。'《逸周书·官人解》云：'欲色妪然以愉。'《大戴记》'妪'作'呕'。《汉书·王褒传》：'是以呕喻受之。'应劭注云：'呕喻，和悦貌。'呕、妪、伛古通用。"又《释训》："呕呕、喻喻，喜也。"王念孙《疏证》："《文选·圣主得贤臣颂》：'是以呕喻受之。'李善注引应劭注云：'呕喻，和悦貌。'重言之则曰呕呕、喻喻。""枢枢"者，面色和悦的样子。

[14] 兀兀然：原本下有小字校语云："一曰众之人；一曰阳明之上。"明蓝格钞本《甲乙经》作"无无"。按，"兀兀"读若"恂 xún 恂"，恭谨的样子。《说文·儿部》："兀，高而上平也。从一在儿上。读若夐。"《诗·邶风·击鼓》："于嗟洵兮，不我信兮。"《释文》："洵，呼县反。《韩诗》作'敻'。"《吕氏春秋·尽数》高注所引亦作"敻"。恂、洵声同通用。《诗·郑风·溱洧》："洧之外，洵訏且乐。"郑《笺》："洵，信也。"《释文》："《韩诗》作'恂'。"马瑞辰《毛诗传笺通释》："恂为本字，洵，假借字。"《玉

篇·心部》："恂，温恭皃也。"重言之为"恂恂"。《广雅·释训》："恂恂，敬也。"《论语·乡党》："孔子于乡党，恂恂如也，似不能言者。"王肃曰："恂恂，温恭貌也。"《汉书·李广苏建传》："赞曰：李将军恂恂如鄙人，口不能出辞。"颜师古曰："恂恂，诚谨貌也。""恂恂"或作"逊逊"。《方言》卷一"恂，信也。"钱绎《笺疏》云："《乡党》篇'恂恂如也'，《刘修碑》'其于乡党逊逊如也'。"张介宾云："凡此婉婉之类者皆所以表土形之象也。"土为长夏，为湿，"土曰卑监"，脚步稳重、缓慢之貌，行动谨慎、稳重之态，恭敬谦卑、虚心不自满足的样子，面色和悦的样子，恭谨的样子，正像土之"卑监"之象。

金形之人，比于上商，似于白帝。其为人：方面，白色，小头，小肩背，小腹，小手足，（如骨）发踵（外骨）轻身[1]，清廉[2]，急心，静悍[3]，善为吏，能[4]秋冬不能春夏，春夏[5]感而病[6]生[7]，手太阴，敦敦然[8]。钛商[9]之人，比于左手阳明，阳明之上，廉廉然[10]。右商之人，比于（左）[右]手阳明[11]，阳明之下，脱脱然[12]。左商[13]之人，比于（右）[左]手阳明[14]，阳明之上，监监然[15]。小商[16]之人，比于右手阳明，阳明之下，严严然[17]。

【校注】

[1] 如骨发踵外骨轻身：《甲乙经》夹注："一曰发动轻身"，据校改。发踵，谓行动。

[2] 清：谓洁净，秋之象也。廉：正直，金之性也。

[3] 静悍：同"精悍"，精明强干。

[4] 能：耐。《甲乙经》作"奈"。下"不能春夏"同，不复出校。

[5] 周本不重"春夏"。

[6] 病：《甲乙经》作"生病"。

[7] 生：《甲乙经》作"主"，属下读。

[8] 敦敦然：对人要求严格的样子；勤勉的样子。按，上文云："金形之人，……静悍，善为吏。"则此"敦敦"当训"敦勉"，对人要求严格的样子；勤勉的样子。《说文·攴部》："敦，怒也。诋也。一曰谁何也。"引伸之，有敦勉之义。《尔雅·释诂上》："敦，勉也。"邢昺《疏》："敦者，厚相

勉也。"再引伸有勤勉之义。《管子·君臣上》："上惠其道，下敦其业。""敦其业"即勤勉其业。《史记·蒙恬列传》："帝以高之敦于事也，赦之，复其官爵。"《集解》引徐广曰："敦，一作敏。"《大戴礼记·五帝德》："黄帝，少典之子也，曰轩辕。生而神灵，弱而能言，幼而慧齐，长而敦敏，成而聪明。""敦敏"同义连用。《史记·建元以来王子侯者年表》"敦侯刘光元年"司马贞《索隐》引《谥法》云："善行不怠曰敦。"重言之则为"敦敦"。韩愈《寄崔二十六立之》诗："敦敦凭书案。""敦敦"者，勤勉不倦的样子。

[9] 钛商：《甲乙经》作"太商"。

[10] 廉廉然：方正、刚直的样子。上文云："金形之人，……清廉。"则此"廉廉"之义当近"清廉"之"廉"。《说文·广部》："廉，仄也。从广，兼声。"廉为边侧，引伸有廉隅义。《慧琳音义》卷三"廉俭"注引《集训》："廉，隅也。隅为方角也。"《礼记·乐记》："丝声哀哀以立廉，廉以立志，君子听琴瑟之声，则思志义之臣。"郑玄注："廉，廉隅也。"孔颖达《疏》："哀以立廉者，廉谓廉隅。以哀怨之故，能立廉隅，不越其分也。"再引伸有方正、刚直之义。《论语·阳货》："古之矜也廉，今之矜也忿戾。"朱熹《集注》："廉，谓棱角峭厉。"重言之则为"廉廉"，方正、刚直之貌。

[11] 比于左手阳明：明蓝格钞本《甲乙经》"左"作"右"，义长。张介宾云："详此当是右手阳明，庶与右商之人相属。"从改。

[12] 脱脱然："脱脱"读若"锐锐"。脱脱然，急迫的样子；迫切的样子；急躁进取的样子。按，《诗·召南·野有死麕》："舒而脱脱兮，无感我帨兮。"毛《传》："舒，徐也。脱脱，舒迟也。"与金之象不合。"脱脱"当读若"锐锐"。"脱""锐"并从"兑"声。《说文·金部》："锐，芒也。从金，兑声。"引伸为"疾速"。《孟子·尽心上》："其进锐者，其退速。""锐""速"互文义同。《文选·陆机〈五等诸侯论〉》："夫进取之情锐，而安民之誉迟。"李善注："锐，犹疾也。"《庄子·天下》："锐则挫矣。"郭象注："进躁无崖为锐。"《汉书·淮南衡山济北王传》："于是王锐欲发，乃令官奴入宫中作皇帝玺。""锐欲发"即急欲发动兵变。重言之则为"锐锐"，急迫的样子；迫切的样子。

[13] 左商：元本、熊本、詹本、医统本、吴本、藏本、朝鲜活字本、明蓝格钞本《甲乙经》并作"右商"，赵本作"太商"。

[14] 比于右手阳明：张介宾云："详此当是左手阳明，庶与左商之人相属。"从改。

[15] 监 jiàn 监然：像镜子一样，明察秋毫的样子。按，唐兰《殷墟文字记》谓"监"字古文字"像一人立于盆侧，有自监其容之意"。是"鉴""镜"的古字。引申有察看、督察的意思。重言之则为"监监"，明察秋毫的样子。

[16] 小商：詹本、赵本、《甲乙经》作"少商"。

[17] 严严然：威严的样子。按，严者，威严。重言之则为"严严"，威严的样子。张介宾云："凡此廉廉之类者，皆所以表金形之象也。"金为秋，其气急，主收，"金曰坚成""金曰审平"。勤勉不倦的样子，方正、刚直之貌，急迫、迫切的样子，明察秋毫的样子，威严的样子，与此金之象正相符合。

水形之人，比于上羽，似于黑帝。其为[1]人：黑色，面不平，大头，（廉）[广][2]颐，小肩，大腹，动手足[3]，发行摇身，下尻长，背延延然[4]，不敬畏[5]，善欺绐[6]人[7]，戮死，能[8]秋冬不能[9]春夏，春夏感而病[10]生[11]，足少阴，汙汙然[12]。大羽之人，比于右足[13]太阳，太阳之上，颊颊然[14]。小羽[15]之人[16]，比于左足太阳，太阳之下，纡纡然[17]。众之为人，比于左足太阳，太阳之下，洁洁然[18]。桎[19]之为人，比于左足太阳，太阳之上，安安然[20]。

【校注】

[1] 为：藏本作"于"。

[2] 廉：《甲乙经》作"广"，刘校谓应据改。据改。

[3] 动手足：《甲乙经》作"小手足"，夹注："小作大。"

[4] 延延然：长貌。

[5] 畏：詹本误作"长"。

[6] 欺绐 dài：欺骗。

[7]《甲乙经》"善欺绐人"下衍"殆"，盖旁注误衍。

[8] 能：《甲乙经》作"奈"。

[9] 能：《甲乙经》作"奈"。

[10] 病：《甲乙经》作"生病"。

[11] 生：《甲乙经》作"主"，属下读。

[12] 汙汙："汙汙"，读若"訏xū訏"。熊本、詹本、医统本、吴本、藏本、赵本、明蓝格钞本《甲乙经》误作"汗汗"。訏訏，盖自我夸大之貌，即上文所谓"不敬畏"也。《方言》："訏，大也。中齐西楚之间曰訏。"《集韵·噳韵》："訏，大也。"重言之为"訏訏"，与"诩诩"音同义通。《广雅·释训》："诩诩，大也。"王念孙《疏证》："《大雅·韩奕》篇：'川泽訏訏。'毛《传》曰：'訏訏，大也。'訏与诩同。"《玉篇·言部》引《韩奕》"訏"作"诩"。又，《类篇·大部》："夸，自大也。"《慧琳音义》卷八十六"夸诞"注引孔注《尚书》："夸，憍恣意过制也。""汙"与"訏""诩""夸""誇"并音同义通。是"汙汙"者，盖自我夸大之貌，即上文所谓"不敬畏"也。

[13] 足：明蓝格钞本《甲乙经》作"手"。

[14] 颊xiá颊然："颊"通"狎"。狎狎然，轻侮不敬之貌。"夹""甲"古音相同，皆为见纽叶韵。《说文·犬部》："狎，犬可习也。从犬，甲声。"段《注》："引伸为凡相习之偁。"《玄应音义》卷三"狎习"注："或作狭，同。"《书·多方》："因甲于内乱。"孔颖达《疏》："夹声近甲。古人甲与夹通用。"习近则易狎，狎则生不敬。故引伸有不敬、轻侮之义。《广雅·释诂三》："狎，轻也。"《荀子·臣道》："人不肖而不敬，则是狎虎也。禽兽则乱，狎虎则危，灾及其身。"杨倞注："狎，轻侮也。"重言之则为"狎狎"。是"颊颊"者，盖轻侮不敬之貌，亦即上文所谓"不敬畏"也。

[15] 小羽：詹本、赵本作"少羽"。

[16] 原本下有小字校语云："一曰加之人。"

[17] 纡yū纡然："纡"与"訏""诩""誇""譁"亦并音同义通，说大话之貌，即上文所谓"善欺绐人"也。《说文·言部》："訏，诡讹也。从言，于声。"《说文·言部》："诩，大言也。"《广韵·麻韵》："誇，大言也。"《玄应音义》卷十一"自誇"注引《谥法》："华言无实曰誇。"《玄应音义》卷十五"誇说"注："誇，相诞也。"《说文·言部》："譁（yú），妄言也。从言，雩声。譁，譁或从荂。"徐锴《系传》："犹虚夸也。"《国语·周语下》：

"郤雠见其语迂。"《贾子新书·礼容语》"迂"作"訏"。王引之《经义述闻·国语上》:"訏、諤、迂声义并同。"重言之则为"訏訏""诩诩"。是"纡纡"者,乃说大话之貌,即上文所谓"善欺绐人"也。

[18] 洁洁然:清静的样子。医统本、吴本作"絜絜然"。洁为洁净,亦为清静。《广韵·屑韵》:"洁,清也。经典用絜。"《广雅·释诂》:"絜,静也。"《慧琳音义》卷八"皎洁"注引《考声》:"洁,清也,静也。"《龙龛手镜·入声·糸部第三》:"洁,清也,静也。"重言之为"洁洁"。《慎子·君人五》:"与天下于人,大事也。煦煦者以为惠,而尧舜无德色取天下于人,大嫌也。洁洁者以为污,而汤武无愧容,惟其义也。"是"洁洁"者,乃清静之貌。

[19] 柽:柽羽。参《五音五味第六十五》。正统本《甲乙经》作"窒"。柽犹钦也,谓下羽。

[20] 安安然:"安安"同"晏晏",安静柔和的样子。《说文·日部》:"晏,天清也。从日,安声。"段《注》:"晏之言安也,古晏、安通用,故今文《尧典》'晏晏'古文作'安安'。《左传》'安孺子',《古今人表》作'晏孺子'。"《尔雅·释训》:"晏晏,柔也。"《诗·卫风·氓》:"总角之宴,言笑晏晏。"毛《传》:"晏晏,和柔也。"《古文苑·班固〈十八侯铭〉》:"晏晏曲成。"章樵注:"晏晏,安和貌。""安安"者,安静柔和的样子。张介宾云:"凡此频频之类者,皆所以表水形之象也。""水曰静顺""水曰流衍",自大貌,轻侮不敬之貌,说大话的样子,清静的样子,安静柔和的样子,与水之象正相符合。

是故五形之人二十五变[1]者,众之所以相欺者是也。

【校注】

[1] 变:异,谓不同。

黄帝曰:得其形,不得其色,何如?歧伯曰:形胜色,色胜形者,至其胜时年加,感则病行[1],失则忧矣。形色相得者[2],富贵大乐。

【校注】

[1] 至其胜时年加，感则病行：正统本《甲乙经》作"感""加"互易，《甲乙经》"感"作"害"。

[2]《甲乙经》无"者"。

黄帝曰：其形色相当胜之时，年加可知乎？歧伯曰：凡年忌，下上之人[1]，大忌常加[2]七岁、十六岁、二十五岁、三十四岁、四十三岁、五十二岁、六十一岁，皆人之大忌[3]，不可不自安也，感则病行[4]，失则忧矣。当此之时，无为奸事，是谓年忌。

【校注】

[1] 凡年忌，下上之人：上下，谓五形或上或下之人。上文二十五人有"左右上下"之分。《甲乙经》作"凡人之"，连下读。

[2]《甲乙经》"常加"下有"九岁"。

[3]《甲乙经》作"皆人之忌"。

[4] 感则病行：《甲乙经》无"行"。

黄帝曰：夫子之言脉之上下[1]、血气之候、以知形气奈何？歧伯曰：足阳明之上[2]：血气盛，则髯[3]美长；血少气多[4]，则髯短。故[5]气少血多[6]，则髯少；血气皆[7]少，则无髯，两吻多画。足阳明之下：血气盛，则下毛美长至胸；血多气少，则下毛美短至脐，行则善高举足，足指[8]少肉，足善寒；血少气多，则肉而善瘃[9]；血气皆少，则无毛，有则稀枯悴[10]，善痿厥足痹。

【校注】

[1] 脉之上下：上文有手足三阴三阳之脉"上下"。

[2] 足阳明之上：谓足阳明胃经之脉行于上体者。下同此例。

[3] 髯：《甲乙经》作"须"，夹注："须字一本俱作髯字。"以下诸"髯"并同，不复出校。

[4] 血少气多：《甲乙经》作"血多气少"。

[5]《甲乙经》无"故"。

[6] 气少血多：《甲乙经》作"气多血少"。

[7] 皆：《甲乙经》作"俱"。

[8] 足指：明蓝格钞本《甲乙经》无"足"，《甲乙经》作"足大指"。

[9] 瘃 zhú：冻伤。

[10] 稀枯悴：《甲乙经》作"稀而枯瘁"。

足少阳之上：气血[1]盛，则通须[2]美长；血多气少，则通须美短；血少气多，则少须；血气皆少，则无须，感于寒湿则善痹，骨痛爪枯也[3]。足少阳之下：血气盛，则胫毛美长，外踝肥；血多气少，则胫毛美短，外踝皮坚而厚；血少气多，则胻毛少，外踝皮薄而（歃）[软][4]；血气皆少，则无毛，外踝瘦无肉。

【校注】

[1] 气血：《甲乙经》作"血气"。

[2] 须：周本、《甲乙经》同，元本、熊本、詹本、医统本、吴本、藏本、赵本、朝鲜活字本并作"髯"。下"通须""少须""无须"同，不复出校。

[3]《甲乙经》无"也"。

[4] 歃：赵本作"软"，《甲乙经》作"耎"。据改。

足太阳之上：血气盛，则美眉，眉有毫毛；血多气少，则恶眉，面多少[1]理；血少气多[2]，则面多肉；血气和，则美色。足太（阴）[阳][3]之下：血气盛，则跟[4]肉满，踵[5]坚；气少血多，则瘦，跟[6]空；血气皆少，则善[7]转筋，踵下痛。

【校注】

[1] 少：《甲乙经》作"小"。

[2] 多：《甲乙经》作"盛"。

[3] 阴：正统本《甲乙经》作"阳"。《讲义》改"阴"为"阳"，据改。

[4] 跟：明蓝格钞本《甲乙经》作"踝"。

[5] 踵：读若"锺"，足跟。

[6] 跟：明蓝格钞本《甲乙经》误作"跣"。

[7] 善：《甲乙经》作"喜"。

手阳明之上：血气[1]盛，则髭[2]美；血少气多，则髭[3]恶；血气皆少，则[4]无髭。手阳明之下：血气盛，则腋下毛美，手鱼肉以温；气血皆少，则手瘦以寒。

【校注】

[1] 血气：《甲乙经》作"气血"。

[2] 髭：《甲乙经》作"上髭"，明蓝格钞本《甲乙经》"髭"作"须"。

[3] 髭：明蓝格钞本《甲乙经》"髭"作"须"，下"无髭"同，不复出校。

[4]《甲乙经》"则"下有"善转筋"。

手少阳之上：血气盛，则眉美以长，耳色美；血气皆少，则耳焦恶色。手少阳之下：血气盛，则手卷[1]多肉以温；血气皆少，则寒以瘦[2]；气少血多，则瘦以多脉。

【校注】

[1] 卷：《甲乙经》作"拳"。

[2] 寒以瘦：《甲乙经》作"瘦以寒"。

手太阳之上：血气盛，则有[1]多须[2]，面多肉以平；血气皆少，则面瘦恶色[3]。手太阳之下：血气盛，则掌[4]肉充满；血气皆少，则掌瘦以寒。

【校注】

[1]《甲乙经》无"有"。

[2] 须：《甲乙经》作"髯"。

[3] 恶色：《甲乙经》作"黑色"。
[4] 掌：詹本误作"堂"。

黄帝曰：二十五人者，刺之有约[1]乎？歧伯曰：美眉者，足太阳之脉气血[2]多；恶眉者，血气少。其肥而泽者，血气有馀；肥而不泽者，气有馀血不足。瘦而无泽者，气血俱不足。审察其形气[3]有馀不足而调[4]之，可以知逆顺[5]矣。

【校注】

[1] 约：法度。
[2] 气血：《甲乙经》作"血气"。
[3] 气：候。
[4] 调：合诊。
[5] 逆顺：《甲乙经》作"顺逆"。

黄帝曰：刺其诸[1]阴阳奈何？歧伯曰：按[2]其寸口人迎，以调[3]阴阳，切循[4]其经络之凝（涩）[冱][5]，结而不通者，此于身皆[6]为痛痹，甚则不行，故凝（涩）[冱]。凝（涩）[冱]者，致气以温之，血和乃止。其结络者，脉结血不行[7]，决之乃行。故曰：气有馀于上者，导而下之；气不足于上者，推而休之[8]；其稽留不至者，因而迎之[9]。必明于经隧[10]，乃能持之。寒[11]与热争者，导而行之；其宛陈[12]血不结者，则而予之[13]。必先明知二十五人，则[14]血气之所在[15]，左右上下，刺约毕也[16]。

【校注】

[1]《甲乙经》无"诸"。
[2] 按：审。
[3] 调：诊候。詹本误作"谓"。
[4] 循：读若"揗"。
[5] 涩：当作"冱"，说见拙著《〈黄帝内经素问〉校补》。下同，不复出校。医统本、吴本作"色"。《甲乙经》作"泣"，为"冱"之俗误。下"凝

涩"之"涩",《甲乙经》并作"泣",不复出校。

[6] 皆：《甲乙经》作"背"。

[7] 脉结血不行：詹本作"阴结气不行"。元本、熊本、詹本、医统本、吴本、藏本、赵本、朝鲜活字本"行"并作"和"。

[8] 推而休之：向上推举，养之使盛壮。推，兴起；向上推举。休之，养之使盛壮。詹本"推"作"揎"，《甲乙经》"休"作"往"。

[9] 迎 yìng 之：接之引之而使其必来也。

[10] 隧：明蓝格钞本《甲乙经》作"随"。

[11] 寒：詹本误作"完"。

[12] 宛陈：宛，读若"蕴"，积聚。陈，积久而生之积聚。

[13] 则而予之：依照法则而除之。予，读若"除"。《甲乙经》作"即而取之"。

[14] 则：《甲乙经》作"别"。

[15] 则血气之所在：此六字盖"二十五人左右上下"旁注衍入正文者。则，即也。

[16] 刺约毕也：《甲乙经》作"则刺约毕矣"。

黄帝内经灵枢卷第十八

音释
阴阳二十五人第六十四
（钛）[钦][1]（犬）[大][2]。悇他刀切。鲛交。胕杭。瘃只玉切。

【校注】

[1] 元本、朝鲜活字本并作"钦"，据改。
[2] 元本、熊本、詹本、藏本、赵本、朝鲜活字本并作"大"，据改。

黄帝内经灵枢卷第十九

五音五味第六十五

按：本篇承上篇之旨，论述了以下内容：人身合五音五谷五果五畜；妇人、宦者、天宦之所以无须；颜色黄赤者多热气，青白者少热气，黑色者多血少气，美眉者太阳多血，通髯极须者少阳多血，美须者阳明多血；手足六经之气血各有多少，与天之常数相合。

自"黄帝曰妇人无须者无血气乎"至"此天之常数也"，见于《太素》卷10《任脉》，部分内容又见于《太素》卷19《知形志所宜》。又本篇分别见于《甲乙经》卷2第2、卷1第7、卷1第16。

右徵与少徵，调右手太阳上。
左商与左徵，调左手阳明上。
少徵与大[1]宫，调左手阳明上。
右角与大角，调右足少阳下。
大徵与少徵，调左手太阳上。
众羽与少羽，调右足太阳下。
少商与右商，调右手太阳下。
桎羽与众羽，调右足太阳下。
少宫与太宫，调右足阳明下。
判角与少角，调右足少阳下。

釱[2]商与上商，调右足阳明下。

釱商与上角，调左足太阳下[3]。

【校注】

[1] 大：周本、医统本作"太"。下或同，不复出校。

[2] 原本右从"犬"，藏本作"釱"。俗书末笔加点甚随意，此据文意及道藏本录正。下同，不复出校。

[3] 以上叙述顺序疑有错简。为方便理解，调整如下：

右角与大角，调右足少阳下。

判角与少角，调右足少阳下。

大徵与少徵，调左手太阳上。

右徵与少徵，调右手太阳上。

少徵与大宫，调左手阳明上。

少宫与大宫，调右足阳明下。

釱商与上商，调右足阳明下。

釱商与上角，调左足太阳下。

少商与右商，调右手太阳下。

左商与左徵，调左手阳明上。

众羽与少羽，调右足太阳下。

桎羽与众羽，调右足太阳下。

上徵与右徵同，谷麦，畜羊，果杏，手少（阳）[阴][1]，藏心，色赤，味苦，时夏。

上羽与大羽同，谷大豆，畜彘，果栗，足少阴，藏肾，色黑，味咸，时冬。

上宫与大宫同，谷稷，畜牛，果枣，足太阴，藏脾，色黄，味甘，时季夏。

上商与右商同，谷黍，畜鸡，果桃，手太阴，藏肺，色白，味辛，时秋。

上角与大角同，谷麻，畜犬，果李，足厥阴，藏肝，色青，味酸，时春。

  大宫与上角，同右足阳明上。
  左角与大角，同左足阳明上。
  少羽[2]与大羽，同右足太阳下。
  左商与右商，同左手阳明[3]上。
  加宫与大宫，同左足少阳上。
  质判与大宫，同左手太阳下。
  判角与大角，同左足少阳下。
  大羽与大角，同右足太阳上。
  大角与大宫，同右足少阳上。
  右徵、少徵、质徵、上徵、判徵。
  右角、钛角、上角、大角、判角。
  右商、少商、钛商、上商、左商。
  少宫、上宫、大宫、加宫、左角[4]宫。
  众羽、桎羽、上羽、大羽、少羽。

【校注】

[1] 阳：《讲义》谓当作"阴"，据改。

[2] 少羽：吴本作"少徵"。

[3] 手阳明：医统本、吴本作"足阳明"。

[4]《讲义》谓"角"是衍文。

  黄帝曰：妇人无须者[1]，无[2]血气乎？歧伯曰：冲脉、任脉[3]皆起于胞中，上循背[4]里，为经络之[5]海。其浮而外者，循腹右上行[6]，会于咽喉，别而络唇口[7]。血气盛，则充肤热肉；血独盛，则澹渗[8]皮肤，生毫[9]毛。今妇人之生[10]，有馀于气，不足于血，以其[11]数脱血也[12]，冲任[13]之脉[14]不荣口唇[15]，故须[16]不生焉[17]。

【校注】

[1] 妇人无须者：《太素》作"妇人之毋须者"。

[2] 无：《太素》作"毋"。

[3] 冲脉、任脉：《太素》作"任脉、冲脉"。

[4] 背：《太素》《甲乙经》作"脊"。

[5]《太素》无"之"。

[6] 循腹右上行：《太素》《甲乙经》作"循腹上行"，无"右"。《甲乙经》下夹注："一作右。"则"右"盖旁注异文误衍正文。

[7] 别而络唇口：《太素》作"别而络唇口之"，"之"盖"也"之俗误。

[8] 澹渗：澹，读若"沾"，浸润。《甲乙经》作"渗灌"。

[9] 毫：《太素》作"豪"。

[10] 今妇人之生：《甲乙经》作"妇人"，《太素》作"今妇人之生"。

[11] 以其：《甲乙经》作"以其月水下"。

[12] 数脱血也：《太素》作"数脱血故也"。

[13] 冲任：《太素》《甲乙经》作"任冲"。

[14] 之脉：《甲乙经》作"之交脉"。

[15] 不荣口唇：《太素》作"不营其口唇"，《甲乙经》作"不营其唇"。

[16] 须：《甲乙经》作"髭须"。

[17] 明蓝格钞本《甲乙经》无"焉"。

黄帝曰：士人[1]有伤于阴，阴气[2]绝而不起，阴不用，然其须[3]不去，其故何也？宦者独去[4]，何也？愿闻其故[5]。歧伯曰：宦者去其宗筋，伤其冲脉，血写[6]不复，皮肤[7]内结[8]，唇口[9]不荣[10]，故须不生。

【校注】

[1] 士人：《甲乙经》作"人"。

[2] 阴气：阴器。气，读若"器"。

[3] 须：《甲乙经》作"髭须"。

[4] 宦者独去：《太素》作"宦者之独去"。

[5] 愿闻其故：《太素》作"愿闻其故也"。

[6] 写：《甲乙经》作"泻"。

[7] 皮肤：《太素》、明蓝格钞本《甲乙经》作"肉肤"。

[8] 结：明蓝格钞本《甲乙经》作"终"。

[9] 唇口：《太素》作"口唇"。

[10] 荣：《太素》《甲乙经》作"营"。

黄帝曰：其有天[1]宦者，未尝被伤，不脱于血，然其须不生，其故何也？歧伯曰：此[2]天之所不足也，其任冲不盛，宗筋不成，有气无[3]血，唇口[4]不荣[5]，故须[6]不生。

【校注】

[1] 天：《甲乙经》作"夫"。

[2] 此：《太素》作"此故"。

[3] 无：《太素》作"毋"。

[4] 唇口：《太素》作"口唇"。

[5] 荣：《太素》《甲乙经》作"营"。

[6] 须：《甲乙经》作"髭须"。

黄帝曰：善乎哉[1]！圣人之通万物也，若日月之光影、音声[之][2]鼓响，闻其声[3]而知其形，其非夫子，孰能明万物之精！是故圣人视其颜色[4]：黄赤者，多热气；青白者，少热气；黑色者，多血少气；美眉者，太阳多血；通髯极须[5]者，少阳多血；美须[6]者，阳明多血。此其时[7]然[8]也。

【校注】

[1] 善乎哉：《太素》作"善哉乎"。

[2]《太素》"音声"下有"之"。《讲义》据补"之"字，从补。之，与。

[3] 声：《太素》作"音"。

[4] 颜色：《太素》作"真色"。

[5] 须：《太素》作"发"。

[6] 须：明蓝格钞本《甲乙经》作"髯"。

[7] 时：读若"伺"，诊候。正统本《甲乙经》作"应"。

[8] 然：如此。

夫人之常数：太阳常多血少气，少阳常多气少血[1]，阳明常多血多气[2]，厥阴常多气少血[3]，少阴常多气少血[4]，太阴常多血少气[5]，此天之常数也[6]。

【校注】

[1] 少阳常多气少血：明蓝格钞本《甲乙经》作"少阳常少血多气"。

[2] 阳明常多血多气：《太素》作"阳明常多血气"。

[3] 厥阴常多气少血：明蓝格钞本《甲乙经》作"少阴常少血多气"。

[4] 少阴常多气少血：周本同，元本、熊本、詹本、医统本、吴本、藏本、赵本、朝鲜活字本并作"少阴常多血少气"，明蓝格钞本《甲乙经》作"厥阴常多血少气"。

[5] 太阴常多血少气：《太素》作"太阴常多血气"，明蓝格钞本《甲乙经》作"太阴常少血多气"。

[6] 明蓝格钞本《甲乙经》无"也"。按，《素问·血气形志篇第二十四》："夫人之常数：太阳常多血少气，少阳常少血多气，阳明常多气多血，少阴常少血多气，厥阴常多血少气，太阴常多气少血。此天之常数。"张介宾认为："十二经之血气多少各有不同，两经所言之数凡三，皆有互异。意者气血多少四字极易混乱，此必传录之误也。当以《素问·血气形志第二十四篇》者为是。"

百病始生第六十六

按：本篇论述了以下内容：百病之始生，皆生于风雨寒暑，清湿，喜怒；外感内伤，约为三部（喜怒不节则伤脏，脏伤则病起于阴也；清湿袭虚，则病起于下；风雨袭虚，则病起于上，是谓三部），而邪气淫泆不可胜论；邪气之淫泆，始于虚以感之，而以次传舍则为积；积之在于各所者，其状各有不同，而病有所由始；积之始生者，必由于寒，而其所成则由于厥（寒凝而阳气不能周行）；积之始生，至其已成之过程与病状；积之生于阴者，以五脏各有所伤；治积之法，察其所痛，以知其所应脏腑虚实，当补则补，当泻则泻，毋逆天时。

全篇见于《太素》卷27《邪传》，又见于《甲乙经》卷8第2。

黄帝问于歧伯曰：夫[1]百病之[2]始生也，皆于风雨寒暑，清湿[3]，喜怒。喜怒不节则伤藏，风雨则伤上，清湿则伤下。三部之气所伤异类，愿闻其会[4]。歧伯曰[5]：三部之气各不同，或起于阴，或起于阳，请言其方。喜怒不节则伤藏，藏伤则病起于阴也[6]；清湿袭虚，则病起于下；风雨袭虚，则病起于上，是谓三部。至于[7]其淫泆[8]，不可胜数。

【校注】

[1]《甲乙经》无"夫"。

[2]《甲乙经》无"之"。

[3] 清湿：当作"清湿"，谓饮食、居处。《素问·调经论篇第六十二》："夫邪之生也，或生于阴，或生于阳。其生于阳者，得之风雨寒暑；其生于阴者，得之饮食、居处、阴阳、喜怒。"

[4] 会：对答。

[5]《太素》作"歧伯对曰"。

[6]《太素》《甲乙经》无"也"。

[7]《甲乙经》无"于"。

[8] 淫泆：詹本作"淫佚"。

黄帝曰[1]：余固不能数[2]，故问（先）[天]师[3]，愿卒闻其道。歧伯曰[4]：风雨寒热不得虚，邪不能独伤人。卒然逢疾风暴雨而不病者，盖无虚[5]，故[6]邪不能独伤人[7]。此[8]必因虚邪之风，与[9]其身形，两虚相得[10]，乃客其形。两实相逢，众人肉坚[11]。其中于虚邪也，因于[12]天时，与其身形[13]，参以虚实，大病乃成。气有定舍，因处为名，上下中外[14]，分为三员[15]。是故虚邪之中人也，始于皮肤。皮肤缓则腠理开，开[16]则邪[17]

从毛发入，入[18]则抵深[19]，深[20]则毛发立，毛发立则[21]淅然[22]，故[23]皮肤痛。留而不去，则传舍于络脉[24]。在络[25]之时，痛[26]于肌肉，其痛之时息[27]，大经乃代。留而不去，传舍于经。在经之时，洒淅[28]喜[29]惊[30]。留而不去，传舍于输[31]。在输之时，六经不通，四肢则肢节痛[32]，腰脊乃强。留而不去，传[33]舍于伏冲之脉[34]。在伏冲之[35]时，体重身痛[36]。留而不去，传舍于肠胃。在肠胃[37]之时，贲向[38]腹胀，多寒则肠鸣飱泄，食[39]不化，多热则溏出糜。留而不去，传舍于肠胃之外、募原之间。留著于脉，稽留[40]而不去，息而成积。或著孙脉[41]，或著络脉[42]，或著经脉，或著输脉，或著于伏冲之脉，或著于膂筋，或著于肠胃之募原，上连于缓[43]筋。邪气淫泆，不可胜论。

【校注】

[1]《太素》作"黄帝问曰"。

[2] 数 shǔ：辨别。

[3] 问先师：《太素》作"问于天师"，据改。

[4]《太素》作"歧伯对曰"。

[5] 盖无虚：《太素》作"亦无虚"。

[6]《太素》《甲乙经》无"故"。

[7]《甲乙经》无"人"。

[8]《太素》无"此"。

[9] 与：明蓝格钞本《甲乙经》作"雨"。

[10] 相得：《甲乙经》作"相搏"。

[11] 坚：《甲乙经》作"间"。

[12] 因于：《甲乙经》作"因其"。

[13] 身形：《太素》《甲乙经》作"躬身"。

[14] 中外：《甲乙经》作"内外"。

[15] 贞：周本、《太素》同，《甲乙经》作"真"。贞，当，谓对应者。熊本、詹本、医统本、吴本、藏本、赵本、朝鲜活字本并作"员"。

[16] 开：《甲乙经》作"腠理开"。

[17]《太素》、明蓝格钞本《甲乙经》无"开则邪"。

[18] 入：《甲乙经》作"毛发入"。

[19] 抵深：《甲乙经》作"稍深"，《太素》作"枢深"，"枢"盖"抵"之俗误。

[20] 深：《甲乙经》作"稍深"。

[21]《太素》《甲乙经》无"毛发立则"。

[22] 淅然：《甲乙经》作"洒然"，《太素》作"沂然"，"沂"乃"淅"之省"木"而末笔加点俗字。

[23]《太素》《甲乙经》无"故"。

[24]《甲乙经》无"脉"。

[25] 络：《太素》作"络脉"。

[26] 痛：《甲乙经》作"通"。

[27] 其痛之时息：《甲乙经》作"其病时痛时息"，《太素》无"息"。

[28] 洒淅：《太素》作"洫沂"。

[29] 喜：《太素》《甲乙经》作"善"。

[30] 惊：谓恶寒战慄。《素问·疏五过论篇第七十七》："身体日减，气虚无精。病深无气，洒洒然时惊。"

[31] 输：《甲乙经》作"俞"。下同，不复出校。

[32] 肢：《太素》作"四支节痛"，《甲乙经》作"四节即痛"。

[33] 传：《甲乙经》作"伏"。

[34]《太素》无"之脉"。

[35]《甲乙经》"伏冲之"作"伏冲之脉"。

[36] 体重身痛：《甲乙经》作"身体重痛"。

[37] 在肠胃：《太素》作"舍于肠胃"。

[38] 贲向：膨胀的样子。贲 fèn，隆起；充盈。向，读若"膨"。医统本作"贲响"。

[39]《甲乙经》无"食"。

[40]《太素》无"留"。

[41] 孙脉：《太素》作"孙胳"。

[42] 络脉：《甲乙经》作"脉络"。

[43] 缓：疑读若"脘"。缓，匣纽元部；脘，见纽元部。

黄帝曰：愿尽闻其所由然。歧伯曰：其著孙络之脉而成积者[1]，其积[2]往来上下。臂手[3]孙络之居也，浮而缓，不能句[4]积而止之，故往来移行肠胃之间[5]，水[6]凑渗注灌，濯濯有音，有寒则䐜[7]，䐜满雷[8]引，故时切[9]痛。其著于阳明之经，则挟脐[10]而居，饱食[11]则[12]益大，饥则益小。其著于缓筋也，似阳明之积，饱食[13]则[14]痛，饥则安。其著于肠胃之募原也[15]，痛而外连于缓筋[16]，饱食[17]则安，饥则痛。其著于伏冲之脉者，揣之[18]应手而动，发手则热气下于两股，如汤沃之状。其著于膂筋，在肠后者，饥则积见，饱则[19]积不[20]见，按之不得。其著于输之[21]脉者，闭塞不通，津液不下，孔窍干壅[22]。此邪气之从外入内，从上下也[23]。

【校注】

[1]《甲乙经》无"者"。

[2]《甲乙经》无"其积"。

[3] 臂手：《甲乙经》作"擘乎"，夹注："《素》作手。""擘"盖手臂的换旁俗字。

[4] 句 gōu：留止。《甲乙经》作"拘"。

[5] 肠胃之间：《太素》作"肠间"。

[6] 水：《甲乙经》作"外"。

[7] 䐜：《太素》、明蓝格钞本《甲乙经》作"脉䐜"。

[8] 雷：读若"勪"，推也。

[9] 切：迫急；程度重。

[10] 挟脐：《太素》作"侠齐"，《甲乙经》作"侠脐"。

[11]《甲乙经》无"食"。

[12] 则：明蓝格钞本《甲乙经》作"而"。

[13]《甲乙经》无"食"。

[14] 则：明蓝格钞本《甲乙经》作"而"。

[15] 明蓝格钞本《甲乙经》无"也"。

[16]《甲乙经》"缓筋"下有"也"。

[17]《甲乙经》无"食"。

[18] 之：《太素》作重文符。揣揣，动貌。

[19] 则：明蓝格钞本《甲乙经》作"之"。

[20] 不：《太素》《甲乙经》作"弗"。

[21]《甲乙经》无"之"。

[22] 孔窍干壅：《甲乙经》作"而孔窍干壅"，《太素》"壅"作"癃"，《甲乙经》无"壅"。

[23] 从上下也：《太素》作"从上下者"，《甲乙经》作"从上下者也"。

黄帝曰：积之始生[1]，至其已成，奈何？歧伯曰：积之始生[2]，得寒乃生，厥[3]乃成积也[4]。

【校注】

[1] 始生：明蓝格钞本《甲乙经》作"始也"。

[2] 始生：《甲乙经》作"始也"。

[3] 厥：谓寒凝而阳气不能周行。《太素》、明蓝格钞本《甲乙经》作"厥上"，《甲乙经》作"厥止"。

[4]《甲乙经》无"也"。

黄帝曰：其[1]成积[2]奈何？歧伯曰：厥气生足悗[3]，悗[4]生胫寒，胫寒则血脉[5]凝（涩）[沍][6]，血脉凝（涩）[沍]则[7]寒气[8]上[9]入于[10]肠胃，入于肠胃则䐜[11]胀，䐜胀则肠外之汁沫迫聚不得散[12]，日以成积。卒然多食饮[13]，则肠[14]满。起居不节，用力过度，则络脉伤。阳络伤则血外溢，血[15]外溢则衄血；阴络伤则血内溢，血[16]内溢则后血[17]。肠胃之络伤[18]，则血溢于肠外，肠外有寒汁沫，与血相搏[19]，则并合凝聚不得散，而[20]积成[21]矣。卒然（中外）[外中][22]于寒，若内伤于忧怒，则气上逆，气上逆则六输[23]不通，温气不行，凝结[24]蕴（里）[裏][25]而不散，津液（涩渗）[沍澡][26]，著而不去，而积皆成矣。

【校注】

[1]《太素》无"其"。

[2]《甲乙经》无"积"。

[3] 悗：《甲乙经》作"溢"，夹注："《灵枢》作足悗。"

[4] 悗：《太素》作"足悗"，《甲乙经》作"溢"。

[5] 血脉：《甲乙经》作"脉血"。

[6] 涩：《太素》《甲乙经》并作"泣"，俱为"冱"之俗误，据改。下同，不复出校。

[7] 《太素》《甲乙经》无"血脉凝涩则"五字。

[8] 寒气：《甲乙经》作"寒热"。

[9] 上：《甲乙经》作"上下"。

[10] 《太素》无"于"。

[11] 膜：《太素》作"瞙"，俗书月、目相乱。下"膜胀"同，不复出校。

[12] 不得散：《太素》作"不散"。

[13] 多食饮：《太素》作"盛食多饮"。

[14] 肠：《太素》、《甲乙经》、明蓝格钞本《甲乙经》作"脉"，刘校谓应据改。

[15] 《太素》《甲乙经》无"血"。

[16] 《太素》无"血"。

[17] 后血：《太素》《甲乙经》作"便血"。

[18] 肠胃之络伤：《太素》、明蓝格钞本《甲乙经》作"肠外之络伤"，《甲乙经》作"外之络伤"。

[19] 搏：《太素》作"薄"。

[20] 《太素》无"而"。

[21] 积成：《甲乙经》作"成积"。

[22] 中外：元本、熊本、詹本、医统本、吴本、藏本、赵本、朝鲜活字本并作"外中"，《甲乙经》无"外"。《讲义》改"中外"为"外中"，据改。

[23] 六输：《甲乙经》作"穴俞"，明蓝格钞本《甲乙经》作"穴输"。

[24] ：元本、熊本、詹本、医统本、吴本、藏本、赵本、朝鲜活字本、《太素》、《甲乙经》并作"凝血"。

[25] 里：《太素》作"裹"，据改。

[26] 涩渗：《太素》作"泣澡"，"泣"为"冱"之俗讹，参、枈俗书相乱。"澡"读若"燥"。"冱燥"，凝固干燥。说见拙著《〈黄帝内经素问〉校

补》。《甲乙经》作"凝涩",明蓝格钞本《甲乙经》作"凝"。

黄帝曰:其生于阴者,奈何?歧伯曰:忧思伤心,重寒伤肺,忿怒伤肝,醉以[1]入房,汗出当风伤脾,(思)[用][2]力过度,若[3]入房汗出,浴[4],则伤肾。此内外[5]三部之所生病者[6]也。

【校注】

[1] 醉以:《甲乙经》作"醉饱"。

[2] 思:元本、熊本、詹本、医统本、吴本、藏本、赵本、朝鲜活字本并作"用"。《讲义》改"思"为"用",据改。

[3]《甲乙经》无"若"。

[4] 浴:《太素》《甲乙经》作"浴水"。

[5] 内外:《太素》作"外内"。

[6]《甲乙经》无"者"。

黄帝曰:善。治之奈何?歧伯荅[1]曰:察其所痛,以知其应,有馀不足,当补则补,当写[2]则写,毋[3]逆天时,是谓至[4]治。

【校注】

[1]《太素》无"荅"。

[2] 写:明蓝格钞本《甲乙经》作"泻"。

[3] 毋:《甲乙经》作"无"。

[4] 至:明蓝格钞本《甲乙经》误作"主"。

行针第六十七

按:本篇论述了以下内容:百姓之血气各不同形;神动而气先针以行者,必其为重阳之人;受针之气有与针相逢者,以其气之出速而相逢;有针已出而气独行者，正以阴气多而内藏，故针虽出而气乃随后以独行；人有数刺而始知者，以其阴气多而沉；有针入而气逆者，乃失其针法。

全篇见于《太素》卷23《量气刺》，又见于《甲乙经》卷1第16。

黄帝问于歧伯曰：余闻九针于夫子，而行之于[1]百姓，百姓之血气各不同形，或神[2]动而气先针行[3]；或气与针相逢，或针以[4]出气独行，或数刺乃知，或发针而气逆，或数刺病益剧[5]。凡此六者，各不同形，愿闻其方。歧伯曰：重阳之人，其神易动，其气易往也。

【校注】

[1]《太素》无"于"。

[2] 神：明蓝格钞本《甲乙经》作"神明"。

[3] 针行：明蓝格钞本《甲乙经》作"行针"。

[4] 以：赵本、《太素》、《甲乙经》作"已"。

[5] 益剧：《甲乙经》作"益甚"。

黄帝曰：何谓重阳之人？歧伯曰：重阳之人，熇熇高高[1]，言语善疾，举足善[2]高，心肺之藏气有馀，阳气滑盛而扬[3]，故神动而气先行。

【校注】

[1] 熇熇高高：《太素》作"矫矫蒿蒿"。

[2] 善：《甲乙经》作"喜"。

[3] 扬：医统本、吴本作"阳"。

黄帝曰：重阳之人而神不先行者，何也？歧伯曰：此人颇有阴者也[1]。

【校注】

[1]《太素》无"也"。

黄帝曰：何以知其颇有阴也。歧伯曰：多阳者多喜，多阴者多怒，数怒者易解，故曰颇有阴。其阴阳之离合[1]难，故其神不能先行也[2]。

【校注】
[1] 离合："离"读若"丽"。丽合，协调配合。《太素》无"离"字。
[2]《甲乙经》无"也"。

黄帝曰：其气与针相逢奈何？歧伯曰：阴阳和调[1]，而[2]血气淖泽滑利，故针入而气出，疾而相逢也。

【校注】
[1] 阴阳和调：《甲乙经》作"阴阳和调者"。
[2]《甲乙经》无"而"。

黄帝曰：针已[1]出而气独行者，何气使然？歧伯曰：其阴气多而阳气少[2]，阴气沉而阳气浮，[沉]者[3]内[4]藏，故针已[5]出，气乃随其后，故独行也。

【校注】
[1] 已：《太素》作"以"。
[2] 其阴气多而阳气少：《甲乙经》作"其阴多而阳少者"，吴本"阳"误作"阴"。
[3]《太素》"者"上有"沉"，据补。
[4]《太素》无"内"。
[5] 已：《太素》作"以"。

黄帝曰：数刺乃知[1]，何气使然？歧伯曰：此人之多阴而少阳[2]，其气沉而气往难，故数刺[3]乃知也[4]。

【校注】
[1] 数刺乃知：《太素》作"数刺乃知者"。
[2] 此人之多阴而少阳：《甲乙经》作"此人之其多阴而少阳者"。

[3] 刺：《甲乙经》作"刺之"。

[4]《甲乙经》无"也"。

黄帝曰：针入而气逆者，何气使然？歧伯曰：其气逆与其数刺病益甚者，非阴阳之气[1]，浮沉[2]之势也，此皆粗之所败，(上)[工][3]之所失[4]，其形气无过焉[5]。

【校注】

[1] 非阴阳之气：《甲乙经》作"非阴阳之气也"。

[2] 浮沉：《甲乙经》作"沉浮"。

[3] 上：《太素》《甲乙经》作"工"，明蓝格钞本《甲乙经》作"攻"。《讲义》改"上"为"工"，据改。

[4] 所失：明蓝格钞本《甲乙经》作"所先也"，"先"字盖误。

[5] 无过焉：《甲乙经》作"无过也"，《太素》"过"作"边"。

上膈第六十八

按：本篇论述膈证有上下之分，而尤详下膈之义，以及刺下脘之痈必须遵守的法度。

全篇见于《太素》卷26《虫痈》，又见于《甲乙经》卷11第8。

黄帝曰[1]：气为上膈[2]，[上膈][3]者，食饮[4]入而还出，余已知之矣。虫为下膈，下膈者，食晬时乃出，余[5]未得其意，愿卒闻之。歧伯曰：喜怒不适，食饮不节，寒温不时，则寒汁流[6]于肠中，流于肠中[7]则[8]虫寒，虫寒则积聚，守于下管[9]，[守于下管][10]则(肠胃)[下管]充郭[11]，卫气[12]不营，邪气居之。人食，则虫上食，虫上食[13]则下管[14]虚，下管[15]虚则邪气胜之[16]，积聚以[17]留，留则痈[18]成，痈成则下管[19]约。其痈在管[20]内者，即[沉][21]而痛深；其痈在外[22]者，则痈外而痛浮，痈上皮热。

【校注】

[1]《太素》作"黄帝问于歧伯曰"。

[2] 膈:《太素》、《甲乙经》、明蓝格钞本《甲乙经》作"鬲"。下"膈"字同,不复出校。

[3]《太素》、《甲乙经》、明蓝格钞本《甲乙经》重"上鬲",据补。

[4]《甲乙经》无"饮"。

[5]《甲乙经》无"余"。

[6] 流:《甲乙经》作"留"。

[7] 流于肠中:《甲乙经》"留"作"留",詹本、明蓝格钞本《甲乙经》无"流于肠中"。

[8] 则:《太素》作"即"。

[9] 下管:《甲乙经》作"下脘"。

[10]《太素》重"守于下管",《甲乙经》重"守下脘",明蓝格钞本《甲乙经》重"守下管",据补。

[11] 则肠胃充郭:《太素》、明蓝格钞本《甲乙经》"肠胃"作"下管",义长,据改。

[12] 卫气:《甲乙经》作"胃气"。

[13] 虫上食:吴本作"虫上入"。

[14] 下管:《甲乙经》作"下脘"。

[15]《太素》无"下管",《甲乙经》"下管"作"下脘"。

[16] 虚则邪气胜之:"之"盖重文符号之误,《甲乙经》作"虚则邪气胜,胜则","胜则"属下读。

[17] 以:医统本、吴本作"已"。

[18] 痈:《太素》作"癕"。以下诸"痈"《太素》并作"癕",不复出校。

[19] 下管:《甲乙经》作"下脘"。

[20] 管:《甲乙经》作"脘"。

[21]《太素》、《甲乙经》、明蓝格钞本《甲乙经》"即"下有"沉",据补。

[22] 外:《甲乙经》作"脘外",谓下脘外层。

黄帝曰：刺之奈何？歧伯曰：微按其痈，视气所行，先浅刺其傍，稍内益深，还[1]而刺之，毋[2]过三行，察其沉浮[3]，以为深浅[4]。已刺必熨[5]，令热入中，日使热内，邪气益衰，大痈乃溃[6]。（伍）以参[伍]禁[7]，以除其内，恬憺[8]无为，乃能行气，后以咸苦[9]，化谷乃下[10]矣[11]。

【校注】

[1] 还：读若"营"，求。《太素》作"遂"，顺应。

[2] 毋：吴本、《甲乙经》作"无"。

[3] 沉浮：《甲乙经》作"浮沉"。

[4] 深浅：《甲乙经》作"浅深"。

[5] 熨：明蓝格钞本《甲乙经》作"慰"。

[6] 溃：詹本误作"遗"。

[7] 伍以参禁：《太素》作"以参伍禁"，谓并且配合禁术。据改。

[8] 恬憺：《太素》作"恬惔"。

[9] 后以咸苦：《太素》作"后以酸苦"，刘校谓应据改。《甲乙经》作"后服酸苦"。

[10] 下：《甲乙经》、明蓝格钞本《甲乙经》作"下鬲"，明蓝格钞本《甲乙经》夹注："《灵枢》云上鬲。"

[11]《太素》无"矣"。

忧恚无言第六十九

按：本篇论述了以下内容：发音器官的构成及声音产生的机理；人之忧恚而无言，是因为寒气之客于会厌；失音的针刺治疗方法。

今传本《太素》未见，见于《甲乙经》卷12第2。

黄帝问于少师曰：人之卒然忧恚而言无音[1]者，何道之塞[2]？何气出行[3]，使音不彰[4]？愿闻其方[5]。少师荅曰：咽喉者，水谷之道[6]也；喉咙者，气之所以上下者[7]也；会厌者，音声之户也；口唇[8]者，音声之扇也；舌者，音声之机也；悬雍[9]垂者，音[10]声之关也；颃颡者，分气之所泄也；横骨者，神气所使[11]，主发舌者也。故人之鼻洞涕[12]出不收者，颃颡不开[13]，分气失也。是故厌小[14]而疾[15]薄，则发气疾；其开阖利，其出气易；其厌大而厚，则开阖难，其气出[16]迟，故重言[17]也。人[18]卒然无音者，寒气客于厌，则厌不能发，发不能下至[19]，其开阖不致[20]，故无音[21]。

【校注】

[1] 言无音：《灵枢略》作"无言"。

[2]《甲乙经》无"何道之塞"。

[3] 出行：《甲乙经》作"不行"，《灵枢略》作"之不行"。

[4] 不彰：詹本作"不形"。

[5]《甲乙经》无"使音不彰愿闻其方"八字。

[6] 道：《甲乙经》作"道路"。

[7]《灵枢略》无"者"。

[8] 口唇：《甲乙经》作"唇口"，《灵枢略》作"唇"，无"口"。

[9] 雍：《甲乙经》作"痛"。

[10] 音：明蓝格钞本《甲乙经》作"舌"。

[11] 神气所使：《甲乙经》《灵枢略》作"神气之所使"。

[12] 涕：《甲乙经》作"洟"。

[13] 开：《甲乙经》《灵枢略》作"闭"。

[14] 是故厌小：《甲乙经》作"其厌少"。

[15]《甲乙经》《灵枢略》无"疾"。

[16] 气出：《甲乙经》作"出气"。

[17] 重言：言语謇涩困难。重，难也。《灵枢略》下有小字夹注："所谓吃者，其言重。"

[18]《甲乙经》《灵枢略》无"人"。

[19] 发不能下至：《甲乙经》作"发不能下至其机扇"，《灵枢略》作"发不能至其机扇"。

[20] 其开阖不致：致，读若"制"，控制。《甲乙经》作"机扇开阖不

利",《灵枢略》作"其机扇开阖不利"。

[21]《灵枢略》作"故无音也"。

黄帝曰：刺之奈何？歧伯曰[1]：足之少阴[2]，上系于舌[3]，络于横骨，终于会厌，两写其[4]血脉，浊气乃辟。会厌之脉，上络任脉，取之天突[5]，其厌乃发也[6]。

【校注】

[1]《甲乙经》无"黄帝曰刺之奈何歧伯曰"。
[2] 足之少阴：《甲乙经》作"足少阴之脉"。
[3] 上系于舌：《甲乙经》作"上系于舌本"。
[4]《甲乙经》无"其"。
[5] 取之天突：《甲乙经》作"复取之天突"。
[6] 明蓝格钞本《甲乙经》无"也"。

黄帝内经灵枢卷第十九

黄帝内经灵枢卷第二十

寒热第七十

按：本篇论述了以下内容：瘰疬之作，皆以瘰瘘寒热之毒气留于经脉不去所成；去瘰疬之法；决瘰疬生死之法。

全篇见于《太素》卷26《寒热瘰疬》，又见于《甲乙经》卷8第1上。

黄帝问于歧伯曰：寒热瘰疬在于颈腋[1]者，皆[2]何气使生？歧伯曰：此皆鼠瘘[3]寒热之毒气也[4]，留于脉[5]而不去者[6]也。

【校注】

[1] 腋：《太素》作"掖"。

[2]《甲乙经》无"皆"。

[3] 鼠瘘：疮瘘。鼠，读若"瘟"。"瘟瘘"近义复用。《淮南子·说山》："狸头愈鼠，鸡头已瘘。"

[4]《甲乙经》无"也"。

[5] 留于脉：《太素》作"堤留于脉"，《甲乙经》作"稽于脉"，明蓝格钞本《甲乙经》夹注："《灵枢》稽作隄字。"

[6]《太素》无"者"。

黄帝曰：去之奈何？歧伯曰：鼠瘘之本，皆在于藏，其末上出于颈腋之间[1]，其浮于脉中[2]而未内著[3]于肌肉，而外为脓血者，易去也。

【校注】

[1] 上出于颈腋之间：《太素》作"上于颈掖之间"，《甲乙经》作"上出颈腋之间"。

[2] 脉中：《甲乙经》作"胸中"，明蓝格钞本《甲乙经》作肺中"。

[3] 而未内著：《甲乙经》作"未著"。

黄帝曰：去之奈何？岐伯曰：请从其本引其[1]末，可使衰去，而绝其寒热。审按其道以予之，徐往徐来以去之。其小如麦者，一刺知[2]，三刺而[3]已。

【校注】

[1] 其：明蓝格钞本《甲乙经》作"而"。

[2] 知：明蓝格钞本《甲乙经》作"和"。

[3]《甲乙经》无"而"。

黄帝曰：决其生死[1]奈何？岐伯曰[2]：反[3]其目视之，其中有赤脉，上下[4]贯瞳子，见[5]一脉，一岁死；见一脉半，一岁半死；见二脉，二岁死；见二脉半，二岁半死；见三脉，三岁而[6]死。见[7]赤脉不[8]下贯瞳子[9]，可治[10]也[11]。

【校注】

[1] 生死：《甲乙经》作"死生"。

[2]《太素》作"歧伯答曰"。

[3] 反：翻。

[4] 上下：《太素》《甲乙经》作"从上下"。

[5] 见：明蓝格钞本《甲乙经》作"见其"。

[6]《甲乙经》无"而"。

[7]《甲乙经》无"见"。

[8] 不：《太素》作"而不"。
[9] 下贯瞳子：《甲乙经》作"下贯瞳子者"。
[10] 治：明蓝格钞本《甲乙经》作"知"。
[11]《太素》《甲乙经》无"也"。

邪客第七十一

按：本篇论述了以下内容：人目不瞑的原因，是因为其阳气独行于外，且内之阴气亦虚，治疗有调其虚实的刺法、饮以汤剂的药物疗法；人的肢节与天地之数相应；手太阴经脉有屈折出入顺逆之数；心主之脉有曲折出入顺逆之数；论手少阴心经不必有治病之腧；论心经之病在外经而不在内脏，所以只取神门之穴，而馀病则取包络而已；施治必先审诊：必先明知十二经脉之本末、皮肤之寒热、脉之盛衰滑涩，持其尺，察其肉之坚脆、小大、滑涩、寒温、燥湿，因视目之五色，以知五脏而决死生，视其血脉，察其色，以知其寒热痛痹；持针纵舍之法；扦皮开腠理之法；人有八虚，可以候五脏。

自"黄帝问于伯高曰夫邪气之客人也"至"三饮而已也"，见于《太素》卷12《营卫气行》，自"天有阴阳人有夫妻"至"此人与天地相应者也"，见于《太素》卷5首篇，自"脉之屈折出入之处焉至而出"至"是谓因天之序"，见于《太素》卷9《脉行同异》，自"黄帝曰持针纵舍奈何"至"不得屈伸故病挛也"，见于《太素》卷22《刺法》。又本篇分别见于《甲乙经》卷12第3、卷3第24、卷3第25、卷3第26、卷5第7、卷10第3。《脉经》6-3-20有与本篇相关内容。

黄帝问于伯高曰：夫邪气之客人[1]也，或令人目不瞑[2]，不卧出者[3]，何气使然[4]？伯高曰[5]：五谷入于胃也，其糟粕、津液、宗气分为三隧。故宗气积于胸中，出于喉咙，以贯心脉[6]而行呼吸焉。营气者，泌[7]其津液，注之于脉，化以[8]为血，以荣[9]四末，内注五藏六府，以应刻数焉。卫气者，出其捍气之慓疾[10]，而先行于[11]四末分肉皮肤之间而不休者[12]也，昼日[13]行于阳，夜行于阴[14]，常从足少阴之分间行五藏六府[15]。今[16]厥气[17]客于五藏六府[18]，则卫气独卫[19]其外[20]，行于阳，不得入于阴。行于阳[21]则阳气盛[22]，阳气盛则阳跷陷[23]；不得[24]入于阴，阴虚[25]，故目不瞑[26]。

【校注】

[1] 客人：《太素》《甲乙经》作"客于人"。

[2] 不瞑：《甲乙经》作"不得眠者"。

[3]《甲乙经》无"不卧出者"。

[4] 何气使然：《甲乙经》作"何也"。

[5]《太素》作"伯高答曰"。

[6] 脉：《太素》《甲乙经》作"肺"，刘校谓应据改。

[7] 泌：读若"滗"，过滤。

[8] 以：《甲乙经》作"而"。

[9] 荣：读若"营"，周行。《甲乙经》作"营"。

[10] 元本、熊本、詹本、周本、医统本、吴本、藏本、赵本、朝鲜活字本"捍"并作"悍"。《讲义》改"捍"为"悍"。按，"捍""悍"声同通用，不烦改字。捍气之慓 piào 疾，慓疾之捍气，定语后置。

[11]《太素》无"于"。

[12] 不休者：《甲乙经》作"不休息"。

[13] 昼日：《甲乙经》作"昼"。

[14]《太素》《甲乙经》"夜行于阴"下有"其入于阴者"。

[15] 以上十三子字盖"夜行于阴"注释语。

[16] 今：如果。

[17] 厥气：其气，谓邪气。《甲乙经》作"邪气"。

[18] 五藏六府：《太素》作"藏府"。

[19] 卫：《甲乙经》作"营"。

[20]《太素》"卫其外"下重"卫其外"。

[21]《太素》无"行于阳不得入于阴行于阳"十一字。

[22] 盛：《太素》作"䐜"，"䐜"当作"膜"，俗书月、目相乱。

[23] 陷：读若"涵"，盛多。《甲乙经》作"满"。

[24] 不得：明蓝格钞本《甲乙经》作"不"。

[25] 阳气盛则阳跷陷；不得入于阴，阴虚：《太素》作"瞑则阴气益少，阳乔满，是以阳盛"，《甲乙经》"阴虚"作"阴气虚"。

[26] 不瞑：《太素》作"不得瞑"，《甲乙经》作"不得眠"。

黄帝曰：善。治之奈何？伯高曰：补其不足，写其有馀，调其虚实，以通其道而去其邪，饮以半夏汤一剂[1]，阴阳已[2]通，其卧立至。黄帝曰：善。此所谓[3]决渎壅塞，经络大通，阴阳和得[4]者也。愿闻其方。伯高曰[5]：其汤方：以流水千里以外者八升，扬之万遍，取其清五升煮之，炊以苇薪，火[6]沸，置[7]秫米[8]一升，（治）[治][9]半夏五合，徐炊，令竭为一升半，去其滓[10]，饮汁一小杯[11]，日三，稍益，以知为度。故[12]其病新发者，复杯则卧，汗出则已矣；久者，三饮而已也[13]。

【校注】

[1] 剂：《太素》作"齐"。

[2] 已：若。《太素》《甲乙经》作"以"。

[3] 所谓：《甲乙经》作"所以"，詹本无"所"。

[4] 和得：《甲乙经》作"得和"。

[5] 《甲乙经》无"愿闻其方伯高曰"。

[6] 火：《太素》、明蓝格钞本《甲乙经》作"大"。

[7] 置：《太素》作"量"，《甲乙经》作"煮"。

[8] 秫米：高粱之黏者。五谷：粟，北方称谷子，去壳为小米，又称梁，有黄、白两种；又为五谷通称。黄小米之黏者为黍，其不黏者为穄，俗称糜子。黑小米为秬，酿酒（秬鬯）供祭祀之用。稷是高粱，以其株大，故又称蜀黍；其黏者为秫shú。水稻，古称稌，其米黏者为糯，不黏者为粳（秔）。[参林银生、李义琳、张庆锦编著，王宁审订.《中国上古烹食字典》第二编（2.09：谷类）]。

[9] 治：当作"冶"，碎之。俗书氵、冫相乱，故有此误。据文意改。[参裘锡圭.考古发现的秦汉文字资料对于校读古籍的重要性.中国社会科

学，1980，(5)：22。]

[10] 去其滓：《甲乙经》作"去其柤"，"柤"同"楂"。

[11] 杯：元本、熊本、詹本、藏本、朝鲜活字本《甲乙经》、明蓝格钞本《甲乙经》作"盃"。

[12] 故：助词。用于句首，相当于"夫"。

[13]《太素》《甲乙经》无"也"。

黄帝问于伯高曰：愿闻人之肢节以应天地奈何？伯高答曰：天圆地方，人头圆足方以应之；天有日月，人有两目；地有九州，人有九窍；天有风雨，人有喜怒；天有雷电，人有音声；天有四时，人有四肢；天有五音，人有五藏；天有六律，人有六府；天有冬夏，人有寒热；天有十日[1]，人有手十指；辰[2]有十二，人有足十指、茎、垂以应之，女子不足二节，以抱人形；天有阴阳，人有夫妻；岁有三百六十五日，人有[3]三百六十[五]节[4]；地有高山，人有肩膝；地有深谷，人有腋[5]腘；地有十二经水，人有十二经脉；地有泉脉[6]，人有卫气；地有草蓂[7]，人有毫[8]毛；天有昼夜[9]，人有卧起；天有列星，人有牙齿[10]；地有小山，人有小节；地有山石，人有高骨；地有林木，人有募筋；地有聚邑，人有腘肉；岁有十二月，人有十二节；地有四时[11]不生草，人有无[12]子。此人[13]与天地相应者也。

【校注】

[1] 十日：谓十天干。

[2] 辰：谓地支。

[3]《太素》无"有"。

[4] 三百六十节：《太素》作"人有三百六十五节"，据补"五"。节，络脉。《灵枢·九针十二原第一》："节之交，三百六十五会。……所言节者，神气之所游行出入也，非皮肉筋骨也。"

[5] 腋：《太素》作"掖"。

[6] 地有泉脉：《太素》作"地有云气"。

[7] 蓂：蓂乃蓂荚，本为众草之一，此代凡草。《太素》作"蘆 cuó"，刘校谓应据改。后《痈疽》篇同。

[8] 毫：《太素》作"豪"。

[9] 昼夜：《太素》作"昼晦"。

[10] 牙齿：《太素》作"齿牙"。

[11] 四时：《太素》作"时"。

[12] 无：《太素》作"毋"。

[13] 此人：《太素》作"此人所以"。

黄帝问于歧伯曰：余愿闻持针之数、内针之理、纵舍之意、扞皮开腠理[1]奈何？脉之屈折、出入之处，焉至而出？焉至而止？焉至而徐？焉至而疾？焉至而入六府之输于身者？余愿尽闻，少叙[2]别离之处，离而入阴，别而入阳[3]，此何道而从行[4]？愿尽[5]闻其方。歧伯曰[6]：帝之所问，针道毕矣[7]。

【校注】

[1] 扞皮开腠理：谓针刺皮肤腠理。扞，持；引。开，开启。均为针刺时的动作。元本同，熊本、詹本、医统本、吴本、藏本、赵本、朝鲜活字本"扞"并误作"扦"。

[2] 少叙：周本同，元本、熊本、詹本、医统本、吴本、藏本、赵本、朝鲜活字本作"少序"，《太素》作"其序"。

[3] 别而入阳：《太素》"入阳"作"行阳"。

[4] 此何道而从行：《太素》作"皆何道从行"。

[5] 《太素》无"尽"。

[6] 《太素》作"歧伯对曰"。

[7] 帝之所问，针道毕矣：《太素》作"窘乎哉问，明乎哉道"，元本、詹本、医统本、吴本、赵本"毕"误作"乖"。

黄帝曰：愿卒闻之。歧伯曰：手太阴之脉，出于大指之端，内屈[1]，循白肉际[2]，至本节之[3]后大渊，留[4]以澹[5]，外屈，上于[6]本节之[7]下，内屈，与阴[8]诸络会于鱼际[9]，数脉并注[10]，其气滑利，伏行壅骨之下，外屈，出[11]于寸口而行，上至于肘内廉，入于夫[12]筋之下，内屈，上行臑阴，入腋[13]下，内屈，走肺。此顺行逆数[14]之屈折[15]也。心主之脉[16]，出于[17]中指之端，内屈，循[18]中指内廉以上，留[19]于掌中，伏[20]行两骨之间，外屈，出[21]两筋之间骨肉之际，其气滑利，上二寸[22]，外曲，出[23]行两筋之间，上至肘内廉，入于小筋之下，留[24]两骨之会，上入于胸中，内络于[25]心（肺）[脉][26]。

【校注】

[1] 内屈：《甲乙经》作"内侧"，属上读。

[2] 《太素》无"际"。

[3] 《甲乙经》无"之"。

[4] 留：流。《甲乙经》作"溜"。

[5] 澹：动。

[6] 《甲乙经》无"上于"。

[7] 之：《太素》《甲乙经》作"以"。

[8] 与阴：《太素》作"与手少阴心主"。

[9] 以上"外屈，上于本节之下，内屈，与阴诸络会于鱼际"十八字疑错简，据文意，当移于上"出于大指之端"后。

[10] 正统本《甲乙经》作"数脉并注此"，《甲乙经》下有夹注："疑此由缺文。"

[11] 《甲乙经》无"出"，夹注："一本下有出字。"

[12] 夫：元本、熊本、詹本、周本、医统本、吴本、藏本、赵本、朝鲜活字本并作"大"。《讲义》改"夫"为"大"。按，"夫"为唇音鱼部字，唇音鱼部字多有"大"义，不烦改字。

[13] 腋：《太素》作"掖"。

[14] 数 shǔ：逐一审辨。

[15] 屈折：谓详细状况。

[16] 心主之脉：《甲乙经》作"手心主之脉"。

[17] 正统本《甲乙经》无"于"。

[18] 《甲乙经》无"循"。

[19] 留：流。

[20]《甲乙经》下夹注："一本下有行字。"

[21] 出 :《太素》作"其",《甲乙经》无"出"。

[22] 上二寸 :《太素》作"上行三寸"。

[23]《太素》无"出",《甲乙经》夹注："一本下有出字。"

[24]《太素》无"留",《甲乙经》夹注："一本下有留字。"

[25]《太素》《甲乙经》无"于"。

[26] 肺：周本、《太素》同。元本、熊本、詹本、医统本、吴本、藏本、赵本、朝鲜活字本并作"脉"。《讲义》改"肺"为"脉",据改。《甲乙经》误作"胞"。

黄帝曰：手少阴之脉独无腧[1],何也？歧伯曰：少阴[2],心脉也,心者,五藏六府之大主也[3],精神之所[4]舍也,其藏坚固,邪弗[5]能（容）[客][6]也。（容）[客]之则心伤,心伤则神去,神去则死矣。故诸邪之在于心者,皆在于[7]心之包络[8]。包络者,心主之脉也,故独无腧[9]焉。

【校注】

[1] 腧 :《太素》作"输",《甲乙经》作"俞"。

[2] 少阴 :《甲乙经》作"少阴者"。

[3]《甲乙经》"大主也"下有"为帝王"。

[4]《太素》《甲乙经》《灵枢略》无"所"。

[5] 弗：明蓝格钞本《甲乙经》作"不"。

[6] 容 :《太素》《甲乙经》作"客",据改。下"容之"之"容"同,不复出校。

[7]《甲乙经》无"于"。

[8] 包络：明蓝格钞本《甲乙经》作"胞络"。

[9] 腧 :《甲乙经》作"俞"。

黄帝曰：少阴[1]独无腧[2]者,不病乎[3]？歧伯曰：其外经[4]病而藏不病,故独取其经于掌后锐[5]骨之端。其馀脉出入屈折[6],其行之徐疾[7],皆如手少阴[8]心主之脉行也。故本腧[9]者,皆因其气之虚实[10]疾徐以取之[11],是谓因冲而写[12]，因衰而补，如是者，邪气得去，真气坚固，是谓因天之序[13]。

【校注】

[1] 少阴：《甲乙经》作"少阴脉"。

[2] 腧：《太素》作"输"，《甲乙经》作"俞"。

[3] 不病乎：《甲乙经》、正统本《甲乙经》作"心不病乎"，明蓝格钞本《甲乙经》作"不病也"。

[4] 经：《甲乙经》作"经脉"。

[5] 锐：《太素》《甲乙经》作"兑"。

[6] 屈折：《甲乙经》作"曲折"。

[7]《甲乙经》无"其行之徐疾"。

[8] 手少阴：《甲乙经》夹注："少阴少字宜作太字，《同人经》作厥字。"明蓝格钞本《甲乙经》作"手太阴"，夹注："此太子误也，按《铜人经》是厥字。"

[9] 腧：《太素》作"输"，《甲乙经》作"俞"。

[10] 虚实：《太素》、明蓝格钞本《甲乙经》作"实虚"。

[11] 以取之：明蓝格钞本《甲乙经》作"行取之"。

[12] 写：《甲乙经》、正统本《甲乙经》作"泄"，明蓝格钞本《甲乙经》作"泻"。

[13] 序：《甲乙经》作"叙"。

黄帝曰：持针纵舍奈何？歧伯曰：必先明知十二经脉[1]之本末、皮肤[2]之寒热、脉之盛衰滑涩。其脉滑而盛者，病日进；虚而细者，久以[3]持；大以涩者，为痛痹；阴阳如一者，病[4]难治。其本末尚热[5]者，病尚[6]在；其热以[7]衰者，其病亦去矣。持其尺[8]，察其肉之坚脆、小大[9]、滑涩、寒温[10]、燥湿[11]，因视目之五色，以知五藏而决死生。视其血脉，察其色[12]，以知其[13]寒热痛痹[14]。

【校注】

[1] 十二经脉：《甲乙经》作"十二经"。

[2] 皮肤：《太素》作"肤"。

[3] 以：《太素》作"而"。

[4] 病：《太素》作"痛"。

[5] 尚热：《太素》作"上热"，《甲乙经》作"上下有热"。

[6] 尚：《甲乙经》作"常"。

[7] 以：若。《甲乙经》作"已"。

[8] 持其尺：《太素》《甲乙经》作"因持其尺"。

[9] 小大：元本、熊本、詹本、赵本作"大小"。

[10] 寒温：《甲乙经》作"寒热"。

[11] 《太素》"燥湿"下有"也"。

[12] 察其色：《甲乙经》作"察其五色"。

[13] 《甲乙经》无"其"。

[14] 痛痹：《甲乙经》作"痹痛"。

黄帝曰：持针纵舍，余未得其意也。歧伯曰：持针之道，欲端以[1]正，安以静，先知虚实[2]，而行疾徐，左手[3]执骨，右手循之。无[4]与[5]肉果[6]，写欲端以正[7]，补必闭肤。（辅）[转][8]针导气，邪得淫泆[9]，真气得居[10]。

【校注】

[1] 以：明蓝格钞本《甲乙经》作"而"。

[2] 虚实：《太素》作"实虚"。

[3] 左手：周本、《太素》作"左指"。

[4] 无：《太素》作"毋"。

[5] 与 yù：干预，这里指针刺。

[6] 肉果：犹"肉节"。此等处无分理空间，无气穴。果，读若"裹"，缠绕包裹。《灵枢·邪气藏府病形第四》："黄帝曰：刺之有道乎？歧伯答曰：刺此者，必中气穴，无中肉节。"《说文》："节，竹约也。"《太素》作"肉裹"。

[7] 端以正：《甲乙经》作"端正"。

[8] 辅：《太素》《甲乙经》作"转"，刘校谓应据改。据改。

[9] 邪得淫泆：《甲乙经》作"邪气不得淫泆"。

[10] 得居：《甲乙经》作"以居"。

黄帝曰：抒[1]皮开腠理奈何？歧伯曰：因其分肉，（左）[在][2]别其肤，微内而徐端[3]之，適[4]神不散，邪气得去[5]。

【校注】

[1] 抒：赵本误作"扦"。

[2] 左：《太素》作"在"。在，察也。刘校谓应据改。据改。

[3] 端：读若"揣"。审度。《说文·手部》："揣，量也。从手，耑声。度高曰揣。"字亦作"塼"。段注："按，《国语》：'塼本肇末'，塼即《孟子》'揣其本'之揣，其义同也。"《素问·阴阳应象大论篇第五》："余闻上古圣人论理人形，列别藏府，端络（揣格）经脉，会通六合，各从其经。"

[4] 適：读若"睼"，察视。詹本作"滴"。

[5] 邪气得去：《甲乙经》作"邪气得去也"，《太素》下有"黄帝曰善之"。

黄帝问于[1]歧伯曰：人有八虚，各何以[2]候？歧伯荅曰：以候五藏。

【校注】

[1]《太素》无"于"。

[2] 何以：《甲乙经》作"以何"。

黄帝曰：候之奈何？歧伯曰：肺心有邪，其气留于两肘[1]；肝有邪，其气流[2]于两腋[3]；脾有邪，其气留于两髀；肾有邪，其气留于两腘。凡此八虚者，皆[4]机关之室，真气之所过，血络之所游[5]，邪气恶血[6]固不[7]得住[8]留，住[9]留则伤经络骨节[10]，机关不得屈伸，故病[11]挛也[12]。

【校注】

[1] 肘：《甲乙经》作"腋"，明蓝格钞本《甲乙经》作"肢"。

[2] 流：医统本、吴本、《甲乙经》作"留"。

[3] 腋：《甲乙经》作"肘"。

[4] 皆：《甲乙经》作"此"。

[5] 游：《甲乙经》作"由"。

[6] 邪气恶血：《甲乙经》作"是八邪气恶血"。

[7] 固不：《甲乙经》作"因而"，《太素》"固"作"因"。

[8] 《甲乙经》无"住"。

[9] 《太素》《甲乙经》无"住"。

[10] 经络骨节：《甲乙经》作"筋骨"。元本、熊本、詹本、医统本、吴本、藏本、赵本、朝鲜活字本、《太素》"经"并作"筋"。

[11] 病：赵本作"痫"。

[12] 《太素》《甲乙经》无"也"。

通天第七十二

按：本篇论述了以下内容：人有太阴、少阴、太阳、少阳、阴阳和平等五种不同类型；五种类型的人心性与行止之态各具特点，阴阳气血清浊滑涩各不相同；古之善用针艾者，视人五态，然后治之，盛者泻之，虚者补之。别五态之人，调阴阳之法；如何辨别五态之人。

今传本《太素》未见，见于《甲乙经》卷1第16。

黄帝问于少师曰：余尝闻人有阴阳，何谓阴人？何谓阳人？少师曰：天地之间，六合之内[1]，不离于五，人亦应之，非徒一阴一阳而已也[2]，而[3]略言耳，口弗能遍明也。黄帝曰：愿略闻其意，有[4]贤人圣人，心能备[5]而行之乎？少师曰：盖有太阴之人，少阴之人，太阳之人，少阳之人，阴阳和平之人。凡五人者，其态[6]不同，其筋骨气血[7]各不等[8]。

【校注】

[1]《甲乙经》无"六合之内"。

[2]《甲乙经》无"也"。

[3] 而：乃。

[4] 有：如同。

[5] 备：读若"服"，执守。

[6] 态：明蓝格钞本《甲乙经》作"能"。

[7] 气血：《甲乙经》作"血气"。

[8] 各不等：《甲乙经》作"亦不同也"，明蓝格钞本《甲乙经》作"亦不同"。

黄帝曰：其不等者，可得闻乎？少师曰：太阴之人，贪而不仁，下齐[1]湛湛[2]，好内[3]而恶出，心和[4]而不发[5]，不务于时，动而后之[6]。此太阴之人也。

【校注】

[1] 下齐：下，谦恭。齐，读若"斋"，庄敬。下齐，恭敬的样子。《甲乙经》"齐"作"济"。

[2] 湛 zhàn 湛：厚重的样子。

[3] 内：读若"纳"。

[4] 和：疑"私"之误，俗书方口、尖口相乱。《甲乙经》作"抑"，刘校谓应据改。

[5] 发：外露。

[6] 后之：《甲乙经》作"后人"。

少阴之人，小[1]贪而贼心[2]，见人有亡[3]，常若有得，好伤好害，见人有荣，乃反愠怒，心疾[4]而无恩。此少阴之人也。

【校注】

[1] 小：《甲乙经》作"少"。

[2] 贼心：心存害人之念。明蓝格钞本《甲乙经》"贼"误作"赋"。

[3] 亡：明蓝格钞本《甲乙经》作"忘"。

[4] 疾：读若"嫉"，憎恨；嫉妒。《甲乙经》作"嫉"。

太阳之人，居处于于[1]，好言大事，无能而虚说，志发[2]乎四野，举措[3]不顾是非，为事如[4]常自用，事虽败而无常悔[5]。此太阳之人也。

【校注】

[1] 于 yū 于：张扬的样子；自我夸大之貌。按，"于"与"訏""詡""夸""誇"并音近义通。

[2] 发：兴起。

[3] 举措：明蓝格钞本《甲乙经》作"举错"。

[4] 如：而。

[5] 无常悔：周本同，元本、熊本、詹本、医统本、吴本、藏本、赵本、朝鲜活字本并作"常无悔"。《甲乙经》作"无改"，夹注："一作悔。"

少阳之人，諟谛[1]，好自贵[2]，有小小官，则高自宜[3]，好为外交而不内附[4]。此少阳之人也。

【校注】

[1] 諟 dì 谛："諟"同"谛"。諟谛，仔细审定之貌；仔细的样子；详审的样子。

[2] 自贵：以自为贵；自恋。

[3] 自宜：自安适；自我感觉良好；高调。《甲乙经》"宜"作"宣"。宣，张扬。

[4] 不内附，谓身边的人不归附自己。

阴阳和平之人，居处安静，无为惧惧，无为欣欣，婉然从物[1]，或与不争，与时变化，尊则[2]谦谦，谭而不治[3]，是谓[4]至[5]治。

【校注】

[1] 从物：顺从他人。

[2] 则：却。

[3] 谭而不治：谭，读若"倓 tán"，安静。谭而不治，谓恬惔无为。《甲乙经》作"卑而不谄"。

[4] 是谓：明蓝格钞本《甲乙经》作"是为"。

[5] 至：明蓝格钞本《甲乙经》误作"五"。

古之善用针艾[1]者，视人五态[2]乃[3]治之，盛者写[4]之，虚者补之。

【校注】

[1] 针艾：《甲乙经》作"针灸"。

[2] 态：《甲乙经》作"能"。

[3] 乃：然后。明蓝格钞本《甲乙经》作"而"。

[4] 写：《甲乙经》作"泻"。

黄帝曰：治人之五态奈何？少师曰：太阴之人，多阴而无阳，其阴血浊，其卫气（涩）[冱][1]，阴阳不和，缓筋而厚皮，不之疾写[2]，不能移[3]之。

【校注】

[1] 涩：受寒凝冱。《灵枢》此义之"涩"，《素问》多作"泣"。"泣"者，"冱"之俗误。说详拙著《黄帝内经素问校补》。

[2] 不之疾写：明蓝格钞本《甲乙经》作"弗之能写"，《甲乙经》"写"作"泻"。

[3] 移：移易；改变。

少阴之人，多阴少阳[1]，小胃而大肠，六府不调，其阳明脉[2]小而[3]太阳脉[4]大，必审调之[5]，其血易脱，其气易败也[6]。

【校注】

[1] 多阴少阳：《甲乙经》作"多阴而少阳"。

[2] 阳明脉：明蓝格钞本《甲乙经》作"阳明之脉"。

[3] 明蓝格钞本《甲乙经》无"而"。

[4] 太阳脉：明蓝格钞本《甲乙经》作"太阳之脉"。

[5] 必审调之：《甲乙经》作"必审而调之"。

[6]《甲乙经》无"也"。

太阳之人，多阳而少阴[1]，必谨调之[2]，无脱其阴而写[3]其阳，阳重脱者（阳）[易]狂[4]，阴阳皆脱者，暴死不知人也[5]。

【校注】

[1] 少阴：《甲乙经》作"无阴"。

[2] 必谨调之：明蓝格钞本《甲乙经》作"必谨而调之"。

[3] 写：明蓝格钞本《甲乙经》作"泻"。

[4] 阳狂：周本同，元本、熊本、詹本、医统本、吴本、藏本、赵本、朝鲜活字本并作"易狂"。《讲义》改"阳"为"易"，据改。易狂，又称"狂易"，变易常性而发狂；精神失常。

[5]《甲乙经》无"也"。

少阳之人，多阳少阴[1]，经小而络大[2]，血在中而气外[3]，实阴而虚阳[4]，独[5]写其络脉则强[6]，气脱而[7]疾，中气不足[8]，病不起也[9]。

【校注】

[1] 多阳少阴：《甲乙经》作"多阳而少阴"。

[2] 经小而络大：谓经在内为阴，络在外为阳。少阳之人多阳而络大，少阴而经小。

[3] 血在中而气外：血在阴经而气在阳络。《甲乙经》"气外"作"气在外"。

[4] 实阴而虚阳：谓当补阴经泻阳络。

[5] 独：只。明蓝格钞本《甲乙经》作"浊"，夹注："疑作独。"

[6] 强 jiàng：僵直。

[7] 而：若。

[8] 中气不足：《甲乙经》作"中气重不足"。

[9] 病不起也：《甲乙经》作"病不起矣"，明蓝格钞本《甲乙经》无"也"。

阴阳和平之人，其阴阳之气和，血脉调，谨诊[1]其阴阳，视其邪正，安容仪[2]，审有馀不足[3]，盛则[4]写之，虚则[5]补之，不盛不虚，以经[6]取之。

【校注】

[1] 谨诊：《甲乙经》作"宜谨审"。

[2] 安容仪：安，读若"案"，审察。《甲乙经》作"安其容仪"，正统本《甲乙经》"安"作"按"。

[3] 审有馀不足：《甲乙经》作"审其有馀，察其不足"。

[4] 盛则：《甲乙经》作"盛者"。

[5] 虚则：《甲乙经》作"虚者"。

[6] 经：常法。

此所以调阴阳，别五态[1]之人者[2]也。

【校注】

[1] 态：明蓝格钞本《甲乙经》作"能"。

[2] 明蓝格钞本《甲乙经》无"者"。

黄帝曰：夫五态之人者，相与毋故[1]，卒然新会，未知其行[2]也，何以别之？少师答曰：众人[3]之属，不知五态之人者，故五五二十五人，而五态之人不与[4]焉。五态之人，尤不合于众者也。

【校注】

[1] 相与毋故：谓相交往时不是故人，没有旧交情，不了解对方。医统本、吴本"毋"作"无"。

[2] 行：行止，谓行事特点。

[3] 众人：谓普通人。

[4] 不与：不是同类。与，类。

黄帝曰：别五态之人奈何？少师曰：太阴之人，其状黮黮然[1]黑色，念[2]然下意[3]，临临然[4]长大，䐁然未偻[5]。此太阴之人也。

【校注】

[1] 黮 dǎn 黮然：深黑色。

[2] 念：读若"埝"diàn。念、埝古韵并为侵部。念，泥母；埝，端母。旁纽声近。《方言》卷十三："埝，下也。"则"念然"者，低下的样子，乃谦卑之貌。

[3] 下意：意下。谦恭低调，不张扬。即上文"下齐"之谓。

[4] 临临然：临，读若"隆"。临、隆来纽双声。临，侵部；隆，冬部。王力《同源字典·古音说略》："严可均以冬侵合为一部，章氏晚年也主张冬侵合并，王力依严章冬侵合并之说，并冬于侵。"《广韵·侵韵》："临，大也。"《广雅·释诂一》："临，大也。"王念孙《疏证》："临之言隆也。"隆隆然，大貌。

[5] 䐁然未偻：不卑不亢貌。䐁然，弯曲貌。《广雅·释亲》："䐁，曲脚也。"王念孙《疏证》："䐁者，曲貌也。"未偻，俯身但未弯曲腰脊。詹本作"膗然"，《甲乙经》作"䐁然"。

少阴之人，其状清然[1]窃然[2]，固以[3]阴贼，立而躁险，行而似（状）[伏][4]。此少阴之人也。

【校注】

[1] 清：当作"清"。俗书氵、冫相乱。《说文·仌部》："清，寒也。从

仌，青声。"《玉篇·仌部》："凊，冷也。"凊然，待人冷冰冰的样子。

[2] 窃然：《慧琳音义》卷十二"窃怀"注引《考声》云："窃，小视也。"是"窃然"者，乃偷窥之貌，偷偷摸摸的样子。詹本误作"穷然"。

[3] 以：读若"似"。

[4] 状：元本、熊本、詹本、医统本、吴本、藏本、赵本、朝鲜活字本并作"伏"。《讲义》改"状"为"伏"，据改。行而似伏，鬼鬼祟祟的样子。

太阳之人，其状轩轩储储[1]，反身折腘[2]。此太阳之人也。

【校注】

[1] 轩轩：昂首貌；气宇轩昂的样子。晋傅玄《傅子》："王黎为黄门郎，轩轩然得志，煦煦然自乐。"南朝宋刘义庆《世说新语·容止》："诸公每朝，朝堂犹暗，唯会稽王（司马昱）来，轩轩如朝霞举。"储储：与"翥zhù 翥"声同义通，张扬的样子。《说文·羽部》："翥，飞举也。从羽，者声。"《方言》卷十："翥，举也。楚谓之翥。"郭璞注："谓轩翥也。"潘岳《射雉赋》："郁轩翥以馀怒，思长鸣以效能。"徐爱注："轩，起望也。"重言之曰"翥翥"。明·卢柟《蠛蠓集》卷四《赠胡公入觐》："锵锵青琐闼，翥翥云从龙。"另，从"者"之字多有高大义。《说文·阜部》："陼，水中高者也。"字亦作"渚"。《广雅·释诂一》："陼，大也。"王念孙《疏证》："陼之言奢也。"又："都，大也。"《诗·小雅·十月之交》："作都于向。"朱熹《集传》："都，大邑也。"《尔雅·释宫》："阇谓之台。"邢昺疏："积土四方而高者名台，即下云四方而高者也，一名阇。"《玉篇·奢部》："奢，泰也。"《左传·隐公三年》："骄奢淫泆。"孔颖达疏："奢，谓夸矜僭上。"高大与昂首挺胸，仪态轩昂义亦相通。轩轩、储储义同，上举、扬起的样子；张开的样子。这里形容昂首挺胸，仪态轩昂貌。

[2] 反身折腘：全身挺直的样子；几几貌。

少阳之人，其状立[1]则好仰，行则好摇[2]其两臂，两肘[3]则[4]常[5]出于背。此少阳之人也。

【校注】

[1] 立：詹本作"直"。

[2] 吴本无"行则好"三字，"摇"字属下读。

[3] 两肘：《甲乙经》作"臂肘"。

[4] 《甲乙经》无"则"。

[5] 常：詹本误作"棠"。

阴阳和平之人，其状委委然[1]，随随然[2]，颙颙然[3]，愉愉然[4]，暶暶然[5]，豆豆然[6]，众人皆曰君子。此阴阳和平之人也。

【校注】

[1] 委 wēi 委然：缓步徐行，无拘无束之貌。《甲乙经》作"逶逶然"。

[2] 随随然：随顺貌。按，"委委""随随"，缓步徐行，无拘无束之貌。《尔雅·释训》："委委、佗佗，美也。"孔颖达《毛诗正义》："委委、佗佗，皆行步之美。""随随"与"佗佗"声近义同（随、佗古韵并为歌部。随，邪母；佗，透母。据钱玄同《古音无"邪"纽证》所考，古声邪母归舌头，与透母准双声）。《说文·女部》："委，委随也。"段《注》："《诗》之'委蛇'即'委随'，皆叠韵也。"桂馥《说文解字义证》："委随，或作委蛇、委佗。"《广雅·释训》："委蛇，窊邪也。"王念孙《疏证》：委蛇、委虵、逶迤、猗移、委移、逶蛇、逶移、逶虵、蜲蛇、委随、逶随、祎隋，"并字异而义同"。

[3] 颙 yóng 颙然：恭敬温顺貌。《诗·大雅·卷阿》："颙颙卬卬，如圭如璋，令闻令望。"毛《传》："颙颙，温貌。"郑《笺》："王有贤臣与之以礼义相切磋，体貌则颙颙然敬顺，志气则卬卬然高朗，如玉之圭璋也。"孔颖达《正义》："言王者若得贤人与之以礼义相切磋，则能令王体貌颙颙然温和而敬顺。"是"颙颙"者，乃温和敬顺之貌。

[4] 愉愉然：从容和悦恭敬的样子。《广雅·释训》："愉愉，和也。"《仪礼·聘礼记》："私觌，愉愉焉。"郑玄注："容貌和敬。"是"愉愉"者，乃容貌和敬之貌。字亦作"俞俞"。《庄子·天道》："无为则俞俞，俞俞者，忧患不能处，年寿长矣。"郭象注："俞俞然从容自得之貌。"成玄英疏："俞

俞，从容和悦之貌也。"

[5] 暶暶然："暶暶"同"旋旋"，和缓的样子。《玉篇·目部》："暶，好皃。"好皃者，貌美也。与上下文意不协。按，"暶暶"盖与"旋旋"声同义通，和缓的样子。唐·韩偓《有瞩》诗："晚凉闲步向江亭，默默看书旋旋行。""旋旋行"即"缓缓行"。《甲乙经》作"裒裒然"，夹注："一本多愉愉然暶暶然。"

[6] 豆豆然：清湛貌，清静的样子。豆豆，读若"淑淑"（"豆"的古音为侯部定母，"淑"的古音为觉部禅母。侯、觉旁对转，定、禅准双声。）。"淑""菽"并从"叔"声，古音相同，豆、菽古亦通用。《战国策·韩策一》："韩地五谷所生，非麦而豆。"《史记·张仪列传》"豆"作"菽"。《说文·水部》："淑，清湛也。从水，叔声。"《广雅·释诂一》："淑，清也。"《诗经·关雎》："窈窕淑女。"重言之则为"淑淑"，清静的样子。《荀子·赋篇》："桀纣以乱，汤武以贤，涽涽淑淑，皇皇穆穆。"梁启雄云："淑淑，清也。"是"豆豆"者，乃清静无为之貌，盖即上文"谭而不治"也。

黄帝内经灵枢卷第二十

黄帝内经灵枢卷第二十一

官能第七十三

按：官，任也。因文末有"各得其人，任之其能，故能明其事"句，故名。本篇论述了以下内容：用针之道，必先审诊（知人之形气之所在、病之左右上下阴阳表里、血气多少、所行逆顺、出入之合，审于本末，察其寒热，得邪所在，万刺不殆）；用针之道，又当明于脏腑五输、针法徐疾、经脉屈伸出入之理，五脏六腑、四时八风等阴阳五行属性，掌握面部各处颜色部位与阴阳五行、五脏六腑的对应关系，审皮肤之寒温滑涩，以知其病之所苦；用针之道明，然后可以定针刺之法；用针之事，当知天忌；针意之妙，无形而至神；上工能治未病；上工因气以行补泻之法，其要在于守神；任人者，各因其能；验手毒之法。

全篇见于《太素》卷19《知官能》，又见于《甲乙经》卷5第4。

黄帝问于[1]歧伯曰：余闻九针于夫子众多矣，不可胜数，余推而论[2]之，以为一纪。余司诵之，子听其理，非则语余，请正其道[3]，令可久传，后世无患，得其人乃传，非其人勿言。歧伯稽首再拜曰：请听圣王之道。

【校注】

[1]《太素》无"于"。

[2] 论 lún：有条理论述。

[3] 请正其道：《太素》作"请受其道"，赵本作"请其正道"。

黄帝曰：用针之理，必知形气之所在、左右上下、阴阳表里、血气多少、行之逆顺、出入之合[1]；谋伐[2]有过，知解结，知补虚写实、上下气门[3]；明通[4]于四海，审其所在，寒热淋露[5]，以输异处[6]，审于调气，明于经隧。左右肢[7]络[8]，尽知其会[9]；寒与热争，能合而调之；虚与实邻，知[10]决而通之；左右不调，犯而行之[11]；明于逆顺，乃知可治；阴阳不奇，故知起时；审于本末，察其寒热，得邪所在，万刺不殆。知官九针[12]，刺道毕矣。

【校注】

[1] 出入之合：之，与。医统本、吴本"合"下夹注："一作会。"

[2] 谋伐：《太素》作"诛伐"，刘校谓应据改。按，谋，察也。

[3] 上下气门：《太素》作"上下之气"。

[4] 《太素》无"通"。

[5] 《太素》"寒热淋露"上有"审"。淋露，疲弱之病。淋，读若"癃"。

[6] 以输异处：《太素》作"荥输异处"。刘校谓应据改。

[7] 肢：《太素》作"支"，义长。

[8] 络：周本作"脉"。

[9] 会：读若"浍"。

[10] 知：《太素》作"和"。

[11] 犯而行之：元本、熊本、詹本、医统本、吴本、藏本、赵本、朝鲜活字本"犯"并作"把"。医统本夹注："一作犯。"据《音释》，当作"把"。把，控制。行，移；使改变。

[12] 官九针：谓按九针之功能而运用之。官，任。

明于五输，徐疾所在，屈伸出入，皆有条理。言阴与（五）[阳][1]，合于五行；五藏六府，亦有所藏；四时八风，尽有阴阳；各得其位，合于明堂，各处[2]色部，五藏六府，察其所痛；左右上下，知其寒温；何经所在，审皮肤[3]之寒温滑涩，知其所苦；膈[4]有上下，知其气所在[5]，先得其道，稀[6]而疏之[7]，稍深以留[8]，故能徐入[9]之。大热在上，推而下之[10]；从上下者，引而去之；视前痛[11]者，常先取之；大寒在外，留而补之；人于中者，从合写[12]之。针所不为，灸[13]之所宜[14]。上气不足，推而扬之；下气不足，积而从之；阴阳皆虚，火自当之。厥而寒甚、骨廉陷下、寒过于膝，下陵三里。阴络所过，得之留止，寒入于中，推而行之；经[15]陷下者[16]，火则[17]当之；结络坚紧，火所治之[18]。不知所苦[19]、两跷之下、男阴女阳[20]，良工所禁。针论毕矣。

【校注】

[1] 阴与五：《太素》作"阴与阳"。《讲义》改"五"为"阳"，据改。

[2] 处：审察。

[3] 审皮肤：《太素》作"审尺"。

[4] 膈：《太素》《甲乙经》作"鬲"。

[5] 知其气所在：《甲乙经》作"知其气之所"，《太素》无"其"。

[6] 稀：《太素》作"希"，《甲乙经》作"布"。

[7] 疏之：《甲乙经》作"涿之"，夹注："《太素》作希而疏之。"

[8] 稍深以留：《甲乙经》作"稍深而留之"，《太素》"留"下亦有"之"。

[9] 《太素》、明蓝格钞本《甲乙经》无"入"。

[10] 下之：周本作"行之"。

[11] 痛：《太素》作"病"。

[12] 写：明蓝格钞本《甲乙经》作"泻"。

[13] 灸：《太素》作"火"。

[14] 宜：医统本误作"冥"。

[15] 经：周本误作"结"。

[16] 《太素》无"者"。

[17] 火则：《甲乙经》作"即火"，《太素》"则"作"即"。

[18] 火所治之：《甲乙经》作"火之所治"。

[19] 所苦：《甲乙经》作"其苦"。

[20] 男阴女阳：《太素》《甲乙经》作"男阳女阴"，刘校谓应据改。按，《灵枢·脉度第十七》："黄帝曰：跷脉有阴阳，何脉当其数 shǔ（责之）？岐

伯答曰：男子数其阳，女子数其阴，当数者为经，其不当数者，为络也。"然则男子之所当责之者，左右阳跷，女子之所当责之者，左右阴跷。若男阴女阳，则反用矣，故为良工之所禁。

用针之服[1]，必有法则。上视天光[2]，下司[3]八正[4]，以辟奇邪[5]，而观[6]百姓，审[7]于虚实，无犯其邪。是得[8]天之露[9]，遇岁之虚，救而不胜[10]，反受其殃。故曰：必知天忌，乃言针意。法于往古，验于来今，观于窈冥，通于无穷，粗之所不见，良工之所贵，莫知其形，若神髣髴。

【校注】

[1] 服：事。

[2] 天光：谓日月五星等。

[3] 司：读若"伺"，观察。

[4] 八正：谓八节之气。

[5] 以辟奇邪：以避不正之气。辟，避；奇邪，不正之气。

[6] 观：指示。

[7] 审：明辨。

[8]《太素》无"得"。

[9] 天之露：天之风雨不时时者，皆位之露。

[10] 救而不胜：《太素》作"赦而弗胜"。

邪气之中人也，洒淅动形[1]；（止）[正][2]邪之中人也，微先见[3]于色，不知[4]于其[5]身，若在[6]若无，若亡若存，有[7]形无形，莫知其情。是故上工之取气[8]，乃救[9]其萌芽[10]；下工守其已成[11]，因败其形。

【校注】

[1] 洒淅动形：谓恶寒战慄。《太素》"洒淅"作"洫沂"。

[2] 止：周本同，元本、熊本、詹本、医统本、吴本、藏本、赵本、朝鲜活字本、《太素》并作"正"。《讲义》改"止"为"正"，据改。

[3] 见：现。

[4] 知：显露。

[5]《太素》无"其"。

[6]《太素》无"若在"。《讲义》改"在"为"有"。

[7] 有：《太素》误作"在"。

[8] 取气：《太素》作"取气也"。取，求取；气，谓征候。

[9] 救：制止。

[10] 芽：《太素》作"牙"。

[11] 成：盛。

是故工之用针也，知气之所在，而守其门户，明于调气、补写所在、徐疾之意、所取之处。写必用（员）[方][1]，切而转[2]之，其气乃行；疾而徐出[3]，邪气乃出，伸[4]而迎之，遥[5]大其穴，气出乃疾；补必用（方）[员][6]，外引其皮，令当其门，左引其枢，右推其肤，微旋而徐推之，必端以正，安以静，坚心无解，欲微以留，气下而疾出之，推其皮，盖[7]其外门，真气乃存。用针之要，无忘其神[8]。

【校注】

[1] 写必用员：当作"写必用方"。《素问·八正神明论篇第二十六》："写必用方。方者，以气方盛也、以月方满也、以日方温也、以身方定也、以息方吸而内针，乃复候其方吸而转针，乃复候其方呼而徐引针。故曰：写必用方，其气而行焉。"据改。道藏本作"圆"。

[2] 转：运。《太素》作"傅"。

[3] 疾而徐出：《太素》作"疾入徐出"，刘校谓应据改。

[4] 伸：谓放纵。

[5] 遥：读若"摇"。《太素》作"摇"。

[6] 补必用方：当作"补必用员"。员，读若"运"。《素问·八正神明论篇第二十六》："补必用员（运）。员（运）者，行也；行者，移也。刺必中其荣（荣，读若"营"，孔穴），复以吸排针也。故员与方，非针也。"

[7] 盖：《灵枢略》作"闭"。

[8] 其神：《太素》作"养神"。

雷公问于黄帝曰：针论曰：得其人乃传，非其人勿言。何以知其可传？黄帝曰：各得其人，任之其能，故能明其事。

雷公曰：愿闻官能奈何？黄帝曰：明目者，可使视色；聪耳者，可使听音；捷[1]疾辞语[2]者，可使传论；语徐而安静[3]，手巧而心审谛[4]者，可使行针艾，理血气而调诸逆顺，察阴阳而兼诸方；缓节柔筋而心和调者，可使导引行气；疾毒[5]言语轻人者，可使唾痈咒[6]病；爪苦手毒，为事善伤者，可使按[7]积抑[8]痹；各得其能，方[9]乃可行，其名乃彰[10]；不得其人，其功不成，其师无名。故曰：得其人乃言，非其人勿传。此之谓也。手毒者，可[11]使试按龟：置龟于器下，而按其上，五十日而死矣；手甘[12]者，复生如故也[13]。

【校注】

[1] 捷：《太素》作"接"，读若"捷"。

[2] 辞语：《太素》作"辞给"。

[3] 语徐而安静：《太素》作"而语馀人安静"，"而语馀人"属上读，"安静"属下读。语，读若"悟"。杨上善注："其知接疾，其辨敏给，此可为物说道以悟人。"

[4] 审谛：明辨。

[5] 疾毒：狠毒。

[6] 咒：《太素》作"祝"。

[7] 按：《太素》作"案"。案，读若"按"。

[8] 抑：按，与"按"互文同义。

[9] 方：道术。

[10] 彰：《太素》作"章"。章，读若"彰"。

[11] 可：周本作"若"。

[12] 手甘：《太素》作"甘手"。

[13]《太素》无"也"。

论疾诊尺第七十四

按：本篇论诊法，包括以下内容：审尺部之脉与肉而可以知病形；诊风水与肤胀之法；详审尺脉尺肉可以定诸病；诊肘手臂掌诸所之冷热验病之法；诊人之目有五色而知其病之在何脏；诊目痛之法；诊瘰疬寒热之法；诊龋齿之法；诊血脉之法；诊黄疸之法；诊病难已者之法；诊女子有子之法；诊婴儿病之法；诊婴儿病决死生之法；诊婴儿身中掣痛之法；诊婴儿便泄难已易已之法；阴阳有四时之变，而生四时之病。

自"黄帝问歧伯曰余欲无视色持脉"至"少气悗有加立死"，见于《太素》卷15《尺诊》；自"目赤色者病在心"至"黄色不可名者病在胸中"，见于《太素》卷17；自"诊目痛赤脉从上下者"至"爪甲上黄黄疸也"，见于《太素》卷16《杂诊》；自"安卧小便黄赤"至"及其浮沉等者病难已也"，见于《太素》卷14《人迎脉口诊》；"女子手少阴脉动甚者妊子"，见于《太素》卷15《尺寸诊》；自"婴儿病其头毛皆逆上者"至"脉小手足温亦易已"，见于《太素》卷16《杂诊》；自"四时之变寒暑之胜"至"是谓四时之序也"，见于《太素》卷30《四时之变》。又本篇分别见于《甲乙经》卷4第2上、卷8第1上、卷12第6、卷11第6、卷12第11、卷11第5。《脉经》1-15-3、4-1-3、5-4-74～5-4-78、9-1-1有与本篇相关内容。

黄帝问歧伯曰：余欲无视色持脉，独调其尺以言其病，从外知内，为之奈何？歧伯曰[1]：审其尺之缓急小大[2]滑涩、肉之坚脆，而病形[3]定矣[4]。

【校注】

[1]《太素》作"歧伯答曰"。

[2] 小大：周本作"浮大"。

[3] 而病形：《脉经卷第四·辨三部九候脉证第一》作"而病形变"。

[4]《脉经卷第四·辨三部九候脉证第一》下有"调之何如？对曰：脉急

者，尺之皮肤亦急；脉缓者，尺之皮肤亦缓；脉小者，尺之皮肤减而少；脉大者，尺之皮肤亦大；脉滑者，尺之皮肤亦滑；脉涩者，尺之皮肤亦涩。凡此六变，有微有甚。故善调尺者，不待于寸；善调脉者，不待于色。能参合行之，可为上工。"

视人之目窠[1]上微痈[2]，如新卧起状，其颈脉动，时咳，按其手足上，窅而不起者，风水肤胀也。

【校注】

[1] 窠：《太素》作"果"。

[2] 痈：肿。医统本、吴本、赵本作"痛"。

尺肤滑[1]其[2]淖泽者，风也。

【校注】

[1] 尺肤滑：《甲乙经》作"尺肤温"，夹注："一作滑。"《太素》作"尺湿"，无"肤"，"湿"盖误。

[2] 其：而。《太素》《甲乙经》作"以"。

尺肉弱者，解㑊[1]。

【校注】

[1] 解㑊：懈惰，谓此病名为"解㑊"。《甲乙经》作"解㑊也"。《素问·平人气象论篇第十八》："臂多青脉，曰脱血。尺脉缓涩，谓之解㑊。安卧，脉盛，谓之脱血。"

安卧、脱肉者，寒热，不治[1]。

【校注】

[1]《甲乙经》"寒热"下有"也"，无"不治"，夹注："一本下作不治。"

尺肤滑而[1]泽脂者，风也[2]。

【校注】

[1]《太素》无"而"。

[2]以上九字与上文"尺肤滑其淖泽者，风也"重。盖其旁注衍入正文者。

尺肤涩者，风痹也[1]。

【校注】

[1]《太素》无"也"。

（及）[尺][1]肤粗如枯鱼之[2]鳞者，水泆[3]饮也。

【校注】

[1]及：元本、熊本、詹本、周本、医统本、吴本、藏本、赵本、朝鲜活字本、《太素》、《甲乙经》并作"尺"。《讲义》改"及"为"尺"，据改。

[2]《甲乙经》无"之"。

[3]泆：读若"溢"。《甲乙经》夹注："一作淡。"按，《脉经卷第四·辨三部九候脉证第一》作"淡"。

尺肤热甚，脉盛躁者，病温[1]也[2]，其脉盛而滑者，病且出[3]也。

【校注】

[1]温：《太素》作"湿"，盖误。

[2]明蓝格钞本《甲乙经》无"也"。

[3]病且出：《太素》《甲乙经》作"汗且出"，《甲乙经》夹注："一作病且出。"

尺肤寒，其[1]脉小[2]者，泄[3]，少气[4]。

【校注】

[1] 其：《太素》《甲乙经》作"甚"，属上读。

[2] 小：《甲乙经》作"急"，夹注："一作小。"

[3] 泄：明蓝格钞本《甲乙经》作"寒"，夹注："一作泄。"

[4] 少气：《太素》《甲乙经》作"少气也"。

尺肤（炬）[烜]然[1]，先热后寒者，寒热也[2]；尺肤先寒，久大[3]之而热者，亦寒热也[4]。

【校注】

[1] 烜然：明蓝格钞本《甲乙经》、《甲乙经》作"烧灸人手"，《甲乙经》夹注："一作炬然"；明蓝格钞本《甲乙经》夹注："《脉经》作烜然。"按，《脉经卷第四·辨三部九候脉证第一》作"烜 xuǎn 然"。《玉篇·火部》："烜，火盛皃。"义长，据改。下"炬然"同，不复出校。

[2] 寒热也：《太素》作"寒热候者也"。

[3] 大：《太素》、《甲乙经》、明蓝格钞本《甲乙经》作"持"。疑先误为"待"，因音误为"大"。

[4] 亦寒热也：《太素》作"亦寒热候者也"。

肘所独热者，腰以[1]上热；手所独热者，腰以下[2]热。

【校注】

[1] 以：《甲乙经》作"已"。

[2] 下：《甲乙经》作"上"，夹注："一作下。"按，《脉经卷第四·辨三部九候脉证第一》亦作"上"。

肘前独热者，膺前热；肘后独热者，肩背热。
臂中独热者，腰腹热；肘后粗以[1]下三四寸热者，肠[2]中有虫。

【校注】

[1] 以：《甲乙经》作"已"。

[2] 肠：《太素》作"腹"。

掌中热者，腹[1]中热；掌中寒者，腹中寒[2]。

【校注】

[1] 腹：《太素》作"肠"，盖误。

[2] 腹中寒：《甲乙经》作"腹中寒也"。

鱼上[1]白[2]肉有青血脉[3]者，胃中有寒[4]。

【校注】

[1] 鱼上：《甲乙经》作"鱼际"。

[2] 白：音伯，大。

[3] 青血脉："血脉"同义连用。明蓝格钞本《甲乙经》作"清脉"。

[4]《甲乙经》作"胃中有寒也"。按，《脉经卷第四·辨三部九候脉证第一》相关内容作"肘所独热者，腰以上热；肘前独热者，膺前热；肘后独热者，肩背热。肘后粗以下三四寸，肠中有虫；手所独热者，腰以上热；臂中独热者，腰腹热；掌中热者，腹中热；掌中寒者，腹中寒；鱼上白肉有青血脉者，胃中有寒。"

尺[1]（炬）[烜]然热，人迎大者，当夺血[2]；尺[3]坚大[4]，脉[5]小甚，少气[6]，悗[7]；有加[8]，立死[9]。

【校注】

[1] 尺：《甲乙经》作"尺肤"。

[2] 当夺血：《甲乙经》作"当夺血也"，《脉经卷第四·辨三部九候脉证第一》作"尝夺血"。

[3] 尺：明蓝格钞本《甲乙经》作"赤"。

[4] 大：甚；程度重。《甲乙经》无"大"。

[5] 脉：《脉经卷第四·辨三部九候脉证第一》作"人迎脉"。

[6] 少气：《甲乙经》作"则少气"。

[7] 悗：《脉经卷第四·辨三部九候脉证第一》作"色白"。

[8] 有加：有，若。《太素》作"有因加"，《甲乙经》作"有加者"，明蓝格钞本《甲乙经》作"有白加"。

[9]《甲乙经》下夹注："《脉经》云：尺紧于人迎者，少气。"按，《脉经卷第四·辨三部九候脉证第一》相关内容作"尺肤滑以淖泽者，风也；尺肉弱，解㑊；安卧、脱肉者，寒热也；尺肤涩者，风痹也；尺肤粗如枯鱼之鳞者，水泆饮也；尺肤热甚，脉盛躁者，病温也，其脉盛而滑者，汗且出；尺肤寒甚，脉小者，泄，少气；尺肤炬然，先热后寒者，寒热也；尺肤先寒，久持之而热者，亦寒热也；尺炬然热，人迎大者，尝夺血；尺紧，人迎脉小甚，则少气，色白；有加者，立死。"

目赤色[1]者[2]，病在心；白，在肺[3]；青，在肝[4]；黄，在脾[5]；黑，在肾[6]。黄色不可名者，病在胸中。

【校注】

[1] 赤色：《太素》《甲乙经》并作"色赤"。

[2] 以下似是别篇，以内容相关，故钞录于此。《素问》《灵枢》中此例常见。

[3] 白，在肺：《甲乙经》作"白色者，病在肺"。

[4] 青，在肝：《甲乙经》作"青色者，病在肝"。

[5] 黄，在脾：《甲乙经》作"黄色者，病在脾"。

[6] 黑，在肾：《甲乙经》作"黑色者，病在肾"。

诊目痛：赤脉从上下者，太阳病；从下上者，阳明病；从外走内者，少阳病。

诊寒热：赤脉上[1]下至瞳子，见[2]一脉，一岁死；见一脉半，一岁半死；见二脉，二岁死；见二脉半，二岁半死；见三脉，三岁死。

【校注】

[1] 上：《太素》作"从上"。

[2] 见：现。

诊龋齿[1]痛：按其阳[明]之[脉][2]来有过者，独热；在左[3]，（右）[左][4]热；在（左）[右][5]，右热；在上，上热；在下，下热。

【校注】

[1]《甲乙经》无"齿"。

[2] 按其阳之：《太素》作"按其阳明之脉"，《甲乙经》作"按其阳明之"，据补。

[3] 在左：《甲乙经》作"在左者"。

[4] 右：周本、《甲乙经》作"左"，《太素》作重文符。《讲义》改"右"为"左"，据改。

[5] 左：元本、熊本、詹本、周本、医统本、吴本、藏本、赵本、朝鲜活字本并作"右"。《讲义》改"左"为"右"，据改。

诊血脉者：多赤，多热；多青，多痛[1]；多黑，为久痹；多赤、多黑、多青皆见者[2]，寒热[3]。

【校注】

[1]《太素》作"痛多"。

[2]《太素》无"者"。

[3] 寒热：《太素》作"寒热也"。

身痛而色微黄[1]，齿垢黄，爪甲上黄，黄疸[2]也[3]。

【校注】

[1] 而色微黄：《太素》《甲乙经》作"面色微黄"。

[2] 疸：《太素》《甲乙经》作"瘅"。

[3]《太素》无"也"。

安卧，小便黄赤，脉小而涩者，不嗜食。
人病，其[1]寸口之脉与人迎之脉小大[2]等[3]及其浮沉等者，病难已也。

【校注】
[1] 其：朝鲜活字本作"甚"，属上读。
[2] 小大：《太素》作"大小"，赵本"迎"误作"近"。
[3]《太素》无"等"，当据删。

女子[1]手少阴脉动甚者，妊子[2]。

【校注】
[1] 女子：《甲乙经》作"诊女子"。
[2] 妊子：《甲乙经》作"妊子也"，《太素》"妊"作"任"。

婴儿病：其头毛[1]皆逆上者，必死[2]；耳间[3]青脉起者，掣[4]痛；大便赤辨[5]，飧[6]泄；脉[7]小者[8]，手足寒，难已；飧泄，脉小[9]，手足温[10]，亦易已[11]。

【校注】
[1] 头毛：《甲乙经》作"头之毛"。
[2] 必死：《甲乙经》作"死"。
[3] 耳间：《甲乙经》作"婴儿耳间"。
[4] 掣：《太素》作"瘛"。
[5] 大便赤辨：《太素》作"大便赤青辨"，《甲乙经》作"大便青辨"，道藏本"辨"作"辫"。
[6] 飧：《太素》作"食"，盖误。
[7]《太素》无"脉"，盖夺。
[8]《甲乙经》无"者"。

[9] 飧泄，脉小：《甲乙经》、明蓝格钞本《甲乙经》作"飧泄而脉小，手足寒者难已，飧泄而脉大"。

[10] 手足温：《甲乙经》作"手足温者"。

[11] 亦易已：周本同，《太素》作"易已也"，元本、熊本、詹本、医统本、吴本、藏本、赵本、朝鲜活字本作"泄易已"。

四时之变，寒暑之胜，重[1]阴必阳，重阳必阴。故[2]阴主寒，阳主热。故寒甚则热，热甚则寒。故曰寒生热，热生寒。此阴阳之变也。故曰：冬伤于寒，春生瘅[3]热；春伤于风，夏生后泄[4]肠澼[5]；夏伤于暑，秋生痎疟；秋伤于湿，冬生咳嗽[6]。是谓四时之序也[7]。

【校注】

[1] 重 zhòng：甚也。

[2] 故：用在句首，表换一话题。

[3] 瘅：厚；盛。谓程度重。

[4] 后泄：《甲乙经》作"飧泄"。

[5] 澼：明蓝格钞本《甲乙经》作"僻"。

[6] 冬生咳嗽：《太素》作"冬生於咳"。於，为也。

[7] 《太素》无"也"。

刺节真邪第七十五

按：本篇论述了"刺"之"五节"，何谓"真气""邪气"，故名。包括以下内容：刺有振埃、发矇、去爪、彻衣、解惑五节及各节之义；刺有持痈、容大、狭小、热、寒五邪，当用五章之法；刺痈邪之法；刺大邪之法；刺小邪之法；刺热邪之法；刺寒邪之法；刺五邪之针各有所宜；用针必知形气多少、在内在外、经脉通塞；治疗血脉凝结的厥证，必先熨之，调和其经，待血脉通畅，然后诊其病而以针解其结；用针之类，在于调气；用针必先察其经络之虚实而后取之；六经调者为不病，视何经不利，即用解结之法以通之；治上寒下热之法；治上热下寒之法；治大热遍身之法；一脉而生数十病者，皆邪气之所生；气分真气、正气、邪气，唯邪气能伤真气；虚邪中人，因其所附著的部位不同，或发为骨痹、筋挛、痈、热、寒、痒、不仁，或发为偏枯、脉痛，所生之病变化无穷。

自"黄帝问于歧伯曰余闻刺有五节"至"请藏之灵兰之室不敢妄出也"，见于《太素》卷22《五节刺》；自"黄帝曰余闻刺有五邪"至"此皆邪气之所生也"，见于《太素》卷22《五邪刺》；自"黄帝曰余闻气者有真气"至"其发无常处而有常名也"，见于《太素》卷29《三气》。又本篇分别见于《甲乙经》卷9第11、卷9第3、卷12第5、卷7第1上、卷5第2、卷7第3、卷7第2、卷10第1下、卷11第9下。

黄帝问于歧伯曰[1]：余闻刺有五节，奈何？歧伯曰[2]：固有五节：一曰振埃，二曰发蒙，三曰去爪，四曰彻衣，五曰解惑。

【校注】

[1] 周本无"曰"。
[2]《太素》作"歧伯对曰"。

黄帝曰：夫[1]子言五节，余未知其意。歧伯曰：振埃者，刺外[经][2]去阳病也；发蒙者，刺府输，去府病也；去爪者，刺关节肢[3]络也；彻衣者，尽刺诸阳之奇输也；解惑者，尽知调阴阳、补写有馀不足，相倾移也。

【校注】

[1]《太素》无"夫"。
[2]《太素》"外"下有"经"，据下文，有"经"是。赵本挖补"经"。《讲义》据补"经"，从补。
[3] 肢：《太素》作"支"，义长。

黄帝曰：刺节[1]言振埃，夫子乃言[2]刺外经去阳病[3]，余不知其所谓也[4]，愿卒闻之。歧伯曰：振（振）[埃]者[5]，阳气大逆上，满于胸中，愤䐜[6]肩息，大气逆上，喘喝坐伏，病恶埃烟[7]，餲[8]不得息，请言振埃，尚疾于振埃[9]。

【校注】

[1] 刺节：《甲乙经》作"九卷"。

[2]《甲乙经》无"夫子乃言"。

[3] 刺外经去阳病：《甲乙经》作"刺外经而去阳病"。

[4]《甲乙经》无"余不知其所谓也"。

[5] 元本、熊本、詹本、医统本、吴本、赵本、朝鲜活字本、《太素》"振振"并作"振埃"，《讲义》改为"振埃"，据改。《甲乙经》无上三字。

[6] 䐜：《甲乙经》作"膜"。俗书目旁、月旁或相乱。《讲义》改"䐜"为"膜"。按，"䐜""膜"声同，同源义通，不烦改字。熊本左从"日"，俗书日、目亦相乱。

[7] 病恶埃烟：《甲乙经》作"病咽"，连下读。

[8] 餲：熊本、詹本、藏本"餲"左从"金"，《甲乙经》作"喑"。

[9] 振埃：《太素》作"振埃也"。

黄帝曰：善。取之何如？歧伯曰：取之天容[1]。黄帝曰：其咳上气穷诎[2]胸[3]痛者，取之奈何？歧伯曰：取之廉泉。

【校注】

[1] 取之天容：《太素》作"取之天容也"。

[2] 穷诎：呼吸困难，喘不过气来。穷，困难。诎，屈；穷困。

[3] 胸：明蓝格钞本《甲乙经》误作"胃"。

黄帝曰：取之有数乎？歧伯曰：取天容者，无过一里[1]；取廉泉者，血变而[2]止。帝曰：善哉[3]！

【校注】

[1] 无过一里：《太素》"一里"下有"而止"，《甲乙经》作"深无一里"，夹注："里字疑误。"

[2] 而：《甲乙经》作"乃"。

[3]《太素》无"哉"。

黄帝曰：刺节言发矇，余不[1]得其意。夫发矇者，耳无所闻，目无所见，夫子乃言刺府输[2]，去府病[3]，何输[4]使然？愿闻其故。歧伯曰：妙乎哉问[5]也！此刺之大约，针之极也，神明之类也，口[6]说书卷犹不能及也，请言发矇耳[7]，尚疾于发矇也。

【校注】

[1] 不：《太素》作"未"。

[2] 输：《甲乙经》作"俞"，下同，不复出校。

[3] 去府病：《太素》无"去府病"，《甲乙经》作"以去府病"。

[4]《太素》无"输"。

[5] 问：元本、熊本、詹本、医统本、藏本作"闻"。

[6] 口：詹本误作"只"。

[7]《太素》无"耳"。

黄帝曰：善。愿卒闻之[1]。歧伯曰：刺此者[2]，必于日中[3]，刺其听宫[4]，中其眸子，声闻于耳[5]，此其输也。

【校注】

[1] 愿卒闻之：《太素》作"愿卒受之"。

[2] 刺此者：明蓝格钞本《甲乙经》作"刺此之要"。

[3] 日中：《甲乙经》作"白日中"。

[4] 听宫：《甲乙经》作"耳听"，夹注："一作听宫。"

[5] 声闻于耳：《甲乙经》作"声闻于外"。

黄帝曰：善。何谓声闻于耳[1]？歧伯曰：刺邪[2]，以手坚按其两鼻窍而疾偃[3]，其声必应于针也[4]。

【校注】

[1] 声闻于耳：《甲乙经》作"声闻于外"。

[2] 刺邪：《太素》作"邪刺"，《甲乙经》作"已刺"。

[3] 而疾偃：《甲乙经》作"令疾偃"。

[4] 必应于针也：《甲乙经》作"必应其中"。

黄帝曰：善。此所谓弗见为之，而无目视，见而取之，神明相得者也[1]。

【校注】

[1] 神明相得者也：《太素》作"神明相得者矣"。

黄帝曰：刺节（善）[言][1]去爪，夫子乃言刺关节肢络[2]，愿卒闻之。歧伯曰：腰脊者，身之大关[3]节也；肢胫[4]者，人之管[5]以趋翔也；茎、垂者，身中[6]之机，阴精之候，津液之道也。故饮食不节，喜怒不时，津液内溢，乃下留[7]于睾[8]，血道[9]不通，日大不（怀）[休][10]，俯仰不便，趋翔不能。此[11]病荥然[12]有水，不上不下，铍[13]石所取，形不可匿，常[14]不得蔽，故命曰去爪。帝曰：善。

【校注】

[1] 善：《太素》作"言"，《讲义》改"善"为"言"，据改。

[2] 肢络：《太素》作"之支胳"，作"支"义长。

[3] 关：《太素》误作"开"，俗书形近。

[4] 肢胫：《太素》作"股胻"。

[5] 《太素》无"管"。

[6] 身中：《太素》作"中身"。

[7] 留：《太素》作"溜"。

[8] 睾：《太素》作"皋"。

[9] 血道：《太素》作"水道"。

[10] 怵：元本、詹本、医统本、吴本、藏本、赵本、朝鲜活字本、《太素》并作"休"，熊本、《太素》右从"术"，俗书末笔或加点，因误为"怵"。《讲义》改"怵"为"休"，据改。

[11] 周本无"此"。

[12] 潆 yīng 然：波浪涌起的样子，这里形容水肿的样子。杨上善注："潆然，水聚也。"

[13] 鈹：《太素》从"非"声作"錍"，下同，不复出校。

[14] 常：裳。

黄帝曰：刺节言彻衣[1]，夫子乃言[2]尽刺诸阳之奇输未有常处也[3]，愿卒闻之。岐伯曰：是阳气有馀[4]而阴气不足，阴气不足，则内热[5]，阳气有馀，则外热，内热[6]相搏[7]，热于怀炭，外畏绵帛[8]，近不可近身[9]，又不可近席[10]。腠理闭（寒）[塞][11]，则汗不出[12]，舌焦[13]，唇槁腊[14]，干嗌，燥[15]，饮食[16]不让美恶[17]。

【校注】

[1] 言彻衣：《甲乙经》作"言彻衣者"。

[2]《甲乙经》无"夫子乃言"。

[3] 未有常处也：《甲乙经》作"未有常处者"。

[4] 有馀：明蓝格钞本《甲乙经》作"太盛"。

[5]《太素》"则内热"上重"不足"，盖衍。

[6] 内热：《甲乙经》作"两热"，刘校谓应据改。

[7] 搏：《太素》《甲乙经》作"薄"。

[8] 外畏绵帛：《太素》作"外重丝帛"，《甲乙经》无此四字。

[9] 近不可近身：《太素》作"衣不可近身"，《甲乙经》作"衣热不可近身"。

[10] 又不可近席：《甲乙经》作"身热不可近席"。

[11] 寒：元本、熊本、周本、医统本、吴本、赵本、朝鲜活字本、《太

素》《甲乙经》并作"塞",《讲义》改"寒"为"塞",据改。

[12] 则汗不出:《太素》作"不汗",《甲乙经》作"而不汗"。

[13] 焦:《太素》作"燋"。

[14]《甲乙经》"槁腊"下夹注:"黄帝古针经作枯腊。"

[15] 干嗌,燥:《太素》作"唇嗌干",无"燥",《甲乙经》亦无"燥",盖旁注衍入正文者。

[16] 饮食:《太素》《甲乙经》作"欲饮"。

[17] 不让美恶:《太素》作"不让美恶也"。

黄帝曰:善。取之奈何?歧伯曰:或之于其天府[1]大杼三痏,又[2]刺中膂,以去其热,补足手太阴[3],以出其汗[4]。热去汗稀[5],疾于[6]彻衣。黄帝曰:善。

【校注】

[1] 或之于其天府:《太素》作"取之其府",《甲乙经》"或"亦作"取"。

[2] 又:《太素》作"有",《甲乙经》无"又"。

[3] 足手太阴:《太素》《甲乙经》作"手足太阴"。

[4] 出其汗:周本、《太素》同,元本、熊本、詹本、医统本、吴本、藏本、赵本、朝鲜活字本、《甲乙经》并作"去其汗"。

[5] 稀:《太素》《甲乙经》作"希"。

[6] 周本无"于"。

黄帝曰:刺节言解惑,夫子乃言[1]尽知调阴阳[2]补写有馀不足相倾移也,惑何以解之?歧伯曰:大风在身,血脉偏虚,虚者不足,实者有馀,轻重不得,倾侧宛伏,不知东西,不知南北[3],乍上乍下,乍反乍覆[4],颠倒无常,甚于迷惑。

【校注】

[1]《甲乙经》无"夫子乃言"。

[2] 调阴阳:《甲乙经》作"调诸阴阳"。

[3] 不知南北：《太素》作"又不知南北"，《甲乙经》无"不知"，连上读。

[4] 乍反乍覆：《太素》作"又反覆"，《甲乙经》作"反覆"，属下读。

黄帝曰：善。取之奈何？歧伯曰[1]：写其有馀，补其不足[2]，阴阳平复，用针若此[3]，疾于解惑。黄帝曰：善。请藏之灵兰之室，不敢妄出也。

【校注】

[1]《甲乙经》无以上十一字。

[2] 写其有馀，补其不足：《甲乙经》作"补其不足，写其有馀"。

[3] 若此：《甲乙经》作"如此"。

黄帝曰：余闻刺有五邪，何谓五邪？歧伯曰：病[1]有持痈[2]者，有容[3]大者，有狭[4]小者，有热者，有寒者，是谓五邪。

【校注】

[1] 病：《太素》作"疾"。

[2] 持痈：《太素》作"时痈"，《甲乙经》作"待痈"，持、待均读若"痔 zhǐ"，滞也；久积也，谓长期未溃减之痈。

[3]《甲乙经》无"容"。

[4]《甲乙经》无"狭"。

黄帝曰：刺五邪奈何？歧伯曰：凡刺五邪之方，不过五章，（痹）[瘅][1]热消灭，肿聚散亡，寒痹益温，小者益阳，大者必去。请道其方。

【校注】

[1] 痹：《太素》作"瘅"，《讲义》改"痹"为"瘅"，据改。

凡刺痈邪[1]无迎陇，易俗移性不得脓，脆[2]道更行[3]去其乡，不安处所[4]乃散亡。诸阴阳过痈[5]者，取之其输写之[6]。

【校注】

[1] 凡刺痈邪：《甲乙经》作"凡刺痈邪用铍针"。

[2] 脆：读若"诡"，或涉上"脓"字而类化。《太素》作"诡"。诡，反也。

[3] 《太素》"行"下衍"行"。

[4] 处所：《太素》《甲乙经》作"其处所"。

[5] 过痈：《太素》《甲乙经》作"过痈所"，《甲乙经》作"遇痈所"。

[6] 取之其输写之："之"盖"也"之俗误。《甲乙经》作"取之其输写也"。

凡刺大邪日以小[1]，泄夺其有馀乃益虚，剽其（通）[道][2]，针[干][3]其邪肌肉亲[4]，视之毋[5]有反其真[6]。刺诸阳分肉间[7]。

【校注】

[1] 小：《甲乙经》作"少"。

[2] 剽其通：《太素》《甲乙经》"通"作"道"，据改。剽piào，砭刺；其，之。

[3] 《太素》"针"下有"干"。据补。

[4] 《甲乙经》无"亲"。

[5] 毋：《太素》《甲乙经》作"无"。

[6] 反其真：《甲乙经》作"乃自直道"，明蓝格钞本《甲乙经》作"乃自真道"。

[7] 间：《甲乙经》作"之间"。

凡刺小邪[1]日以大，补[2]其[3]不足乃无害，视其所在迎之界，远近尽至[4]其[5]不得外，侵而行之乃自费[6]。刺分肉间[7]。

【校注】

[1] 凡刺小邪：《甲乙经》作"凡刺小邪用员针"。

[2] 补：《甲乙经》作"补益"。

[3] 周本无"其"。

[4] 至：《太素》作"侄"。

[5]《太素》《甲乙经》无"其"。

[6] 费：《甲乙经》作"贵"，夹注："一作费。"

[7] 间：《太素》《甲乙经》作"之间也"，《甲乙经》作"之间"。

凡刺热邪[1]越[2]而苍[3]，出[4]游不归乃无病，为开通[乎][5]辟[6]门户，使邪得出病[7]乃已。

【校注】

[1] 凡刺热邪：《甲乙经》作"凡刺热邪用镵针"。

[2] 越：散去。

[3] 苍：《太素》作"沧"。

[4] 明蓝格钞本《甲乙经》无"出"。

[5] 为开通：《太素》《甲乙经》"通"作"道"，下有"乎"，连下读，据校补。

[6] 辟：明蓝格钞本《甲乙经》作"闢"。

[7] 病：《太素》作"疾"。

凡刺寒邪日以（除）[温][1]，徐往（徐来）[疾去][2]致其神，门户已[3]闭气不分，虚实得调（其）[真]气存（也）[4]。

【校注】

[1] 除：元本、熊本、詹本、医统本、吴本、藏本、赵本、朝鲜活字本、《太素》、《甲乙经》并作"温"。《讲义》改"除"为"温"，据改。

[2] 徐来：《太素》《甲乙经》作"疾去"，据改。

[3] 已：明蓝格钞本《甲乙经》作"以"。

[4] 虚实得调，其气存也：《太素》《甲乙经》作"虚实得调真气存"，据校改。

黄帝曰：官针奈何？歧伯曰：刺痈者，用铍针；刺大者，用锋针；刺小者，用员[1]利针；刺热者，用镵针；刺寒者，用毫[2]针也[3]。

【校注】

[1] 员：藏本作"圆"。下同，不复出校。

[2] 毫：《太素》作"豪"，下同，不复出校。

[3]《太素》无"也"。

请言解论，(奥)[与][1]天地相应，与[2]四时相副。人参[3]天地，故可为解[4]。下有渐洳[5]，上生苇蒲[6]，此所以知形气[7]之多少也。阴阳者，寒暑也，热则滋雨[8]而在上，根荄[9]少汁；人气在外，皮肤缓，腠理开，血气减[10]，汗[11]大泄，皮[12]淖泽。寒则地冻水冰[13]，人气在中，皮肤緻，腠理闭，汗不出[14]，血气强，肉[15]坚涩。当是之时，善行水者不能往(水)[冰][16]；善穿[17]地者，不能凿冻；善用针者[18]，亦不能取四厥[19]；(脉)[血][20]脉凝结，坚搏[21]不往来者[22]，亦未[23]可即柔。故行水者，必待天温冰释冻解[24]而水可行[25]，地可穿也[26]。人脉犹是也[27]，治厥者，必先熨[28]，调和其经，掌[29]与腋[30]，肘与脚，项与脊以[31]调之[32]，火气已通[33]，血脉乃行，然后[34]视其病。脉淖泽者，刺而平之；坚紧者，破而散之[35]，气下乃止。此所谓[36]以[37]解结者也[38]。

【校注】

[1] 奥：元本、熊本、詹本、医统本、吴本、藏本、赵本、朝鲜活字本、《太素》、《甲乙经》并作"与"。《讲义》改"奥"为"与"，据改。

[2]《太素》《甲乙经》无"与"。

[3] 参：当作"齐"，合也。

[4] "人参天地，故可为解"八字盖"解论"之旁注衍入正文者。

[5] 渐 jiān 洳 rù：谓湿润的土壤。渐，湿润；洳，潮湿。

[6] 苇蒲：《甲乙经》作"蒲苇"。

[7] 形气：《甲乙经》倒作"气形"。

[8]《太素》无"雨"。

[9] 荄：《甲乙经》作"茎"，夹注："《灵枢》作荄。"

[10] 血气减：《甲乙经》作"血气盛"。

[11] 汗：赵本误作"汁"。

[12] 皮：《太素》作"肉"。

[13] 冰："凝"的古字。

[14] 汗不出：《甲乙经》作"汗不泄"。

[15] 肉：《甲乙经》作"皮"。

[16] 水：元本、熊本、詹本、医统本、吴本、藏本、赵本、朝鲜活字本并作"冰"，据改。《太素》无以上十二字。

[17] 穿：《甲乙经》误作"穷"。

[18] 善用针者：《甲乙经》作"夫善用针者"。

[19] 四厥：《甲乙经》作"四逆"。

[20] 脉：元本、熊本、詹本、医统本、吴本、藏本、赵本、朝鲜活字本并作"血"。《讲义》改"脉"为"血"，据改。

[21] 搏：明蓝格钞本《甲乙经》作"揣"。

[22]《甲乙经》无"者"。

[23] 未：《甲乙经》作"不"。

[24] 冻解：《甲乙经》作"穷地者必待冻解"。

[25] 而水可行：《甲乙经》作"而后"，连下读。

[26] 地可穿也：《甲乙经》误作"地可穷"。

[27]《甲乙经》无"也"。

[28] 必先熨：《甲乙经》作"必先熨火"。

[29] 掌：《太素》作"常"。

[30] 腋：《太素》、明蓝格钞本《甲乙经》作"掖"。

[31] 以：已。

[32] 调之：《甲乙经》作"调其气"。

[33] 火气已通：《甲乙经》作"大道已通"，周本、明蓝格钞本《甲乙经》"已"作"以"。

[34] 然后：《甲乙经》作"后"。

[35] 散之：《甲乙经》作"决之"。

[36]《太素》无"谓"。

[37] 以："似"的古字。《甲乙经》无"以"。

[38]《甲乙经》无"者也"。

用针之类[1]，在于调气，气积于胃，以通营[2]卫，各行其道。宗气流于海[3]，其下者注于气街，其[4]上者走于息道[5]。故厥在于[6]足，宗气不下，脉中之血凝而留[7]止，弗之火调，弗能取之[8]。

【校注】

[1] 类：法则。

[2] 营：明蓝格钞本《甲乙经》作"荣"。

[3] 流于海：元本、熊本、詹本、医统本、吴本、藏本、赵本、朝鲜活字本"流"并作"留"，《甲乙经》作"留积在海"。

[4]《甲乙经》无"其"。

[5] 走于息道：《甲乙经》作"注于息道"。

[6]《甲乙经》无"于"。

[7]《太素》无"留"。

[8]《甲乙经》无"之"。

用针者，必先察其经络之实虚[1]，切而[2]循[3]之，按而弹之，视其应动者，乃后取之[4]而下之。

【校注】

[1] 实虚：《甲乙经》作"虚实"。

[2] 而：《太素》作"如"。

[3] 循：读若"揗"。

[4]《太素》《甲乙经》无"之"，义长。

六[1]经调者，谓之不病，虽病[2]，谓之自已也[3]。一经上实下虚而不通者，此必有横[4]络盛加于大经，令之[5]不通，视而写之[6]，此[7]所谓解结也[8]。

【校注】

[1] 六：明蓝格钞本《甲乙经》作"云"。

[2] 虽病：明蓝格钞本《甲乙经》作"虽已病"。

[3]《甲乙经》无"也"。

[4] 横：充盈。横从"光"声，从"光"之字多有广大义。

[5] 令之：明蓝格钞本《甲乙经》作"令人"。

[6]《甲乙经》"视而写之"下有"通而决之"。

[7] 此：《甲乙经》作"是"。

[8] 解结也：《太素》《甲乙经》作"解结者也"。

上寒下热，先刺其项太阳，久留之，已刺，则熨[1]项与肩（脾）[胛][2]，令热下合[3]乃止，此[4]所谓推而上之者也。上热下寒，视其虚脉而陷之[5]于经络者取之，气下乃[6]止，此[7]所谓引而下之者也。

【校注】

[1] 熨：《甲乙经》作"火熨"。

[2] 脾：詹本作"髀"，元本、熊本、医统本、吴本、赵本、朝鲜活字本并作"胛"，藏本作"肿"，《太素》作"甲"。《讲义》改"脾"为"胛"，据改。

[3] 明蓝格钞本《甲乙经》"合"下夹注："一作冷"，《甲乙经》夹注："一本作令。"

[4]《甲乙经》无"此"。

[5] 陷之：《甲乙经》作"陷下"。

[6] 乃：《甲乙经》作"而"。

[7]《太素》《甲乙经》无"此"。

大热遍[1]身，狂而妄见妄闻妄言[2]，视足阳明及大络取之，虚者补之，血[3]而[4]实者写之。因其[5]偃卧[6]，居其头前，以两手四指挟[7]按颈动脉[8]，久持[9]之，卷[10]而切之[11]，下至缺盆中，而[12]复止[13]如前，热去乃[14]止[15]，此[16]所谓推而散之者也。

【校注】

[1] 遍：《太素》作"编"。

[2] 狂而妄见妄闻妄言：《甲乙经》作"故狂言而妄见妄闻"。

[3] 血：为"洫"之省，读若"溢"，充盈。

[4] 《太素》无"而"，《甲乙经》"而"作"如"。

[5] 其：《太素》《甲乙经》作"令"。

[6] 偃 yǎn 卧：仰卧。

[7] 挟：《太素》作"侠"。

[8] 按颈动脉：《甲乙经》作"按其颈动脉"。

[9] 持：明蓝格钞本《甲乙经》作"按"。

[10] 卷：束紧。

[11] 切之：元本、熊本、詹本、医统本、吴本、藏本、赵本、朝鲜活字本、《太素》并作"切推"，《甲乙经》作"切推之"。切 qiè：摩。

[12] 《太素》《甲乙经》无"而"。

[13] 止：读若"之"。《甲乙经》作"上"。《太素》作"上"，旁点去。

[14] 乃：明蓝格钞本《甲乙经》作"而"。

[15] 止：《甲乙经》作"已"。

[16] 周本、《太素》无"此"。

黄帝曰：有[1]一脉生数十病者[2]，或痛，或痈，或热，或寒[3]，或痒，或痹[4]，或不仁，变化无穷[5]，其故何也？歧伯曰：此皆邪气之所生也。

【校注】

[1] 有：《甲乙经》作"或有"。

[2] 明蓝格钞本《甲乙经》无"者"。

[3] 或热，或寒：《太素》作"或寒热"。

[4] 或痒，或痹：《太素》作"或瘙痹"。

[5] 无穷：《甲乙经》作"无有穷时"。

黄帝曰：余闻气者[1]，有真气，有[2]正气，有邪气。何谓真气[3]？歧伯曰：真气者，所受于天，与谷气并而充身也[4]。正气者，正风也[5]，从一方来，非实风，又非虚风也[6]。邪气者[7]，虚风之贼伤人也[8]，其中人也深，不能自去[9]。正风者，其中人也浅[10]，合[11]而自去，其气来[12]柔弱，不能胜[13]真气，故自去。

【校注】

[1] 余闻气者：《太素》《灵枢略》作"余闻"，无"气者"；《甲乙经》无"余闻气者"。

[2] 明蓝格钞本《甲乙经》无"有"。

[3] 何谓真气：《甲乙经》作"何谓"。

[4] 充身也：《甲乙经》作"充身者也"。

[5] 《甲乙经》无"也"。

[6] 非实风，又非虚风也：《甲乙经》作"非虚风也"，《甲乙经》夹注："《太素》云：非灾风也。"明蓝格钞本《甲乙经》夹注："《太素》云：非灾风也，非虚风也。"

[7] 邪气者：《甲乙经》作"邪气者，虚风也"。

[8] 贼伤人也：《太素》、明蓝格钞本《甲乙经》、《灵枢略》作"贼伤人者也"。

[9] 不能自去：明蓝格钞本《甲乙经》作"不能自出"。

[10] 正风者，其中人也浅：《甲乙经》《灵枢略》作"正风之中人也浅"。

[11] 《甲乙经》无"合"。

[12] 《甲乙经》《灵枢略》无"来"。

[13] 胜：《甲乙经》作"伤"。

虚邪之中人也，洒淅动形，起毫毛而发腠理。其入深，内搏[1]于骨，则为骨痹；搏于筋，则为筋挛；搏于脉中，则为血闭不通，则为痈；搏于肉[2]，与卫气相搏，阳胜者[3]则为热，阴胜者[4]则为寒，寒则真气去，去则虚[5]，虚则[6]寒搏于皮肤之间[7]。其气外发，腠理（开）[闭][8]，毫[9]毛摇[10]，气往来行[11]，则为痒；留而不去[12]，为痹[13]；卫气不行，则为不仁。

【校注】

[1] 搏：《太素》《甲乙经》作"薄"。下"搏"同，不复出校。

[2] 肉：《甲乙经》作"肉中"。

[3] 《甲乙经》无"者"。

[4] 《太素》《甲乙经》无"者"。

[5] 《太素》《灵枢略》无"虚"，连下读。

[6] 《太素》《灵枢略》无"虚则"。

[7] 《甲乙经》无"之间"。

[8] 开：当作"闭"，俗书二字形近易误。《诸病源候论·风瘙候》："邪气客于肌，则令肌肉虚，真气散去，又被寒搏皮肤，皮外发，腠理闭，毫毛淫邪与卫气相搏，阳胜则热，阴胜则寒，寒则表虚，虚则邪气往来，故肉痒也。"又，《伤寒论·辨脉法》："脉浮而迟，面热赤而战惕者，六七日当汗出而解。反发热者，差（瘥）迟，迟为无阳，不能作汗，其身必痒也。""脉浮而大，浮为风虚，大为气强，风气相搏，必成隐疹，身体为痒。痒者，名泄风，久久为痂癞。眉少发稀，身有干疮而腥臭也。"《伤寒论·辨太阳病脉证并治上》："太阳病……面色反有热色者，未欲解也，以其不能得小汗出，身必痒，宜桂枝麻黄各半汤。"据改。

[9] 毫：《太素》作"豪"。

[10] 摇：上；竖起。上文有"起毫毛"。《太素》作"淫"，属下读。《甲乙经》夹注："一本作淫气。"

[11] 行：《甲乙经》作"微行"，《灵枢略》无"行"。

[12] 留而不去：《甲乙经》作"气留而不去"。

[13] 为痹：《太素》作"则为痹"，《甲乙经》作"故为痹"，元本、熊本、詹本、医统本、吴本、藏本、赵本、朝鲜活字本并作"则痹"。

虚邪[1]（徧）[偏][2]容[3]于身半[4]，其入[5]深，内居[6]荣[7]卫，荣卫稍衰，则真气去，邪气独留，发为偏枯。其邪气浅者，脉偏痛。

【校注】

[1] 虚邪：《甲乙经》作"淫邪"。

[2] 徧：《甲乙经》作"偏"，俗书彳、亻相乱。作"偏"义长，《讲义》改"徧"为"偏"，据改。

[3] 客：留。《甲乙经》《灵枢略》作"客"。

[4] 身半：《甲乙经》作"半身"。

[5] 其入：詹本倒作"入其"。

[6] 居：《灵枢略》作"干"。

[7] 荣：《太素》《甲乙经》作"营"。下"荣卫"同，不复出校。

虚邪[1]之入于身也深，寒与热相搏，久留而内著。寒胜[2]其热，则骨疼肉枯；热胜[3]其寒，则烂肉腐肌为脓，内伤骨，内伤骨[4]为骨蚀。有所疾（前）[5]筋，筋[6]屈不得伸，邪气[7]居其间而不反，发为[8]筋溜[9]。有所结，气归之，卫气留之不得反[10]，津液久留，合而为肠溜[11]，久者，数岁乃成，以手按之柔。已[12]有所结，气归之，津液留之，邪气中[13]之，凝结日以易[14]甚，连以聚居，为昔瘤，以手按之坚。有所结，深中骨[15]，气因于骨，骨与气并[16]，日以益大，则为骨疽。有所结，中于肉[17]，宗[18]气人之[19]，邪留而不去，有热，则化而[20]为脓，无热，则为肉疽。凡此数气[21]者，其发无常处，而有常名也[22]。

【校注】

[1] 虚邪：《甲乙经》作"邪"。

[2] 明蓝格钞本《甲乙经》无"寒胜"。

[3] 明蓝格钞本《甲乙经》无"热胜"。

[4] 《甲乙经》不重"内伤骨"。

[5] 前："前"字衍，盖"筋"字误书而未删去者。明蓝格钞本《甲乙经》夹注："一作煎。"

[6] 《甲乙经》不重"筋"。

[7] 邪气：《甲乙经》作"气"。

[8] 为：周本、《甲乙经》同，元本、熊本、詹本、医统本、吴本、藏本、赵本、朝鲜活字本并作"於"。於，为也。

[9] 溜：《甲乙经》作"瘤也"，明蓝格钞本《甲乙经》作"留也"，夹注："一作瘤。"溜，留并读若"瘤"。

[10] 不得反：《甲乙经》作"不得复反"。

[11] 肠溜：《甲乙经》作"肠疝留"，夹注："肠，一本作疡。"明蓝格钞本《甲乙经》夹注："《太素》云无疝字。"

[12] 已：若。《甲乙经》无"已"。

[13] 中：读若"钟"，汇聚。

[14] 易：读若"益"。

[15] 深中骨：《甲乙经》作"气深中骨"。

[16] 骨与气并：《甲乙经》作"骨与气并，息"。

[17] 中于肉：《甲乙经》作"气中于肉"。

[18]《太素》无"宗"。

[19] 人之：周本同，元本、熊本、詹本、医统本、吴本、藏本、赵本、朝鲜活字本并作"归之"。《讲义》改"人"为"归"。按，人，读若"轫"，阻止；留止。

[20]《甲乙经》无"而"。

[21] 气：候。

[22]《甲乙经》无"也"。

黄帝内经灵枢卷第二十一

音释

官能第七十三

出入之合一本作会。把[1]而行之一本作犯而行之。窈冥一作冥冥。

论疾诊尺第七十四

目窠科。宵杳。炬然及许切，亦作烜然。龋丘禹切，齿蠹。挈尺列切。痎疟上音皆，瘦疟也。

刺节真邪第七十五

餂噎。穷讪屈。腊思亦切。剽其匹妙切。渐洳上音潜，下音洳，草根相牵引皃。

【校注】

[1] 把：本书正文作"犯"。

黄帝内经灵枢卷第二十二

卫气行第七十六

按：本篇论述了以下内容：人身之气的运行与天地之气的运行节律相应，卫气昼行于阳经，夜行于阴经，一日一夜五十周于身；卫气昼夜循行的起止、循行部位、流注脏腑、具体度数及与每日时间运行的对应；卫气有在阳在阴或虚或实之时，刺诸经者，必候卫气之所在及卫气之虚实而刺之。

全篇见于《太素》卷12《卫五十周》，又见于《甲乙经》卷1第9、卷6第1。

黄帝问于（歧伯）[伯高][1]曰：愿闻卫气之行、出入之合[2]何如？

【校注】

[1] 歧伯：《太素》作"伯高"。据下文，作"伯高"是，据改。
[2] 合：《甲乙经》作"会"。

伯高[1]曰：岁有十二月，日有十二辰，子午为经，卯酉为纬。天周二十八宿，而一面七星[2]，四七二十八星[3]，房昴为纬，虚张为经。是故房至毕为阳，昴至尾[4]为阴。阳主昼，阴主夜。故卫气之行，一日一夜五十周于身，昼日行于阳二十五周，夜行于阴二十五周，周[5]于五（岁）[藏][6]。

【校注】

[1] 伯高：赵本作"歧伯"。

[2] 一面七星：《太素》作"面有七星"，《甲乙经》作"一面七宿"。

[3] 四七二十八星：《甲乙经》作"周天四七二十八宿"。

[4] 尾：周本、藏本、《太素》同，元本、熊本、詹本、医统本、吴本、赵本、朝鲜活字本作"心"。

[5]《太素》无"周"，盖夺重文符号。

[6] 岁：《太素》《甲乙经》作"藏"，夹注："一本作岁。"据《太素》《甲乙经》改。

是故平旦阴[1]尽，阳气出于目，目张则气上[2]行于头，循项下[3]足太阳[4]，循背下至小指之[5]端；其散者，别[6]于目锐[7]眦，下手太阳[8]，下至手小指[9]之间[10]外侧；其散者，别于目锐[11]眦，下足少阳，注[12]小指次指之间，以上循手少阳之分侧[13]，下至小指之间[14]；别者，以上[15]至耳前，合于颔脉，注足阳明，以[16]下行至跗上，入五指之间；其散者，从耳下下手阳明，入大指之间，入掌中；其[17]至于足也[18]，入足心，出内踝，下行阴分，复合于目，故为一周。

【校注】

[1] 阴：《太素》《甲乙经》作"阴气"。

[2]《甲乙经》无"上"。

[3] 循项下：《甲乙经》作"循于项下"。

[4] 周本"阳"误作"阴"。

[5]《甲乙经》无"之"。

[6] 别：《甲乙经》作"分"。

[7] 锐：《太素》作"兑"。

[8] 周本"阳"误作"阴"。

[9] 手小指：明蓝格钞本《甲乙经》作"小指"。

[10] 之间：《太素》作"之端"，刘校谓应据改。按，《灵枢·经脉第

十》："小肠手太阳之脉，起于小指之端。"《甲乙经》无"之间"。

　　[11] 锐：《太素》作"兑"。

　　[12] 注：明蓝格钞本《甲乙经》作"循"。

　　[13]《太素》无"侧"。

　　[14] 小指之间：《太素》作"小指次指之间"。

　　[15]《太素》无"上"。

　　[16]《太素》《甲乙经》无"以"。

　　[17] 其：《甲乙经》作"直"。

　　[18]《甲乙经》无"也"。

　　是故日行一舍，人气行一周[1]与十分身之八；日行二舍，人气行（二）[三]周于身[2]与十分身之六；日行三舍，人气行于身五周与十分身之四；日行四舍，人气行于身七周与十分身之二；日行五舍，人气行于身九周；日行六舍，人气行于身十周与十分身之八；日行七舍，人气行于身十二周在身[3]与十分身之六；日行十四舍，人气二十五周[4]于身有奇分与[5]十分身之（四）[二][6]，阳尽于阴[7]，阴受气矣。其始入于阴，常从足少阴注于肾，肾注于心，心注于肺，肺注于肝，肝注于脾，脾复注于肾，为周[8]。是故夜行一舍，人气行于阴藏一周与十分藏之八，亦如阳行之[9]，二十五周而复合[10]于目。阴阳一日一夜，合有[11]奇分十分身之四[12]。与十分藏之二[13]。是故人之所以卧起之时有早晏者[14]，奇分不尽故也[15]。

　　【校注】

　　[1] 人气行一周：《太素》作"人气行一周于身"。《甲乙经》作"人气行于身一周"。

　　[2] 人气行二周于身：《甲乙经》作"人气行于身三周"，《太素》"二周"亦作"三周"。作"三"义长，《讲义》改"二"为"三"，据改。

　　[3] 在身：《太素》"在"作"于"，正统本《甲乙经》无"在身"。

　　[4] 二十五周：《太素》作"行二十五周"。

　　[5]《太素》无"与"。

　　[6] 之四：《太素》杨注谓"四"当作"二"。作"二"义长，据改。

[7] 阳尽于阴：于，往。《太素》作"阳尽而"，连下读。

[8] 为周：《太素》《甲乙经》作"为一周"。

[9] 行之：《太素》《甲乙经》作"之行"。

[10] 合：《甲乙经》作"会"。

[11] 合有：《甲乙经》作"舍于"。

[12] 之四：《太素》作"之二"。

[13] 与十分藏之二：《甲乙经》"之二"作"之四"，夹注："一作二。"按，上六字盖旁注衍入正文者。与，合并；加上。

[14] 人之所以卧起之时有早晏者：明蓝格钞本《甲乙经》作"人之所以卧起之时有早晏者何"。

[15] 奇分不尽故也：《甲乙经》作"以奇分不尽故也"。

黄帝曰：卫气之在于[1]身也，上下往来不以[2]，（期）[其][3]候气而刺之，奈何？

【校注】

[1]《甲乙经》无"于"。

[2] 不以：以，读若"已"。《甲乙经》作"无已"。

[3] 期：《甲乙经》作"其"，属下读。其，如果。守山阁本据校改，从改。

伯高曰：分有多少，日有长短，春秋冬夏，各有分理，然后常以平旦为纪，以夜尽为始。是故一日一夜水下百刻[1]，二十五刻者，半日之度也。常如是毋已[2]，日入而止。随日之长短，各以为纪而刺之[3]，谨候其时，病可与期，失时反候者[4]，百病不治[5]。故曰：刺实者，刺其来也[6]；刺虚者，刺其去也[7]。此言气存亡之时[8]，以候虚实[9]而刺之[10]。是故谨候气之所在而刺之，是谓逢时。[病]在[11]于[12]三阳[13]，必[14]候其气[15]在于阳[16]而刺之；病在于三阴[17]，必[18]候其气[19]在阴分而刺之。

【校注】

[1] 水下百刻：《甲乙经》作"漏水百刻"。

[2] 毋已：《甲乙经》作"无已"。

[3] 《甲乙经》无"而刺之"。

[4] 《太素》《甲乙经》无"者"。

[5] 不治：《甲乙经》作"不除"。

[6] 《甲乙经》无"也"。

[7] 《甲乙经》无"也"。

[8] 此言气存亡之时：《甲乙经》作"此言气之存亡之时"。

[9] 虚实：《太素》作"实虚"。

[10] 而刺之：《甲乙经》作"而刺之也"。

[11] 在：《太素》《甲乙经》作"病在"，据补。

[12] 《太素》无"于"。

[13] 三阳：《甲乙经》作"阳分"。

[14] 必：《甲乙经》作"必先"。

[15] 候其气：《太素》《甲乙经》作"候其气之加"。

[16] 阳：《太素》《甲乙经》作"阳分"。

[17] 三阴：《甲乙经》作"阴分"。

[18] 必：《甲乙经》作"必先"。

[19] 候其气：《太素》《甲乙经》作"候其气之加"。

水下一刻，人气在太阳；水下二刻，人气在少阳；水下三刻，人气在阳明；水下四刻，人气在阴分。水下五刻，人气在太阳；水下六刻，人气在少阳；水下七刻，人气在阳明；水下八刻，人气在阴分。水下九刻，人气在太阳；水下十刻，人气在少阳；水下十一刻，人气在阳明；水下十二刻，人气在阴分。水下十三刻，人气在太阳；水下十四刻，人气在少阳；水下十五刻，人气在（明阳）[阳明][1]；水下十六刻，人气在阴分。水下十七刻，人气在太阳；水下十八刻，人气在少阳；水下十九刻，人气在阳明；水下二十刻，人气在阴分。水下二十一刻，人气在太阳；水下二十二刻，人气在少阳；水下二十三刻，人气在阳明；水下二十四刻，人气在阴分。水下二十五刻，人气在太阳。此半日[2]之度也。从房至毕（二）[一]十四舍[3]，水下五十刻，日行半度[4]，回行一舍[5]，水下三刻与七[6]分刻之四[7]。大要曰[8]：常以日之加[9]于宿上也，人气在太阳[10]。是故日行一舍[11]，人气行[12]三阳行[13]与阴分，常如是无已，天与地同纪[14]，纷纷盼盼[15]，终而复始，一日一夜水下百刻[16]而尽矣。

【校注】

[1] 明阳：元本、熊本、詹本、周本、医统本、吴本、藏本、赵本、朝鲜活字本并作"阳明"。《讲义》改"明阳"为"阳明"，据改。

[2] 半日：元本、周本、藏本、《太素》同，《甲乙经》作"少半日"。熊本、詹本、医统本、吴本、赵本、朝鲜活字本、明蓝格钞本《甲乙经》误作"半月"。

[3] 二十四舍：熊本、詹本、医统本、吴本、赵本、朝鲜活字本并作"一十四舍"，《太素》作"十四舍"，《甲乙经》作"一十四度"。《讲义》改"二"为"一"，据改。

[4] 日行半度：《甲乙经》作"半日之度也"。

[5] 回行一舍：《甲乙经》作"日行一舍者"。

[6] 七：《甲乙经》作"十"，夹注："《素问》作七。"

[7] 之四：《太素》作"之二"。

[8] 曰：《甲乙经》无，刘校谓应据删。

[9] 之加：《甲乙经》作"加之"。

[10] 人气在太阳：《甲乙经》作"则知人气在太阳"。

[11] 一舍：《甲乙经》作"一宿"。

[12] 人气行：《甲乙经》作"人气在"。

[13] "行"字疑衍，《太素》《甲乙经》无"行"，刘校谓应据删。

[14] 天与地同纪：《太素》《甲乙经》作"与天地同纪"。

[15] 纷纷：《太素》作"盼盼"。

[16] 水下百刻：《太素》作"下水百刻"，《甲乙经》作"水行百刻"。

九宫八风第七十七

按：本篇论述了以下内容：九宫之名及位置顺序；九宫之数；九宫与八节、八风的配合；太乙居九宫之日数与移动顺序；太乙居九宫之吉凶变占；风从其所居之乡来为实风，主生，长养万物，从其相对（冲）的方向来者为虚风，虚风伤人，主杀主害，圣人谨候虚邪而避之；八风伤人，其病各异，朝八风可以占吉凶。

全篇见于《太素》卷28《九宫八风》，又见于《甲乙经》卷6第1。

合八风虚实邪正

立夏四阴络东南方夏至九上天南方立秋二玄委西南方

春分三仓门东方招摇 [五][1] 中央秋分七仓果西方

立春八天留[2] 东北方冬至一叶蛰[3] 北方立冬六新洛西北方

【校注】

[1] 五：据《太素》补。

[2] 天留：《太素》作"天溜"。

[3] 叶蛰：《太素》作"汁蛰"。下"叶蛰"同，不复出校。

太一常以冬至之日居叶蛰之宫四十六日，明日居天留[1] 四十六日，明日居仓门四十六日，明日居阴洛四十五日，明日居（天宫）[上天][2] 四十六日，明日居玄委四十六日，明日居仓果四十六日，明日居新洛四十五日[3]，明日复居叶蛰之宫，曰冬至矣。

【校注】

[1] 天留：《太素》作"天溜"。

[2] 天宫：《太素》作"上天"，刘校谓应据改，从改。

[3] 四十五日：周本作"四十六日"。

太一日游，以冬至之日居叶蛰之宫，数所在日[1]，从一处[2] 至九日，复返于一，常如是无已，终而复始。

【校注】

[1] 数所在日：《太素》作"从其宫数在所日"。

[2] 一处：周本作"一日"。

太一移[1] 日，天必应之以风雨。以其日风雨则吉，岁美[2]，民安少病矣；先之则多雨，后之则多汗[3]。

【校注】

[1] 移：《太素》作"徙"。

[2] 岁美：《太素》作"岁矣"，属上读。

[3] 汗：《太素》作"旱"。

太一在冬至之日有变，占在君；太一在春分之日有变，占在相；太一在中宫之日有变，占在吏；太一在秋分之日有变，占在将；太一在夏至之日有变，占在百姓。所谓有变者[1]，太一居五宫之日，（病）[疾][2]风折树木，扬沙石，各以其所主占贵贱。因视风所从来而占之：风从其所居之乡[3]来为实风，主生，长养万物；从其冲后来为虚风[4]，伤[5]人者也，主杀，主害者[6]。谨候虚风而避之[7]。故圣人（日）[曰][8]：避虚邪[9]之道，如避矢石然，邪弗能害[10]。此之谓也。

【校注】

[1] 周本无"所谓有变者"。

[2] 病：《太素》作"疾"。《讲义》改"病"为"疾"，据改。

[3] 乡：读若"向"。

[4] 为虚风：《甲乙经》作"名曰虚风"。

[5] 伤：《甲乙经》作"贼伤"。

[6] 主杀，主害者：《甲乙经》作"主杀害"。

[7]《甲乙经》作"必谨候虚风而谨避之"。

[8] "日"盖"曰"字之误，据上下文意改。《甲乙经》无以上四字。

[9] 虚邪：《甲乙经》作"邪"。

[10] 邪弗能害：《甲乙经》作"邪弗能害也"，明蓝格钞本《甲乙经》作"邪不能害人"。

是故太一入徙[1]立于中宫，乃朝八风，以占吉凶也。风从南方来，名曰大弱风，其伤人也，内舍于心，外在于脉，气主热[2]；风从西南方来，名曰谋风，其伤人也，内舍于脾，外在于肌[3]，其气主为弱；风从西方来，名曰刚风，其伤人也，内舍于肺，外在于皮肤，其气主为燥[4]；风从西北方来，名曰折风，其伤人也，内舍于小肠，外在于手太阳脉，脉绝则溢[5]，脉闭则结不通，善[6]暴死；风从北方来，名曰大刚风[7]，其伤人也，内舍于肾，外在于骨与肩背之[8]膂筋，其气主为寒也[9]；风从东北方来，名曰凶风，其伤人也，内舍于大肠，外在于两胁腋[10]骨，下及肢[11]节；风从东方来，名曰婴儿风[12]，其伤人也，内舍于肝，外在于筋纽，其气主为身[13]湿；风从东南方来，名曰弱风，其伤人也，内舍于胃，外在肌肉[14]，其气主体重[15]。此八风[16]皆从其虚之乡来，乃[17]能病人。三虚相搏[18]，则为暴病卒死；（两实一虚）[两虚一实][19]，病[20]则为淋露[21]寒热；犯其两湿之地，则为痿。故圣人避风[22]如避矢石焉[23]。其有三虚而偏中于邪风[24]，则为击仆偏枯矣。

【校注】

[1] 徙：《太素》误作"从"。

[2] 气主热：《太素》作"气主为热"，《甲乙经》作"其气主为热"。

[3] 肌：《甲乙经》作"肌肉"。

[4] 为燥：《太素》作"为身燥"。

[5] 溢：《甲乙经》作"泄"。

[6] 善：《太素》作"喜"。

[7] 大刚风：《太素》作"大刚之风"。

[8] 之：明蓝格钞本《甲乙经》作"及"。

[9] 《太素》《甲乙经》无"也"。

[10] 腋：《太素》、明蓝格钞本《甲乙经》作"掖"。

[11] 肢：《太素》作"支"。

[12] 婴儿风：《太素》作"婴儿之风"。

[13] 《甲乙经》无"身"。

[14] 肌肉：《太素》作"肉"，《甲乙经》作"肌"。

[15] 主体重：《甲乙经》作"主为体重"。

[16] 此八风：《太素》作"凡此八风"，《甲乙经》作"凡此八风者"。

[17] 乃：明蓝格钞本《甲乙经》作"若"。

[18] 搏：《太素》《甲乙经》作"薄"。

[19] 两实一虚：《甲乙经》作"两虚一实"，守山阁本据改，从改。

[20]《甲乙经》无"病"。

[21] 淋露：《太素》作"淋洛"。

[22] 风：《太素》作"邪风"，《甲乙经》作"邪"。

[23]《甲乙经》无"焉"。

[24] 其有三虚而偏中于邪风：《甲乙经》作"其三虚偏中于邪风"。

黄帝内经灵枢卷第二十二

音释

卫气行第七十七

盼盼按《太素音义》云：普巴切。

黄帝内经灵枢卷第二十三

九针论第七十八

按：本篇论述了以下内容：九针所以法天地之数；九针大小长短形状各有法度标准，主治之病亦各不同；身形应九野，天忌所当知；病有形志之苦乐不同，治之亦异；五脏气为病；六腑气为病；五味入五脏；五脏精气并于所虚之脏，而为所胜之脏的情志变化；五脏所恶之邪；五脏所主之液；五劳各有所伤；五味各有所走；五味因疾病所在部位不同，而有五裁；五脏阴阳之病各有所发；五邪之为病；五脏各有所藏之神；五脏之所主；阴阳各经血气有多少之异，刺之者必守其数；手足各有阴阳两经为表里。

自"黄帝曰余闻九针于夫子"至"此九针大小长短法也"，见于《太素》卷21《九针所象》；自"形乐志苦病生于脉"至"治之以按摩醪药是谓形"，见于《太素》卷19《知形志所宜》；自"五藏气心主噫"至"下焦溢为水"，见于《太素》卷6《藏府气液》；自"五味酸入肝"至"淡入胃是谓五味"，见于《太素》卷2《调食》；自"五并精气并肝则忧"至"脾主涎此五液所出也"，见于《太素》卷6《藏府气液》；自"久视伤血"至"此五久劳所病也"，见于《太素》卷2《顺养》；自"五藏心藏神"至"脾主肌，肾主骨"，见于《太素》卷6《藏府气液》；自"五走酸走筋"至"必自裁也命曰五裁"，见于《太素》卷2《顺养》；自"五发阴病发于骨"至"阴出之于阳病喜怒"，见于《太素》卷27《邪传》。又本篇分别见于《甲乙经》卷5第2、卷11第9下。

黄帝曰：余闻九针于夫子，众多博[1]大矣，余犹不能寤[2]，敢问九针焉生[3]？何因而有名[4]？歧伯曰：九针者，天地之大[5]数也[6]，始于一而[7]终于九[8]。故曰[9]：一以法天，二以法地，三以法人，四以法时[10]，五以法音[11]，六以法律[12]，七以法星[13]，八以法风[14]，九以法野[15]。

【校注】

[1] 博：熊本、詹本作"搏"。

[2] 寤：读若"悟"，理解；明白。

[3] 焉生：《甲乙经》作"安生"。

[4] 何因而有名：《太素》作"何因有名"，《甲乙经》无"何因而有名"。

[5] 《甲乙经》无"大"。

[6] 《太素》无"也"。

[7] 《甲乙经》无"而"。

[8] 《甲乙经》"始于一"句上有"天地之数"。

[9] 《甲乙经》无"曰"。

[10] 法时：《太素》《甲乙经》作"法四时"。

[11] 法音：《太素》《甲乙经》作"法五音"。

[12] 法律：《太素》《甲乙经》作"法六律"。

[13] 法星：《太素》《甲乙经》作"法七星"。

[14] 法风：《太素》《甲乙经》作"法八风"。

[15] 法野：《太素》《甲乙经》作"法九野"。

黄帝曰：以针应九之数，奈何？

歧伯曰：夫圣人之起天地之数也，一而九之，故以立九野。九而九之，九九八十一，以起黄钟数焉，以针应数也[1]。

【校注】

[1]《太素》无"也"。

一者，天也[1]。天者[2]，阳也。五藏之应天者肺[3]，肺者，五藏六府之盖也，皮者，肺之合也[4]，人之阳也。故为之治针[5]，必以[6]大其头而[7]锐[8]其末，令无得深入而阳气出。

【校注】

[1]《甲乙经》无"也"。

[2]《太素》无"者"。

[3]应天者肺也：《太素》《甲乙经》作"应天者肺也"。

[4]《太素》无"也"。

[5]治针：《甲乙经》作"治镵针"。

[6]《甲乙经》无"必以"。

[7]明蓝格钞本《甲乙经》无"而"。

[8]锐：《太素》《甲乙经》作"兑"。

二者，地也[1]。人之所以应土者，肉也。故为之治针[2]，必筩[3]其身而员[4]其末，令无得伤肉分[5]，伤则气得竭[6]。

【校注】

[1]二者，地也：《太素》作"二者，地也；地者，土也"。《甲乙经》作"二者，地；地者，土也"。

[2]治针：《甲乙经》作"治员针"。

[3]筩：《太素》《甲乙经》作"筒"。

[4]员：藏本作"圆"。下同，不复出校。

[5]令无得伤肉分：《太素》无"得"，《甲乙经》作"令不伤肌肉"。

[6]伤则气得竭：《太素》作"伤则气竭"，《甲乙经》作"则邪气得竭"。

三者，人也。人之所以成生者，血脉也。故为之治针[1]，必大其身而员其末，令可以按脉勿陷，以致其气，令[2]邪气[3]独出。

【校注】

[1]治针：《甲乙经》作"治鍉针"。

[2] 令：《甲乙经》作"使"。

[3] 邪气：《甲乙经》作"邪"。

四者，时也。时者，四时八风[1]之[2]客于经络之中，为（瘤）[痏][3]病者也。故为之治针[4]，必筩[5]其身而[6]锋其末，令可以写[7]热出血，而痏病竭[8]。

【校注】

[1] 四时八风：《甲乙经》作"人于八正之风"，明蓝格钞本《甲乙经》作"于人八正之风"。

[2]《甲乙经》无"之"。

[3] 瘤：《太素》《甲乙经》作"痏"。据下文："痏病竭"；《灵枢·九针十二原第一》："四曰锋针，长一寸六分；锋针者，刃三隅，以发痼疾。"作"痏"是，据改。

[4] 治针：《甲乙经》作"治锋针"。

[5] 筩：《太素》《甲乙经》作"筒"。

[6] 明蓝格钞本《甲乙经》无"而"。

[7] 写：明蓝格钞本《甲乙经》作"泻"。

[8] 而痏病竭：《甲乙经》作"发泄痏病"。

五者，音也。音者，冬夏之[1]分，分于子午，阴与阳别。寒与热争，两气相搏[2]，合为[3]痈脓者也[4]。故为之治针[5]，必令其[6]末如剑锋，可以取大脓[7]。

【校注】

[1]《太素》无"之"。

[2] 搏：《太素》《甲乙经》《灵枢略》作"薄"。

[3]《灵枢略》无"为"。

[4] 痈脓者也：《甲乙经》作"痈肿者"。

[5] 治针：《甲乙经》作"治铍针"。

[6]《太素》《甲乙经》无"其"。

[7]《甲乙经》"取大脓"下有"出血"。

六者，律也。律者[1]，调阴阳四时而合十二经脉。虚邪客于经络而为暴痹者也[2]。故为之治针[3]，必令尖如氂[4]，且圆[5]且锐[6]，中身[7]微大，以取暴气[8]。

【校注】

[1] 明蓝格钞本《甲乙经》无"律者"。

[2]《太素》无"也"。

[3] 治针：《甲乙经》作"治员利针"。

[4] 令尖如氂：《甲乙经》作"取法于氂针"。

[5] 圆：元本、熊本、詹本、赵本并作"员"。

[6] 锐：《太素》《甲乙经》作"兑"。

[7] 中身：《甲乙经》作"身中"。

[8] 暴气：《甲乙经》作"痛肿暴痹"下有"一曰尖如氂，微大其末，反小其身，令可深内也。故曰痹气暴发者，取以员利针"，明蓝格钞本《甲乙经》"令可深内也"作"令可深内故也"。

七者，星也。星者，人（也）[之][1]七窍。邪之所客于经，而为痛痹，合于经络者也[2]。故为之治针[3]，令尖如蚊[4]虻喙[5]，静以徐往，微以久留，正气因之，真邪俱往[6]，出针而养者也[7]。

【校注】

[1] 也：元本、熊本、詹本、医统本、吴本、藏本、赵本、朝鲜活字本并作"之"，俗书手写形近。《讲义》改"也"为"之"，据改。

[2] 邪之所客于经，而为痛痹，合于经络者也：《甲乙经》作"邪之所客于经舍于络，而为痛痹者也"，明蓝格钞本《甲乙经》"舍于络"上有"而"。

[3] 治针：《甲乙经》作"治毫针"。

[4] 蚊：元本、熊本、詹本误作"蛟"。

[5] 喙：明蓝格钞本《甲乙经》作"啄"，俗书象、豕相乱，末笔加点甚随意。

[6] 往：周本误作"住"，俗书彳、亻相乱。

[7]《甲乙经》无"者也"。

八者，风也。风者，人之股肱八节也。八正之虚风[1]，八风[2]伤人，内舍于骨解腰脊节腠理[3]之间，为深痹也[4]。故为之治针[5]，必长其身，锋其末[6]，可以[7]取深邪远痹。

【校注】

[1]"八正之虚风"五字盖下"八风伤人"之"八风"旁注衍入正文者。

[2]《甲乙经》无"八风"。

[3]《太素》《甲乙经》均无"理"字。

[4] 为深痹也：《太素》《甲乙经》作"为深痹者也"。

[5] 治针：《甲乙经》作"治长针"。

[6] 必长其身，锋其末：《甲乙经》作"其身薄而锋其末"，明蓝格钞本《甲乙经》作"其身薄而锋利其末"。按，"薄"当作"搏"。"薄"盖"搏"之借字，"搏"乃"搏"之俗误，俗书二字同形。

[7] 可以：《甲乙经》作"令可以"。

九者，野也。野者，人之节解[1]皮肤[2]之间也。淫邪流溢[3]于身，如风水之状，而[4]溜[5]不能过于机关大节者也。（其）[故][6]为之治针[7]，令小大[8]如挺[9]，其锋微员，以取[10]大气之不能过于[11]关节者也。

【校注】

[1] 人之节解：《甲乙经》作"人之骨，虚风伤人，内舍于骨解"。

[2] 肤：《太素》作"膜"。

[3] 溢：《太素》作"泔"。

[4] 明蓝格钞本《甲乙经》无"而"。

[5] 溜：《太素》作"留"，《甲乙经》无"溜"。

[6] 其：熊本、詹本、周本、医统本、赵本并作"故"。《讲义》改"其"为"故"，从改。

[7] 治针：《甲乙经》作"治大针"。

[8] 小大：赵本合形作"尖"。

[9] 挺：读若"筵"，小簪。

[10] 以取：《甲乙经》作"以泻机关内外"，明蓝格钞本《甲乙经》作"以泻机关内外取之"。

[11] 《甲乙经》无"于"。

黄帝曰：针之长短有数[1]乎？歧伯曰：一曰镵针者，取法于巾[2]针，去末寸半[3]卒锐[4]之，长一寸六分，主热在头身也。

【校注】

[1] 数：《太素》作"法"。

[2] 巾：医统本、吴本夹注："巾，一作布。"按，《太素》作"布"，詹本误作"中"。

[3] 寸半：《太素》作"半寸"。

[4] 锐：《太素》作"兑"。

二曰员[1]针，取法于絮针，筩[2]其身而卵[3]其锋，长一寸六分，主治分间气。

【校注】

[1] 员：藏本误作"真"。

[2] 筩：《太素》作"箇"，乃"筒"之误。

[3] 卵：赵本误作"卵"。

三曰鍉针，取法于黍粟之锐[1]，长三寸半，主按脉取气，令邪出。

【校注】

[1] 锐：《太素》作"兑"。

四曰锋针，取法于[1]絮针，筒[2]其身，锋其末，长一寸六分，主痈热出血。

【校注】

[1] 于：周本作"如"。
[2] 筩：《太素》作"筒"。

五曰铍[1]针，取法于剑锋，广二分半，长四寸，主大痈脓两热争者[2]也。

【校注】

[1] 铍：《太素》从"非"作"錍"。
[2] 《太素》无"者"。

六曰员利针，取法于氂针[1]，微大其末，反小其身[2]，令可深内也，长一寸六分，主取痈、痹[3]者也[4]。

【校注】

[1] 《太素》无"针"。
[2] 反小其身：《太素》作"反小其本"。
[3] 痹：《太素》作"暴痹"。
[4] 《太素》无"也"。

七曰毫[1]针，取法于毫毛，长一寸六分，主寒热[2]痛痹在络[3]者也。

【校注】

[1] 毫：《太素》作"豪"。下同，不复出校。

[2]《太素》无"热"。
[3] 络：赵本误作"终"。

八曰长针，取法于綦针[1]，长七寸，主取深邪远痹者也[2]。

【校注】
[1] 綦针：綦，读若"綎jī"。綦针，连缀之针。
[2]《太素》无"也"。

九曰大针，取法于锋针，其锋[1]微员，长四寸，主取大气不出关节者也[2]。

【校注】
[1] 锋：《太素》作"针"。
[2]《太素》无"也"。

针形毕矣，此九针大小长短法[1]也。

【校注】
[1] 法：《太素》作"之法"。

黄帝曰：愿闻[1]身形应九野[2]奈何？

【校注】
[1]《甲乙经》无"愿闻"。
[2] 九野：明蓝格钞本《甲乙经》作"九宫"。

歧伯曰：请言身形之应九野也：左足[1]应立春，其日戊寅己丑；左胁[2]应春分，其日乙卯；左（毛）[手][3]应立夏，其日戊辰己巳；膺喉首头[4]应夏至，其日丙午；右手应立秋，其日戊申己未；右胁[5]应秋分，其日辛酉；右足应立冬，其日戊戌己亥；腰尻下窍应冬至，其日壬子；六府膈下三藏[6]

应中州。其[7]大禁[8]：大禁太一[9]所在之日及诸戊己[10]。凡此九者[11]，善候（入）[八][12]正所在之处[13]。所[14]主左右上下身体有痈肿者，欲治之，无以其[15]所直[16]之日溃治之，是谓天忌日也。

【校注】

[1] 左足：《甲乙经》作"左手"，夹注："一作足。"

[2] 左胁：《甲乙经》作"左胸"，夹注："一作胁。"

[3] 毛：医统本、朝鲜活字本、明蓝格钞本《甲乙经》并作"手"。《讲义》改"毛"为"手"，据改。《甲乙经》作"足"。

[4] 首头：《甲乙经》作"头首"。

[5] 右胁：《甲乙经》作"右胸"，夹注："一作胁。"

[6] 六府膈下三藏：《甲乙经》作"六腑及高下五藏"。

[7] 其：《甲乙经》作"其日"。

[8] 大禁：朝鲜活字本误作"大檠"。

[9] 太一：《甲乙经》作"太乙"。

[10] 及诸戊己：《甲乙经》作"及诸戊己也"。

[11] 凡此九者：《甲乙经》作"凡候此九者"。

[12] 入：元本、熊本、詹本、周本、医统本、吴本、藏本、赵本、朝鲜活字本并作"八"。《讲义》改"入"为"八"，据改。

[13] 明蓝格钞本《甲乙经》无"处"，连下读。

[14]《甲乙经》无"所"，连上读。

[15] 明蓝格钞本《甲乙经》无"其"。

[16] 直：读若"值"，正当。

形乐志苦，病生于脉，治之以灸刺；形苦志乐，病生于筋，治之以熨引；形乐志乐，病生于肉，治之以针石；形苦志苦，病生於[1]咽喝[2]，治之以甘药[3]；形数惊恐，筋脉不通[4]，病生於不仁，治之以按摩醪药。是谓形[5]。

【校注】

[1] 於：为。

[2] 咽喝：《素问·血气形志篇第二十四》作"咽噎"，明蓝格钞本《甲乙经》作"因竭"，夹注："《素》：噎"；《甲乙经》夹注："一作因竭"；《太素》注："喝，有本作渴。"

[3] 治之以甘药：《素问·血气形志篇第二十四》作"治之以百药"，《太素》无"甘"。

[4] 筋脉不通：《素问·血气形志篇第二十四》《甲乙经》作"经络不通"。

[5] 是谓形：《太素》《甲乙经》作"是谓五形"，《素问·血气形志篇第二十四》作"是谓五形志也"。

五藏气[1]：心主噫，肺主咳，肝主语，脾主吞[2]，肾主欠。

【校注】

[1] 气：谓病候。

[2] 吞：读若"涒"，食已而复吐之。

六府气：胆为怒，胃为气逆、哕[1]，大肠小肠[2]为泄，膀胱不约为遗溺[3]，下焦溢为水。

【校注】

[1] 哕：《太素》作"为哕"。

[2] 大肠小肠：《太素》作"小肠大肠"。

[3] 溺：吴本作"弱"。

五味[1]：酸入肝，辛入肺，苦入心，甘入脾，咸入肾，淡入胃[2]，是谓五味。

【校注】

[1] 五味：《太素》作"五味所入"。

[2] 淡入胃：疑衍。《素问·宣明五气篇第二十三》："五味所入：酸入肝，辛入肺，苦入心，咸入肾，甘入脾。是谓五入。"

五并：精气并肝则忧，并心则喜，并肺则悲，并肾则恐，并脾则畏，是谓五精之气[1]并于藏也。

【校注】

[1] 五精之气：《太素》作"精气"。

五恶：肝恶风，心恶热，肺恶寒，肾恶燥，脾恶湿，此五藏气所恶也[1]。

【校注】

[1]《太素》无"也"。

五液：心主汗，肝主泣[1]，肺主涕，肾主唾，脾主涎，此五液所出也[2]。

【校注】

[1] 肝主泣：《太素》作"肝主泪"。
[2] 所出也：《太素》作"所生"。

五劳：久视伤血，久卧伤气，久坐伤肉，久立伤骨，久行伤筋，此五久劳所病也[1]。

【校注】

[1] 此五久劳所病也：《太素》作"此久所病也"。

五走：酸走筋，辛走气，苦走血，咸走骨，甘走肉，是谓五走也[1]。

【校注】

[1]《太素》无"也"。

五裁[1]：病在筋，无[2]食酸；病在气，无食辛；病在骨，无食咸；病在血，无食苦；病在肉，无食甘。口嗜而欲食之，不可多也[3]，必自裁也，命曰五裁。

【校注】

[1] 五裁：医统本、吴本作夹注："一本作五禁。"

[2] 无：《太素》作"毋"。

[3] 不可多也：医统本作"不可多矣"。

五发：阴病发于骨，阳病发于血，以味发于气[1]，阳病发于冬，阴病发于夏。

【校注】

[1] 以味发于气：《太素》作"以味病发于气"。

五邪[1]：邪入于阳，则为狂；邪入于阴，则为血痹。邪入于阳，转[2]则为癫疾；邪入于阴，转则为瘖。阳入之于阴，病静；阴出之于阳，病喜怒。

【校注】

[1] 五邪：《太素》作"五邪入"。

[2] 转：《太素》作"搏"。搏，附著。《素问·宣明五气篇第二十三》："五邪所乱：邪入于阳，则狂；邪入于阴，则痹。搏阳，则为巅疾；搏阴，则为瘖。阳入之阴，则静；阴出之阳，则怒。是谓五乱。"亦作"搏"。下"转则为瘖"同，不复出校。

五藏：心藏神，肺藏魄，肝藏魂，脾藏意，肾藏精[1]、志也[2]。

【校注】

[1] 精：疑旁注衍入正文。《素问·宣明五气篇第二十三》："五藏所藏：心藏神，肺藏魄，肝藏魂，脾藏意，肾藏志。是谓五藏所藏。"

[2]《太素》无"也"。

五主：心主脉，肺主皮，肝主筋[1]，脾主肌，肾主骨。

【校注】

[1] 按，《素问》《灵枢》之"筋"有四义：筋骨之"筋"、筋膜之"筋"、筋肉之"筋"（肌肉）、筋脉之"筋"。肝所主者为筋膜之"筋"。《素问·平人气象论篇第十八》："藏真散于肝，肝藏筋膜之气也。"《素问·痿论篇第四十四》："肝主身之筋膜。"

阳明，多血多气；太阳，多血少气；少阳，多气少血[1]；太阴，多血少气；厥阴，多血少气；少阴，多气少血。故曰[2]：刺阳明，出血气；刺太阳，出血恶气；刺少阳，出气恶血；刺太阴，出血恶气[3]；刺厥阴，出血恶气；刺少阴，出气[4]恶血也[5]。

【校注】

[1] 少血：藏本作"多血"。

[2] 故曰：《甲乙经》作"故志曰"。

[3] 出血恶气：《素问·血气形志篇第二十四》《甲乙经》作"出气恶血"。

[4] 出气：《甲乙经》误作"出血"。

[5]《甲乙经》无"也"。

足阳明、太阴[1]为表里，少阳、厥阴为表里，太阳、少阴为表里，是谓足之阴阳也；手阳明、太阴为表里，少阳、心主为表里，太阳、少阴为表里，是谓手之阴阳也。

【校注】

[1] 太阴：周本误作"太阳"。

岁露论第七十九

按：本篇论述了以下内容：疟发有晏有早之故；风证与疟证相似，然风常在，而疟则有时而休之故；贼风中人不必以时，其感暴而发迟，非如八正虚邪之有时；人与天地相参，与日月相应，平居之际，其形气虚实腠理开闭缓急有时，其所感之邪亦因人形气虚弱腠理开缓之时而深入人体；人之暴病死者，以其遇三虚，不得三实；冬至昼日感于虚风，至立春之日阳气大发，腠理开，重感虚风，两邪相搏，则经气结代，因岁之和而少贼风者，民少病而少死，岁多贼风邪气，寒温不和，则民多病而死；举正月朔日所占之风为例，说明吉凶之占。

自"歧伯对曰邪客于风府"至"故卫气应乃作也"，见于《太素》卷25《疟解》；自"黄帝问于少师曰余闻四时八风之中人也"至"然此一夫之论也"，见于《太素》卷28《三虚三实》；自"黄帝曰愿闻岁之所以皆同病者"至"起毫毛发腠理者也"，见于《太素》卷28《八正风候》。又本篇分别见于《甲乙经》卷7第5、卷6第1、卷6第2。

黄帝问于歧伯曰：经言：夏日伤暑，秋病疟。疟之发以时，其故何也？歧伯对[1]曰：邪客于风府，病[2]循膂[3]而下。卫气一日一夜常[4]大会于风府，其明日日下一节，故其（日作）[作日][5]晏，此其[6]先客于脊背也，故[7]每至于风府则腠理开，腠理[8]开则邪气[9]入，邪气[10]入则病作。此所[11]以日作尚[12]晏也[13]。卫气之行风府[14]，日下一节[15]，二十一日下至尾底[16]，二十二日入[17]脊内，注于[18]伏冲之脉[19]，其行[20]九日，出于缺盆之中。其气上行，故其病稍益至[21]。其内搏[22]于五藏，横连募原[23]，其道远，其气深，其行迟，不能日作[24]，故次日乃稸[25]积而作焉[26]。

【校注】

[1]《太素》无"对"。

[2]《太素》无"病"。

[3] 膂：《太素》作"胎"。

[4]《太素》无"常"。

[5] 日作：当作"作日"。《刺疟》："其作日晏与其日早者，何气使然？"《太素》作"作也"。

[6]《太素》无"其"。

[7]《太素》无"故"。

[8]《太素》无"腠理"。

[9]《太素》无"气"。

[10]《太素》无"气"。

[11]《太素》无"所"。

[12] 尚：读若"常"。《太素》作"稍益"。

[13] 晏也：《太素》作"晏者也"。

[14] 卫气之行风府：《太素》作"其出于风府"。

[15] 一节：《太素》作"一椎"，朝鲜活字本误作"二节"。

[16] 尾底：《太素》作"骶骨"。

[17] 入：《太素》作"入于"。

[18]《太素》无"于"。

[19] 伏冲之脉：《太素》作"胎之脉"。

[20] 其行：《太素》作"其气上行"。

[21] 其气上行，故其病稍益至：《太素》作"其气日高，故日益早"。《素问·疟论第三十五》作"故作日益早也。"按，至，疑读若"遝"，近也，谓提前。

[22] 搏：《太素》作"薄"。

[23] 横连募原：《太素》作"横连募原也"。

[24] 不能日作：《太素》作"不能与卫气俱行偕出"。

[25] 稸：医统本、吴本作"畜"。

[26] 故次日乃稸积而作焉：《太素》作"故间日乃作"。

黄帝曰：卫气[1]每至于风府，腠理乃发，发则邪入焉[2]。其卫气日下一节[3]，则[4]不当风府，奈何[5]？歧伯曰：风府无常[6]，卫气之所应[7]。必开其腠理，气之所舍节[8]，则其府也[9]。

【校注】

[1]《太素》"卫气"上有"夫子言"。

[2]《太素》无"焉"。

[3]其卫气日下一节：《太素》作"入则病作。今卫气日下一节，其气之发也"。

[4]《太素》无"则"。

[5]奈何：《太素》作"其日作奈何"。

[6]风府无常：《太素》作"风无常府"。

[7]卫气之所应：《太素》作"卫气之所发也"。

[8]《太素》无"节"。

[9]则其府也：《太素》作"即其府高矣"。

黄帝曰：善[1]。夫风之与疟也[2]，相与[3]同类，而风常在[4]，而疟特以时（依）[休][5]，何也？歧伯曰：风气留其处[6]，疟气随[7]经络沉以内搏[8]，故卫气应乃作也[9]。帝曰：善。

【校注】

[1]善：《太素》作"善哉"。

[2]《太素》"夫风之与疟也"上有"黄帝曰"。

[3]相与：《太素》作"相似"。

[4]而风常在：《太素》作"而风独常在"。

[5]而疟特以时依：《太素》作"而疟得有休者"。元本、熊本、詹本、医统本、吴本、藏本、赵本、朝鲜活字本"依"并作"休"。《讲义》改"依"为"休"，据改。

[6]风气留其处：《太素》作"经留其处"。

[7]疟气随：《太素》作"卫气相顺"。

[8]搏：《太素》作"薄"，藏本误作"持"。

[9] 故卫气应乃作也：《太素》作"故卫留乃作"。

黄帝问于[1]少师曰：余闻四时八风[2]之中人也，故[3]有寒暑，寒则皮肤急而[4]腠理闭，暑则皮肤缓而[5]腠理开。贼风邪气，因得以[6]入乎[7]？将必须[8]八正虚邪[9]乃能伤人乎？少师答曰：不然。贼风邪气之中人也，不得以时，然必因其开也，其入深[10]，其内[11]极[12]（病）[疾][13]，其病人也卒暴；因其闭也，其入浅以留[14]，其病也[15]徐以迟[16]。

【校注】

[1]《太素》无"于"。

[2] 八风：明蓝格钞本《甲乙经》作"八节风"。

[3] 故：读若"固"。《甲乙经》误作"因"。

[4]《甲乙经》无"而"。

[5]《甲乙经》无"而"。

[6] 得以：《太素》作"以得"。

[7] 明蓝格钞本《甲乙经》无"乎"。

[8] 须：待。

[9] 虚邪：《甲乙经》作"风邪"。

[10] 其入深：《太素》作"其入也深"。

[11] 内：进入。

[12] 极：《甲乙经》作"巫也"，夹注："一作极。"《太素》作"极也"。

[13] 病：《太素》《甲乙经》作"疾"，据改。

[14] 其入浅以留：《太素》作"其入也浅以留"。

[15] 其病也：《太素》作"其病人也"。

[16] 迟：《太素》作"持"。

黄帝曰：有[1]寒温和适，腠理不开，然有[2]卒病者，其故何也？少师答[3]曰：帝弗知邪入乎？虽平[4]居，其腠理开闭缓急其[5]故[6]常有时也。黄帝曰：可得闻乎？少师曰：人[7]与天地相参[8]也[9]，与日月相应也[10]。故月满，则海水西盛，人血既[11]积[12]，肌肉充，皮肤緻，毛发坚，腠理郄[13]，烟垢著，当是之时，虽遇贼风，其入浅不深[14]。至[15]其月郭空，则海水东盛，人气血[16]虚，其卫气去，形独居，肌肉减，皮肤纵[17]，腠理开，毛发残[18]，膲理[19]薄，烟垢落[20]，当是之时，遇贼风，则其入深[21]，其病人也[22]卒暴。

【校注】

[1] 有：明蓝格钞本《甲乙经》作"其有"。

[2] 有：明蓝格钞本《甲乙经》作"其"。

[3]《太素》无"苔"。

[4] 平：《甲乙经》误作"乎"。

[5]《甲乙经》无"其"。

[6] 故：读若"固"。《太素》《甲乙经》作"固"。

[7] 人：《甲乙经》作"夫人"。

[8] 参：当作"齐"，一致。

[9]《甲乙经》无"也"。

[10]《甲乙经》无"也"。

[11] 既：元本、熊本、詹本、周本、医统本、吴本、藏本、赵本、朝鲜活字本并作"气"。《讲义》改"既"为"气"。按，"既""气"音近通用，不烦改字。

[12] 积：《太素》作"精"。刘校谓应据改。精，谓壮盛。

[13] 邻："邻"之音误。俗书"邻""卻"同形，此当校作"卻（却）"，节制；却而不受；闭拒。谓腠理能节制开阖，闭拒不受外邪。

[14] 不深：《太素》《甲乙经》作"亦不深"。

[15] 至：《甲乙经》作"到"。

[16] 气血：《太素》《甲乙经》作"血气"。

[17] 纵：《太素》《甲乙经》作"缓"。

[18] 残：《太素》作"浅"。

[19]《甲乙经》无"膲理"。

[20] 烟垢落：《甲乙经》作"烟垢泽"。

[21] 其入深：《太素》作"其入也深"。

[22]《甲乙经》无"也"。

黄帝曰：其有[1]卒然暴死[2]暴病[3]者，何也[4]？少师答[5]曰：三虚者[6]，其死暴疾也[7]；得三实者，邪不能伤人也[8]。

【校注】

[1] 其有：《甲乙经》作"人有"。

[2] 暴死：周本无"暴死"，《太素》作"卒死"。

[3]《甲乙经》无"暴病"。

[4] 何也：《太素》《甲乙经》作"何邪使然"。

[5]《太素》无"答"。

[6] 三虚者：《太素》《甲乙经》作"得三虚者"。

[7] 其死暴疾也：《甲乙经》作"其死疾"，《太素》作"其死暴疾"。

[8] 伤人也：《甲乙经》作"伤也"。

黄帝曰：愿闻三虚。少师曰：乘年之衰，逢月之空，失时之和，因为贼风[1]所伤，是谓三虚。故论不知三虚，工反为粗。帝曰[2]：愿闻三实。少师曰：逢年之盛，遇月之满，得时之和，虽有贼风邪气，不能危之也[3]。黄帝曰：善乎哉论！明乎哉道！请藏之金匮，命曰三（实）[宝][4]，然此一夫之论也。

【校注】

[1] 贼风：《甲乙经》作"贼风邪气"。

[2]《太素》作"黄帝曰"。

[3] 不能危之也：危，伤害。《甲乙经》作"不能伤也"，《太素》作"不能危之"。

[4] 实：当作"宝"。《太素》杨注云："故请藏而宝之。"据改。

黄帝曰：愿闻岁之所以皆同病者，何因而然[1]？少师曰：此八正[2]之候也。黄帝曰：候之奈何？少师曰：候此者[3]，常以冬至之日[4]太一立于叶蛰[5]

之宫，其至也，天必[6]应之以风雨者矣[7]。风雨[8]从南方来者，为虚风[9]，贼伤人者也。其以夜半至也[10]，万民皆卧而弗犯也[11]，故其岁民[12]小[13]病；其以[14]昼至者，万民懈惰[15]而皆中于虚风[16]，故万民[17]多病。虚邪入客于骨而不发于外，至其立春，阳气大发，腠理开，因[18]立春之日风从西方来，万民又[19]皆中于[20]虚风，此两邪相搏[21]，经气结代[22]者矣[23]。故诸逢其风而遇其雨者[24]，命[25]曰遇岁露焉。因岁之和而少贼风者，民少病而少死；岁多贼风邪气，寒温不和，则民多病而死矣[26]。

【校注】

[1] 何因而然：《甲乙经》作"何气使然"。

[2] 八正：《甲乙经》作"八证"，明蓝格钞本《甲乙经》作"八症"。

[3] 明蓝格钞本《甲乙经》无"候此者"。

[4] 冬至之日：《太素》作"冬之至日"。

[5] 叶蛰：《太素》作"汁蛰"。

[6] 《太素》无"必"。

[7] 《太素》无"者矣"。

[8] 风雨：《甲乙经》作"风"。

[9] 为虚风：《甲乙经》作"名曰虚风"。

[10] 至也：《太素》《甲乙经》作"至者"。

[11] 弗犯也：《甲乙经》作"不犯"，明蓝格钞本《甲乙经》作"不犯者"。

[12] 民：明蓝格钞本《甲乙经》作"万民"。

[13] 小：少。周本、《太素》、《甲乙经》作"少"。《讲义》改"小"为"少"。按，"小""少"通用，不烦改字。

[14] 明蓝格钞本《甲乙经》无"以"。

[15] 懈惰：明蓝格钞本《甲乙经》作"解堕"。

[16] 虚风：《甲乙经》作"邪风"。

[17] 万民：《甲乙经》作"民"。

[18] 因：《甲乙经》作"有因"。

[19] 《甲乙经》无"又"。

[20]《甲乙经》无"于"。

[21] 搏:《太素》作"薄"。

[22] 结代:结,结聚。代,读若"忒",异常。《太素》"结"作"绝"。

[23]《太素》《甲乙经》无"者矣"。

[24] 遇其雨者:明蓝格钞本《甲乙经》作"民遇其雨者"。

[25] 命:《甲乙经》作"名"。

[26] 死矣:《太素》作"多死矣"。

黄帝曰:虚邪之风,其所伤[1]贵贱何如?候之奈何?少师答[2]曰:正月朔日,太一居天留[3]之宫,其日西北风,不雨,人多死矣[4];正月朔日平旦北风,春,民多死[5];正月朔日平旦北风[6]行,民病死者[7]十有三也[8]。正月朔日日中北风,夏,民多死[9];正月朔日夕时北风,秋,民多死[10];终日北风,大病,死者十有六。正月朔日风从南方来,命曰旱乡;从西方来[11],命[12]曰白骨,将国有殃,人多死亡;正月朔日风从东方[13]来,发屋扬沙石,国有大灾也[14];正月朔日风从东南方[15]行,春有死亡。正月朔[16]天和[17]温不风[18],籴贱[19],民不病[20];天寒而风[21],籴贵[22],民多病。此[23]所谓[24]候岁之风[25]残[26]伤人者也[27]。二月丑不风,民多心腹病;三月戌不温,民多寒热[28];四月巳不暑,民多瘅病[29];十月申不寒,民多暴死[30]。诸所谓[31]风者,皆[32]发屋、折树木[33]、扬沙石、起毫[34]毛、发腠理者也[35]。

【校注】

[1]《甲乙经》无"伤"。

[2]《太素》无"答"。

[3] 天留:《太素》作"天溜"。

[4]《太素》无"矣"。

[5] 民多死:《太素》作"民多死者矣",《甲乙经》作"民多死者"。

[6] 北风:《甲乙经》作"西北风"。

[7] 死者:《太素》同,元本、熊本、詹本、医统本、吴本、藏本、赵本、朝鲜活字本作"多者",《甲乙经》作"多"。

[8]《太素》无"也"。

[9] 民多死：《太素》《甲乙经》作"民多死者"。

[10]《太素》《甲乙经》作"民多死者"。

[11] 从西方来：《甲乙经》作"从西方来而大"。

[12] 命：《甲乙经》作"名"。

[13] 东方：《太素》作"东南方"。

[14]《太素》无"也"。

[15]《太素》无"方"。

[16] 朔：《太素》《甲乙经》作"朔日"。

[17] 和：周本、《太素》、《甲乙经》同，元本、熊本、詹本、医统本、吴本、藏本、赵本、朝鲜活字本作"利"，明蓝格钞本《甲乙经》作"利和"，"和"属下读。

[18]《甲乙经》无"不风"。

[19]《甲乙经》无"佥贱"。

[20] 民不病：《甲乙经》作"民无病"。

[21] 天寒而风：《甲乙经》作"大寒疾风"。

[22]《甲乙经》无"佥贵"。

[23] 明蓝格钞本《甲乙经》无"此"。

[24] 所谓：周本、《太素》作"所以"。

[25] 风：《太素》作"虚风"。

[26] 残：原书作从"血"从"戋"，字书未见，盖"残"之俗书。此据文意录作"残"。《太素》作"贼"。

[27]《太素》无"也"。

[28] 民多寒热：《甲乙经》作"民多寒热病"。

[29] 瘅病：《太素》作"病瘅"。

[30] 民多暴死：明蓝格钞本《甲乙经》作"民多暴死者"。

[31] 诸所谓：《太素》作"诸谓"。

[32]《甲乙经》无"皆"。

[33] 折树木：《甲乙经》作"拔树"。

[34] 毫：《太素》作"豪"。

[35]《太素》无"者也"。

黄帝内经灵枢卷第二十三

音释

九针论第七十八

箭音同。鍉针音低。巾针一本作布针。五走五凑。五裁《素问》作五禁。

岁露第七十九

理郄乞逆切。

黄帝内经灵枢卷第二十四

大惑论第八十

按：本篇论述了以下内容：惑产生的原因；惑本于心，必始迷而继惑；善忘的原因；善饥而不嗜食的原因；病不得卧的原因；多卧的原因；猝然多卧的原因；治此诸邪之法。

全篇见于《太素》卷27《七邪》。又本篇分别见于《甲乙经》卷12第4、卷12第1、卷12第3。

黄帝问于歧伯曰：余尝上[1]于[2]清泠[3]之台，中阶[4]而顾，匍匐而前，则[5]惑。余私异之，窃内怪之[6]，独瞑[7]独视[8]，安心定气，久而不解；独博[9]独眩[10]，被[11]发长跪，俛[12]而视之，后久之不已也[13]。卒然自（上）[止][14]，何气使然？歧伯对[15]曰：五藏六府之精气，皆[16]上注于目而为之[17]精[18]。精[19]之窠[20]为眼，骨之精[21]为瞳子，筋之精为黑眼[22]，血之精为络[23]，其[24]窠[25]气之精为白眼[26]，肌肉之精为约束[27]，（裹）[裹][28]撷[29]筋骨血气之精，而与脉并为[30]系，上属于脑，后出于项中。故邪中于项[31]，因[32]逢其[33]身之[34]虚，其入深，则随眼系以入于脑，入于脑[35]则脑转，脑转则引目系急，目系急则目眩以转矣。邪[中]其精[36]，其精所中[37]不相比也[38]，则精散[39]，精散则视歧，视歧见两物[40]。目者，五藏六府之精也，营[41]卫魂魄之所常营[42]也，神气之所生[43]也。故神劳则魂魄散，志意乱。是故瞳子黑眼[44]法于阴，白眼赤脉法于阳也[45]。故阴阳合传[46]而精[47]明

-511-

也。目者，心使也[48]；心者，神之舍也[49]。故神[分][50]精[51]乱而不转，卒然见非常处[52]，精神[53]魂魄散不相得[54]，故曰惑也[55]。

【校注】

[1] 上：《太素》作"登"。

[2] 《甲乙经》无"于"。

[3] 清泠：《太素》作"清冷"。清冷，清凉寒冷，依义字当作"清冷"。俗书氵、冫相乱。典出汉王延寿《鲁灵光殿赋》："瑟萧条而清泠。"

[4] 阶：《太素》《甲乙经》作"陛"。

[5] 《甲乙经》无上"顾匍匐而前则"六字。

[6] 《甲乙经》无上"余私异之窃内怪之"八字。

[7] 瞑：《甲乙经》作"冥"。

[8] 独视：《甲乙经》作"独视之"。

[9] 博：《太素》作"转"，刘校谓应据改。

[10] 《甲乙经》无"独博独眩"四字。

[11] 被：元本、熊本、詹本、医统本、吴本、藏本、赵本、朝鲜活字本作"披"。

[12] 俛：《太素》误作"倪"，杨注仍作"俛"。

[13] 后久之不已也：《甲乙经》作"久不已"，《太素》无"也"。

[14] 上：《太素》、《甲乙经》、明蓝格钞本《甲乙经》并作"止"，刘校谓应据改，从改。

[15] 《太素》无"对"。

[16] 《甲乙经》无"皆"。

[17] 《灵枢略》无"之"。

[18] 精："睛"的古字。《灵枢略》作"睛"。下或同，不复出校。

[19] 精：明蓝格钞本《甲乙经》作"睛"。

[20] 窠：《太素》、明蓝格钞本《甲乙经》作"果"。下"窠"同，不复出校。《甲乙经》作"裹"，夹注："《灵枢》作窠，下同。"又，《太素》、《甲乙经》、明蓝格钞本《甲乙经》"窠"下并有"者"。

[21] 骨之精：《甲乙经》作"骨之精者"。

[22] 黑眼：《甲乙经》作"黑睛"，夹注："《灵枢》作黑眼。"

[23] 为络：《甲乙经》作"为其络"。

[24] 《甲乙经》无"其"。

[25] 窠：《太素》作"果"，《甲乙经》无"窠"。

[26] 白眼：《甲乙经》作"白睛"，夹注："《灵枢》亦作白眼。"

[27] 为约束：《太素》作"则为约束"。

[28] 裹：元本、熊本、詹本、医统本、吴本、赵本、朝鲜活字本并作"裹"。《讲义》改"里"为"裹"，据改。

[29] 撷：《甲乙经》作"契"，夹注："一作撷。"

[30] 周本无"并为"。

[31] 邪中于项：《甲乙经》作"邪中于头目"。

[32] 《甲乙经》"因"误为"目"，属上读。

[33] 《甲乙经》无"其"。

[34] 《太素》无"之"。

[35] 入于脑：《太素》不重"入于脑"，《甲乙经》作"入"，无"于脑"。

[36] 《太素》"邪其精"作"邪中其精"，《甲乙经》、明蓝格钞本《甲乙经》"邪其精"作"邪中之精"，据补"中"字。

[37] 其精所中：《甲乙经》作"则其精所中者"。

[38] 不相比也：《甲乙经》无"也"。

[39] 精散：明蓝格钞本《甲乙经》"精"作"睛"。下"精散"同，不复出校。

[40] 视歧见两物：《太素》作"故见两物"，《甲乙经》作"故见两物也"。

[41] 营：明蓝格钞本《甲乙经》、《灵枢略》作"荣"。

[42] 营：《灵枢略》作"荣"。

[43] 生：养。明蓝格钞本《甲乙经》作"主"。

[44] 黑眼：《甲乙经》《灵枢略》作"黑睛"。下"白眼"同，不复出校。

[45] 《太素》《甲乙经》无"也"。

[46] 合传：传，读若"专"，协调一致。《太素》作"合转"，《甲乙经》作"合揣"，《灵枢略》作"俱转"，传、转、揣并读若"专"。下"精乱而不转"之"转"同，不复出校。

[47] 精：《灵枢略》作"睛"。

[48] 心使也：《甲乙经》《灵枢略》作"心之使也"。

[49] 神之舍也：《甲乙经》作"神之所舍也"。

[50]《太素》《甲乙经》《灵枢略》"神"下并有"分"。《讲义》据补"分"，从补。

[51] 精：《灵枢略》作"睛"。

[52] 非常处：《太素》《甲乙经》《灵枢略》作"非常之处"。

[53] 精神：《甲乙经》作"精气"。

[54] 得：明蓝格钞本《甲乙经》作"传"。

[55] 故曰惑也：曰，为也。《灵枢略》作"相因而迷惑也"，《太素》《甲乙经》无"也"。

黄帝曰：余疑其然[1]。余每之东苑[2]，未曾[3]不惑，去之则复。余唯[4]独为东苑[5]劳神乎？何其异也？岐伯曰：不然也[6]。心有所喜[7]，神有所恶，卒然相惑[8]，则精气乱，视误，故惑；神移乃复。是故（闻）[间][9]者为迷，甚者为惑[10]。

【校注】

[1] 余疑其然：《甲乙经》作"余疑，何其然也"。

[2] 苑：《太素》作"菀"。

[3] 未曾：《太素》《甲乙经》作"未尝"。

[4] 唯：《甲乙经》作"惟"。

[5] 苑：《太素》作"菀"。

[6]《甲乙经》无"也"。

[7] 心有所喜：《甲乙经》作"夫心有所喜"。

[8] 惑：周本、《太素》作"感"，刘校谓应据改。

[9] 闻：元本、熊本、詹本、医统本、吴本、藏本、赵本、朝鲜活字本并作"间"。《讲义》改"闻"为"间"，据改。

[10]《太素》下有"黄帝曰：善"。

黄帝曰：人之善[1]忘者，何气使然[2]？歧伯[3]曰：上气不足，下气有余，肠胃实而心肺虚，虚则营[4]卫留于下，久之[5]不以时上，故善忘也[6]。

【校注】

[1] 善：《太素》作"喜"。

[2] 何气使然：《甲乙经》作"何"，属上读，无"气使然"。

[3]《甲乙经》无"歧伯"。

[4] 营：《甲乙经》《灵枢略》作"荣"。

[5]《甲乙经》无"之"，"久"属上读。

[6] 故善忘也：《太素》作"故喜忘矣"。

黄帝曰：人之善[1]饥而[2]不嗜食者，何气使然[3]？歧伯[4]曰：精气并于脾，热气留于胃[5]，胃热则消谷，谷消[6]故善[7]饥。胃气逆上，则胃脘寒[8]，故不嗜食也[9]。

【校注】

[1] 善：《太素》作"喜"。

[2]《甲乙经》无"而"。

[3] 何气使然：《甲乙经》作"何"，明蓝格钞本《甲乙经》作"何也"。

[4]《甲乙经》无"歧伯"。

[5] 热气留于胃：《甲乙经》作"则热留于胃"。

[6] 谷消：《甲乙经》作"消谷"。

[7] 善：《太素》作"喜"。

[8] 则胃脘寒：《太素》作"故胃管寒，胃管寒"，《甲乙经》作"故胃管塞，胃管塞"。

[9]《太素》无"也"。

黄帝曰：病而不得卧[1]者，何气使然？歧伯曰：卫气不得入于阴，常留于阳，留于阳则阳气满，阳气[2]满则阳跷盛，不得入于阴，则[3]阴气虚，故目不瞑[4]矣。

【校注】

[1] 不得卧：《太素》作"不得卧出"。

[2]《太素》无"气"。

[3]《太素》无"则"。

[4] 目不瞑：《太素》作"目不得瞑"。

黄帝曰：病目而[1]不得视者[2]，何气使然[3]？歧伯[4]曰：卫气留于阴[5]，不得行于阳[6]，留于阴[7]则阴气盛，阴气盛[8]则阴跷满，不得入于阳，则[9]阳气虚，故目闭也[10]。

【校注】

[1] 病目而：《太素》作"病而目"，《甲乙经》作"目闭"。

[2]《太素》无"者"。

[3] 何气使然：《甲乙经》作"何也"。

[4]《甲乙经》无"歧伯"。

[5] 留于阴：《甲乙经》作"行于阴"，夹注："《九卷》行作留。"

[6] 行于阳：《甲乙经》作"入于阳"，夹注："《九卷》入作行。"

[7] 留于阴：《甲乙经》作"行于阴"。

[8]《太素》不重"阴气盛"。

[9]《太素》无"则"。

[10] 故目闭也：《太素》《甲乙经》作"故目闭焉"。

黄帝曰：人之多卧者，何气使然[1]？歧伯[2]曰：此人肠胃大而皮肤湿[3]，而[4]分肉不解焉。肠胃大则卫气[5]留久；皮肤湿[6]则[7]分肉不解，其行迟[8]。夫卫气者，昼日[9]常行于阳，夜行于阴，故阳气尽则卧，阴气尽则寤。故肠胃大，则[10]卫气行留久；皮肤湿[11]，分肉不解，则行迟。留于阴也久，其气不精[12]，则欲瞑，故多卧矣[13]。其[14]肠胃小，皮肤滑以缓，分肉解利，卫气之留于阳也久，故少瞑焉[15]。

【校注】

[1] 何气使然：《甲乙经》作"何也"。

[2]《甲乙经》无"歧伯"。

[3] 湿：《太素》《甲乙经》作"涩"，《甲乙经》夹注："《九卷》作湿，下同。"下"皮肤湿"同，不复出校。

[4] 而：《甲乙经》作"则"。

[5] 卫气：《甲乙经》作"胃气"。

[6] 皮肤湿：《甲乙经》作"则皮肤涩"，《太素》"湿"亦作"涩"。

[7]《甲乙经》无"则"。

[8] 其行迟：《甲乙经》作"则行迟"。

[9] 昼日：《甲乙经》作"昼"。

[10]《甲乙经》无"则"。

[11] 湿：《太素》《甲乙经》作"涩"。

[12] 精：赵本作"清"。

[13]《太素》无"矣"。

[14]《太素》无"其"。

[15] 故少瞑焉：明蓝格钞本《甲乙经》作"故少悎焉矣"，"悎"下夹注："《灵枢》云作瞑。"

黄帝曰：其非常经也，卒然多卧者，何气使然[1]？歧伯曰：邪气留于上膲[2]，上膲闭而不通，已食，若饮汤[3]，卫气留久[4]于阴而不行，故卒然多[5]卧焉[6]。

【校注】

[1] 何气使然：《甲乙经》作"何也"。

[2] 上膲：《甲乙经》作"上焦"，下"上膲"同，不复出校。

[3] 汤：明蓝格钞本《甲乙经》作"阳"，夹注："《灵枢》云作汤。"

[4] 卫气留久：《太素》作"卫反留"，"反"盖"久"之误。《甲乙经》作"卫久留"。

[5] 周本无"多"。

[6]《太素》《甲乙经》无"焉"。

黄帝曰：善。治此诸邪奈何？歧伯曰：先其藏府[1]，诛[2]其小过，后调其气，盛者写之[3]，虚者补之[4]，必先明知其形志[5]之苦乐，定乃取之。

【校注】
[1] 先其藏府：《太素》作"先其府藏"，《甲乙经》作"先视其府藏"。
[2] 诛：周本误作"味"。
[3] 盛者写之：《甲乙经》作"盛则写之"。
[4] 虚者补之：《甲乙经》作"虚则补之"。
[5] 形志：《太素》《甲乙经》作"形气"。

痈疽第八十一

按：本篇详细论述了痈疽的病因病机及治法，故名。包括以下内容：营卫气血运行的规律；痈疽形成的原因；猛疽、夭疽、脑烁、疵痈、米疽、马刀挟瘿、井疽、甘疽、女子败疵、股胫疽、锐疽、赤施、疵痈、兔啮、走缓、四淫、厉痈、脱痈、天疽等的发生部位、外形表现、治则治法、预后；痈、疽之别及验之之法。

全篇见于《太素》卷26《痈疽》。又本篇分别见于《甲乙经》卷11第9上、卷11第9下。

黄帝曰[1]：余闻[2]肠胃受谷，上焦[3]出气，以温分肉而[4]养骨节、通腠理。中焦出气如露[5]，上注溪谷而渗孙脉[6]，津液和调[7]，变化而赤为血[8]，血和则孙脉[9]先满，溢[10]，乃注于络脉[11]，皆盈[12]，乃注于经脉。阴阳已张[13]，因息乃[14]行，行有经纪[15]，周有道理，与天合同，不得休止。切而调之，从虚去实，写[16]则不足。疾则气减，留则先后。（后虚）[从实][17]去虚，补则有馀。血气已[18]调，形气[19]乃持。余已知血气之平与不平[20]，未知[21]癰[22]疽之所从生，成败[23]之时，死生之期，[期]有远近[24]，何以度之？可得闻乎[25]？

【校注】

[1]《太素》作"黄帝问于岐伯曰"。

[2]《甲乙经》无"余闻"。

[3] 上焦：《灵枢略》"焦"作"膲"。下"中焦"之"焦"同，不复出校。

[4] 而：《甲乙经》作"以"。

[5] 如露：《甲乙经》作"如雾"。

[6] 孙脉：《灵枢略》作"经脉"。

[7]《太素》"津液和调"上重"孙脉"。

[8] 变化而赤为血：《甲乙经》《灵枢略》作"变化赤而为血"。

[9] 孙脉：《灵枢略》作"经脉"，《甲乙经》作"孙络"。

[10] 溢：《太素》作重文符（满），《灵枢略》亦作"满"，属下读。《甲乙经》无"溢"。

[11] 络脉：《灵枢略》作"经络"。

[12] 皆盈：《灵枢略》作"经络皆盈"，《甲乙经》作"络脉皆盈"。

[13] 已张：《甲乙经》作"乃张"，明蓝格钞本《甲乙经》作"以张"。

[14] 乃：《甲乙经》作"而"。

[15] 经纪：《灵枢略》作"纲纪"。

[16] 写：赵本误作"为"。

[17] 后虚：《太素》、《甲乙经》、明蓝格钞本《甲乙经》、《灵枢略》作"从实"。《讲义》改"后虚"为"从实"，据改。

[18] 已：明蓝格钞本《甲乙经》作"以"。

[19] 形气：《太素》《灵枢略》作"形神"，《甲乙经》作"神气"。

[20] 平与不平：《甲乙经》作"至与不至"，夹注："一作平。"

[21] 知：元本、藏本误作"所"。

[22] 癰：赵本作"癕"。下同，不复出校。

[23] 败：藏本误作"散"。

[24]《太素》"有远近"上重"期",《灵枢略》亦有"期",据补。《甲乙经》作"或有远近"。

[25]《甲乙经》无"可得闻乎"。

歧伯[1]曰:经脉留[2]行不止,与天同度,与地合纪。故天宿失度,日月薄蚀;地经失纪,水道流溢,草萱[3]不成,五谷不殖[4],径路[5]不通,民不往来,巷聚邑居,则[6]别离异处。血气犹然。请言其故。夫血脉营[7]卫,周流不休,上应星宿[8],下应经数。寒邪客于[9]经络[10]之中,则血（泣）[涩],血（泣）[涩]则不通,不通则卫气归之,不得复反[11],故痈肿。寒气化为热,热胜则腐肉[12],肉腐[13]则为脓。脓不写[14]则烂筋[15],筋烂则伤骨[16],骨伤则髓消[17],不当骨空,不得泄写[18]。血枯空虚[19],则筋骨肌肉不相荣[20],经脉[21]败漏,薰[22]于五藏,藏伤,故死矣[23]。

【校注】

[1]《甲乙经》无"歧伯"。

[2]留:读若"流"。《甲乙经》《灵枢略》作"流"。

[3]萱yí:草名,代草本植物。《太素》作"苣",《甲乙经》作"蓂",《灵枢略》作"芦"。刘校谓应据《太素》改。按,萱,草名,代草本植物,不烦改字。

[4]殖:《甲乙经》作"植"。

[5]径路:《甲乙经》作"经纪",明蓝格钞本《甲乙经》作"经络"。

[6]《太素》《甲乙经》无"则"。

[7]营:《甲乙经》《灵枢略》作"荣"。

[8]星宿:《甲乙经》作"天宿"。

[9]《甲乙经》无"于"。

[10]经络:《灵枢略》作"经脉"。

[11]反:《灵枢略》作"返"。

[12]腐肉:《甲乙经》作"肉腐"。

[13]肉腐:《灵枢略》作"腐肉"。

[14]写:《灵枢略》作"泻"。

[15] 烂筋：《甲乙经》作"筋烂"。

[16] 伤骨：《甲乙经》作"骨伤"。

[17] 消：《灵枢略》作"销"。

[18] 不当骨空，不得泄写：《灵枢略》作"髓销则骨空，骨空不得泄泻"，明蓝格钞本《甲乙经》"写"作"泻"。

[19] 血枯空虚：《太素》作"煎枯空虚"，《甲乙经》作"则筋骨虚"，《灵枢略》作"则筋枯骨虚"。

[20] 相荣：《太素》作"相营"，《甲乙经》作"相亲"。

[21] 经脉：《甲乙经》作"经络"。

[22] 薰：《甲乙经》《灵枢略》作"熏"。

[23] 故死矣：《甲乙经》作"则死矣"。

黄帝曰：愿尽闻痈疽之形与忌(日)[日][1]名。

歧伯曰：痈发于嗌中，名曰猛疽。猛疽[2]不治[3]，化为脓，脓不写[4]，塞咽，半日死；其化为脓者，写[5]，则合豕膏[6]，冷食[7]，三日而[8]已。

【校注】

[1] 曰：《太素》作"日"，据改。

[2]《甲乙经》无"猛疽"。

[3] 不治：《甲乙经》作"不急治"。

[4] 写：藏本作"泻"。

[5] 写：《太素》作"写已"，《甲乙经》作"脓写已"。

[6] 则合豕膏：《太素》作"已则合豕膏"。

[7]：《太素》作"毋冷食"，明蓝格钞本《甲乙经》作"无食"。

[8]《甲乙经》无"而"。

发于颈[1]，名曰夭[2]疽，其痈[3]大以[4]赤黑。不急治，则热气下入渊腋[5]，前伤任脉，内薰肝肺，薰[6]肝肺，十馀日而死矣[7]。

【校注】

[1] 发于颈：《甲乙经》作"发于颈者"。

[2] 天：赵本作"天"。

[3] 其痈：《甲乙经》作"其状"。

[4] 以：《甲乙经》作"而"。

[5] 腋：《太素》《甲乙经》作"掖"。

[6] 薰：《甲乙经》作"熏"。下"薰"同，不复出校。

[7] 薰肝肺，十馀日而死矣：《甲乙经》作"薰则十馀日而死矣"，明蓝格钞本《甲乙经》无"矣"。

阳气[1]大发，消脑留[2]项，名曰脑烁[3]。其色不乐，项痛而如刺以针[4]，烦心者，死，不可治[5]。

【校注】

[1] 阳气：周本、《太素》、《甲乙经》同，元本、熊本、詹本、医统本、吴本、藏本、赵本、朝鲜活字本作"阳留"。

[2] 留：《甲乙经》作"溜"。

[3] 烁：《太素》从"金"作"铄"。

[4] 项痛而如刺以针：《甲乙经》作"脑项痛如刺以针"。

[5] 不可治：《太素》《甲乙经》作"不治"。

发于肩及臑，名曰疵痈[1]。其状赤黑，急治之。此令人汗出至足，不害五藏[2]，痈发四五日[3]，逞[4]焫之。

【校注】

[1] 疵痈：《甲乙经》作"疵疽"。

[2] 不害五藏：《甲乙经》作"害五藏"，明蓝格钞本《甲乙经》作"下害五藏"。

[3] 《太素》无"日"。

[4] 逞：速；疾行。楚方言。《太素》《甲乙经》作"逆"。

发于腋[1]下，赤坚者[2]，名曰米疽。治之以砭石，欲细而长。疏[3]砭[4]之，涂以[5]豕膏，六日已，勿裹之；其痈坚而不溃者，为马刀挟缨[6]，急治之。

【校注】

[1] 腋：《太素》《甲乙经》作"掖"。
[2]《太素》无"者"。
[3] 疏：《太素》作"数"。
[4] 砭：明蓝格钞本《甲乙经》作"启"。
[5] 以：元本、熊本、詹本、医统本、吴本、藏本、赵本、朝鲜活字本作"已"。
[6] 马刀挟缨：赵本作"马刀挟瘿"，《太素》作"马刀侠婴"。

发于胸，名曰井疽。其状如大豆，三四日起。不早治，下入腹，不治，七日死矣[1]。

【校注】

[1]《太素》《甲乙经》无"矣"。

发于膺，名曰甘疽。色青，其状如榖实[1]、蒌蒟，常苦寒热。急治之，去其寒热。十岁死，死后出脓。

【校注】

[1] 榖：字从"木"，构树。《集韵·觉韵》："榖，木名。关中谓楮为榖。"榖实，楮实子。赵本从"禾"，周本从"米"，误。《讲义》谓当从"木"。

发于胁，名曰败疵。败疵者，女子之病也[1]。灸[2]之，其病[3]大痈脓；治之[4]，其中乃有生肉，大如赤小豆。剉[5]䔖、翘[6]草根[7]各一升，以水一斗六升煮之，竭[8]，为取[9]三升，则[10]强饮，厚衣坐于[11]釜上，令汗出[12]至足，已。

【校注】

[1] 败疵者，女子之病也：《太素》"女子"作"女"，《甲乙经》作"此言女子之病也"。

[2] 灸：周本作"久"，义长，当据改。

[3] 其病：《甲乙经》作"其状"。

[4] 治之：治 chí，剖开。《甲乙经》无"治之"。

[5] 剉：《甲乙经》作"治之以"，明蓝格钞本《甲乙经》作"治之"。

[6] 蘵：《甲乙经》作"翘"。

[7] 《甲乙经》"草根"下有"及赤松子根"。

[8] 《甲乙经》作"令竭"。

[9] 为取：《太素》作"为"，《甲乙经》作"得"。

[10] 则：《太素》《甲乙经》作"即"。

[11] 《太素》无"于"。

[12] 《甲乙经》无"出"。

发于股胫[1]，名曰股胫疽[2]。其状不甚变[3]，而[4]痈脓搏骨[5]。不急治[6]，三十日死矣[7]。

【校注】

[1] 胫：《太素》《甲乙经》作"胻"。

[2] 股胫疽：《太素》作"脱疽"。

[3] 不甚变：《甲乙经》作"不甚变色"。

[4] 《甲乙经》无"而"。

[5] 搏骨：《甲乙经》作"内薄于骨"。

[6] 不急治：《甲乙经》作"急治之，不急治"。

[7] 三十日死矣：《甲乙经》作"四十日死"，《太素》亦无"矣"。

发于尻[1]，名曰锐[2]疽。其状赤坚大，急治之。不治，三十日死矣[3]。

【校注】

[1]《太素》杨上善注:"尻,脽也。脽音谁。"则此"尻"字当校作"尻"。

[2] 锐:《太素》作"兑"。

[3]《甲乙经》无"矣"。

发于股阴,名曰赤施[1]。不急治[2],六十日[3]死;在两股之内,不治,十日[4]而当死[5]。

【校注】

[1] 赤施:《太素》、明蓝格钞本《甲乙经》作"赤弛",《甲乙经》作"赤弛"。

[2] 不急治:《甲乙经》作"不治"。

[3] 六十日:《太素》作"六日"。

[4] 十日:《太素》作"六十日"。

[5] 而当死:《太素》无"当",《甲乙经》无"而当"。

发于膝,名曰疵痈[1]。其状大,痈色不变,寒热,如坚石[2]。勿石,石之者[3],死;须其柔[4],乃石之者,生。

【校注】

[1] 疵痈:《太素》作"疵疽"。

[2] 如坚石:《太素》《甲乙经》作"而坚"。

[3]《太素》无"者"。

[4] 须其柔:《甲乙经》作"须其色异,柔"。

诸痈疽[1]之发于节而相应者,不可治也[2]。发于阳者,百日死[3];发于阴者,三十[4]死。

【校注】

[1] 癰疽：《太素》作"疽癰"，《甲乙经》作"癰"。

[2]《甲乙经》无"也"。

[3] 百日死：明蓝格钞本《甲乙经》作"百日死矣"。

[4] 三十日：《太素》《甲乙经》作"四十日"。

发于胫，名曰兔啮[1]。其状赤[2]，至骨，急治之[3]。不治[4]，害人也[5]。

【校注】

[1] 兔啮：《太素》《甲乙经》作"菟啮"。

[2] 其状赤：《甲乙经》作"其状如赤豆"。

[3]《太素》无"之"。

[4] 不治：《甲乙经》作"不急治"。

[5] 害人也：《甲乙经》作"杀人"。

发于内踝[1]，名曰走缓。其状癰也[2]，色不变。数石其输[3]，而止其寒热，不死。

【校注】

[1] 内踝：《太素》作"踝"。

[2]《太素》无"癰也"，《甲乙经》无"也"。

[3] 输：《甲乙经》作"俞"。

发于足上下，名曰四淫。其状大癰[1]，急治之[2]。百日死。

【校注】

[1]《太素》"其状大癰"下有"不色变"。

[2] 急治之：《太素》作"不治"。

发于足傍，名曰厉癰[1]。其状不大，初如[2]小指发。急治之，去其黑者[3]；

不消[4]，辄益；不（满）[治][5]，百日死。

【校注】

[1] 厉痈：《太素》作"厉疽"。

[2] 如：《甲乙经》作"从"。

[3] 急治之，去其黑者：《甲乙经》作"急治去之，其状黑者"。

[4] 不消：《甲乙经》作"不可消"。

[5] 满：元本、熊本、詹本、医统本、吴本、藏本、赵本、朝鲜活字本、《太素》、《甲乙经》并作"治"，据改。

发于足指，名[1]脱痈[2]。其状赤黑[3]，死，不治；不赤黑[4]，不死。不衰[5]，急斩之[6]；不[7]，则死矣[8]。

【校注】

[1] 名：《太素》《甲乙经》作"名曰"。

[2] 脱痈：《太素》《甲乙经》作"脱疽"。

[3] 其状赤黑：《甲乙经》作"其状赤黑者"。

[4] 不赤黑：《甲乙经》作"不赤黑者"。

[5] 不衰：《太素》《甲乙经》作"治之不衰"。

[6] 急斩之：《太素》作"急斩去之，活"，《甲乙经》作"急斩去之"。

[7] 不：医统本、吴本夹注："同否。"《太素》作"不然"，《甲乙经》作"不去"。

[8] 明蓝格钞本《甲乙经》无"矣"。

黄帝曰：夫子言痈、疽，何以别之[1]？歧伯曰：营卫稽留[2]于经脉[3]之中，则血（泣）[沍]而不行，不行则卫气从之[4]而不通[5]，壅[6]遏而不得行，故热。大热不止[7]，热胜则肉腐，肉腐则为脓。然不能陷[8]，骨髓[9]不为焦[10]枯，五藏不为伤，故[11]命[12]曰痈。

【校注】

[1] 夫子言痈、疽，何以别之：《甲乙经》作"何为痈"。

[2] 营卫稽留：《甲乙经》作"营气积留"。

[3] 经脉：《甲乙经》作"经络"。

[4] 从之：《甲乙经》作"归之"。

[5] 而不通：《太素》作"不从而不通"，《甲乙经》"归而不通"。

[6] 壅：《甲乙经》作"拥"。

[7] 故热。大热不止：《太素》作"故曰火热，不止"，《甲乙经》作"故曰热，大热不止"。

[8] 不能陷：《太素》作"不能陷于骨髓"，《甲乙经》作"不能陷肌肤于骨髓"。

[9] 骨髓：《甲乙经》作"髓"。

[10] 焦：周本、《甲乙经》同，元本、熊本、詹本、医统本、吴本、藏本、赵本、朝鲜活字本、《太素》作"燋"。

[11] 明蓝格钞本《甲乙经》无"故"。

[12] 命：《甲乙经》作"名"。

黄帝曰：何谓疽？歧伯曰：热气淳[1]盛，下陷肌肤，筋髓枯[2]，内连五藏，血气竭[3]，当其痈下筋骨良肉皆无[4]馀，故命[5]曰疽。疽者，上之[6]皮夭以坚[7]，上如[8]牛领之[9]皮；痈者，其皮上薄以泽。此其候也[10]。

【校注】

[1] 淳：《甲乙经》作"纯"。

[2] 筋髓枯：《太素》作"筋髓骨枯"，《甲乙经》作"筋髓骨肉"，连下读。

[3] 血气竭：《甲乙经》作"血气竭绝"。

[4] 无：《太素》作"毋"。

[5] 命：《甲乙经》作"名"。

[6] 《甲乙经》无"之"。

[7] 皮夭以坚：《甲乙经》作"皮夭瘀以坚"。

[8] 上如：《甲乙经》作"狀如"。

[9]《甲乙经》无"之"。

[10]《太素》下有"黄帝曰善"。

黄帝内经灵枢卷第二十四

音释

大惑论第八十

裹撷奚结切。神分方文切。

痈疽论第八十一

草萱鱼肌切。血泣涩。菰蓏[1]古括楼字。臑奴到切，又音濡。陵翘力升切。不则上府九切。芺音幺，色不明也。

【校注】

[1] 蓏：原本下讹从"数"。